高 等 医 药 院 校 教 材

供基础、临床、预防、口腔、影像、麻醉等专业用

人体局部解剖学

第 3 版

主 编　孔祥玉　张　辉

副主编　张宇新　马　泉　万　炜　韦立顺

主 审　崔慧先

编 者（以姓氏笔画为序）

万　炜（南华大学医学院）	李海艳（承德医学院）
马　泉（承德医学院）	张　辉（河北北方学院）
王　辉（河北北方学院）	张子明（河北联合大学）
韦立顺（河北工程大学）	张宇新（河北联合大学）
孔　维（承德医学院）	张志勇（河北联合大学）
孔祥玉（承德医学院）	武志兵（长治医学院）
刘宏伟（承德护理职业学院）	范松青（南华大学医学院）
刘学敏（长治医学院）	郭　森（承德医学院）
齐聪儒（承德医学院）	董振岭（河北工程大学）
许忠新（河北工程大学）	谭建国（南华大学医学院）

U0384723

人民卫生出版社

图书在版编目（CIP）数据

人体局部解剖学/孔祥玉，张辉主编. —3 版. —北京：
人民卫生出版社，2014
ISBN 978-7-117-19190-6

Ⅰ.①人… Ⅱ.①孔… ②张… Ⅲ.①局部解剖学-
医学院校-教材 Ⅳ.①R323

中国版本图书馆 CIP 数据核字（2014）第 120595 号

人卫社官网	www. pmph. com	出版物查询，在线购书
人卫医学网	www. ipmph. com	医学考试辅导，医学数据库服务，医学教育资源，大众健康资讯

人体局部解剖学
第 3 版

主　　编：孔祥玉　张　辉
出版发行：人民卫生出版社（中继线 010-59780011）
地　　址：北京市朝阳区潘家园南里 19 号
邮　　编：100021
E – mail：pmph @ pmph. com
购书热线：010-59787592　010-59787584　010-65264830
印　　刷：北京人卫印刷厂
经　　销：新华书店
开　　本：787×1092　1/16　　印张：20
字　　数：499 千字
版　　次：2008 年 9 月第 1 版　　2014 年 9 月第 3 版
　　　　　2014 年 9 月第 3 版第 1 次印刷（总第 9 次印刷）
标准书号：ISBN 978-7-117-19190-6/R · 19191
定　　价：75. 00 元
打击盗版举报电话：010-59787491　E -mail：WQ @ pmph. com
（凡属印装质量问题请与本社市场营销中心联系退换）

前　言

　　本教材是在卫生部教材办公室的领导下，在人民卫生出版社的关怀指导下，由承德医学院牵头，组织国内以五年制本科教学为主体的十一所医学院校编纂而成的。人体局部解剖学是医学科学中一门举足轻重的基础课，具有十分重要的指导临床实践和实际应用价值。根据我国五年制医学生教学大纲的规定和培养目标的要求，我们力求在充分体现教材的科学性、先进性、适用性、启发性的前提下，努力继承和光大前人已出版的优秀教材成果，并争取做到再有所创新，有所作为。因此，本教材从编写形式、内容取舍、图文匹配、插图质量等方面，针对教学中出现的不尽如人意的地方，进行了一系列精心修改和选编工作，力图达到教育部关于"教材建设精品化"的目标要求；达到以本教材为依托，培养出有较强自主学习能力，独立分析解决问题能力，较强实践创新能力，适应现代医学发展需要的高级医学人才。为此，本教材确定的编审人员都是长期从事局部解剖学教学工作的一线骨干教师，他们不但教学经验丰富，而且能把握教学规律，准确把握教学难点、重点和新进展内容，能够构建起全新的知识体系，贯彻和体现现代化的教学改革理念。这样才能真正发挥好教材的释疑难点；强化基本知识、基本理论；强化基本技能的作用。体现出教科书的精髓、经典、精炼、易学、易懂的特点，使教师和学生同时受益，这就是本教材的编写初衷和目的。

　　人体局部解剖学作为人体形态学的"桥梁"课程，在编写风格上具备了鲜明的临床应用特色，在内容的筛选上充分展示了密切与临床结合的特点，因而，在编写过程中始终强调和突出局部结构的位置、层次和毗邻关系；强调器官的血液供应和神经分布；强调局部淋巴结的分布和引流。医学生通过对以上所强调内容的深入学习和掌握，最终能借助局部解剖学这个"桥梁"迈向临床，迈向成功、成才之路。

　　本教材除绪论外，由头、颈、胸、腹、上肢、下肢、盆部（会阴）和脊柱八个部分组成，每一节前都有"学习要点"，提出了应该掌握的核心内容；节后附有"临床应用要点"和"解剖操作指导"，前者简要地介绍了一些临床应用知识点，后者较详细地写出了局部解剖学操作步骤、方法和观察内容。因而，使用本教材不但能方便地学到局部解剖学的基本知识、基本理论，同时还可顺利地完成基本实验操作，并获取相应的实验技能。

　　本教材配有精美的插图259幅，大大地增强了所展示结构的层次毗邻结构间的立体效果。重点结构的专业名词采用中、英文双标。另有些专一的局解名词也同时标注了英文，为教师和学生学习解剖学专业英文名词术语创造了十分便利的条件。

　　本书中的解剖学名词以全国自然科学名词审定委员会1991年公布的《人体解剖学名词》为准。个别未列出者则以规范的常用的专业英文名词译出。

3

本书在编写过程中，参考了彭裕文主编的《局部解剖学》、王怀经主编的《局部解剖学》和其他国内近几年出版的相关书籍。

在本书的编写过程中除得到了人民卫生出版社的大力支持外，也得到了各主编单位领导的多方面关心、支持和帮助，为本教材的顺利出版、发行提供了有力的保障。

在本教材的编写过程中还得到了许多解剖学同仁和前辈的关怀、关心和指导，在此一并表示由衷的谢意。

由于作者的经验、学识水平有限，肯定存在着诸多疏漏、谬误和不妥之处。殷切期待广大读者和解剖学同仁提出宝贵意见。

孔祥玉

2014 年 7 月于承德

目 录

绪论 …………………………………………………………………………………………… 1
    一、局部解剖学的定义和学习目的 ………………………………………………… 1
    二、解剖器械的准备和使用 ………………………………………………………… 1
    三、几种人体结构的解剖要领 ……………………………………………………… 2
    四、解剖操作的具体要求 …………………………………………………………… 4
    五、局部解剖学的学习方法 ………………………………………………………… 5

第一章 头部 …………………………………………………………………………………… 6
  第一节 概述 …………………………………………………………………………… 6
    一、境界与分区 ……………………………………………………………………… 6
    二、表面解剖 ………………………………………………………………………… 6
  第二节 面部 …………………………………………………………………………… 9
    一、面部浅层结构 …………………………………………………………………… 9
    二、面侧区 …………………………………………………………………………… 13
    三、面部的间隙 ……………………………………………………………………… 21
    四、临床应用要点 …………………………………………………………………… 22
  第三节 颅部 …………………………………………………………………………… 23
    一、颅顶 ……………………………………………………………………………… 23
    二、颅底内面 ………………………………………………………………………… 26
    三、颅内、外静脉的交通 …………………………………………………………… 30
    四、临床应用要点 …………………………………………………………………… 31
  第四节 头部的解剖操作 ……………………………………………………………… 32
    一、面部 ……………………………………………………………………………… 32
    二、颅部 ……………………………………………………………………………… 35

第二章 颈部 …………………………………………………………………………………… 39
  第一节 概述 …………………………………………………………………………… 39
    一、境界与分区 ……………………………………………………………………… 39

　　二、表面解剖 ┄┄┄┄┄┄┄┄┄┄┄┄┄┄┄┄┄┄┄┄┄┄┄┄┄┄┄┄┄ 40

第二节　颈部层次结构 ┄┄┄┄┄┄┄┄┄┄┄┄┄┄┄┄┄┄┄┄┄ 42
　　一、浅层结构 ┄┄┄┄┄┄┄┄┄┄┄┄┄┄┄┄┄┄┄┄┄┄┄┄┄┄┄┄┄ 42
　　二、颈筋膜及筋膜间隙 ┄┄┄┄┄┄┄┄┄┄┄┄┄┄┄┄┄┄┄ 44

第三节　颈前区 ┄┄┄┄┄┄┄┄┄┄┄┄┄┄┄┄┄┄┄┄┄┄┄┄┄┄┄┄ 46
　　一、舌骨上区 ┄┄┄┄┄┄┄┄┄┄┄┄┄┄┄┄┄┄┄┄┄┄┄┄┄┄┄┄ 46
　　二、舌骨下区 ┄┄┄┄┄┄┄┄┄┄┄┄┄┄┄┄┄┄┄┄┄┄┄┄┄┄┄┄ 48
　　三、临床应用要点 ┄┄┄┄┄┄┄┄┄┄┄┄┄┄┄┄┄┄┄┄┄┄ 55

第四节　胸锁乳突肌区及颈根部 ┄┄┄┄┄┄┄┄┄┄┄┄ 56
　　一、胸锁乳突肌区 ┄┄┄┄┄┄┄┄┄┄┄┄┄┄┄┄┄┄┄┄┄┄ 56
　　二、颈根部 ┄┄┄┄┄┄┄┄┄┄┄┄┄┄┄┄┄┄┄┄┄┄┄┄┄┄┄┄┄ 57

第五节　颈外侧区 ┄┄┄┄┄┄┄┄┄┄┄┄┄┄┄┄┄┄┄┄┄┄┄┄┄ 60
　　一、枕三角 ┄┄┄┄┄┄┄┄┄┄┄┄┄┄┄┄┄┄┄┄┄┄┄┄┄┄┄┄┄ 60
　　二、锁骨上三角 ┄┄┄┄┄┄┄┄┄┄┄┄┄┄┄┄┄┄┄┄┄┄┄┄ 62
　　三、临床应用要点 ┄┄┄┄┄┄┄┄┄┄┄┄┄┄┄┄┄┄┄┄┄┄ 62

第六节　颈部淋巴 ┄┄┄┄┄┄┄┄┄┄┄┄┄┄┄┄┄┄┄┄┄┄┄┄┄ 63
　　一、颈上部淋巴结 ┄┄┄┄┄┄┄┄┄┄┄┄┄┄┄┄┄┄┄┄┄┄ 64
　　二、颈前区的淋巴结 ┄┄┄┄┄┄┄┄┄┄┄┄┄┄┄┄┄┄┄ 64
　　三、颈外侧区的淋巴结 ┄┄┄┄┄┄┄┄┄┄┄┄┄┄┄┄┄ 64

第七节　颈部的解剖操作 ┄┄┄┄┄┄┄┄┄┄┄┄┄┄┄┄┄ 65
　　一、解剖颈前区和胸锁乳突肌区 ┄┄┄┄┄┄┄ 65
　　二、解剖颈外侧区和颈根部 ┄┄┄┄┄┄┄┄┄┄┄┄ 68

第三章　胸部 ┄┄┄┄┄┄┄┄┄┄┄┄┄┄┄┄┄┄┄┄┄┄┄┄┄┄┄┄┄ 71

第一节　概述 ┄┄┄┄┄┄┄┄┄┄┄┄┄┄┄┄┄┄┄┄┄┄┄┄┄┄┄┄┄ 71
　　一、境界与分区 ┄┄┄┄┄┄┄┄┄┄┄┄┄┄┄┄┄┄┄┄┄┄┄┄ 71
　　二、体表标志及标志线 ┄┄┄┄┄┄┄┄┄┄┄┄┄┄┄┄┄ 71

第二节　胸壁 ┄┄┄┄┄┄┄┄┄┄┄┄┄┄┄┄┄┄┄┄┄┄┄┄┄┄┄┄┄ 73
　　一、浅层结构 ┄┄┄┄┄┄┄┄┄┄┄┄┄┄┄┄┄┄┄┄┄┄┄┄┄┄ 73
　　二、深层结构 ┄┄┄┄┄┄┄┄┄┄┄┄┄┄┄┄┄┄┄┄┄┄┄┄┄┄ 76
　　三、临床应用要点 ┄┄┄┄┄┄┄┄┄┄┄┄┄┄┄┄┄┄┄┄┄┄ 80

第三节　膈 ┄┄┄┄┄┄┄┄┄┄┄┄┄┄┄┄┄┄┄┄┄┄┄┄┄┄┄┄┄┄┄ 80

第四节　胸腔及胸腔内容 ┄┄┄┄┄┄┄┄┄┄┄┄┄┄┄┄┄ 82
　　一、胸膜及胸膜腔 ┄┄┄┄┄┄┄┄┄┄┄┄┄┄┄┄┄┄┄┄┄┄ 82
　　二、肺 ┄┄┄┄┄┄┄┄┄┄┄┄┄┄┄┄┄┄┄┄┄┄┄┄┄┄┄┄┄┄┄┄ 84
　　三、纵隔 ┄┄┄┄┄┄┄┄┄┄┄┄┄┄┄┄┄┄┄┄┄┄┄┄┄┄┄┄┄┄ 87
　　四、临床应用要点 ┄┄┄┄┄┄┄┄┄┄┄┄┄┄┄┄┄┄┄┄┄┄ 98

第五节　胸部的解剖操作 ·· 99
　　一、解剖胸壁、胸膜和肺 ··· 99
　　二、解剖纵隔 ·· 100

第四章　腹部 ··· 103
第一节　概述 ··· 103
　　一、境界与分区 ··· 103
　　二、表面解剖 ·· 104
　　三、临床应用要点 ··· 105
第二节　腹前外侧壁 ··· 106
　　一、层次 ·· 106
　　二、腹股沟区 ·· 111
　　三、腹前外侧壁深层的血管和神经 ·· 114
　　四、临床应用要点 ··· 116
第三节　腹膜和腹膜腔 ·· 118
　　一、腹膜的结构和功能概述 ·· 118
　　二、腹膜与腹、盆腔脏器的关系 ·· 119
　　三、腹膜形成的各种结构 ·· 120
　　四、腹膜腔的分区 ··· 124
　　五、临床应用要点 ··· 126
第四节　结肠上区 ·· 127
　　一、食管腹部 ·· 127
　　二、胃 ··· 127
　　三、十二指肠 ·· 131
　　四、肝 ··· 134
　　五、肝外胆道 ·· 139
　　六、胰 ··· 141
　　七、脾 ··· 144
　　八、肝门静脉 ·· 145
　　九、临床应用要点 ··· 146
第五节　结肠下区 ·· 147
　　一、空肠与回肠 ··· 148
　　二、盲肠和阑尾 ··· 149
　　三、结肠 ·· 151
　　四、临床应用要点 ··· 153
第六节　腹膜后隙 ·· 155
　　一、概述 ·· 155

二、肾 ………………………………………………………………………… 155

三、输尿管腹部 …………………………………………………………… 160

四、肾上腺 ………………………………………………………………… 161

五、腹主动脉 ……………………………………………………………… 162

六、下腔静脉 ……………………………………………………………… 163

七、腰交感干 ……………………………………………………………… 165

八、乳糜池 ………………………………………………………………… 166

九、临床应用要点 ………………………………………………………… 166

第七节　腹部的解剖操作 ………………………………………………… 167

一、腹前外侧壁 …………………………………………………………… 167

二、腹膜与腹膜腔 ………………………………………………………… 169

三、结肠上区 ……………………………………………………………… 170

四、结肠下区 ……………………………………………………………… 171

五、腹膜后隙 ……………………………………………………………… 172

第五章　盆部和会阴 ……………………………………………………… 174

第一节　概述 ……………………………………………………………… 174

一、境界与分区 …………………………………………………………… 174

二、表面解剖 ……………………………………………………………… 175

第二节　盆部 ……………………………………………………………… 175

一、骨盆的整体观 ………………………………………………………… 175

二、盆壁肌 ………………………………………………………………… 176

三、盆底肌与盆膈 ………………………………………………………… 177

四、盆筋膜 ………………………………………………………………… 178

五、盆筋膜间隙 …………………………………………………………… 178

六、盆部的血管、淋巴结和神经 ………………………………………… 179

七、盆腔脏器与腹膜 ……………………………………………………… 182

八、临床应用要点 ………………………………………………………… 190

九、盆部解剖操作 ………………………………………………………… 191

第三节　会阴 ……………………………………………………………… 193

一、肛区 …………………………………………………………………… 193

二、男性生殖区 …………………………………………………………… 195

三、女性尿生殖区 ………………………………………………………… 200

四、临床应用要点 ………………………………………………………… 201

五、会阴部解剖操作 ……………………………………………………… 202

第六章　脊柱区 …………………………………………………………… 205

第一节　概述 ……………………………………………………… 205
第二节　层次结构 ………………………………………………… 206
　　一、浅层结构 ………………………………………………… 207
　　二、深筋膜 …………………………………………………… 208
　　三、肌层 ……………………………………………………… 208
　　四、深部血管和神经 ………………………………………… 211
　　五、椎管及其内容物 ………………………………………… 212
　　六、临床应用要点 …………………………………………… 220
第三节　解剖操作 ………………………………………………… 222
　　一、尸位与切口 ……………………………………………… 222
　　二、层次解剖 ………………………………………………… 222

第七章　上肢 ……………………………………………………… 225
第一节　概述 ……………………………………………………… 225
　　一、境界与分区 ……………………………………………… 225
　　二、表面解剖 ………………………………………………… 225
第二节　三角肌区和肩胛区 ……………………………………… 227
　　一、三角肌区 ………………………………………………… 227
　　二、肩胛区 …………………………………………………… 228
　　三、肌腱袖 …………………………………………………… 228
　　四、肩胛动脉网 ……………………………………………… 229
　　五、临床应用要点 …………………………………………… 230
第三节　腋区 ……………………………………………………… 230
　　一、腋窝的构成 ……………………………………………… 230
　　二、腋窝的内容 ……………………………………………… 232
　　三、临床应用要点 …………………………………………… 234
第四节　臂前区、肘前区和前臂前区 …………………………… 234
　　一、浅层结构 ………………………………………………… 235
　　二、深层结构 ………………………………………………… 236
　　三、临床应用要点 …………………………………………… 240
第五节　腕前区、手掌和指的掌侧面 …………………………… 241
　　一、腕前区和手掌 …………………………………………… 241
　　二、手指的掌侧面 …………………………………………… 246
　　三、临床应用要点 …………………………………………… 249
第六节　臂后区、肘后区、前臂后区、腕背区和手背 ………… 249
　　一、臂后区、肘后区、前臂后区 …………………………… 249
　　二、腕背区和手背 …………………………………………… 251

三、临床应用要点 …………………………………………………………… 253
第七节　上肢的解剖操作和观察 ………………………………………… 253
　　一、胸前区与腋窝 ……………………………………………………… 253
　　二、臂前区、肘前区与前臂前区 ……………………………………… 256
　　三、肩胛区、臂后区、肘后区及前臂后区 …………………………… 258
　　四、腕前区、手掌与手指掌侧面 ……………………………………… 259
　　五、腕后区、手背与手指背面 ………………………………………… 260

第八章　下肢 ………………………………………………………………… 262
第一节　概述 ………………………………………………………………… 262
　　一、境界与分区 ………………………………………………………… 262
　　二、表面解剖 …………………………………………………………… 262
第二节　臀部 ………………………………………………………………… 264
　　一、境界 ………………………………………………………………… 264
　　二、浅层结构 …………………………………………………………… 264
　　三、深层结构 …………………………………………………………… 265
　　四、临床应用要点 ……………………………………………………… 269
第三节　股部 ………………………………………………………………… 269
　　一、股前内侧区 ………………………………………………………… 269
　　二、股后区 ……………………………………………………………… 277
　　三、临床应用要点 ……………………………………………………… 278
第四节　膝部 ………………………………………………………………… 278
　　一、膝前区 ……………………………………………………………… 279
　　二、膝后区 ……………………………………………………………… 279
　　三、膝关节动脉网 ……………………………………………………… 281
　　四、临床应用要点 ……………………………………………………… 282
第五节　小腿部 ……………………………………………………………… 282
　　一、小腿前外侧区 ……………………………………………………… 282
　　二、小腿后区 …………………………………………………………… 285
　　三、临床应用要点 ……………………………………………………… 286
第六节　踝与足部 …………………………………………………………… 287
　　一、踝前区和足背 ……………………………………………………… 287
　　二、踝后区 ……………………………………………………………… 289
　　三、足底 ………………………………………………………………… 291
　　四、临床应用要点 ……………………………………………………… 293
第七节　下肢的解剖操作 …………………………………………………… 293
　　一、股前内侧区解剖操作 ……………………………………………… 293

二、小腿前外侧区和足背 ···································· 295

三、臀部、股后区和腘窝 ···································· 296

四、小腿后区 ·· 298

五、足底 ·· 299

参考文献 ·· 301

索引 ·· 302

绪 论

一、局部解剖学的定义和学习目的

人体局部解剖学 regional anatomy of human body 是在**人体系统解剖学** systematic anatomy of human body 的基础上,依据临床应用的实际需要,侧重研究人体各个局部的层次结构、器官的位置形态及其相互毗邻关系的科学。因此,局部解剖学是将人体分为若干个"局部"区域而加以研究的,完全打破了"系统"的概念,其侧重点也由单纯描述器官的位置、形态转变为主要讲述器官的位置、毗邻和神经血管的分布。局部解剖学课程的开设完全符合临床诊疗的实际需求。医学生只有学好局部解剖学,才能将已学过的系统解剖学知识过渡并应用于临床实践,所以局部解剖学又被称为"桥梁"课。是临床医学各学科,特别是手术相关学科及影像诊断学科的重要基础。医学生只有深入、细致、认真、全面地学好人体局部解剖学,熟练掌握人体各部由浅及深的相关结构及其毗邻关系,才能在临床上得心应手地开展诊疗工作。作为一名医学生,如果没有扎实的局部解剖学知识,就不可能成为一名合格的临床医生,因此,全面认真、扎实有效地学好人体局部解剖学是医学生成才的必由之路。

二、解剖器械的准备和使用

(一) 解剖器械的准备和保养

"工欲善其事,必先利其器"。在进行尸体解剖操作前,首先要熟悉和掌握解剖器械的种类和使用方法。常用的解剖器械包括解剖刀、解剖镊、解剖剪、肋骨剪、止血钳和咬骨钳等。为了保证解剖实验操作的效果和效率,除了要保持解剖刀、解剖剪和肋骨剪等器械的锋利外,还要掌握常用器械的使用方法和技巧。此外,每次解剖操作完成后,还必须把所有使用过的解剖器械用纱布擦拭干净,放阴凉干燥处,妥为保存,以防生锈、蚀损和刀尖、刀锋的损伤。

(二) 常用解剖器械的使用

1. 解剖刀　解剖刀是解剖操作时用得最多的器械。刀刃常用于切开皮肤、筋膜和断开肌肉等;刀尖常用于修洁血管和神经。使用刀刃或刀尖时,一般右手持刀,其方式应视需要而定。作皮肤切口时,常用抓持法,即用拇指与中、环、小指共同夹持刀柄,而示指按压于刀背之上,以控制切割的深度。解剖或修洁一般结构如肌肉、血管和神经等,则常用执笔法。所谓执笔法,即用拇、示、中三指捏持刀柄的前部,犹如执笔写字的姿势(图0-1),此种方式的优点是可灵活控制刀尖和刀锋的活动方向和范围,有利于把握解剖操作的准确灵活性。

2. 解剖镊　解剖镊有无齿和有齿两种。无齿的解剖镊用于夹持血管、神经和肌肉等;

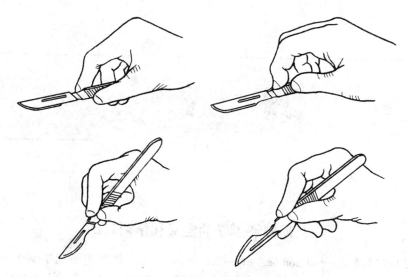

图 0-1　解剖刀的操持法

有齿的解剖镊仅用于夹持皮肤或非常坚韧的筋膜、肌腱等结构,切不可用于夹持血管、神经和肌肉等容易损坏的结构。解剖操作时,最好锻炼同时用两手,互换操作,依习惯不同,一手持解剖刀(右),另一手持解剖镊(左)(图 0-2)。

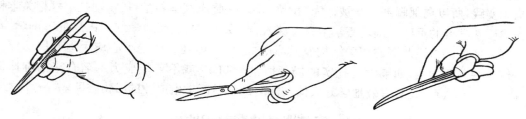

图 0-2　解剖镊、解剖剪的操持法

3. 解剖剪　其规格有长、短之分,依造型有弯、直和尖头、圆头之分,也有一尖一圆的。应该按需要选择使用。圆头解剖剪除用于剪开组织或剪断神经、血管外,还可用于分离组织结构。正确使用解剖剪的方法是将右手的拇指和无名指分别伸入解剖剪的两个圆环内,中指放在环的前方,示指按压在解剖剪的运动轴处,此种握持法既灵活又可稳定地把握方向(图 0-2)。

4. 其他解剖器械　常用肋骨剪剪断肋骨,用椎管锯锯开椎管,用弓形锯锯开颅骨,用咬骨钳咬断骨,用小钢锯锯条锯断骨。

三、几种人体结构的解剖要领

(一)皮肤解剖法

在确定切开部位后,在尸体的皮肤上,先用刀柄的末端在拟作切口的部位,划一线痕,沿此线,置刀尖与皮肤呈 65°角的方向,切断皮肤全层,要注意人体各部位的皮肤厚薄有很大差异,要依各部位皮肤的厚薄,决定和把握切入的深度。当已深入浅筋膜时,应立即将刀刃倾斜呈 45°角,以均衡的力量切入,以不损伤皮下结构为度。

切开皮肤后,用有齿解剖镊夹住,并牵起皮肤的一角或边缘,用解剖刀仔细游离皮肤,要注意保持只剥下皮肤,不要带浅筋膜或其他组织。在不需要解剖和观察皮下结构的部位,可以将皮肤和皮下组织一同掀起,直接暴露深筋膜及其以下的结构。

人体解剖常用皮肤切口(图 0-3)。

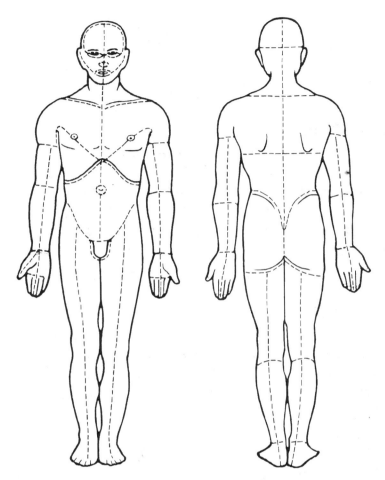

图 0-3　人体解剖常用皮肤切口

(二) 皮下组织解剖法

皮下组织内的主要解剖结构是皮神经、浅动脉、浅静脉和浅淋巴结等。

皮神经一般是由深至浅穿行,出深筋膜后,达浅筋膜,于此分支,再入皮肤,以更细的分支分布于皮肤。解剖时,可从皮神经穿出深筋膜处开始,在浅筋膜内找到其主要分支,再追寻至皮肤。

浅动脉和浅静脉位于浅筋膜中,可先找到主干,并将其游离,再依次暴露它们的各级分支或属支。某些部位的浅筋膜内还有浅淋巴结、淋巴管的分布,可一并剖察。

保留需要继续观察的皮神经、浅静脉和浅动脉等结构。其余浅筋膜结构全部修去,暴露出深筋膜。

(三) 深筋膜解剖法

用有齿的解剖镊将深筋膜提起,用解剖刀刃切开深筋膜与筋膜下结构连接的结缔组织,将筋膜下的器官充分暴露。必要时,可将深筋膜部分或全部切除。

人体各部位的深筋膜有很大差异：四肢和背部的深筋膜厚而致密，且分层，腰背部者最发达，形成肌间隔、肌鞘和肌的起止点，可成片切开。在头颈和四肢的某些部位，深筋膜还形成血管、神经的鞘、筋膜隔和支持带等重要结构，解剖时要特别小心，仔细观察，予以保留。

（四）肌解剖法

解剖肌肉时，首先要去除肌表面的结缔组织，修洁出肌的边界、轮廓，再依次观察肌的位置、形态、起止、肌束的排列方向、肌腹和肌腱的配布以及血管、神经进出肌的部位和分支情况。有时为了观察更深部的结构，需要将肌切断时，应注意所有应断开的肌不要在同一平面切断，以利于再次将同一块肌肉的两断端准确对位、复查。营养和支配肌的血管和神经应尽量保留完整。

（五）血管神经解剖法

解剖血管和神经的目的是暴露并观察它们的走行和分布，弄清它们的起始、行径、分支和分布范围。因此，始终要注意显露并认真保护重要的血管和神经分支。

解剖操作时，应从较粗的血管和神经开始，由粗到细，由大到小，循分支而剖之。在器官门处的血管和神经更应仔细剖析，仔细辨认其位置关系。操作应该以钝性分离为主。先用刀尖沿血管和神经的走向，划开包绕它们的结缔组织鞘，再用无齿的解剖镊提起血管和神经，沿其两侧钝性分离。清除血管或神经周围的结缔组织，暴露出血管干及其主要分支。必要时可去除较大的静脉及其属支，但在去除之前要做双断端结扎，以免漏出的静脉血污染周围组织，影响下一步操作。

（六）人体内浆膜腔剖察

人体内有胸膜腔、腹膜腔、心包腔及睾丸鞘膜腔等，其形态位置各异、大小不同，是人体内易发生感染、积液或癌转移扩散的部位。探察浆膜腔时，要先切开浆膜的壁层，然后用手指伸入浆膜腔内，按一定的程序仔细探察浆膜腔的各个局部，特别是壁层和脏层的各个部分及其移行和返折处。如果遇到尸体的浆膜腔内有明显的粘连，可以用手指小心进行钝性分离。如遇浆膜腔内积液较多时，应用电吸引器将液体吸除，再进行探察。

（七）脏器解剖法

脏器分布于头、颈、胸、腹、盆各部。按结构可以分为中空型（腔型）脏器和实质型脏器两类。实质型脏器多为分叶性结构，如肝、胰、脾、肾、睾丸等。实质型脏器的血管、神经和功能性管道，一般集中进出脏器，进出之处称为该器官的"门"。

解剖脏器时，首先要原位暴露，观察其自然位置、形态、浆膜配布、固定装置及与其他器官的毗邻和体表投影，然后进一步解剖和暴露进、出该器官的血管和神经，必要时切断血管、神经和功能管道等固定装置，整体取下脏器，以进一步深入观察其周围和深部的其它结构。

（八）骨性结构解剖法

骨组织比较坚硬，需要用肋骨剪剪断肋骨，用椎管锯打开椎管，用钢丝锯或弓形锯锯开颅骨，用咬骨钳咬开骨壁、骨突，或用小钢锯条锯断骨干。

四、解剖操作的具体要求

1. 端正态度、一丝不苟　局部解剖学是医学生的必修课，认真进行尸体解剖操作是学习局部解剖学知识的关键环节和最有效的途径。要非常重视实习课和尸体解剖操作，同时做到珍惜、爱护标本，尊重尸体。克服困难，不怕脏、不怕累、不怕异味刺激。勤动脑、勤动手、善观察。同学间要密切配合，团结协作，经常讨论总结，不断升华和扩大知识面。

2. 做好预习、温故知新　预习学过的解剖学知识是保证局部解剖学学习和操作顺利进行的前提,也是提高课堂学习效果的有效做法。每次解剖操作之前,必须认真观察局解教材中插图,有条件的学生要认真参考、学习专门出版的局部解剖学图谱;准备好必须使用的解剖器械;了解将要解剖的内容和过程。也要了解本次解剖的重点、难点,做到胸中有数。

3. 严格操作、仔细辨认　严格地解剖操作是保证解剖质量和学好局部解剖学的关键。要严格按照实验指导规定的解剖步骤和程序进行。既要保证结构暴露充分、便于观察,又要保证尽量多地保留结构,要边解剖,边观察,边记录,边总结。要做到理论密切联系实际。

4. 善于发现,善于总结　解剖尸体操作过程中,往往会发现某些结构与教科书的文字描述或图谱展示有明显不同的现象,也可遇到文字和图谱没有反映的变异或畸形。变异是指人体结构的个体差异,出现率较高,往往对功能没有影响或影响不大;畸形是指偏离常态较远的异常形态结构,出现率低,往往对外观或功能有严重的影响。某些变异(如血管的起点、行径和分支类型)和畸形(如先天性心血管畸形)具有十分重要的临床意义和病理标本保留价值。所以,在解剖过程中,一旦发现变异和畸形,不要轻易放过,要及时报告老师,除让更多的同学一起观察外,还要把标本保留起来,以便事后更多的学生观察、学习,或展开讨论。

五、局部解剖学的学习方法

1. 理论联系实际　学习局部解剖学,必须理论联系实际。因为局部解剖学的相关知识直接源于对人体各部位的解剖和观察。在学习局部解剖学每一章前都要认真复习已学过的系统解剖学理论,首先要做到温故而知新,再做到由浅入深,由表及里,循序渐进。

2. 认真总结和归纳　学习局部解剖学要注意总结,努力去寻找一些规律,并加以总结,往往会大大提高学习效果。注意找到一些在器官毗邻方面的共性的东西,加以总结,也可提高学习效率。

3. 有效利用参考工具书　在学习局部解剖学知识中,手中有一本质量、水平较高的局部解剖学图谱是十分必要的,因为图谱是直接拍照的或绘制的人体结构图,易携带,易观察辨析,易印证和记忆。

4. 寻找有效和适合自己特点的记忆方法　在学习人体形态学过程中,养成形象思维、立体思维的习惯也是很重要的,将经过反复实验学习观察的人体结构,特别是结构间的三维立体构筑关系不断重现在自己的大脑中,也是促进记忆和学习效果的有效途径。但是,在实际学习过程中,每一个人都有自己习惯了的学习方法,只要有效地利用起来,都能达到同样的学习效果,不求千篇一律。

(孔祥玉)

第 一 章

头 部

第一节 概 述

【学习要点】

1. 头部的主要体表标志及其临床意义。

2. 颅内重要结构的体表投影。

3. 出入眶上孔、眶下孔、颏孔的结构及其临床意义。

头部由颅与面两部分组成。以颅骨为基础,外覆皮肤、筋膜和肌肉;颅腔容纳脑、脑血管及其被膜。面部有视器、位听器、口和鼻等器官。鼻腔与口腔是呼吸、消化道的始部。视器、位听器以及口、鼻粘膜中的味器和嗅器均属特殊感觉器。头部的血液供应来自颈内、外动脉和椎动脉;静脉血则经颈内、外静脉和椎静脉回流。淋巴直接或间接注入颈深淋巴结。脑神经和部分颈神经走行或发支分布于头面部。

一、境界与分区

头部借下颌骨下缘、下颌角、乳突尖端、上项线和枕外隆凸的连线与颈部分界。头部又借眶上缘、颧弓上缘、外耳门上缘和乳突的连线分为后上方的颅部 cranial part 和前下方的面部 facial part。

二、表 面 解 剖

（一）体表标志

1. **眉弓** superciliary arch 位于眶上缘上方的弓状隆起,适对大脑额叶的前下缘,其内侧份的深面有额窦（图 1-1）。

2. **眶上切迹** supraorbital notch（或**眶上孔** supraorbital foramen） 位于眶上缘中、内 1/3 的交界处,距正中线约 2.5cm,有眶上血管和神经通过。用力按压此处,可引起明显疼痛。

3. **眶下孔** infraorbital foramen 位于眶下缘中点下方约 1cm 处,相当于鼻翼与眼外眦连线的中点。孔呈卵圆形,朝向前下内方,有眶下血管和神经通过,可在此处行眶下神经阻滞麻醉。

4. **颏孔** mental foramen 通常位于下颌第二前磨牙根的下方,下颌骨体上、下缘连线的

6

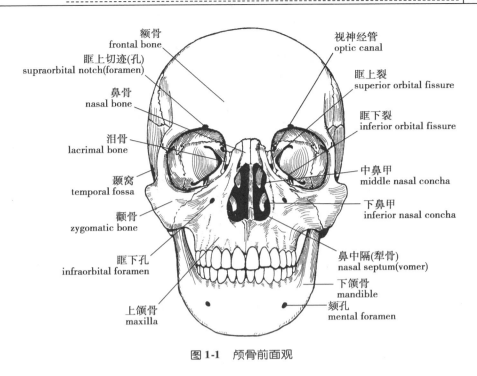

额骨
frontal bone

眶上切迹(孔)
supraorbital notch(foramen)

鼻骨
nasal bone

泪骨
lacrimal bone

颞窝
temporal fossa

颧骨
zygomatic bone

眶下孔
infraorbital foramen

上颌骨
maxilla

视神经管
optic canal

眶上裂
superior orbital fissure

眶下裂
inferior orbital fissure

中鼻甲
middle nasal concha

下鼻甲
inferior nasal concha

鼻中隔(犁骨)
nasal septum(vomer)

下颌骨
mandible

颏孔
mental foramen

图 1-1 颅骨前面观

中点,距正中线约 2.5cm 处。孔呈卵圆形,开向后上外方,有颏血管和神经通过,为颏神经阻滞麻醉的部位。

5. **下颌角** angle of mandible 为下颌底与下颌支后缘移行处的骨角,突向后下方。因其位置突出,骨质较薄,下颌骨骨折易发生于此。

6. **乳突** mastoid process 为耳垂后方的一圆锥形隆起,其根部与茎突根部之间有茎乳孔,面神经由此出颅。乳突根部后内侧部的深面为乙状窦沟,容纳乙状窦。行乳突根治术时,切勿损伤面神经和乙状窦。

7. **颧弓** zygomatic arch 由颞骨的颧突和颧骨的颞突相互结合而成,位于外耳门前方的水平线上,全长均可触及。颧弓上缘,相当于大脑颞叶前端下缘。颧弓下缘与下颌支上部的下颌切迹之间形成一半月形的凹陷区(相当于颧弓下缘中点的下方),为咬肌神经和上、下颌神经阻滞麻醉的进针点(图 1-2)。

8. **翼点** pterion 位于颞窝前下部,颧弓中点上方约两横指处,为蝶骨大翼、额骨、顶骨的前下角(蝶角)和颞鳞4骨的结合区,呈一"H"形的骨缝,又称翼区(图 1-2)。翼区是颅侧方的薄弱部位,其内面有脑膜中动脉前支经过,此处受暴力打击时,易发生骨折,且常伴有上述血管撕裂、出血,致硬脑膜外血肿形成。

9. **枕外隆凸** external occipital protuberance 位于枕骨外面中部的一个显著隆起,与枕骨内面硬脑膜的窦汇相对应。隆凸向两侧的弓形骨嵴称上项线,为枕额肌的枕腹和斜方肌的起点处。行颅后窝开窗术时,若沿枕外隆凸作正中切口,切勿伤及导血管和窦汇,以免招致大出血。

(二)体表投影

为了描述脑膜中动脉和大脑半球背外侧面主要沟、回的位置及其体表投影,通常先确定以下6条标志线:①下水平线:通过眶下缘与外耳门上缘的线;②上水平线:经过眶上缘,与

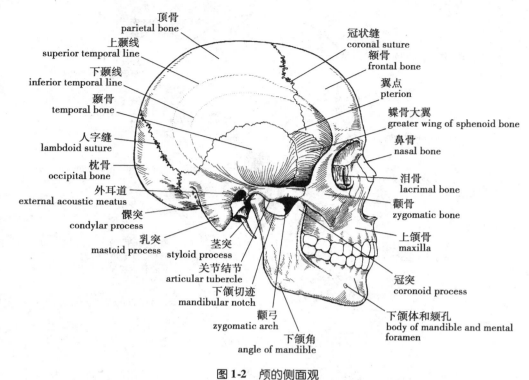

顶骨
parietal bone

上颞线
superior temporal line

下颞线
inferior temporal line

颞骨
temporal bone

人字缝
lambdoid suture

枕骨
occipital bone

外耳道
external acoustic meatus

髁突
condylar process

乳突
mastoid process

茎突
styloid process

关节结节
articular tubercle

下颌切迹
mandibular notch

颧弓
zygomatic arch

下颌角
angle of mandible

冠状缝
coronal suture

额骨
frontal bone

翼点
pterion

蝶骨大翼
greater wing of sphenoid bone

鼻骨
nasal bone

泪骨
lacrimal bone

颧骨
zygomatic bone

上颌骨
maxilla

冠突
coronoid process

下颌体和颏孔
body of mandible and mental foramen

图 1-2　颅的侧面观

下水平线平行的线;③矢状线:从鼻根沿颅顶正中线至枕外隆凸的弧形线;④前垂直线:通过颧弓中点的垂线;⑤中垂直线:经髁突中点的垂线;⑥后垂直线:经过乳突根部后缘的垂线。这些垂直线向上延伸,与矢状线相交(图 1-3)。

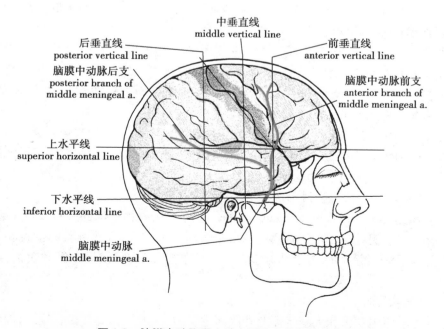

中垂直线
middle vertical line

后垂直线
posterior vertical line

脑膜中动脉后支
posterior branch of middle meningeal a.

前垂直线
anterior vertical line

脑膜中动脉前支
anterior branch of middle meningeal a.

上水平线
superior horizontal line

下水平线
inferior horizontal line

脑膜中动脉
middle meningeal a.

图 1-3　脑膜中动脉和大脑主要沟回的体表投影

1. 脑膜中动脉的投影 本干经过前垂直线与下水平线的交点,前支通过前垂直线与上水平线的交点,后支则经过后垂直线与上水平线的交点。

2. 中央沟的投影 在前垂直线与上水平线交点与后垂直线和矢状线交点的连线上,介于后垂直线与中垂直线间的一段。

3. 中央前、后回的投影 分别位于中央沟投影线前、后各1.5cm宽的范围内。

4. 外侧沟的投影 位于三等份分隔上水平线与中央沟投影线夹角的下斜线上。

5. 大脑下缘的投影 由鼻根中点上方1.25cm处开始向外、沿眶上缘向后,经颧弓上缘、外耳门上缘至枕外隆凸的连线。

(孔祥玉 李海艳)

第二节 面 部

【学习要点】

1. 面部的层次结构及其特点。
2. 面肌的分布、形态特点及神经支配。
3. 面动脉的走行特点及主要分支。
4. 面静脉的起源、走行及其与翼丛、海绵窦的交通。
5. 面神经主干及各段的位置关系,面神经五组分支及其所支配的表情肌。
6. 腮腺的形态、位置及其毗邻。
7. 穿经腮腺的结构及其位置排列关系。
8. 面侧深区的境界和内容。
9. 上颌动脉的行程、分段及各段的主要分支、分布。
10. 翼静脉丛的位置、交通及临床意义。
11. 下颌神经的出颅部位、分支及各支的分布。
12. 面侧区主要间隙的位置及其交通。

面部以面颅诸骨为支架,各骨结合,形成眶、骨性鼻腔和骨性口腔,分别容纳视器、消化器和呼吸器的始部。面部可分眶区、鼻区、口区和面侧区。面侧区为介于颧弓、鼻唇沟、下颌骨下缘与胸锁乳突肌上部前缘之间的区域,又可分为颊区、腮腺咬肌区和面侧深区。

本节主要叙述面部浅层结构、腮腺咬肌区、面侧深区和面部的部分间隙。

一、面部浅层结构

(一)皮肤

面部皮肤薄而柔软,富于弹性,含有较多的皮脂腺、汗腺和毛囊,是皮脂腺囊肿和疖肿的好发部位。面部皮肤有自然形成的皮纹或皱襞,手术切口应尽可能与皮纹或皱襞的纹理方向一致,同时亦应考虑皮下血管、神经主干的走行和表情肌束的排列方向,一般不宜作直切口。面部皮肤还富有血管和神经,当情绪激动,血管扩张时,皮肤会迅速变红。由于面部血供丰富,创伤时出血较多,但抗感染能力较强,创口愈合较快。

（二）浅筋膜

浅筋膜 superficial fascia 由疏松结缔组织构成，其中在颊肌表面与咬肌之间，脂肪组织常聚成团块，称颊脂体。睑部皮下组织少而疏松，水肿发生时，水极易潴留于此，呈现早期水肿征象。面部浅筋膜内有面肌，并有丰富的血管、神经、淋巴管分布和腮腺导管等走行。

1. 面肌　又称表情肌，属于皮肌，薄而纤细，起自颅骨或深筋膜，止于皮肤，主要围绕在睑裂、口裂、鼻和耳的周围，有缩小或开大孔裂的作用，收缩时可牵动皮肤，使面部呈现各种表情。面肌由面神经分支支配(图1-4，表1-1)。

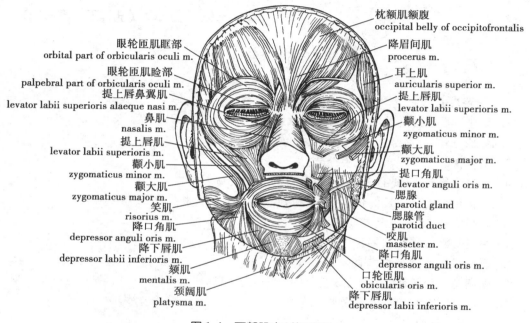

图 1-4　面部肌肉(前面观)

表 1-1　面部表情肌

部位		名称	形状与位置	作用	神经支配
颅顶部	枕额肌	枕腹	长方形的枕腹	提眉，产生额纹	耳后支(Ⅶ)
		帽状腱膜			
		额腹	长方形的额腹	向后牵拉帽状腱膜	颞支(Ⅶ)
眼裂周围	眼轮匝肌	睑部	环状：围绕眼裂	眨眼	颞支(Ⅶ)
		眶部	环状：围绕眼眶	闭眼	颧支(Ⅶ)
		泪部	束状：泪囊后面	扩大泪囊使泪液流通	
鼻孔周围	鼻肌	横部	鼻背	缩小鼻孔	颊支(Ⅶ)
		翼部	鼻翼后部	开大鼻孔	

续表

部 位		名 称	形状与位置	作 用	神经支配
口裂周围	浅层	口轮匝肌	环状:围绕口裂	闭口	颊支(Ⅶ)
					下颌缘支(Ⅶ)
		提上唇肌 (分三头)	近似四边形:眶下缘 与上唇之间	提上唇,开大鼻孔	颧支(Ⅶ)
					颊支(Ⅶ)
		颧肌	束状:提上唇肌的外上方	牵口角向外上方	颧支(Ⅶ)
		笑肌	束状:横向位于口角外侧	牵口角向外	颊支(Ⅶ)
		降口角肌	三角形:口角下方	牵口角向下	下颌缘支(Ⅶ)
	中层	提口角肌	束状:尖牙窝至口角	上提口角	颊支(Ⅶ)
		降下唇肌	菱形:下唇下方	下降下唇	颊支(Ⅶ)
	深层	颊肌	长方形:颊部(横向)	使唇颊紧贴牙龈,参加咀嚼 与吸吮	颊支(Ⅶ)
		颏肌	锥形:颏隆凸两侧	上提颏部皮肤,前送下唇	下颌缘支(Ⅶ)

2. 血管、神经和淋巴管

（1）血管

1）**面动脉** facial artery:在颈动脉三角内,于舌骨大角稍上方自颈外动脉发出,行向前上方,经二腹肌后腹与茎突舌骨肌的深面,进入下颌下三角,继而经下颌下腺深方,在咬肌止点前缘处绕过下颌体下缘转至面部。通常经面神经下颌缘支深面,迂曲行向内上,再经口角和鼻翼的外侧至内眦,移行为内眦动脉 angular artery(图 1-6)。在下颌骨下缘与咬肌前缘相交处,可触及面动脉的搏动,面浅部出血时,可于此处压迫、止血。面动脉的分支主要有**颏下动脉**、**下唇动脉**、**上唇动脉**和**鼻外侧动脉**等。

2）**面静脉** facial vein:面静脉始于内眦静脉,伴行于面动脉的后方,向外下越过下颌体下缘至下颌角下方,与下颌后静脉的前支汇合成**面总静脉** common facial vein,穿颈筋膜浅层,于舌骨大角高度注入**颈内静脉** internal jugular vein。面静脉既可直接经眼静脉与**海绵窦** cavernous sinus 交通,也可通过面深静脉、翼静脉丛等间接地与海绵窦交通(图 1-5)。口角平面以上的一段面静脉通常无静脉瓣,当面部因细菌感染致疖、痈时,可循上述交通途径,逆行蔓延至颅内而导致海绵窦炎,进而造成颅内感染。故临床上将两侧口角与鼻根之间的三角区域,称为面部"**危险三角**"。

3）**眶下动脉** infraorbital artery:为上颌动脉的分支,穿经眶下管、眶下孔,分布于眶以下的皮肤和肌肉。

4）**眶下静脉** infraorbital vein:与眶下动脉伴行,向前通内眦静脉,向后借面深静脉连于翼丛,向上则汇入眼下静脉。

5）**颏动脉** mental artery:为下牙槽动脉的终末支,分布于下唇、颏部的皮肤、肌肉和筋膜。

6）**颏静脉** mental vein:收集颏部的静脉血,汇入上颌静脉。

7）**面横动脉** transverse facial artery:在腮腺内自颞浅动脉发出,于颧弓的下方、咬肌浅

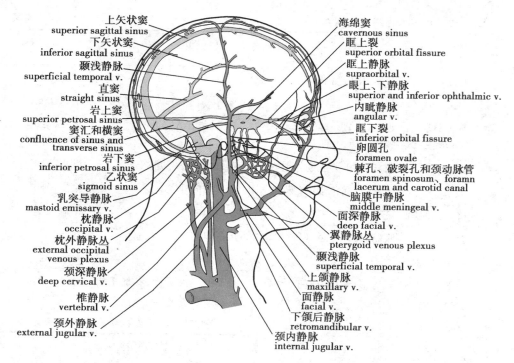

上矢状窦
superior sagittal sinus
下矢状窦
inferior sagittal sinus
颞浅静脉
superficial temporal v.
直窦
straight sinus
岩上窦
superior petrosal sinus
窦汇和横窦
confluence of sinus and transverse sinus
岩下窦
inferior petrosal sinus
乙状窦
sigmoid sinus
乳突导静脉
mastoid emissary v.
枕静脉
occipital v.
枕外静脉丛
external occipital venous plexus
颈深静脉
deep cervical v.
椎静脉
vertebral v.
颈外静脉
external jugular v.

海绵窦
cavernous sinus
眶上裂
superior orbital fissure
眶上静脉
supraorbital v.
眼上、下静脉
superior and inferior ophthalmic v.
内眦静脉
angular v.
眶下裂
inferior orbital fissure
卵圆孔
foramen ovale
棘孔、破裂孔和颈动脉管
foramen spinosum、foramn lacerum and carotid canal
脑膜中静脉
middle meningeal v.
面深静脉
deep facial v.
翼静脉丛
pterygoid venous plexus
颞浅静脉
superficial temporal v.
上颌静脉
maxillary v.
面静脉
facial v.
下颌后静脉
retromandibular v.
颈内静脉
internal jugular v.

图 1-5　颅内、外静脉交通

面、腮腺导管的上方前行,走行于腮腺导管的上方,并与其平行至面中部,与面动脉的分支吻合。

8）**面横静脉** transverse facial vein：与面横动脉伴行。

（2）**神经**：分布于面部的感觉神经来自三叉神经,支配面肌运动的神经为面神经的分支。

1）**三叉神经** trigeminal nerve：为混合神经,发出眼神经、上颌神经和下颌神经。分别穿经颅底的眶上裂、圆孔、卵圆孔,到达面部。

①**眶上神经** supraorbital nerve：为眼神经的分支,伴同名血管,经眶上切迹或孔至皮下,分布于额部皮肤。

②**眶下神经** infraorbital nerve：为上颌神经的分支,伴同名血管,依次经眶下裂、眶下沟、眶下管、眶下孔穿出。在提上唇肌的深面下行,分为数支,分布于下睑、鼻翼及上唇的皮肤和黏膜。

③**颏神经** mental nerve：为下颌神经的分支,伴同名血管,出颏孔,在降口角肌的深面分为数支,分布于颏部、下唇的皮肤及黏膜。

2）**面神经** facial nerve：由茎乳孔出颅,向前外穿入腮腺,先分为上、下两干,再依次分支,分支间常相互交织成丛,最后呈扇形分为以下 5 组分支,由腮腺浅部的上缘、前缘及下端穿出,共同支配面肌（图 1-6）。

①**颞支** temporal branches：常为 2 支,由腮腺上缘穿出,斜越颧弓后段浅面,行向前上,支配额肌和眼轮匝肌上份。若该支损伤,同侧额纹消失。

②**颧支** zygomatic branches：多为 2~3 支,由腮腺前缘或上缘前份穿出,支配颧肌、眼轮匝肌下部及提上唇肌。颧支与颞支共同管理眼睑闭合,对眼球的保护起重要作用。

③**颊支** buccal branches：为 3~5 支,由腮腺前缘穿出,分别位于腮腺导管的上方和下方,

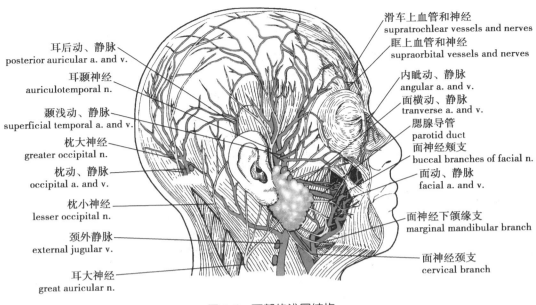

耳后动、静脉
posterior auricular a. and v.

耳颞神经
auriculotemporal n.

颞浅动、静脉
superficial temporal a. and v.

枕大神经
greater occipital n.

枕动、静脉
occipital a. and v.

枕小神经
lesser occipital n.

颈外静脉
external jugular v.

耳大神经
great auricular n.

滑车上血管和神经
supratrochlear vessels and nerves

眶上血管和神经
supraorbital vessels and nerves

内眦动、静脉
angular a. and v.

面横动、静脉
tranverse a. and v.

腮腺导管
parotid duct

面神经颊支
buccal branches of facial n.

面动、静脉
facial a. and v.

面神经下颌缘支
marginal mandibular branch

面神经颈支
cervical branch

图 1-6　面部的浅层结构

水平行向口角,支配颊肌和口裂周围诸肌。颊支损伤,可致鼻唇沟变浅或消失。

④**下颌缘支** marginal mandibular branches:为 1～3 支,从腮腺下端穿出后,行于颈阔肌深面,沿下颌体下缘前行,越过面动、静脉的浅面,支配下唇诸肌及颏肌。临床于颌下区手术时,可于下颌骨下缘下 1.5～2.0cm 处作与其平行的切口,以免损伤下颌缘支。

⑤**颈支** cervical branches:多为 1～2 支,由腮腺下端穿出,在下颌角附近,于颈阔肌深面行至颈部,支配颈阔肌。

(3) **淋巴管**:面部淋巴管丰富,将面部的淋巴引流至位于头颈交界处的颏下淋巴结、下颌下淋巴结、腮腺淋巴结及颈外侧浅淋巴结等。

二、面 侧 区

(一) 腮腺咬肌区

1. **境界**　腮腺咬肌区是指腮腺和咬肌所覆盖的下颌支外面和下颌后窝的区域,其上界为颧弓与外耳道,下界为下颌骨下缘平面,前界为咬肌前缘,后界为乳突和胸锁乳突肌上部的前缘。下颌后窝是一尖向前内、底向外的楔形凹窝,其境界是:上界为外耳道软骨;下界为下颌骨下缘的水平面;前外界为下颌支后份内面和翼内肌后缘;后内界由后向前依次为胸锁乳突肌上份前缘、二腹肌后腹、茎突舌骨肌和茎突咽肌。腮腺咬肌区内主要结构有腮腺、咬肌及其相邻的血管、神经等。

2. **内容**

(1) **腮腺咬肌筋膜**:为颈深筋膜浅层向上的延续,至腮腺后缘分为浅、深两层,包绕腮腺,形成腮腺鞘后,在腮腺前缘处又相互融合,移行为咬肌外面的咬肌筋膜,覆盖于咬肌的表面。腮腺鞘有以下特点:①腮腺鞘与腮腺实质结合紧密,并发出许多小隔深入腺体中,将其分隔为许多小叶,因此,腮腺化脓时可形成多个散在的小脓灶,在切开引流时,应考虑到多个脓腔的同时存在,要注意充分引流每一个小脓腔;②腮腺鞘的浅层较致密,深层薄弱,且不完整。在茎突和翼内肌之间有一裂隙,腮腺深部可经此与咽旁间隙和翼下颌间隙相通(图 1-7)。故

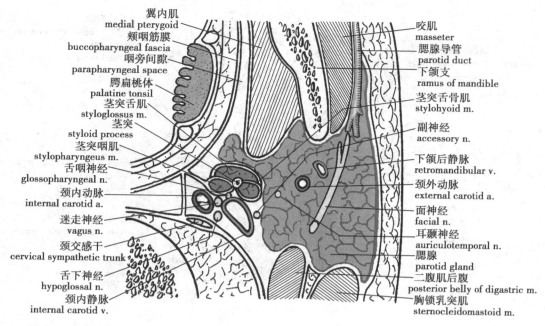

翼内肌 medial pterygoid
颊咽筋膜 buccopharyngeal fascia
咽旁间隙 parapharyngeal space
腭扁桃体 palatine tonsil
茎突舌肌 styloglossus m.
茎突 styloid process
茎突咽肌 stylopharyngeus m.
舌咽神经 glossopharyngeal n.
颈内动脉 internal carotid a.
迷走神经 vagus n.
颈交感干 cervical sympathetic trunk
舌下神经 hypoglossal n.
颈内静脉 internal carotid v.

咬肌 masseter
腮腺导管 parotid duct
下颌支 ramus of mandible
茎突舌骨肌 stylohyoid m.
副神经 accessory n.
下颌后静脉 retromandibular v.
颈外动脉 external carotid a.
面神经 facial n.
耳颞神经 auriculotemporal n.
腮腺 parotid gland
二腹肌后腹 posterior belly of digastric m.
胸锁乳突肌 sternocleidomastoid m.

图 1-7　腮腺的毗邻结构

腮腺化脓时，脓肿易穿破深层，溃入咽旁间隙，形成脓肿。

（2）腮腺

1）腮腺的形态和分部：**腮腺** parotid gland 呈不规则的楔形，底朝向外侧，尖伸向内侧，突入咽旁。通常以下颌支后缘或以穿过腮腺的面神经丛平面为界，将腮腺分为浅、深两部：浅部多呈三角形或不规则的卵圆形，向前延伸，覆盖于下颌支和咬肌后份的浅面；深部则位于下颌后窝内及下颌支的深面，向内侧可延伸至咽侧壁旁。故腮腺肿胀时，可凸现于咽侧壁。

2）腮腺的位置和毗邻：腮腺位于面侧区外耳道前下方，上缘邻近颧弓、外耳道和颞下颌关节；下缘平下颌角；前邻咬肌、下颌支和翼内肌的后缘；后邻乳突前缘及胸锁乳突肌上部的前缘；浅面与位于浅筋膜内的耳大神经终末支和腮腺浅淋巴结相邻（见图 2-21、图 2-22）；深面与茎突、茎突诸肌、颈内动脉、颈内静脉和舌咽、迷走、副及舌下神经相邻（图 1-7、图 1-10）。其中，位于腮腺深面的茎突及茎突诸肌，颈内动、静脉和后 4 对脑神经，共同形成"腮腺床"（图 1-7 ~ 图 1-10）。

3）**腮腺管** parotid duct：长约 5 ~ 7cm，由腮腺浅部的前缘发出，在颧弓下一横指（约 1.5cm）处向前横行越过咬肌表面，至咬肌前缘呈直角转向内，穿过颊脂体和颊肌，开口于平对上颌第二磨牙颊黏膜处的腮腺导管乳头，临床可经此乳头孔插管，进行腮腺造影。腮腺管上方邻面神经的上颊支及面横动、静脉，下方则有面神经的下颊支走行（图 1-9）。腮腺管的体表投影相当于自鼻翼与口角间的中点至耳屏间切迹连线的中 1/3 段。

4）**腮腺淋巴结** parotid lymph nodes：位于腮腺表面和腺实质内。浅淋巴结引流耳廓、颅顶前部和面上部的淋巴，深淋巴结收集外耳道、中耳、鼻、腭和颊深部的淋巴，其输出管均注入颈外侧浅淋巴结（图 2-22）。

（3）**穿经腮腺的结构**：腮腺内血管、神经纵横交错。纵行的有颈外动脉，下颌后静脉，颞

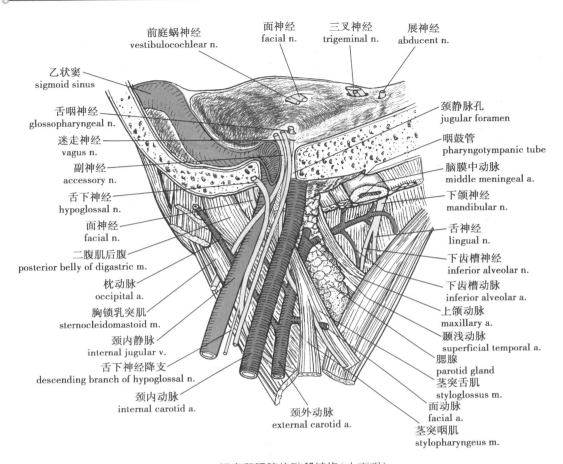

图 1-8 颅底和腮腺的毗邻结构(内面观)

浅动、静脉及耳颞神经;横行的有上颌动、静脉,面横动、静脉及面神经的分支。上述血管神经由浅入深依次为:面神经分支、下颌后静脉、颈外动脉、耳颞神经(图 1-7、图 1-9)。

1) **面神经 facial nerve**:在颅外的行程因穿经腮腺,而被分为三段。

第一段　腮腺前段:为面神经干从茎乳孔穿出,进入腮腺以前的一段,长 1~1.5cm,适位于乳突与外耳道之间的切迹内。前行,经茎突根部的外侧入腮腺,此段虽被腮腺覆盖,但尚未进入腮腺实质,故为显露面神经主干的理想部位,临床上面神经阻滞可于此段进行(图 1-10)。

第二段　腮腺内段:为面神经干及其 1~3 级分支穿行于腮腺实质的部分,面神经主干由腮腺的后内侧面进入。在腮腺内,面神经干位于下颌后静脉和颈外动脉的浅面,通常分为上、下两干,再依次复分,最后分为 9~12 条分支,并于腮腺内外交织成丛。依各组分支的走向、分布和所支配的肌肉,可将其分为颞支、颧支、颊支、下颌缘支和颈支 5 组分支(图 1-9)。正常情况下,面神经外膜与腮腺组织容易分离,但病变时两者常紧密粘连,术中分离较难。行腮腺切除术时,除要注意保护面神经外,也要避免损伤穿经腮腺的其他血管和神经,以免出现面瘫和失血。

第三段　腮腺后段:为面神经出腮腺以后的部分。面神经的 5 组分支,分别由腮腺浅部的上缘、前缘和下缘穿出,呈扇形,到达相应部位,支配面部表情肌。

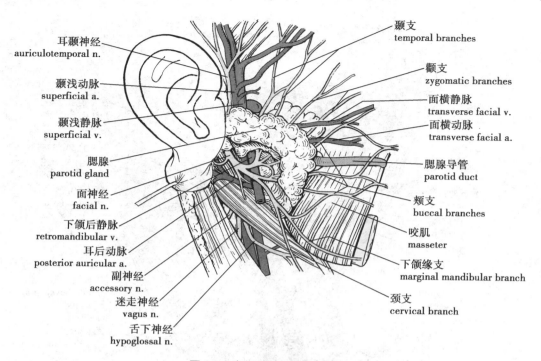

耳颞神经
auriculotemporal n.

颞浅动脉
superficial a.

颞浅静脉
superficial v.

腮腺
parotid gland

面神经
facial n.

下颌后静脉
retromandibular v.

耳后动脉
posterior auricular a.

副神经
accessory n.

迷走神经
vagus n.

舌下神经
hypoglossal n.

颞支
temporal branches

颧支
zygomatic branches

面横静脉
transverse facial v.

面横动脉
transverse facial a.

腮腺导管
parotid duct

颊支
buccal branches

咬肌
masseter

下颌缘支
marginal mandibular branch

颈支
cervical branch

图1-9   穿经腮腺的血管、神经

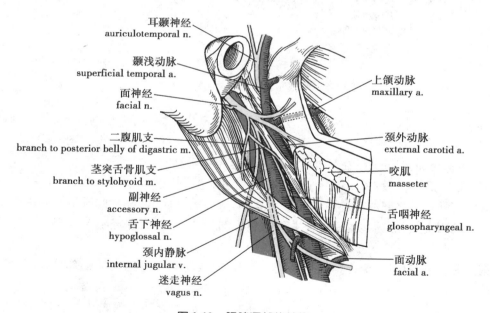

耳颞神经
auriculotemporal n.

颞浅动脉
superficial temporal a.

面神经
facial n.

二腹肌支
branch to posterior belly of digastric m.

茎突舌骨肌支
branch to stylohyoid m.

副神经
accessory n.

舌下神经
hypoglossal n.

颈内静脉
internal jugular v.

迷走神经
vagus n.

上颌动脉
maxillary a.

颈外动脉
external carotid a.

咬肌
masseter

舌咽神经
glossopharyngeal n.

面动脉
facial a.

图1-10   腮腺深部的结构

2）**下颌后静脉** retromandibular vein：为颞浅静脉和上颌静脉于腮腺内汇合而成（图1-5），于颈外动脉的前外侧下行，至下颌角后方通常形成前、后两支，自腮腺下缘穿出，前支与面静脉汇合成面总静脉，注入颈内静脉；后支与耳后静脉、枕静脉汇合成颈外静脉。

3）**颈外动脉** external carotid artery：于二腹肌后腹和茎突舌骨肌深面上行，入下颌后窝，由深面穿入腮腺，行于下颌后静脉的后内侧，至下颌颈平面分为上颌动脉和颞浅动脉两终支。上颌动脉经下颌颈内侧入颞下窝（在面侧深区叙述）。颞浅动脉于腮腺深部发出**面横动脉** transverse facial artery，然后向前行，穿出腮腺，越颧弓根部浅面至颞区，分布于额、颞、顶部软组织（图1-9）。

4）**耳颞神经** auriculotemporal nerve：为下颌神经向后的一分支，经下颌颈的内侧穿入腮腺鞘，在腮腺深面上行，分支分布于颞区，并与耳大神经的分支一起管理腮腺的感觉。当耳颞神经因腮腺肿胀或肿瘤压迫而受刺激时，可引起由颞区向颅顶部放射性的剧痛。

（4）**咬肌和颞肌**：**咬肌** masseter：起自颧弓下缘及其深面，止于下颌支外侧面和咬肌粗隆。该肌的后上1/3部被腮腺掩盖，表面覆以咬肌筋膜；浅面有面横血管、腮腺管、面神经的颊支和下颌缘支横过。**颞肌** temporalis 起自颞窝，整体呈扇形，肌束向下汇聚，经颧弓深方，止于下颌骨的冠突和下颌支上部的前缘及外侧面（图1-11，表1-2）。

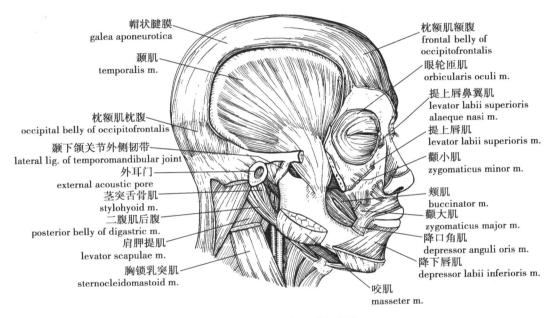

图1-11 面部表情肌（侧面观）

表1-2 咀嚼肌

层次	名 称	起 点	止 点	作 用	神经支配
浅层	颞肌	颞窝 颞筋膜深面	下颌骨冠突	前部：提下颌骨（闭口） 后部：拉下颌骨向后	颞深神经（V_3）
浅层	咬肌	浅层：颧弓前2/3 深层：颧弓后1/3	咬肌粗隆	上提下颌骨（闭口）	咬肌神经（V_3）
深层	翼外肌	上头：蝶骨大翼颞下面和颞下嵴 下头：翼突外侧板的外侧面	下颌骨髁突、翼肌凹及关节囊	单侧收缩：使下颌骨向对侧移动 双侧收缩：协助开口	翼外肌神经（V_3）
深层	翼内肌	浅头：上颌结节 深头：翼突窝	翼肌粗隆	上提和前移下颌骨	翼内肌神经（V_3）

（二）面侧深区

此区为位于颅底下方、下颌支深面、口咽外侧的间隙,即颞下窝的范围。由一顶、一底和四壁围成:前壁为上颌骨体的后面;后壁为腮腺深部和茎突诸肌;外侧壁为下颌支;内侧壁为翼突外侧板和咽侧壁;顶壁为蝶骨大翼的颞下面和颞肌;底平下颌骨下缘。此区内有翼内、外肌及出入颅底的神经和血管(图1-13)。

1. 翼内、外肌

翼内肌 medial pterygoid m. :起自翼突窝,肌纤维斜向外下、止于下颌角内侧面的翼肌粗隆。其位置由内前上斜向外下,肌的大部被下颌骨掩盖(图1-12)。

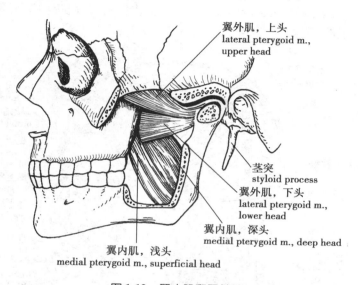

图1-12　翼内肌和翼外肌

翼外肌 lateral pterygoid m. :上头起自蝶骨大翼的颞下面,下头起自翼突外侧板的外侧面,两肌纤维束均斜向外后方,止于下颌颈前面的翼肌凹和颞下颌关节囊(图1-12)。

翼内、外肌前部相互交错,占据颞下窝大部,血管、神经穿行其间或其周围的疏松结缔组织中。

2. **翼静脉丛** pterygoid venous plexus　是位于翼内、外肌与颞肌之间的静脉丛,收纳与上颌动脉分支伴行的静脉,最后汇合成上颌静脉,汇入下颌后静脉(图1-14)。

翼静脉丛向上经卵圆孔和破裂孔导血管与海绵窦相交通;向前经面深静脉与面静脉交通;向前上借眶下裂的静脉连于眼下静脉,故口、鼻、咽等部的感染。可沿上述途径蔓延至颅内(图1-5)。

3. **上颌动脉** maxillary artery　平下颌颈高度起自颈外动脉,经下颌颈的深面入颞下窝,行经翼外肌的浅面或深面,经翼外肌两头间入翼腭窝。上颌动脉以翼外肌为标志分为3段(图1-13、图1-16)。

第一段　是介于起始部至翼外肌后下缘间的一段,又称下颌段,位于下颌颈的深面(图1-10、图1-15)。主要分支有:①**下牙槽动脉** inferior alveolar artery:经下颌孔入下颌管,分支至下颌骨、下颌牙及牙龈,终支出颏孔,分布于颏区;②**脑膜中动脉** middle meningeal artery:行经翼外肌深面,穿耳颞神经两根之间,垂直上行,经棘孔入颅中窝,分为前、后两支分布于颞

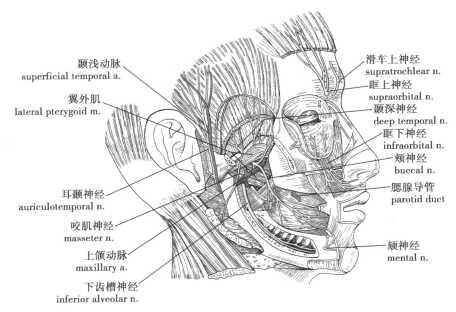

颞浅动脉
superficial temporal a.

翼外肌
lateral pterygoid m.

耳颞神经
auriculotemporal n.

咬肌神经
masseter n.

上颌动脉
maxillary a.

下齿槽神经
inferior alveolar n.

滑车上神经
supratrochlear n.

眶上神经
supraorbital n.

颞深神经
deep temporal n.

眶下神经
infraorbital n.

颊神经
buccal n.

腮腺导管
parotid duct

颏神经
mental n.

图 1-13　面侧深区（中层）

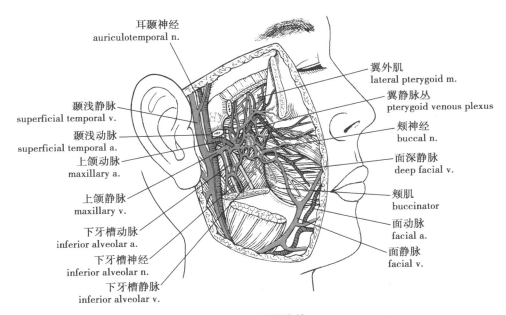

耳颞神经
auriculotemporal n.

颞浅静脉
superficial temporal v.

颞浅动脉
superficial temporal a.

上颌动脉
maxillary a.

上颌静脉
maxillary v.

下牙槽动脉
inferior alveolar a.

下牙槽神经
inferior alveolar n.

下牙槽静脉
inferior alveolar v.

翼外肌
lateral pterygoid m.

翼静脉丛
pterygoid venous plexus

颊神经
buccal n.

面深静脉
deep facial v.

颊肌
buccinator

面动脉
facial a.

面静脉
facial v.

图 1-14　翼静脉丛

顶区内面的硬脑膜（图 1-15）。

第二段　为最长的一段，位于翼外肌的浅面或深面，又称翼肌段。主要分支有：①咀嚼肌支：数条，营养咀嚼肌；②**颊动脉** buccal artery：与颊神经伴行，分布于颊肌和颊黏膜（图 1-15）。

第三段　又称翼腭窝段，为上颌动脉的末段，经翼外肌两头间进入翼腭窝。主要分支有：①**上牙槽后动脉** posterior superior alveolar artery：向前下穿入上颌骨后面的牙槽孔、分布

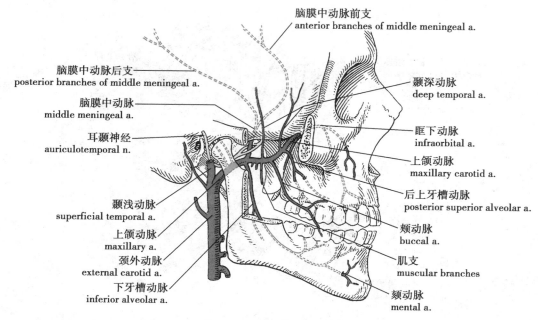

脑膜中动脉前支
anterior branches of middle meningeal a.

脑膜中动脉后支
posterior branches of middle meningeal a.

脑膜中动脉
middle meningeal a.

耳颞神经
auriculotemporal n.

颞深动脉
deep temporal a.

眶下动脉
infraorbital a.

上颌动脉
maxillary carotid a.

后上牙槽动脉
posterior superior alveolar a.

颊动脉
buccal a.

肌支
muscular branches

颏动脉
mental a.

颞浅动脉
superficial temporal a.

上颌动脉
maxillary a.

颈外动脉
external carotid a.

下牙槽动脉
inferior alveolar a.

图 1-15　上颌动脉及其分支

于上颌骨后份,上颌窦黏膜、上颌骨牙槽突、牙及牙龈等;②**眶下动脉** infraorbital artery:为上颌动脉的终支,经眶下裂、眶下沟、眶下管,出眶下孔,沿途发出分支,分布于上颌骨前份的牙槽突、牙和牙龈,终末支分布于下睑及眶下缘下方的皮肤(图 1-15)。

4. **下颌神经** mandibular nerve　是三叉神经最大的分支,为混合性神经。自卵圆孔出颅进入颞下窝,在翼外肌深面分为数支。下颌神经除发出几小支咀嚼肌神经支配咀嚼肌外,主要发出下述 4 条神经(图 1-16):

(1) **颊神经** buccal nerve:经翼外肌两头之间穿出,沿下颌支前缘的内侧下行至咬肌前缘,穿颊肌和颊脂体,分布于颊黏膜、颊侧牙龈及颊部和口角的皮肤。

(2) **耳颞神经** auriculotemporal nerve:多以两根夹持脑膜中动脉后合成一干,沿翼外肌深面,绕下颌颈的内侧至下颌后窝,穿入腮腺鞘,于腮腺上缘处穿出,分布于外耳道、耳廓及颞区的皮肤。

(3) **舌神经** lingual nerve:在翼外肌深面下行,途中有面神经发来的鼓索自后缘以锐角加入(鼓索含有管理舌前 2/3 的味觉纤维和支配下颌下腺和舌下腺分泌的副交感节前纤维)。舌神经向前下走行,经下颌支与翼内肌之间,弓形越过下颌下腺的上方,再沿舌骨舌肌的浅面前行至口底,沿途分支分布于下颌舌侧牙龈、下颌下腺、舌下腺、舌前 2/3 及口底的黏膜(图 1-16)。

(4) **下牙槽神经** inferior alveolar nerve:位于舌神经的后方,于翼内肌的外侧伴同名血管下行,经下颌孔入下颌管,于管内发支分布于下颌骨、下颌诸牙和牙龈。终支自颏孔浅出,称颏神经,分布于颏部和下唇的皮肤。下牙槽神经所含的运动纤维在其进入下颌孔之前分离出来,组成细长的下颌舌骨肌神经,支配下颌舌骨肌和二腹肌前腹(图 1-16)。

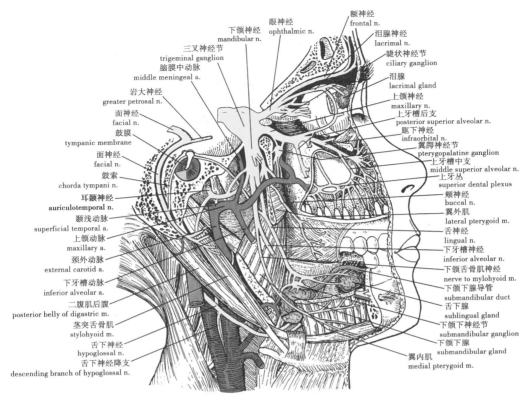

图 1-16　三叉神经及其分支

三、面部的间隙

面部的间隙系指位于颅底与上、下颌骨之间，散在于骨、肌肉与筋膜之间的潜在间隙，彼此相通。各间隙内均被疏松结缔组织所填充。间隙感染时，可局限于一个间隙，也可蔓延至其它间隙。

(一) 咬肌间隙

咬肌间隙 masseter space：位于咬肌与下颌支之间的间隙。咬肌的血管、神经通过下颌切迹进入此隙，再从深面进入咬肌。此间隙下部前邻下颌第三磨牙，后为腮腺。许多牙源性感染如第三磨牙冠周炎、牙槽脓肿和下颌骨骨髓炎等均有可能扩散至此间隙(图 1-17)。

(二) 翼下颌间隙

翼下颌间隙 pterygomandibular space：位于下颌支与翼内肌之间。与咬肌间隙仅隔下颌支，两间隙经下颌切迹相通。此间隙前邻颊肌，后为腮腺，内有舌神经、下牙槽神经和下牙槽动、静脉。下牙槽神经阻滞，即注射麻醉药液于此间隙内。牙源性感染常累及此间隙(图 1-17)。

(三) 舌下间隙

舌下间隙 sublingual space：位于下颌体的内侧。上界为口底黏膜，下界为下颌舌骨肌和舌骨舌肌；前外侧为下颌舌骨线以上的下颌骨体内侧面骨壁；后界止于舌根。间隙内有舌下腺、下颌下腺的深部及其导管、下颌下神经节、舌神经、舌下神经和舌血管等。舌下间隙向后在下颌舌骨肌后缘处与下颌下间隙相交通，向后上通翼下颌间隙，向前与对侧舌下间隙相交通(图 1-16)。

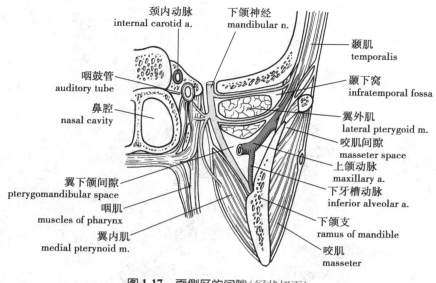

图1-17 面侧区的间隙(冠状切面)

（孔祥玉　齐聪儒）

四、临床应用要点

(一) 面神经麻痹

面神经麻痹(简称面瘫)是由不同原因造成的以颜面表情肌群的运动功能障碍为主要特征的一种常见病。根据其损害发生部位的不同,分为中枢性面瘫和周围性面瘫。面侧区面神经损伤造成的面瘫可采用显微外科手术治疗,除神经吻合术、神经移植术外,还可以利用邻近的舌下神经、三叉神经或膈神经等与损伤的面神经末梢部分吻合,以恢复原面神经支配的表情肌运动,也可以利用带血供的肌肉瓣移植治疗面瘫。

(二) 面部手术切口

面部的手术切口要精心设计,既要考虑到美观,又不要损伤面神经分支。如颧弓骨折切开复位时,多采用颧弓水平切口或眶外侧缘切口。面侧区手术时应注意避免损伤与颞下颌关节密切相关的面神经和耳颞神经。面神经损伤导致损伤侧面肌瘫痪;耳颞神经损伤,特别是耳支损伤会导致颞下颌关节的不稳固。

(三) 腮腺相关病变

流行性腮腺炎是腮腺感染病毒引起的,可导致其极度肿大,从而压迫耳颞神经和耳大神经导致剧痛,尤其咀嚼时,腮腺受压,疼痛尤甚。腮腺肿瘤多为混合瘤,可恶性变。切除腮腺肿瘤手术的方法不一,但其要点皆为先将面神经分出。一种是从腮腺前缘处寻找到面神经分支,沿其向后分离,找出主干及其分支;另一种是在腮腺深面茎乳孔先找出面神经主干,再分离出其它分支。腮腺导管全长约6cm,直径0.3cm,开口处最狭窄,易有结石潴留,口腔内炎症可经腮腺导管扩散至腮腺。由于腮腺及其导管位置较为暴露,易受损伤。在咬肌前缘附近的损伤,可能导致腮腺导管部分或完全断裂,甚至部分导管缺损,进行初期清创时,应仔细检查,否则创口愈合即可形成皮下唾液积聚。耳屏前及下颌支部的外伤,常可损伤腮腺腺体,清创时应逐层严密缝合,局部加压包扎,以防涎瘘的发生。

(四) 上颌骨骨折

营养上颌骨及其周围的动脉有上牙槽后动脉、眶下动脉、上牙槽前动脉、腭降动脉和蝶腭动脉等,这些动脉的分支较多,位置深,吻合丰富,且多走行于骨管内或紧贴骨面,因此上颌骨损伤后出血多,止血难,处理时往往以填塞止血效果最佳。

（马 泉）

第三节 颅 部

【学习要点】

1. 颅顶软组织各层结构的名称、解剖学特点和临床意义。
2. 颅顶部血管、神经的走行特点及临床意义。
3. 颅底部主要孔、管、裂的位置及其通行的结构。
4. 垂体和垂体窝的位置及其毗邻。
5. 海绵窦的形成、位置、毗邻、交通及其相关的血管、神经。

颅部由颅顶、颅底、颅腔及其内容物等组成。颅顶由颅顶软组织及其深面的颅盖骨等构成。可分为中间的额顶枕区和左、右颞区。颅底凸凹不平,可借助蝶骨小翼后缘和颞骨岩部上缘分为颅前窝、颅中窝和颅后窝。颅底有许多供神经、血管出入的孔道。颅腔容纳脑、脑膜、脑血管和与脑相连的脑神经等。本节主要叙述颅顶部软组织和颅底（内面）。

一、颅 顶

（一）额顶枕区

1. **境界** 前界为眶上缘、后界为枕外隆凸及上项线,两侧借上颞线与颞区分界。
2. **层次** 覆盖于此区的软组织,由浅入深分为5层,依次为:皮肤、浅筋膜（皮下组织）、帽状腱膜与枕额肌、腱膜下疏松结缔组织、颅骨外膜（图1-18）。

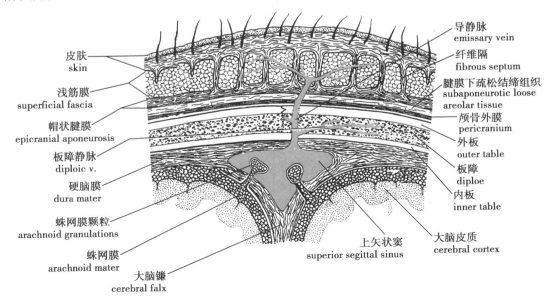

图 1-18 颅顶部的层次结构

（1）**皮肤** skin：厚而致密,含有大量的毛囊、汗腺、皮脂腺和丰富的血管、神经和淋巴管,为疖肿和皮脂腺囊肿的好发部位。外伤易致出血,但创口愈合较快,是一良好的供皮区。必要时可在此处剥取表皮层覆盖创面,而不影响头发的生长。

（2）**浅筋膜** superficial fascia：由致密结缔组织和脂肪组织构成,致密结缔组织形成许多纵向走行的纤维隔,连于皮肤和帽状腱膜之间,将脂肪分隔成许多小格,内有血管和神经穿行。由于皮肤和帽状腱膜借纤维小隔紧密相连,使浅部的3层紧密地连接在一起,不易彼此分开,故将此3层合称为"头皮"。一旦浅筋膜层被感染,炎症渗出物则首先被限制在小格内,肿胀后,张力较大,压迫神经末梢而引起剧痛。晚期炎症渗出物才可破溃排出。另外,小格内的血管壁多被其穿行部位的结缔组织隔所固定,创伤后血管断端不易自行回缩、闭合,故出血较多,须及时压迫或缝合止血。

浅筋膜内的血管和神经,都是由四周基底向颅顶走行,按其位置和分布,可分为前、后和外侧3组(图1-19)。

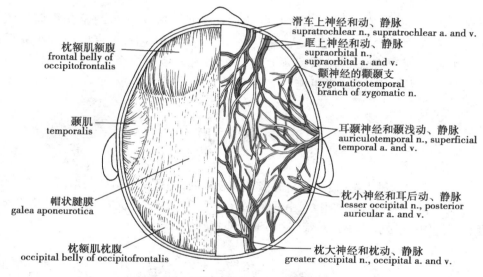

图1-19　枕额肌和颅顶部的血管和神经

前组：距正中线约2cm处有滑车上动、静脉和滑车上神经;距正中线约2.5cm处有眶上动、静脉和眶上神经,分布于额、顶区的软组织。上述两动脉为眼动脉的终支;两神经为额神经的分支。伴行静脉末端汇入内眦静脉。

后组：有枕动、静脉和枕大神经等,分布于枕区。枕动脉为颈外动脉的分支;枕静脉汇入颈外静脉;枕大神经为第2颈神经粗大后支的皮支,分布于顶、枕部的软组织。

外侧组：又分耳前组和耳后组,耳前组有颞浅动、静脉和耳颞神经,耳后组有耳后动、静脉和枕小神经。颞浅动脉在颧弓下方发出面横动脉后,越颧弓浅面上行达颞区,在颧弓上方2~3cm处分为前、后两支。在耳屏前方可触及颞浅动脉的搏动。

颅顶部血管、神经的走行与分布具有以下特点：①皆从周围向颅顶走行。故开颅手术作皮瓣时,皮瓣的蒂应留在下方,以保证入蒂的血管、神经主干不受损伤,利于皮瓣的成活及感觉功能的保持。头皮单纯切开时,也应采取放射状切口,以免损伤血管和神经;②动脉来源于颈内、外动脉,其分支间存在广泛吻合,血运丰富,所以,头皮大面积撕裂时,也不易缺血坏死;③神经分布互相重叠,行局部麻醉时,仅阻滞一支神经,往往得不到满意效果,常需扩大神经阻滞的范围。

(3) **帽状腱膜** epicranial aponeurosis 和**枕额肌** occipitofrontalis:帽状腱膜坚韧致密,是一层宽大的致密结缔组织膜,前连枕额肌的额腹,后连该肌的枕腹,两侧逐渐变薄,续于颞浅筋膜。头皮裂伤,伴有帽状腱膜横向断裂时,由于枕额肌的收缩,则伤口裂开较大。缝合头皮时,应将腱膜仔细缝合,以减少皮肤张力、有利于止血和创口的愈合(图1-19)。

(4) **腱膜下疏松结缔组织** subaponeurotic loose connective tissue:又称腱膜下间隙,是一薄而疏松结缔组织,此隙范围广,前至上眼睑和鼻根,后达上项线。头皮借此层与颅骨外膜疏松连接,头皮撕脱伤多自此层分离。开颅时亦可利用此间隙将皮瓣游离后翻。腱膜下间隙内积血或积脓时,可广泛蔓延至整个颅顶,甚至出现于鼻根及上睑部皮下。此间隙内的静脉,经导静脉与颅骨的板障静脉及颅内硬脑膜静脉窦相通(图1-18)。若发生感染,还可经上述途径继发颅骨骨髓炎或颅腔感染,故临床上常称此间隙为颅顶部的"危险区"。

(5) **颅骨外膜** pericranium:由致密结缔组织构成,覆盖于颅骨表面,并借少量疏松结缔组织与颅骨结合,在骨缝处与缝韧带结合紧密,余部结合疏松,容易剥离,因此,头部发生骨膜下感染或血肿时,常被局限于一块颅骨的范围内。此点可与腱膜下血肿或感染相鉴别。

(二) 颞区

1. 境界　位于颅顶的两侧,上界为上颞线,下界为颧弓上缘,前界为额骨颧突和颧骨的额突,后界为上颞线的后下段。

2. 层次　此区的软组织,由浅入深依次为皮肤、浅筋膜、颞深筋膜、颞肌和颅骨外膜5层。

(1) 皮肤:比额顶区稍薄,移动性较大、切口易缝合。

(2) 浅筋膜:含脂肪组织较少。其内的血管和神经可分为耳前和耳后两组(图1-19)。

1) **耳前组**:有颞浅动、静脉和耳颞神经,三者相伴而行,出腮腺上缘,越颧弓表面,达颞区,分布于颞区和额顶。颞浅动脉为颈外动脉的两终支之一,其搏动可在耳屏前方触及;颞浅静脉汇入下颌后静脉;耳颞神经位置较深,为下颌神经向后的一分支,通常以两根夹持着脑膜中动脉后,转而上行,于下颌关节和外耳道前壁之间,穿腮腺鞘,分布于颞区的软组织。

2) **耳后组**:有耳后动、静脉和枕小神经,主要分布于耳后和枕外侧部。耳后动脉起自颈外动脉;耳后静脉汇入颈外静脉;枕小神经发自第2、3颈神经。

(3) **颞深筋膜**(颞筋膜)temporal fascia:致密而坚韧,覆盖颞肌,上方附着于上颞线,向下至颧弓上缘分为浅、深两层,浅层附着于颧弓上缘的外侧,深层附着于颧弓上缘的内侧,两层之间为颞筋膜间隙,内有少量脂肪组织。

(4) **颞肌** temporal muscle:呈扇形,起自颞窝和颞筋膜深面,向下集中,经颧弓深面,止于下颌骨的冠突和下颌支上部前缘及其内、外侧面。颞肌深部有2~3支颞深血管和神经上行并进入该肌。颞肌和颞筋膜厚而坚韧,实施颞区开颅术,即使切除部分颞骨鳞部,颞肌和颞筋膜也可对脑和脑膜起到较好的保护作用,故开颅术常选颞区入路。

(5) **骨膜** periosteum:较薄,紧附着于颞骨表面,故此区很少发生骨膜下血肿。

颞筋膜下部与颞肌浅面之间、颞肌下部深面与颞骨骨膜之间都含有疏松结缔组织和大量脂肪,分别称之为颞浅间隙和颞深间隙。向下经颧弓深面与颞下间隙相通,向前则与面部的颊脂体相延续。因此,颞筋膜下疏松结缔组织中有出血或炎症化脓时,可向下蔓延至面部,形成面深部的血肿或脓肿;而面部炎症,如牙源性感染也可蔓延到颞筋膜下疏松结缔组织中。

二、颅底内面

颅底的结构及临床特点:①颅底各部的骨质厚薄不一,由前向后逐渐增厚,颅前窝最薄,颅中窝次之,颅后窝最厚;②颅底的孔、裂、管是神经血管进出的通道;③某些骨,如蝶骨(蝶窦)、筛骨(筛窦)、额骨(额窦)和颞骨(鼓室)内部都含有空腔,其腔壁邻颅底,颅底骨折易累及;④颅底与颅外的一些结构关系密切,如翼腭窝、咽旁间隙、眼眶等,这些部位的炎症、肿瘤也可侵入颅内;⑤脑膜与颅底骨紧密愈着,外伤后常与颅底骨同时被撕裂损伤,引起脑脊液外漏。

(一)颅前窝

颅前窝 anterior cranial fossa:容纳大脑额叶。前界为额鳞,后界为蝶骨小翼的后缘。前部正中有一隆起为鸡冠,窝的中部凹陷处为筛骨的筛板,构成鼻腔顶,筛板上有许多供嗅神经通过的筛孔。前外侧部形成额窦和眶的顶部(图1-20)。颅前窝骨折伤及筛板时,常伴有脑膜和鼻腔顶部黏膜撕裂或嗅神经撕脱、离断,引起鼻出血、脑脊液鼻漏和嗅觉缺失;骨折线经额骨眶板时,可出现结膜下或眶内淤血,此为颅底骨折的典型症状。

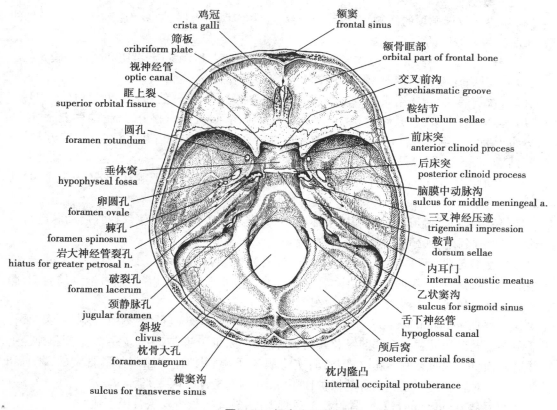

图1-20　颅底内面观

(二)颅中窝

颅中窝 middle cranial fossa:容纳大脑颞叶和垂体,前界为蝶骨小翼的后缘,后界为颞骨岩部的上缘及鞍背。可分为较小的中央部(蝶鞍区)和两个大而凹陷的外侧部。

1. **蝶鞍区** 指颅中窝中央部的蝶鞍及其周围的区域。该区主要的结构有垂体、垂体窝和两侧的海绵窦。

（1）**垂体与垂体窝** hypophysis and hypophysial fossa：垂体位于蝶鞍中央的垂体窝内,呈椭圆形,借漏斗穿鞍膈中央的膈孔与第三脑室底的灰结节相连。

垂体窝的前界为**鞍结节** tuberculum sellae 和前外侧的**中床突** middle clinoid process；后方为**鞍背** dorsum sellae；两侧为海绵窦；顶为硬脑膜形成的鞍膈；底为蝶窦的顶,故垂体的下方仅隔一薄层骨壁与蝶窦顶相邻。临床上,可利用此特点,经鼻腔、蝶窦行垂体瘤切除术。鞍膈的前上方有视交叉和视神经。垂体肿瘤向前上生长,可压迫视交叉、视神经,出现相应症状(视野部分或全部缺失)；亦可突入第三脑室,引起脑脊液循环障碍,导致颅内压增高；若向下生长可使垂体窝深度增加,甚至破坏骨质而侵入蝶窦内；向前、后扩展可压迫鞍结节和鞍背,使骨质受压而变薄。垂体前叶肿瘤还可将鞍膈前部推向上方,进而向两侧扩展,压迫海绵窦,发生海绵窦内血管、神经受压综合征。

（2）**海绵窦** cavernous sinus：为一对重要的硬脑膜窦,位于蝶鞍和垂体的两侧,前达眶上裂内侧部,后至颞骨岩部的尖端。窦内有许多结缔组织小梁,将窦腔分隔成许多相互交通的小腔隙。窦中血流缓慢,感染时易致血栓形成。

海绵窦的上壁向内侧与鞍膈相移行；下壁借薄的骨壁与蝶窦相邻；外侧壁与颞叶相邻,壁内自上而下有动眼神经、滑车神经、眼神经、上颌神经通过；内侧壁上部与垂体相邻,下部有颈内动脉和居其外侧的展神经穿行(图 1-21)；海绵窦的后端与位于颞骨岩部的三叉神经节相邻,故三叉神经节手术时应避免损伤海绵窦。

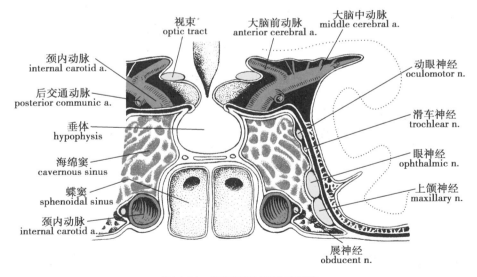

图 1-21 海绵窦及其相关结构

海绵窦发生病变时,可出现海绵窦综合征,表现为上述神经受累症状(麻痹与神经痛)及结膜充血水肿等。引起眼球运动障碍、眼睑下垂、瞳孔开大及眼球凸出等。颅底骨折亦可伤及海绵窦内的颈内动脉和展神经。

海绵窦接受许多静脉属支,并与颅外静脉有着广泛交通：①前部接受眼静脉、翼静脉丛的血液,故可通过眼静脉、面深静脉等与面部的静脉交通;②后部经岩上窦、岩下窦分别与横窦和颈内静脉相交通;亦可经枕骨斜坡处的**基底静脉丛** basilar venous plexus 连接椎内静脉丛;③上方收纳大脑中浅静脉和大脑额叶下面的静脉;④下方经卵圆孔、圆孔和破裂孔处的导静脉与翼静脉丛交通;⑤两侧海绵窦在垂体前、后方借前、后海绵间窦相连,故一侧海绵窦的感染可蔓延至对侧(图1-22)。

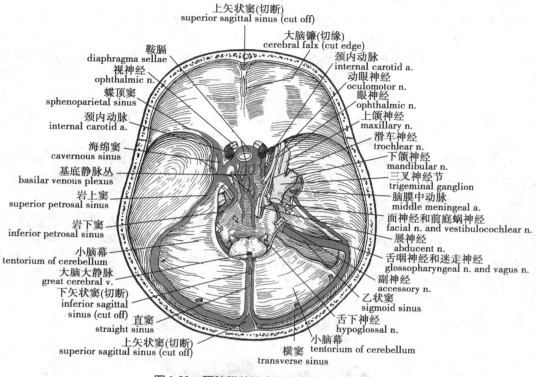

图1-22 硬脑膜静脉窦及颅底的神经、血管

2. 颅中窝外侧部 容纳大脑颞叶。前方的眶上裂内有动眼神经、滑车神经、眼神经、展神经及眼上静脉穿行,在眶上裂内侧端的后方,由前内向后外依次有呈弧形排列的圆孔、卵圆孔和棘孔,分别有**上颌神经** maxillary nerve、**下颌神经** mandibular nerve 及**脑膜中动脉** middle meningeal artery 通过。后方有位于颞骨岩部前面中份的弓状隆起。其外侧为鼓室盖,由薄层骨质构成,分隔鼓室与颞叶及脑膜。颞骨岩尖处的浅窝称三叉神经压迹,是三叉神经节所在的部位。蝶鞍两侧的浅沟为颈动脉沟。沟的后端有由颞骨岩尖和蝶骨体围成的破裂孔,该孔续于颈动脉管内口,颈内动脉经此入颅(图1-20)。

由于颅中窝有许多孔、裂和腔的存在,加之整个颅骨呈球形,颅盖各个方向所受的任何暴力均可传至颅底,致使颅底发生骨折。颅底骨折多发于蝶骨中部和颞骨岩部。蝶骨中部骨折常同时伤及脑膜和蝶窦,使蝶窦与蛛网膜下隙相通,血性脑脊液可经鼻腔流出;如伤及颈内动脉和海绵窦,则可形成动-静脉瘘,引起眼静脉淤血,产生搏动性凸眼症状;如累及穿海绵窦壁的神经,则出现眼球运动障碍和三叉神经刺激症状。颞骨岩部骨折侵及鼓室盖且伴有鼓膜撕裂时,血性脑脊液可经外耳道溢出。经行内耳道的面神经和前庭蜗神经同时受累时,出现三神经损伤的临床表现。

（三）颅后窝

颅后窝 posterior cranial fossa：容纳小脑、脑桥和延髓。前界为鞍背，前外侧界为颞骨岩部上缘、后外侧界为横窦沟。

窝底的中央有枕骨大孔，其内有延髓与脊髓衔接部、椎动脉、椎内静脉丛、副神经的脊髓根等。颅内的三层脑膜于枕骨大孔处与脊髓被膜相移行，但硬脊膜于枕骨大孔处与骨膜紧密愈着，故脊髓的硬膜外隙不与颅内者相通。

枕骨大孔的前方为斜坡，承托脑桥和延髓；后方有枕内隆凸，为窦汇所在处。横窦起自窦汇，向两侧在同名沟内行向颞骨岩部上缘的后端，续于乙状窦。乙状窦沿颅后窝侧壁下行，达颈静脉孔处，续于颈内静脉。

枕骨大孔的前外侧方主要有三对孔：①舌下神经管内口：续于舌下神经管，舌下神经经此管出颅；②颈静脉孔：常有骨桥将孔分为前内和后外两部分：前内侧部通过岩下窦、舌咽神经、迷走神经和副神经，后外侧部通过颈内静脉；③内耳门：有面神经、前庭蜗神经和迷路动、静脉通过。

枕骨大孔的后上方邻近小脑半球内下部的小脑扁桃体。颅内压增高时，小脑扁桃体受挤压可嵌入枕骨大孔，形成枕骨大孔疝，压迫延髓，危及生命。

小脑幕 tentorium cerebelli 是介于大脑枕叶与小脑上面之间，由硬脑膜形成的一个呈水平位的拱形隔板，构成颅后窝的顶。小脑幕的后外侧缘附着于横窦沟及颞骨岩部的上缘，前缘游离，向前延伸附着于前床突，形成一个朝向前方的弧形切迹，即小脑幕切迹。幕切迹与鞍背共同形成一个包绕着中脑的卵圆形的裂孔（图1-23）。幕切迹上方与大脑颞叶的海马旁回、钩紧邻。当颅内压增高时，海马旁回、钩可被挤压，凸入幕切迹与脑干之间，甚至移至幕切迹的下方，形成小脑幕切迹疝，致使脑干和动眼神经受压，早期出现同侧瞳孔扩大，瞳孔对光反射消失，对侧肢体轻瘫等临床体征。晚期可危及生命。

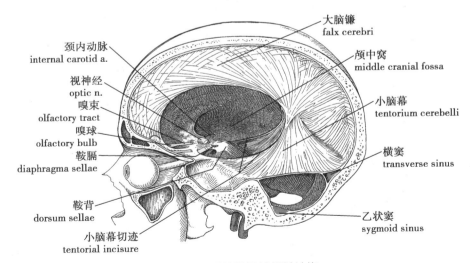

图1-23 硬脑膜及其相关结构

颅后窝骨质最厚，骨折发生率低，一旦发生，后果极为严重，死亡率高。

三、颅内、外静脉的交通

颅内的静脉血,除经乙状窦汇入颈内静脉外,尚有下列途径使颅内、外的静脉相互交通。

(一)通过面部静脉翼丛与海绵窦的交通途径(图1-24)

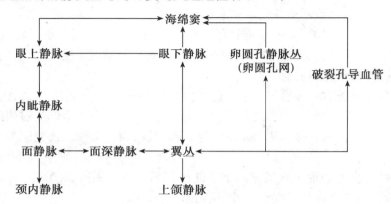

(二)通过导静脉与颅内静脉的交通途径

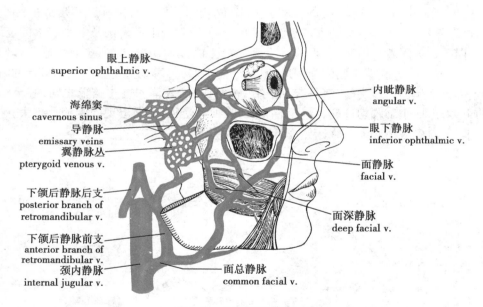

图 1-24　面静脉及其属支

1. 顶导静脉　穿过颅顶中点后方矢状线两侧的顶骨孔,连结枕静脉和上矢状窦。

2. 乳突导静脉　有1支或多支,穿过乳突基底部后方的乳突孔,使枕静脉、耳后静脉与乙状窦相交通。

3. 髁导静脉　不恒定,通过髁管,使枕下静脉丛与乙状窦相交通。

4. 额导静脉　见于儿童及部分成人,通过盲孔,使额窦及鼻腔的静脉与上矢状窦相交通。

5. 枕导静脉　单支,有时存在,穿枕外隆凸,连接枕静脉与窦汇。

（三）通过板障静脉的交通途径

1. 额板障静脉　位于额部，通过内板与上矢状窦交通，向下经眶上静脉注入眼静脉。
2. 颞前板障静脉　两支，通常在冠状缝前后方下行，使颞深前静脉与蝶顶窦相交通。
3. 颞后板障静脉　位于顶骨内，向下至乳突部，与颅外浅静脉及横窦相交通。
4. 枕板障静脉　向颅外经乳突导静脉注入枕静脉，向颅内注入横窦。

（孔祥玉　孔维）

四、临床应用要点

（一）颅顶部层次

颅顶的皮肤厚而致密，不形成皱折，大部分为头发所覆盖，血液供应丰富，是一个良好的供皮区，临床上可在此处多次切取表皮片，覆盖创面，而不影响头发生长和美观。颅顶部皮下组织紧密而坚韧，含有若干坚韧的短纤维隔障，紧密连接皮肤与帽状腱膜，并将脂肪分隔成小叶。供应头皮的血管和神经分布于此层中，炎症肿胀容易压迫神经末梢而引起剧痛。头皮血管网极其丰富，血管由下向上通行于皮下组织中，并为短纤维隔障紧密固定，断裂后不易回缩，出血多。又因为血管为短纤维隔障所撑开，破裂以后不易收缩，断端隐埋于组织内，不易被血管钳夹住止血，须用多个止血钳并排钳夹帽状腱膜，翻转压迫止血。缝合时分层缝合帽状腱膜及皮肤，可以协助止血。腱膜下疏松结缔组织层形成了一个潜在的间隙，此间隙与帽状腱膜范围相当，出血和化脓时，血液或积脓可沿此间隙蔓延，血液流至额肌附丽处时，出现眼睑瘀斑，形成"黑眼圈"体征。又由于此层中有若干导静脉，炎症时易引起静脉血栓形成，使感染向颅内扩散，引起静脉窦的血栓性炎症或脑膜炎，所以此间隙被称为头皮的危险区。

（二）头皮血管

头皮中的血管从颅周围向颅顶走行，呈轮辐状。根据这一特点，头皮多采用放射状或倒 U 形皮瓣切口，尽可能减少血管损伤。也可设计以头面部较大血管为中心的轴型皮瓣。例如临床上常选用以颞浅动脉额支为蒂的扩张皮瓣修复上睑部附近的面部缺损、头皮修复或全鼻再造，也可利用一侧滑车上血管为蒂的扩张皮瓣行鼻再造，均取得了良好临床效果。

（三）枕大神经痛

颈性头痛也称颈性头痛综合征，多由颈椎及其周围支持组织结构改变引起。枕后部头痛多为枕大神经受卡压引起。枕大神经是第二颈神经后支的内侧支，是后支中最粗大的分支，自寰枢关节后侧出椎管，绕头下斜肌下缘分成内外两支。内侧支为枕大神经，穿头半棘肌和斜方肌的枕骨起腱，在枕动脉的内侧浅出，至枕顶皮肤。因其行程中接近寰枢关节，并多次曲折穿过肌肉、筋膜，这一特点可能是枕大神经易损伤的解剖学基础。枕大神经干穿斜方肌的体表投影位于枕外隆凸下 2cm，中线旁开 2～4cm 处。临床上可在此处行枕大神经阻滞。

（四）颅底骨折

颅底骨质薄，与硬脑膜粘附紧密，具有许多孔、裂和管道，其内有重要的血管和神经经过。因此，颅底骨折临床表现复杂，后果严重。头部外伤致颅底骨折，如颅底骨折伴有硬脑膜和蛛网膜同时被撕裂，就可使脑脊液经破裂处溢出，从鼻孔滴出，称为脑脊液鼻漏，经外耳道流出，称为耳漏。如涉及孔裂的骨折可损伤从中穿行的神经和血管，视神经管骨折，可压迫视神经引起失明;眶上裂骨折损伤穿行该孔的动眼神经、滑车神经、展神经、眼神经等,导致同侧眼球运动障碍,上睑下垂,瞳孔散大和额部感觉减退;颈静脉孔骨折,可损伤穿行的 IX～XI对脑神经,致同侧咽肌、腭肌瘫痪及同侧舌后1/3味觉障碍,同侧斜方肌、胸锁乳突肌瘫痪,突出表现为吞咽困难、声音嘶哑,饮水呛咳。

(五) 垂体毗邻

垂体位于颅中窝中央,蝶骨蝶鞍的垂体窝中,前方为视交叉,两侧有海绵窦,前后有海绵间窦。海绵窦中有颈内动脉及第 III、IV、VI 脑神经和第 V 脑神经的第一支眼神经、第二支上颌神经通过。患垂体肿瘤时,首先压迫视神经和视交叉,引起两颞侧偏盲及视神经萎缩,日久可失明;若肿瘤向侧方增长即可推挤颈内动脉向外移位,并压迫 VI、V_1、IV、III 脑神经,出现眼球运动障碍、上睑下垂、斜视、复视、瞳孔扩大,并丧失对光反射和调节能力。垂体肿瘤切除可采用以下手术入路:①经鼻腔、蝶窦达鞍底,在显微镜下进行鞍内肿瘤摘除;②经翼点切取骨瓣,通过大脑外侧裂及各基底脑池后所形成的锥形空间达蝶鞍及其周围。

(六) 小脑幕切迹疝

小脑幕切迹与中脑周围留有间隙,颅内压力过大,脑组织受到挤压可发生脑疝。幕上压力过高时,海马旁回和钩可通过此间隙挤入小脑幕切迹;幕下压力过高时,小脑蚓部或小脑前叶可通过此间隙向上挤入小脑幕切迹,形成小脑幕切迹疝。小脑幕切迹疝除阻断脑脊液循环造成脑积水外,还可压迫邻近结构,如 III、IV、VI 脑神经和大脑脚等,出现相应的临床症状。

(马　泉)

第四节　头部的解剖操作

一、面　　部

(一) 体位和切口

尸体仰卧位,头部稍垫高。切口如下(图1-25):①自鼻根中点沿前正中线向下切至下颌尖;②自鼻根中点向外经内眦、下睑缘、外眦耳屏前缘;③沿鼻孔和口裂周围各作环形切口;④自下颌尖向外沿下颌骨下缘作切口至下颌角,然后转向后上方至乳突尖。

注意面部皮肤薄,切口要浅,将面部皮肤翻向两侧,翻皮时皮片要薄,避免损坏深面结构。

(二) 面部浅层结构解剖观察

1. 解剖面肌　依次解剖面部表情肌,查证各表情肌位于浅筋膜内,与皮下组织分界不清,大多起于面颅骨,止于皮肤。睑裂、口裂周围的环形肌分别为眼轮匝肌、口轮匝肌,口周围尚有与轮匝肌交织的辐射状肌束,如提上唇肌、降口角肌等。对以上诸肌加以辨认,解剖时,尽可能保留穿面肌达浅层的血管和神经的分支。

2. 查找面动、静脉　在咬肌前缘与下颌骨下缘交点处,寻认面动脉及伴行其后外方的面静脉。向内上方追踪,可见其经口角、鼻翼外侧至内眦,延续为内眦血管。依次剖出面动脉的分支:下唇动脉、上唇动脉以及它的终支内眦动脉。在颊肌表面寻找面深静脉,该静脉向后与面深部的翼静脉丛相连。

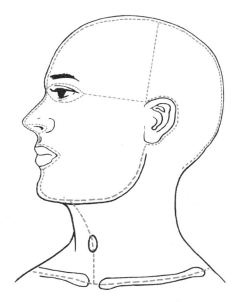

图 1-25　头、颈部切口示意图

3. 剖查三叉神经的面部分支及伴行血管

（1）在眶上缘内、中 1/3 交界处，小心分离眼轮匝肌和额肌、寻找从眶上切迹（或孔）穿出的眶上血管和神经。并在其内侧约 1cm 处找出滑车上血管、神经。

（2）沿眶下缘中点下方约 1cm 处纵行切开提上唇肌，在该肌深面的结缔组织中找出由眶下孔穿出的眶下动、静脉和神经。

（3）沿下颌体下缘，在距中线约 2～3cm 处作横切口。切口深达骨膜。切断降口角肌并向上翻起，寻找由颏孔穿出的颏血管和神经。

（4）在咬肌前缘偏上份寻找出经该肌深面穿出的颊神经和颊动脉。仔细摘除位于咬肌前缘及其深面的颊脂体。

（三）解剖腮腺咬肌区

1. 解剖腮腺及腮腺导管　修洁腮腺咬肌筋膜，见其形成包绕腮腺的筋膜鞘。注意勿损伤自腮腺周围穿出的神经、血管。清除鞘浅面的腮腺淋巴结。在腮腺前缘颧弓下方约 1cm 处找到腮腺导管，并向前追踪到它穿入颊肌处。沿腮腺导管上下方查看有无副腮腺。

2. 解剖腮腺周缘穿出的结构　①腮腺上缘由后向前寻找出耳颞神经和颞浅血管，在颞浅血管前方寻找越颧弓上行的面神经颞支；②在颧弓和腮腺管之间，找出并追寻自腮腺前缘浅出前行的细小的面横血管和面神经颧支至眼轮匝肌；③在腮腺前缘处，在腮腺导管上下方寻找面神经颊支至颊肌、口轮匝肌和口周围辐射状肌；④在腮腺前下缘，找出并追踪沿下颌骨下缘走行并跨过面血管浅面的面神经下颌缘支至降口角肌；⑤在腮腺下端找出穿行于颈阔肌深面的面神经颈支，寻认于腮腺下端穿出的下颌后静脉前支，并向下追踪到它与面静脉汇合处。追踪面神经的上述分支至进入面肌处，观察上述分支相互间的吻合情况。

3. 解剖腮腺及穿经腮腺的结构　观察腮腺的形态、位置，切开腮腺鞘，观察腮腺表面的腮腺浅淋巴结。沿面神经逐一分支切开其浅面的腮腺组织、向后追踪到面神经干，然后逐一剖出其它分支。循面神经分支平面分离腺实质,从后方将腮腺浅部成片掀起,连同腮腺导管一起翻向前方,摘除腮腺余部。解剖穿经腮腺的结构:①清理面神经主干,沿腮腺丛向后追踪面神经主干至其穿出茎乳孔处。于咬肌前缘附近逐一剪断面神经各分支,将面神经干及其分支翻向后;②复查下颌后静脉,该静脉位于腮腺丛深侧,向下分为前后两支,前支汇入面静脉,后支注入颈外静脉;③清理颈外动脉及其分支。颈外动脉由颈部入下颌后窝、从深面穿入腮腺、行于下颌后静脉的内侧。剖出由其发出的枕动脉、耳后动脉、颞浅动脉和上颌动脉;④剖查耳颞神经,该神经根部在翼外肌深面,暂不深究;⑤辨认"腮腺床"诸结构,查认颈内动、静脉,二腹肌后腹、茎突诸肌及后4对脑神经,查认它们如何组成"腮腺床"。

4. 咬肌及咬肌间隙的解剖观察　清除咬肌筋膜、查看咬肌的纤维方向。于咬肌起点的前、后两缘锯断颧弓,将锯下的骨段连同咬肌牵向外下侧。打开咬肌间隙,找到穿出下颌切迹入咬肌的血管和神经并切断。剥离咬肌附着于下颌支的止点,把咬肌翻向下颌角。查证咬肌间隙的位置、内容和交通。

（四）解剖面侧深区

1. 暴露面侧深区　将刀柄由后方插入下颌关节深面,使其与深面的软组织分离。紧靠颞下颌关节下方离断下颌颈,在颞肌止点下方咬断冠突,于下颌角附近锯断下颌体,咬除下颌支内外板的骨片,在下颌管和下颌孔附近要注意保护下牙槽血管和神经,以免损伤。切断翼内肌在下颌角内面的止点。

2. 解剖面侧深区浅部

（1）解剖观察翼内、外肌:观察翼内、外肌的位置、起止和走行。

（2）解剖观察翼静脉丛:细心清除翼内、外肌表面的结缔组织,查看翼静脉丛及其属支、上颌静脉与颞浅静脉汇合成的下颌后静脉。

（3）解剖观察上颌动脉及其分支:上颌动脉第一段行于下颌颈内侧,其主要分支有下牙槽动脉和脑膜中动脉。向上追踪脑膜中动脉至翼外肌深面,向前下追踪下牙槽动脉和神经,可见其经翼内肌表面下行,经下颌孔入下颌管;第二段通常行经翼外肌的浅面（约占2/3）,有时通过翼外肌下头的深面（约占1/3）,其分支至咀嚼肌和颊肌;第三段经翼外肌两头之间进入翼腭窝。其终支为眶下动脉和上牙槽后动脉。

（4）解剖观察下颌神经及其分支:寻认颊神经,可见其于翼外肌两头穿出行向前下。切断翼外肌的止点,寻找耳颞神经。在下颌孔处,向上追踪下牙槽神经至翼外肌下缘处。在下牙槽神经的前方,翼内肌表面的脂肪中寻找舌神经。

3. 解剖面侧深区深部

（1）切除翼外肌:用刀柄将其上头的起点自骨面分离,再将刀柄伸入翼内肌与翼外肌之间,分离二肌,继续向前剥离翼外肌下头在翼突外侧面的起点。然后,紧靠下颌颈和颞下颌关节的前缘切断翼外肌的止点。最后将翼外肌切除,注意不要损坏其附近的血管、神经。

（2）追踪脑膜中动脉:找出上颌动脉第一段发出的脑膜中动脉,向上追踪至它穿入棘孔处。

（3）修理下颌神经及其分支:循下牙槽神经和舌神经向上追踪到下颌神经出卵圆孔处。辨认下颌神经的另外两个感觉支颊神经和耳颞神经。查看耳颞神经先以一短干后行,转而以两个根夹持着脑膜中动脉,合成一干后,行经髁突的内侧至下颌后窝、穿腮腺上行至颞部。

（4）解剖观察鼓索：翻起翼外肌、找出舌神经，在舌神经的后缘与颅底外耳道前壁之间寻认向前下方以锐角汇入舌神经的鼓索。

（5）寻认上牙槽后动脉和神经：在近翼腭窝处，上颌动脉和上颌神经移行至接近上颌骨体后面时发出上牙槽后动脉和上牙槽后神经，此动脉有多个分支，且有软组织包裹，注意仔细分离。

（五）解剖舌下间隙

1. 清理舌神经，找出位于舌神经下方与下颌下腺之间的下颌下神经节。

2. 解剖出下颌下腺、舌下腺和下颌下腺管，该管行于舌骨舌肌的浅面，与舌神经交叉，经舌下腺内侧与舌下腺大管合并，开口于舌下阜。

3. 辨认深方的舌骨舌肌和茎突舌肌。

4. 沿舌骨大角找到舌动脉，沿舌动脉主干追踪至舌下间隙，可见舌动脉进入舌骨舌肌的深面。

（马　泉）

二、颅　部

（一）体位和切口

尸体仰卧位，头部垫高。切口如下（图0-3）：①自鼻根中点至枕外隆凸做矢状位切口；②从颅顶中央向两侧做冠状位切口至耳根上缘；③从鼻根经内眦、上睑缘、外眦、颧弓上缘至耳屏前缘做切口。

（二）额顶枕区软组织层次的解剖观察

1. 剥离皮肤和浅筋膜　由颅顶中央呈纵、横方向切开皮肤，向四周翻开皮片。查证颅顶部皮肤借浅筋膜内结缔组织与帽状腱膜紧密连接，不易剥离。注意保护和观察浅筋膜中的血管和神经。①眶上神经血管的解剖观察：在眶上缘距前正中线约2.5cm处，小心分离眼轮匝肌和额肌，寻找从眶上孔或经眶上切迹穿出的眶上神经和眶上血管。它们向上分布于额顶部；②滑车上神经、血管的解剖观察：于眶口内上角滑车切迹处，小心分离肌纤维及软组织，寻找滑车上神经，此神经向上穿行于额肌肌纤维之间，分布于额内侧皮肤。与之伴行的血管为滑车上动、静脉；③枕大神经和枕血管的解剖观察：将尸体翻转为俯卧位，扪认上项线及枕外隆凸，然后在距枕外隆凸外侧2.5cm处、上项线下方浅筋膜内寻找枕大神经主干，它是第二颈神经后支分出的皮支，穿过斜方肌肌腱于上项线的起始部，经深筋膜至浅筋膜，发出分支至上项线以上的颅顶部皮肤。在枕大神经外侧，斜方肌和胸锁乳突肌在上项线的附着处之间有枕动、静脉穿出，追踪、观察枕动静脉的分支分布情况。

2. 解剖和观察帽状腱膜　帽状腱膜前连枕额肌额腹，后连枕额肌枕腹。修洁枕额肌额腹，清除浅筋膜、显露帽状腱膜前缘。清理、追踪并剖出滑车上和眶上血管、神经，顺枕额肌额腹纤维方向分开肌束寻找血管及神经的分支。

3. 探查腱膜下间隙　沿原皮肤切口方向切开帽状腱膜，用镊子提起帽状腱膜切缘，查证在腱膜深面有疏松结缔组织连于腱膜与颅骨外膜之间。将刀柄伸入腱膜与颅骨外膜之间，探查腱膜下间隙并将两者分开。

4. 解剖观察颅骨外膜　沿上述切口用刀尖垂直切开颅骨外膜、再用刀柄伸入骨膜下，作钝性分离、探查，可见颅骨外膜与骨缝紧密相连，与骨面连接疏松，易于分离。

（三）颞区软组织层次的解剖观察

1. 皮肤和浅筋膜的解剖　皮肤剥离后，在耳屏前缘、颞下颌关节上方的浅筋膜中小心分离，寻找耳颞神经和颞浅动、静脉，查证颞浅动脉在颧弓上方2～3cm处分为额支和顶支。耳颞神经一般位于血管的后方，有时可穿于动、静脉之间。

2. 颞筋膜的解剖观察　在保留颞浅血管的前提下，沿上颞线做弧形切口，延至颧弓的前、后端，切开颞筋膜，但不可过深，以免将颞肌一并切开。将颞筋膜向下翻，观察颞筋膜，愈靠颧弓的筋膜愈厚，愈坚韧。在颧弓上方筋膜分为浅深两层，分别附于颧弓的外、内侧面。于颧弓上缘用刀尖轻轻划开颞筋膜浅层，观察它与颞筋膜深层之间有少量脂肪组织和神经血管，此处即颞筋膜间隙。

3. 颞肌的解剖观察　在颞筋膜切口的稍下方，亦作同样的弧形切口，将颞肌的肌纤维切断，向下翻开颞肌。颞肌下有少量脂肪，其所占据的空间即为颞下间隙，间隙内走行的有颞深血管和神经。

4. 颞区骨膜的解剖和观察　颞下间隙的深面即为颞骨骨膜，其与颞骨紧密相连，不易分离，可用手术刀尖轻轻剥离之。至此，颞区六层结构已全部解剖出来。

（四）开颅取脑

1. 锯除颅盖　①从颞骨骨面上切断颞肌起点，移除颞肌；②通过眶上缘上方与枕外隆凸上方各1cm处的平面，用刀划一环行线，依此线小心逐段锯透颅骨外板、板障和部分内板，深、浅以勿伤及硬脑膜为度，使颅盖与颅底完全断离即可。再用丁字形开颅器插入锯开的缝内，用力撬开颅盖，使颅盖内面与硬脑膜分离。掀开颅盖即可见硬脑膜。

2. 解剖硬脑膜　①在上矢状窦两侧约0.5cm处由前向后纵行切开硬脑膜，注意不要伤及深面的脑组织。再于上述切口中点向两侧呈冠状位切开硬脑膜至耳上方，将硬脑膜作"十"字形切口，以四片翻向外下方；②观察蛛网膜：透过蛛网膜和蛛网膜下隙，可见随软脑膜分布的脑表面血管。查看源于两侧大脑半球内侧面和背外侧面而注入上矢状窦的大脑上静脉；③在上矢状窦两侧逐个切断注入上矢状窦的大脑上静脉，沿上矢状窦，将手伸入大脑纵裂，并向两侧分开大脑半球，即可显露位于此裂深部的大脑镰。沿大脑镰向前触及颅前窝，于鸡冠处剪断大脑镰的附着部，并将其从大脑纵裂内拉出牵向后上方。探查位于大脑纵裂深处的胼胝体。

3. 取脑

（1）将尸体头部移出解剖台边缘，使头自然向后下垂悬。一手托住大脑，一手将手指插入额叶与颅前窝之间，轻轻地使额叶与颅前窝分开，用力不宜过猛，以免拉断嗅球和嗅束。看清嗅球和嗅束后，紧贴嗅球下面切断嗅丝。将额叶继续与颅底分开，看清视神经、视交叉及其后方的漏斗和后外侧的颈内动脉。用刀深入颅底，紧靠视神经管处先切断视神经，再切断漏斗和两侧的颈内动脉。在漏斗的后方可见鞍背及其向两侧突起的后床突。切断位于后床突外侧的动眼神经和滑车神经后，再切断滑车神经后方的三叉神经根。

（2）将脑分别推向两侧，从颅中窝拉出颞叶前端，再将脑向后拉起，可见位于大脑半球和小脑半球间的小脑幕。小脑隐于小脑幕下。

（3）托起枕叶，可见小脑幕游离缘，即小脑幕切迹与蝶鞍围成一孔，中脑由此孔向上连结间脑。沿直窦两侧切断小脑幕，注意勿伤及幕下的小脑。再向两侧，沿横窦沟和颞骨岩部上缘切断小脑幕的附着缘。切断注入直窦前端的大脑大静脉，将大脑镰连同直窦一起拉向枕后。

（4）在颅后窝内斜坡两侧部切断展神经，紧贴颞骨岩部后面切断面神经和前庭蜗神经。

（5）用刀伸入脑底两侧，依次切断向颈静脉孔会聚的舌咽神经、迷走神经和副神经。在延髓前方切断舌下神经。

（6）辨认位于脑桥腹面上的基底动脉，它向下续于成对的椎动脉。用刀伸向椎管，于枕骨大孔水平切断脊髓和左、右椎动脉。

（7）由于小脑幕的中间部和后方的附着缘均已切断，小脑失去约束而逐渐离开颅后窝。将小脑幕从枕叶与小脑间取出后，整个脑即可从颅腔内完整取出，仔细辨认大脑底部的颈内动脉和Ⅱ～Ⅻ对脑神经等结构（图1-26）。

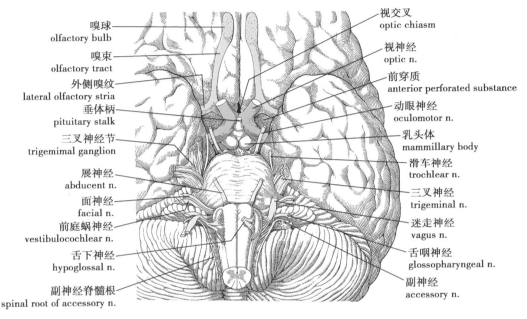

嗅球 olfactory bulb
嗅束 olfactory tract
外侧嗅纹 lateral olfactory stria
垂体柄 pituitary stalk
三叉神经节 trigemimal ganglion
展神经 abducent n.
面神经 facial n.
前庭蜗神经 vestibulocochlear n.
舌下神经 hypoglossal n.
副神经脊髓根 spinal root of accessory n.

视交叉 optic chiasm
视神经 optic n.
前穿质 anterior perforated substance
动眼神经 oculomotor n.
乳头体 mammillary body
滑车神经 trochlear n.
三叉神经 trigeminal n.
迷走神经 vagus n.
舌咽神经 glossopharyngeal n.
副神经 accessory n.

图1-26 脑腹侧面的结构

4. 观察硬脑膜

（1）查看脑膜中动脉的入颅部位、分叉高度，前、后支的行径及体表投影。

（2）观察大脑镰、小脑幕、小脑镰和鞍膈的位置及附着部位。验证小脑幕切迹和大脑半球与脑干的关系。

（3）纵行剖开上矢状窦的全长，查看位于该窦与外侧隐窝的蛛网膜粒。在大脑镰的下缘内找到下矢状窦。沿大脑镰与小脑幕相连部切开直窦，直达窦汇。由窦汇向两侧，切开横窦，再经乙状窦达颈静脉孔。

（4）剖开位于颞骨岩部上缘的岩上窦及行于颞骨岩部与枕骨基底部之间的岩下窦，确认上述二窦前、后端的联系。

5. 解剖颅底内面

（1）对照颅底内面、观察脑各部在颅底三个窝中的位置。

（2）剖查垂体。先观察鞍膈，再将其前后缘切开。然后游离并取出垂体，分清其前、后叶及垂体柄等。

（3）解剖海绵窦，紧贴垂体窝两侧纵行切开硬脑膜，观察窦腔的特点，找到穿行于海绵窦腔内的颈内动脉和Ⅲ、Ⅳ、V₁、V₂和Ⅵ脑神经。沿动眼神经和滑车神经切开硬脑膜,可见两者行于海绵窦外侧壁内。再追踪上述各神经到眶上裂处。

　　(4) 剖查三叉神经节。沿三叉神经根的方向切开硬脑膜,打开三叉神经腔,暴露三叉神经根与三叉神经节。辨认三叉神经感觉根与贴附于神经节内面的运动根。清理三叉神经的三大分支,其中眼神经和上颌神经也穿行于海绵窦的外侧壁,眼神经入眶上裂,上颌神经入圆孔,下颌神经则入卵圆孔。

(孔祥玉　马泉)

第 二 章

颈 部

第一节 概 述

【学习要点】

1. 颈部的境界和分区。

2. 颈部重要结构的体表标志和体表投影。

3. 颈动脉结节、环状软骨和锁骨上大窝的位置和临床意义。

颈部位于头部、胸部和上肢之间。以脊柱颈段为支架，前方正中有喉、气管颈段、咽和食管颈段；两侧有纵向走行的大血管和神经。颈根部除有斜行于颈、胸和上肢之间的血管神经束外，还有由胸腔上口凸入颈根部的胸膜顶、胸导管弓和肺尖等。

颈部肌肉分为颈浅肌群，舌骨上、下肌群和颈深肌群，它们除使头、颈灵活运动外，还参与呼吸、吞咽和发音等。颈部淋巴结丰富，多沿血管和神经排列。颈部各结构之间，有疏松结缔组织填充，并形成一些筋膜间隙。深筋膜包绕颈深部的神经血管束和甲状腺等，形成一些器官的筋膜鞘。

一、境界与分区

（一）境界

上界以下颌骨下缘、下颌角、乳突尖、上项线和枕外隆凸的连线与头部分界；下界以胸骨颈静脉切迹、胸锁关节、锁骨上缘和肩峰至第 7 颈椎棘突的连线与胸部及上肢分界。

（二）分区

位于两侧斜方肌前缘和颈段脊柱前方的区域称为**固有颈部**，即通常所指的颈部；斜方肌前缘与颈段脊柱后方之间的区域称为**项部**（在脊柱区叙述）。故颈部首先可分为固有颈部和项部两部分。固有颈部又以胸锁乳突肌前、后缘为界分为**颈前区**、**胸锁乳突肌区**和**颈外侧区**。

颈前区的内侧界为颈前正中线，上界为下颌骨下缘，外侧界为胸锁乳突肌前缘。颈前区又以舌骨为界分为**舌骨上区**、**舌骨下区**；舌骨上区含**颏下三角**和左、右**下颌下三角**；舌骨下区含左、右**颈动脉三角**和**肌三角**。

颈外侧区又称**颈后三角**，位于胸锁乳突肌后缘，斜方肌前缘和锁骨中 1/3 上缘之间。颈外侧区又以肩胛舌骨肌下腹为界分为**枕三角**与**锁骨上三角**（图 2-1）。

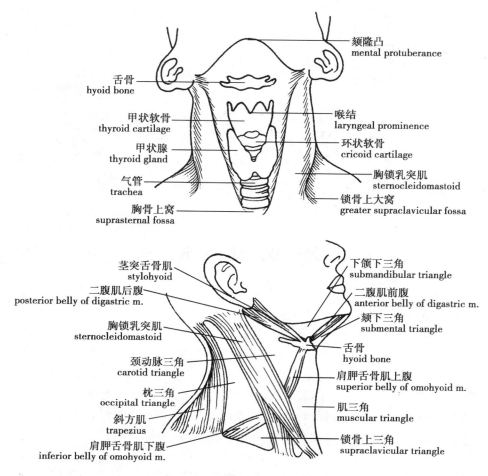

图 2-1 颈部的分区及体表标志

胸锁乳突肌区即为该肌所在的区域。

二、表 面 解 剖

（一）体表标志

1. **舌骨** hyoid bone   位于颏隆凸的下后方,喉的上方。其后方适对第3、4颈椎椎间盘平面。循舌骨体向两侧可扪到舌骨大角,是寻找和结扎舌动脉的体表标志。

2. **甲状软骨** thyroid cartilage   位于舌骨与环状软骨之间,其上缘约平第4颈椎高度,颈总动脉在此处分为颈内、外动脉。甲状软骨板于前正中线彼此融合,形成甲状软骨前角,前角上方明显凸出,为喉结 laryngeal prominence,是颈部的一个重要骨性标志。成年男性尤为明显,女性及小儿不明显。前角上缘两板间的凹陷为甲状软骨切迹 thyroid notch,易扪及。

3. **环状软骨** cricoid cartilage   位于甲状软骨的下方。环状软骨弓两侧平对第6颈椎横突,是喉与气管,咽与食管的移行部和分界标志,也可作为计数气管软骨环的标志。

4. **颈动脉结节** carotid tubercle   即第6颈椎横突前结节,位于环状软骨的两侧,相当于胸锁乳突肌前缘中点的深处。颈总动脉恰位其前方,故平环状软骨弓水平向后压迫,可暂时阻断颈总动脉的血流,达到头面部止血的目的。

5. **胸锁乳突肌** sternocleidomastoid muscle　斜列于颈部两侧,是颈部分区的重要标志。该肌起端两头之间有一凹陷,称为锁骨上小窝 lesser supraclavicular fossa,位于胸锁关节的上方,其深面左侧有颈总动脉,右侧为头臂干。胸锁乳突肌后缘中点有颈丛皮支集中穿出,为颈部皮肤浸润麻醉的阻滞点。

6. **胸骨上窝** suprasternal fossa　为胸骨颈静脉切迹上方的凹陷,于此处可触及气管颈段。

7. **锁骨上大窝** greater supraclavicular fossa　又称肩胛舌骨肌锁骨三角,位于锁骨中1/3段的上方,窝底可扪到锁骨下动脉的搏动,窝的上外侧有臂丛通过,是锁骨上臂丛阻滞的注射部位。

(二)体表投影(图2-2)

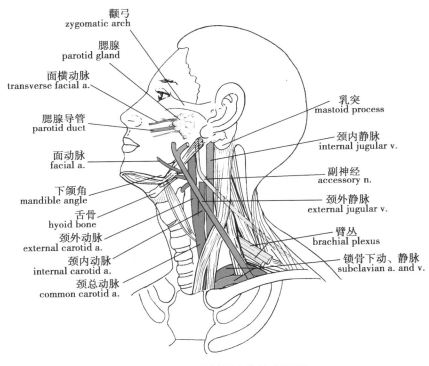

图2-2　颈部相关器官的体表投影

1. **颈总动脉及颈外动脉** common carotid artery and external carotid artery　相当于乳突尖与下颌角连线的中点,右侧至右胸锁关节、左侧至左锁骨上小窝之间的连线。该线以甲状软骨上缘为界,上段为颈外动脉的体表投影,下段为颈总动脉的体表投影。

2. **锁骨下动脉** subclavian artery　右侧自右胸锁关节、左侧自左锁骨上小窝向外上至锁骨上缘中点画一弓形线。弓形线的最高点距锁骨上缘约1cm,即为锁骨下动脉的体表投影。

3. **颈外静脉** external jugular vein　为下颌角至锁骨中点的连线,是小儿静脉穿刺的常用部位之一。

4. **副神经** accessory nerve　自乳突尖至下颌角连线的中点,经胸锁乳突肌后缘上、中1/3交点,至斜方肌前缘中、下1/3交点的连线。

5. **臂丛** brachial plexus　自胸锁乳突肌后缘中、下1/3交点至锁骨中、外1/3交点稍内侧的连线。臂丛在锁骨中点后方相对集中,位置表浅,易于触及,常作为臂丛锁骨上入路阻滞麻醉的部位。

6. 神经点 punctum nervosum 为颈丛皮支浅出颈筋膜的集中点,约在胸锁乳突肌后缘中点处,是颈部皮神经浸润麻醉的部位。

7. 胸膜顶及肺尖 cupula of pleura and apex of lung 位于锁骨内 1/3 的上方,其最高点距锁骨上方 2～3cm。在颈根部施行臂丛阻滞麻醉时,绝不应在锁骨内侧 1/3 段上方进针,以免刺破胸膜,发生气胸。

（孔祥玉）

第二节　颈部层次结构

一、浅 层 结 构

【**学习要点**】
1. 颈部浅层结构的配布特点,浅静脉和皮神经的位置、走行。
2. 颈筋膜的分层及配布特点,颈筋膜构成的间隙、位置、连通及临床意义。

（一）皮肤

颈前外侧部的皮肤较薄,移动性大,皮纹呈横向分布,手术时,宜采用横向切口,以利于皮肤愈合后所形成之瘢痕与皮纹一致,保持术后美观。

（二）浅筋膜

为含有脂肪的一层疏松结缔组织。在颈前外侧部浅筋膜内,脂肪层的深面,有一菲薄的皮肌,称为**颈阔肌** platysma。该肌薄而宽阔,覆盖颈前外侧部,起自胸大肌和三角肌筋膜,越过锁骨,其前部纤维止于下颌骨下缘和口角,肌上部与降口角肌、笑肌的纤维相交织;后部纤维与腮腺咬肌筋膜移行。因此颈部手术切断该肌时,须对位缝合,以免形成较大的瘢痕。该肌深面的浅筋膜内有颈前静脉、颈外静脉、颈外侧浅淋巴结、颈丛皮支以及面神经的颈支等（图 2-3）。

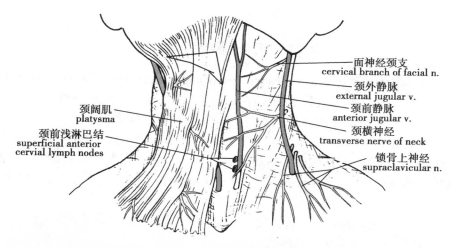

图 2-3　颈部浅层结构

1. 浅静脉

（1）**颈前静脉** anterior jugular vein：起自颏下部，在颈前正中线两侧，沿下颌舌骨肌浅面下行，至胸锁乳突肌下份前缘处，穿入胸骨上间隙，继而转向外侧，经该肌深面汇入颈外静脉末端或锁骨下静脉，少数汇入头臂静脉。左、右颈前静脉常在胸骨上间隙借一横支相吻合。若左、右颈前静脉合为一支、沿颈前正中线下行，则称颈前正中静脉（图2-3）。

（2）**颈外静脉** external jugular vein：由下颌后静脉后支、耳后静脉和枕静脉等汇合而成。沿胸锁乳突肌浅面斜行向前下，于锁骨中点上方 2～5cm 处穿颈深筋膜，汇入锁骨下静脉或静脉角。该静脉末端虽有一对瓣膜，但不能阻止血液反流。当上腔静脉血回流受阻时，可致颈外静脉扩张。颈外静脉穿深筋膜处其壁可与深筋膜紧密愈着，当静脉壁受伤破裂时，管壁受深筋膜牵拉而不易回缩、闭合，易致大量失血和气体栓塞。

2. 神经

（1）**颈丛皮支** cutaneous branch of cervical plexus：由胸锁乳突肌后缘中点浅出，位置表浅，且神经穿出筋膜的位置相对集中，为颈丛皮支阻滞麻醉的理想部位。

1）**枕小神经** lesser occipital nerve：其走行勾绕副神经，沿胸锁乳突肌后缘上升，分布于枕部及耳廓背面上部的皮肤。

2）**耳大神经** great auricular nerve：为颈丛皮支中最大的分支。绕胸锁乳突肌后缘浅出、沿胸锁乳突肌表面斜向上行，至腮腺下缘分为数支，分布于耳廓及腮腺区的皮肤。

3）**颈横神经** transverse cervical nerve：横过胸锁乳突肌中份，经颈阔肌浅面前行，分布至颈前区皮肤。

4）**锁骨上神经** supraclavicular nerve：一般为 3 支，行向外下方。在锁骨上缘处浅出，跨过锁骨中段前面，分布至颈前外侧部、胸前壁上部和肩部皮肤（图2-4）。

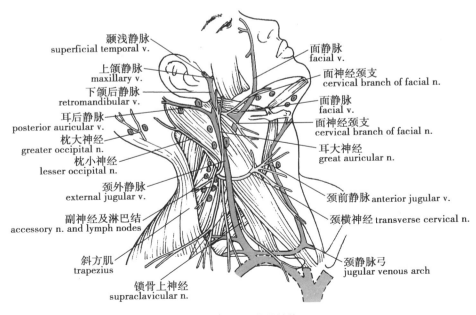

图 2-4　颈部浅层结构

（2）**面神经颈支** cervical branch of facial nerve：自腮腺下缘浅出后行向前下，走行于颈阔肌深面，支配该肌。

3. **颈外侧浅淋巴结**　沿颈外静脉排列，收纳耳后、枕部及腮腺等淋巴结的输出管，汇入颈外侧深淋巴结。

二、颈筋膜及筋膜间隙

颈筋膜 cervical fascia　位于浅筋膜和颈阔肌深面，包绕颈、项部诸肌和器官。颈筋膜可分为浅、中、深三层，各层之间的疏松结缔组织构成筋膜间隙（图 2-5）。

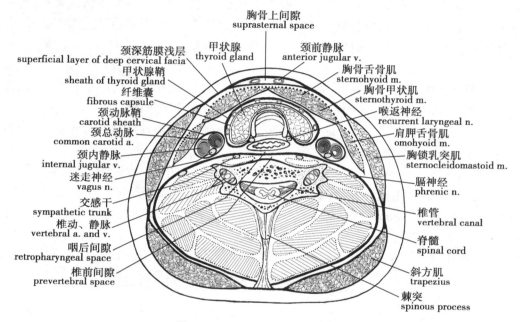

图 2-5　颈深筋膜（颈部横断面）

（一）颈筋膜

1. **浅层** superficial layer　又称**封套筋膜** investing layer of cervical fascia，呈圆桶状环绕颈部，在颈前正中线上左、右相延续，后方附着于项韧带和第 7 颈椎棘突；向上附于头颈交界处，向下则附着于颈、胸和上肢交界区，形成一个完整的封套结构。除颈阔肌、浅静脉和颈丛的皮支位于其浅面外，几乎包被着颈部的所有结构。此筋膜移行至斜方肌和胸锁乳突肌边缘时，均分两层包裹两肌，形成两肌的鞘。在腮腺区和下颌下三角区也分两层，分别包绕腮腺和下颌下腺，亦形成两腺的筋膜鞘。在舌骨下方分浅、深两层，包绕舌骨下肌群，也形成该肌群肌的筋膜鞘；在胸骨柄上缘 3～4cm 处分浅、深两层，向下分别附着于胸骨柄前、后缘，形成**胸骨上间隙**。

2. **中层** middle layer　即内脏筋膜 visceral fascia：此筋膜位于舌骨下肌群深面，包裹着咽和食管颈部、喉和气管颈部、甲状腺和甲状旁腺等器官。后上部覆盖颊肌和咽缩肌者，称为**颊咽筋膜** buccopharyngeal fascia，此筋膜上附颅底，下与食管后面筋膜相续；前下部覆盖于气管者，称**气管前筋膜** pretracheal fascia，此筋膜上附于环状软骨弓、甲状软骨斜线和舌骨，下方则包绕甲状腺，形成甲状腺鞘。在甲状腺与气管邻接处，腺鞘增厚，附着于气管后外侧壁,形成**甲状腺悬韧带**(图 2-6);再向下经气管前方和两侧入胸腔与心包上部相延续。

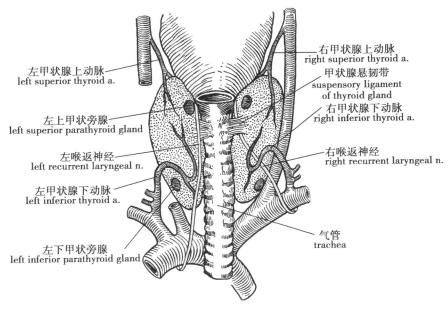

左甲状腺上动脉
left superior thyroid a.

左上甲状旁腺
left superior parathyroid gland

左喉返神经
left recurrent laryngeal n.

左甲状腺下动脉
left inferior thyroid a.

左下甲状旁腺
left inferior parathyroid gland

右甲状腺上动脉
right superior thyroid a.

甲状腺悬韧带
suspensory ligament
of thyroid gland

右甲状腺下动脉
right inferior thyroid a.

右喉返神经
right recurrent laryngeal n.

气管
trachea

图 2-6 甲状旁腺、甲状腺上下动脉和喉返神经

3. **深层** deep layer 即**椎前筋膜** prevertebral fascia,位于颈深肌群浅面,向上附着于颅底,向下续前纵韧带和胸内筋膜,两侧覆盖前、中斜角肌和肩胛提肌,同时覆盖臂丛、颈交感干、膈神经、锁骨下动脉、锁骨下静脉等。此筋膜向下外方,由斜角肌间隙开始,包裹锁骨下动、静脉及臂丛后,移向腋腔,形成腋鞘。

4. **颈动脉鞘** carotid sheath 颈筋膜向两侧扩展包绕颈总动脉、颈内动脉、颈内静脉和迷走神经形成颈动脉鞘。

(二)筋膜间隙(图 2-5、图 2-7)

1. **胸骨上间隙** suprasternal space 颈筋膜浅层在距胸骨柄上缘约 3～4cm 处,分为前、后两层,向下分别附于胸骨柄前、后缘,两层之间为胸骨上间隙。内有颈前静脉下段及其吻合支、胸锁乳突肌胸骨头、淋巴结及脂肪组织等。

2. **气管前间隙** pretracheal space 位于气管前筋膜与气管颈部之间。其内可有甲状腺最下动脉、甲状腺下静脉、甲状腺奇静脉丛、头臂干及左头臂静脉。小儿还有胸腺上部。

3. **咽后间隙** retropharyngeal space 为椎前筋膜与颊咽筋膜之间的窄隙,其延伸至咽后壁外侧的部分为咽旁间隙。

4. **椎前间隙** prevertebral space 位于脊柱颈部、颈深肌群与椎前筋膜之间,与咽后间隙仅隔椎前筋膜。颈椎结核脓肿穿破前壁时,脓液可积于此间隙,向外可流入腋鞘,扩散至腋腔。脓肿溃破后,亦可经咽后间隙向下至后纵隔。

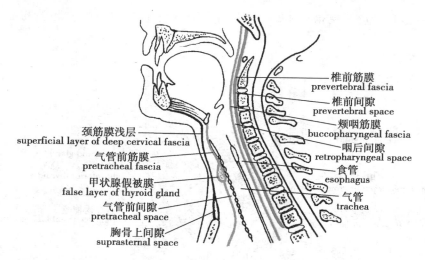

图 2-7　颈筋膜及其间隙（正中矢状面）

（齐聪儒　李海艳）

第三节　颈　前　区

【学习要点】

1. 下颌下三角的构成、内容及结构间的毗邻关系。

2. 颈动脉三角、肌三角的位置、境界、内容及其重要结构间的毗邻关系。

3. 甲状腺形态、位置、被膜、血供、毗邻和手术入路层次。

4. 气管颈段和食管颈部的位置、毗邻关系及气管切开术的解剖要点。

5. 颈动脉鞘的构成、内容及毗邻关系。

6. 颈根部主要结构(锁骨下动脉、臂丛、膈神经、胸导管弓、胸膜顶)的位置及其毗邻关系。

7. 颈根部诸结构的位置、配布特点及毗邻关系。

8. 椎动脉三角的位置、构成及内容。

颈前区以舌骨为界,分为舌骨上区和舌骨下区。

一、舌　骨　上　区

舌骨上区包括颏下三角和两侧的下颌下三角。

(一)颏下三角 submental triangle

颏下三角是由左、右二腹肌前腹与舌骨体围成的三角区,其浅面为皮肤、浅筋膜及颈筋膜浅层;深面由两侧的下颌舌骨肌及其筋膜构成。此三角内有 1~3 个颏下淋巴结,该组淋巴结收纳下唇、颏部、口腔底、下颌切牙和舌尖的淋巴,其输出管注入下颌下淋巴结或颈外侧上深淋巴结。舌尖或唇部癌变时,癌细胞可直接转移至此淋巴结。

(二)下颌下三角 submandibular triangle

1. 境界　由二腹肌前、后腹和下颌骨体下缘围成,又称二腹肌三角 digastric triangle（图 2-1）。此三角浅面有皮肤、浅筋膜、颈阔肌和颈筋膜浅层;深面有下颌舌骨肌、舌骨舌肌及咽中缩肌(表2-1)。

表2-1　舌骨上肌群

名称	起点	止点	作用	神经支配
下颌舌骨肌	下颌内面颌舌线	下颌舌骨肌缝，舌骨体	拉舌骨向前上	下颌舌骨肌神经(三叉神经)
二腹肌	乳突切迹	下颌骨二腹肌窝	降下颌骨，上提舌骨	前腹(三叉神经)后腹(面神经)
茎突舌骨肌	茎突根部	舌骨大角基部	拉舌骨向后上	面神经
颏舌骨肌	下颌骨颏棘	舌骨体	上提舌骨	舌下神经

2. 内容

(1) **下颌下腺** submandibular gland：被包裹在由颈筋膜浅层所形成的筋膜鞘内。此腺呈"U"形、分浅、深两部：浅部较大，位于下颌舌骨肌的浅面；深部实为浅部转绕下颌舌骨肌后缘潜入其深面而成。下颌下腺导管则由深部前端发出，先于下颌舌骨肌的深面前行，再贴舌下腺内侧面行向前上，开口于口腔底黏膜的舌下阜(图1-16，图2-8)。

(2) 血管、神经和淋巴结：**面动脉** facial artery 平舌骨大角起自颈外动脉，经二腹肌后腹和茎突舌骨肌的深面进入下颌下三角，走行于下颌下腺的深面，再绕下颌下腺浅出，经咬肌前缘与下颌骨体下缘间入面部。**舌下神经** hypoglossal nerve 在下颌下腺的内下方，于舌骨舌肌浅面前行，分数支进入舌，支配全部舌内、外肌。**舌动脉** lingual artery 及伴行静脉在舌下神经与舌骨大角之间前行，于舌骨舌肌的深面分支，分布于舌内、外肌等。**舌神经** lingual nerve行于下颌下腺深部的内上方，或行于下颌下腺深部与舌骨舌肌之间，其末端与下颌下腺导管交叉后，前行，并分支入舌。舌神经于舌骨舌肌的浅面向下发分支(来自鼓索的副交感神经纤维)与下颌下神经节相连。**下颌下神经节** submandibular ganglion 位于舌神经下方，下颌下腺深部的上方，上方连于舌神经，向下发出分支至下颌下腺和舌下腺。在下颌下腺的周围有4~6个下颌下淋巴结，收集颏下淋巴结与面、颊、上唇和下唇、舌尖、舌侧缘及上、下颌牙等处的淋巴，其输出管注入颈外侧上深淋巴结(图2-8)。

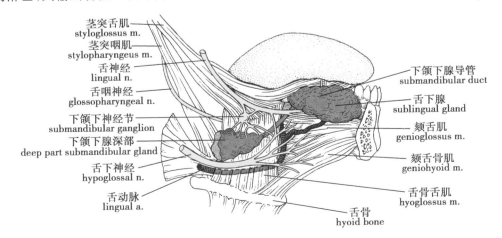

图2-8　下颌下三角内的内容

二、舌骨下区

该区是指两侧胸锁乳突肌前缘之间、舌骨以下的区域,包括左、右颈动脉三角和肌三角。

(一)颈动脉三角 carotid triangle

1. 境界   由胸锁乳突肌上份前缘、肩胛舌骨肌上腹和二腹肌后腹围成。其浅面有皮肤、浅筋膜、颈阔肌及颈筋膜浅层;深面有椎前筋膜;内侧是咽侧壁及其筋膜。

2. 内容   有颈内静脉及其属支、颈总动脉及其分支、舌下神经及其降支、迷走神经及其分支、副神经以及部分颈深淋巴结等(图2-9)。

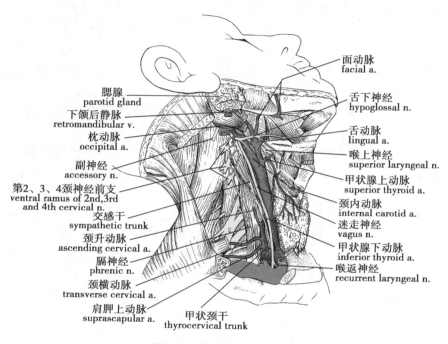

图 2-9   颈动脉三角的结构

(1)静脉

颈内静脉 internal jugular vein 位于胸锁乳突肌前缘深面,颈动脉外侧。其颈部的属支为面总静脉、舌静脉和甲状腺上、中静脉。

(2)动脉

1)**颈总动脉** common carotid artery:位于颈内静脉内侧,约平甲状软骨上缘水平分为颈内动脉和颈外动脉。颈总动脉末端和颈内动脉起始部稍膨大,称为**颈动脉窦** carotid sinus,窦壁内有压力感受器。在颈总动脉分为颈内、外动脉的分叉处后方,有一米粒大小的扁椭圆形小体,称颈动脉小球 carotid glomus,是化学感受器。二者分别有调节血压和呼吸的作用。

2)**颈外动脉** external carotid artery:平甲状软骨上缘起自颈总动脉,于颈内动脉前内侧上行,从甲状软骨上缘至舌骨大角处由前壁自下而上依次发出甲状腺上动脉、舌动脉和面动脉;近二腹肌后腹下缘、上缘处自后壁依次向后发出枕动脉和耳后动脉;自起始部内侧壁向上发出咽升动脉(图 2-9、图 2-10)。

3) **颈内动脉** internal carotid artery:由颈总动脉发出后,自颈外动脉的后外方上行至颅底,入颈动脉管外口,再依次经颈动脉管、破裂孔,入海绵窦。该动脉在颈部无分支。

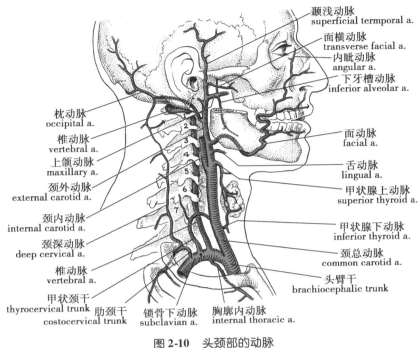

图 2-10 头颈部的动脉

(3) 神经

1) **舌下神经** hypoglossal nerve:经二腹肌后腹深面进入颈动脉三角,前行并勾绕枕动脉起始部,呈弓形向前,越过颈内动脉、颈外动脉及其分支的浅面,再经二腹肌后腹深面入下颌下三角。该神经于弓形段向下发出颈袢上根,该根沿颈内动脉、颈总动脉浅面下降,在环状软骨水平与来自第 2、3 颈神经的颈袢下根吻合,形成**颈袢** ansa cervicalis,由颈袢发出分支,支配舌骨下肌群(图 2-11、图 2-17)。

2) **副神经** accessory nerve:经二腹肌后腹深面入颈动脉三角,继经颈内动、静脉之间行向后外,自胸锁乳突肌上份前缘穿入,并分支支配该肌,主干向后至枕三角,入斜方肌,分支支配该肌。

3) **迷走神经** vagus nerve:行于颈动脉鞘内,沿颈内静脉与颈内动脉、颈总动脉之间的后方下行,至胸廓上口入胸腔。在颈动脉三角内,可见迷走神经发出的喉上神经和 2~3 支颈心支。喉上神经在颈内、外动脉内侧、咽中缩肌外侧分为内、外两支;内支(感觉支)穿甲状舌骨膜入喉,司咽、会厌、舌根及声门裂以上喉黏膜的感觉;外支(运动支)支配环甲肌和咽下缩肌(图 2-16、图 2-24)。颈心支沿颈总动脉表面下降,入胸腔参与组成心丛。

(4) **二腹肌后腹** posterior belly of digastric muscle:是颈部的一个重要的标志性肌性结构,介于颈动脉三角与下颌下三角之间,也是颈部及颌面部手术的重要肌性标志。其浅面有耳大神经、下颌后静脉及面神经颈支;深面有颈内动脉、颈内静脉、颈外动脉和末三对脑神经及颈交感干;其上缘邻茎突舌骨肌、耳后动脉、面神经及舌咽神经等;下缘有枕动脉和舌下神

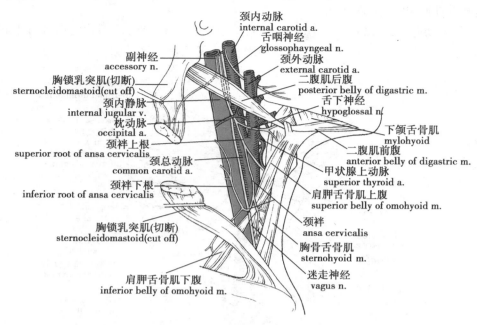

图2-11 二腹肌后腹的毗邻关系

经弓形段等(图2-11)。

(二) 肌三角 muscular triangle

1. 境界 位于颈前正中线、胸锁乳突肌前缘和肩胛舌骨肌上腹之间。其浅面由浅入深依次有皮肤、浅筋膜、颈阔肌、颈前静脉、颈前皮神经和颈筋膜浅层;深面为椎前筋膜。

2. 内容 浅层有胸骨舌骨肌和肩胛舌骨肌上腹,深层为胸骨甲状肌和甲状舌骨肌。肌的深面为位于气管前筋膜深部的甲状腺、甲状旁腺、气管颈部、食管颈部等器官(图2-12,表2-2)。

表2-2 舌骨下肌群

名称	起点	止点	作用	神经支配
胸骨舌骨肌	胸骨柄及锁骨内侧端后面	舌骨体内侧半	下拉舌骨	颈袢($C_{1\sim3}$)
肩胛舌骨肌	肩胛骨上缘肩胛横韧带	舌骨体外侧半	下拉舌骨	颈袢($C_{1\sim3}$)
胸骨甲状肌	胸骨柄、第1肋后面	甲状软骨板斜线	下拉甲状软骨	颈袢($C_{1\sim3}$)
甲状舌骨肌	甲状软骨板斜线	舌骨体与大角交界处	下拉舌骨	舌下神经($C_{1\sim2}$)

(1) **甲状腺** thyroid gland

1) 形态与被膜:甲状腺呈"H"形,分为左、右两侧叶和甲状腺峡。甲状腺峡发育程度不一,半数以上的人峡部发育良好,自峡部常向上生有**锥状叶** pyramidal lobe。甲状腺被气管前筋膜包裹,形成甲状腺假被膜,即**甲状腺鞘**。甲状腺自身的纤维膜称真被膜,即纤维囊,二者之间形成的间隙为**囊鞘间隙**,内有疏松结缔组织、血管、神经及甲状旁腺。在甲状腺两侧叶内侧部和峡部的后面,甲状腺鞘后部增厚,连于气管软骨环、环状软骨及甲状软骨,为**甲状腺悬韧带**(图2-6),故甲状腺可随喉的活动而上、下移动。

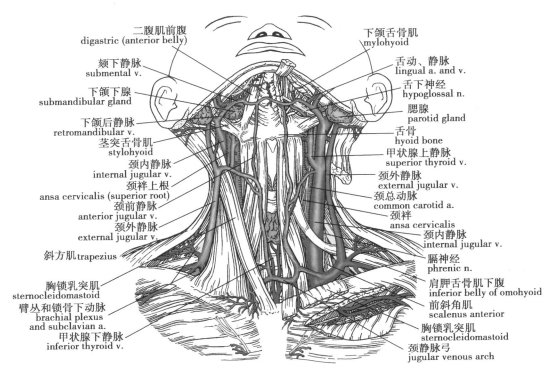

二腹肌前腹 digastric (anterior belly)
颏下静脉 submental v.
下颌下腺 submandibular gland
下颌后静脉 retromandibular v.
茎突舌骨肌 stylohyoid
颈内静脉 internal jugular v.
颈袢上根 ansa cervicalis (superior root)
颈前静脉 anterior jugular v.
颈外静脉 external jugular v.
斜方肌 trapezius
胸锁乳突肌 sternocleidomastoid
臂丛和锁骨下动脉 brachial plexus and subclavian a.
甲状腺下静脉 inferior thyroid v.

下颌舌骨肌 mylohyoid
舌动、静脉 lingual a. and v.
舌下神经 hypoglossal n.
腮腺 parotid gland
舌骨 hyoid bone
甲状腺上静脉 superior thyroid v.
颈外静脉 external jugular v.
颈总动脉 common carotid a.
颈袢 ansa cervicalis
颈内静脉 internal jugular v.
膈神经 phrenic n.
肩胛舌骨肌下腹 inferior belly of omohyoid
前斜角肌 scalenus anterior
胸锁乳突肌 sternocleidomastoid
颈静脉弓 jugular venous arch

图 2-12 颈前区结构(浅层)

2）位置与毗邻：甲状腺的两侧叶位于喉下部和气管颈部的前外侧，上端达甲状软骨中部，下端至第 6 气管软骨环。甲状腺峡位于第 2~4 气管软骨环的前方。

甲状腺的前面由浅入深有皮肤、浅筋膜、颈筋膜浅层、舌骨下肌群及气管前筋膜遮盖(图 2-13)；左、右两侧叶的后内侧紧邻喉与气管颈部、咽与食管颈部以及喉返神经等；侧叶的后外侧邻颈动脉鞘和颈交感干。甲状腺肿大时，向后内侧压迫喉、气管、咽、食管及喉返神经，可出现呼吸、吞咽困难或声音嘶哑；如向后外方压迫颈交感干，可出现 Horner 综合征，即面部潮红、无汗、瞳孔缩小、眼裂变窄、上睑下垂及眼球内陷等。

3）甲状腺的动脉和喉的神经

①甲状腺上动脉和喉上神经 superior thyroid artery and superior laryngeal nerve

甲状腺上动脉 起自颈外动脉始段的前壁，伴喉上神经外支行向前下方，至甲状腺侧叶上极附近分为前、后两支，分别经甲状腺侧叶的前、后面进入腺体内，并与对侧同名动脉的分支及甲状腺下动脉的分支吻合。甲状腺上动脉沿途还发出喉上动脉，伴喉上神经内支穿甲状舌骨膜入喉。此外，甲状腺上动脉还发支至舌骨、胸锁乳突肌和环甲肌等(图 2-14、图 2-16)。

喉上神经 是迷走神经的重要分支，沿咽侧壁下行，于舌骨大角处分为内、外两支。内支与喉上动脉伴行，穿甲状舌骨膜入喉，分布于声门裂以上的喉黏膜及会厌和舌根等部位；外支伴甲状腺上动脉行向前下方，在距甲状腺侧叶上极 0.5~1.0cm 处，离开动脉弯向内侧，发出肌支，支配咽下缩肌及环甲肌(图 2-16)。故在行甲状腺次全切除术中，结扎甲状腺上动脉时，应紧贴腺体上极进行，以免损伤喉上神经外支而出现声音改变及误吸、呛咳等后遗症。

②甲状腺下动脉和喉返神经 inferior thyroid artery and recurrent laryngeal nerve

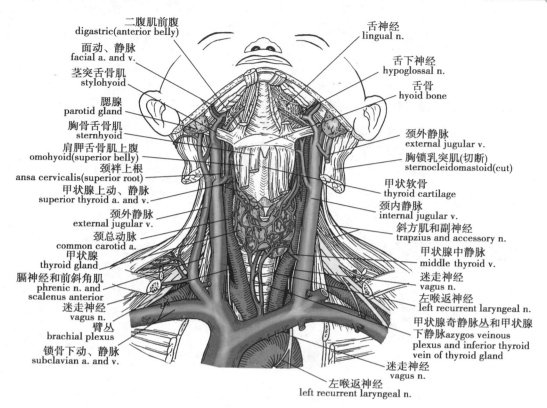

二腹肌前腹
digastric(anterior belly)

舌神经
lingual n.

面动、静脉
facial a. and v.

舌下神经
hypoglossal n.

茎突舌骨肌
stylohyoid

舌骨
hyoid bone

腮腺
parotid gland

胸骨舌骨肌
sternhyoid

颈外静脉
external jugular v.

肩胛舌骨肌上腹
omohyoid(superior belly)

胸锁乳突肌(切断)
sternocleidomastoid(cut)

颈袢上根
ansa cervicalis(superior root)

甲状腺上动、静脉
superior thyroid a. and v.

甲状软骨
thyroid cartilage

颈外静脉
external jugular v.

颈内静脉
internal jugular v.

颈总动脉
common carotid a.

斜方肌和副神经
trapzius and accessory n.

甲状腺
thyroid gland

甲状腺中静脉
middle thyroid v.

膈神经和前斜角肌
phrenic n. and scalenus anterior

迷走神经
vagus n.

迷走神经
vagus n.

左喉返神经
left recurrent laryngeal n.

臂丛
brachial plexus

甲状腺奇静脉丛和甲状腺
下静脉azygos veinous plexus and inferior thyroid vein of thyroid gland

锁骨下动、静脉
subclavian a. and v.

迷走神经
vagus n.

左喉返神经
left recurrent laryngeal n.

图 2-13 颈前区结构(深层)

　　甲状腺下动脉　是锁骨下动脉甲状颈干的一个重要分支,发出后,一般先沿前斜角肌内侧缘上升,至第 6 颈椎平面,几乎呈直角转向内,经颈动脉鞘的后方,即颈动脉鞘与颈椎横突、椎血管之间,潜入甲状腺侧叶后部中份或偏下方,多以两条分支进入腺体(图 2-14),其分

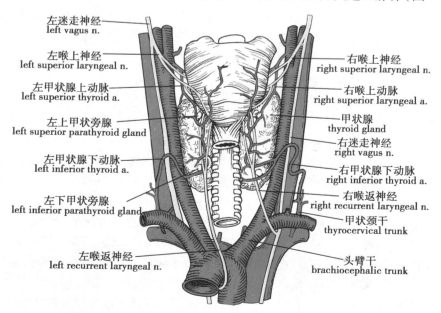

左迷走神经
left vagus n.

左喉上神经
left superior laryngeal n.

右喉上神经
right superior laryngeal n.

左甲状腺上动脉
left superior thyroid a.

右喉上动脉
right superior laryngeal a.

左上甲状旁腺
left superior parathyroid gland

甲状腺
thyroid gland

左甲状腺下动脉
left inferior thyroid a.

右迷走神经
right vagus n.

左下甲状旁腺
left inferior parathyroid gland

右甲状腺下动脉
right inferior thyroid a.

右喉返神经
right recurrent laryngeal n.

甲状颈干
thyrocervical trunk

左喉返神经
left recurrent laryngeal n.

头臂干
brachiocephalic trunk

图 2-14 甲状腺及其相邻的血管、神经(后面观)

支与甲状腺上动脉吻合,分布于甲状腺、甲状旁腺、气管和食管等处。

喉返神经 是迷走神经的分支。左、右喉返神经分别勾绕主动脉弓和右锁骨下动脉后,转而向上,沿气管、食管沟上行,至咽下缩肌下缘、环甲关节后方进入喉内,称为**喉下神经 inferior laryngeal nerve**,其运动纤维支配除环甲肌以外的所有喉肌,感觉纤维则分布于声门裂以下的喉黏膜。左喉返神经行程较长,位置较深,多在甲状腺下动脉末端的后方或其分支间交叉上行(图2-15)。右喉返神经行程较短,位置较浅,多在甲状腺下动脉末端前方或两分支之间交叉上行。甲状腺下动脉与喉返神经的相交部位约在侧叶中、下1/3交界处的后方(图2-14)。两喉返神经入喉前通常经过环甲关节后方,故甲状软骨下角可作为显露喉返神经的标志。由于喉返神经与甲状腺下动脉存在着复杂的毗邻关系,故在行甲状腺次全切除术结扎甲状腺下动脉时,应远离甲状腺下端,以免损伤喉返神经而致声音嘶哑。

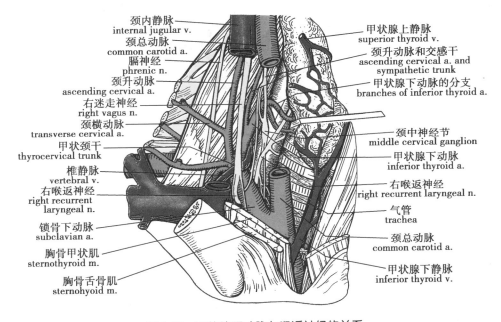

图 2-15 甲状腺下动脉与喉返神经的关系

③**甲状腺最下动脉 arteria thyroidea ima**:较小,出现率为6%～12%,变异较多,可发自颈总动脉、头臂干、主动脉弓,也可发自锁骨下动脉和胸廓内动脉。此动脉多沿气管颈部前方、两侧上行,至甲状腺峡,其分支与甲状腺上、下动脉在腺内、外相吻合。由于甲状腺最下动脉走行位置较表浅,多位于气管颈部的前面,临床上行低位气管切开或甲状腺手术时易损伤,应加注意。

4)甲状腺的静脉

甲状腺上静脉 superior thyroid vein:在甲状腺侧叶上极汇成后,伴随同名动脉,汇入颈内静脉。

甲状腺中静脉 middle thyroid vein:起自甲状腺侧叶外侧缘中部。汇合成短而粗的干(此静脉有时缺如),经颈总动脉的前方,注入颈内静脉。在甲状腺手术中过分牵拉腺体,静脉可被拉断或撕裂,导致严重出血。

甲状腺下静脉 inferior thyroid vein:起自甲状腺侧叶下极或峡部下缘,经气管的前面下行,分别汇入左、右头臂静脉。两侧甲状腺下静脉在气管颈部前方常吻合成甲状腺奇静脉丛。作低位气管切开时,应注意止血(图 2-12、图 2-15)。

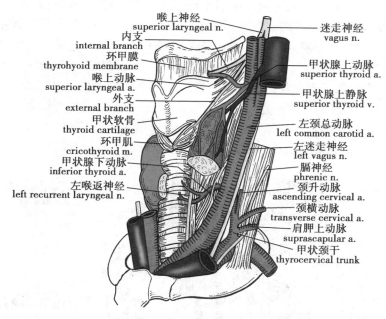

喉上神经
superior laryngeal n.
内支
internal branch
环甲膜
thyrohyoid membrane
喉上动脉
superior laryngeal a.
外支
external branch
甲状软骨
thyroid cartilage
环甲肌
cricothyroid m.
甲状腺下动脉
inferior thyroid a.
左喉返神经
left recurrent laryngeal n.

迷走神经
vagus n.
甲状腺上动脉
superior thyroid a.
甲状腺上静脉
superior thyroid v.
左颈总动脉
left common carotid a.
左迷走神经
left vagus n.
膈神经
phrenic n.
颈升动脉
ascending cervical a.
颈横动脉
transverse cervical a.
肩胛上动脉
suprascapular a.
甲状颈干
thyrocervical trunk

图 2-16　喉上、下神经与甲状腺上、下动脉的关系

(2) **甲状旁腺** parathyroid glands:为两对扁圆形小体,如豌豆大小,直径 0.4~0.6cm,呈棕黄色或淡红色,上、下各一对(图 2-6),为上甲状旁腺和下甲状旁腺。位于甲状腺侧叶的后面,真假被膜之间,有时可位于甲状腺实质内或被膜外气管周围的结缔组织中。一般上甲状旁腺多位于甲状腺侧叶上、中份交界处的后方;下甲状旁腺多位于侧叶下 1/3 的后方。

(3) **气管颈部** cervical part of thachea:上平环状软骨下缘,下平胸骨颈静脉切迹处移行为气管胸部。成人长约 6.5cm,横径为 1.5~2.5cm,由 6~8 个气管软骨环及其间的软组织构成。气管周围有疏松结缔组织包绕,故活动性较大。仰头或低头时,气管可上、下移动1.5cm。头转向一侧时,气管亦随之转向同侧,食管却移向对侧,故常规施行气管切开术时,头应严格保持在正中位置,并尽量后仰,使气管接近体表,以免伤及食管及周围的血管和神经。

气管颈部的毗邻　前方由浅入深依次为皮肤、浅筋膜、颈筋膜浅层、胸骨上间隙及其内的颈前静脉吻合支(颈静脉弓)、舌骨下肌群、气管前筋膜和气管前间隙。平第 2~4 气管软骨前方有甲状腺峡,其下方有甲状腺下静脉、甲状腺奇静脉丛及可能存在的甲状腺最下动脉。

气管颈部上端两侧为甲状腺侧叶,后方为食管,二者之间的气管、食管旁沟内有喉返神经上行。其后外侧有颈交感干和颈动脉鞘等。幼儿的胸腺、左头臂静脉和主动脉弓等常高出胸骨颈静脉切迹,达气管颈部前面。故对幼儿行气管切开术时,不宜低于第 5 气管软骨水平,以免伤及上述结构。

(4) **食管颈部** cervical part of esophagus:上端前平环状软骨下缘平面与咽相接,下端在颈静脉切迹平面处移行为食管胸部。

食管颈部的毗邻　前方为气管颈部,食管颈部位置稍偏左侧,故食管颈部手术入路以左侧为宜。后方有颈长肌和脊柱,后外侧隔椎前筋膜与颈交感干相邻,两侧为甲状腺侧叶、颈动脉鞘及其内容。

三、临床应用要点

(一)甲状腺疾病

甲状腺疾病临床较为常见。①甲状腺肿:是甲状腺的异常肿大,有时肿大的甲状腺向下发展,深入纵隔内,压迫气管,引起呼吸困难;②甲状腺功能亢进:表现为弥漫性甲状腺肿与双眼凸出,以及甲状腺素分泌过多而引起的全身症状,主要为消瘦、怕热、烦躁、多虑、紧张、失眠、心悸等;③甲状腺功能减退:是甲状腺激素产生过少引起的一种疾病。主要表现为畏寒、软弱无力、少汗、动作缓慢、精神萎靡、智力减退、反应迟钝、面部及四肢水肿等。幼儿早期甲状腺功能过度减退会引起呆小症,表现为精神呆滞和身材矮小。

(二)甲状腺切除术

由于甲状腺功能重要,毗邻关系复杂,行甲状腺手术时应高度重视其毗邻的血管和神经。切记要保留其深面的甲状旁腺。甲状旁腺分泌甲状旁腺素,调节机体的钙磷代谢,切除甲状旁腺会引起低血钙、高血磷、神经肌肉兴奋性增高。患者轻则手足麻木,烦躁不安;重则四肢抽搐,影响呼吸功能。切断结扎甲状腺的动脉时,切勿损伤喉上神经和喉返神经,喉上神经和甲状腺上动脉伴行,在近甲状腺上极两者分离,结扎甲状腺上动脉时应尽可能靠近甲状腺上极。喉返神经与甲状腺下动脉在甲状腺后方交叉,结扎甲状腺下动脉时要远离甲状腺。喉上神经损伤会引起呛咳,喉返神经损伤会出现声音嘶哑。切断双侧喉返神经,则会导致发音功能完全丧失,失语,还会导致呼吸困难。

(三)气管切开术

气管切开术是临床常见的手术之一,多用于呼吸道阻塞患者。气管活动度较大,头部后仰时,其轮廓明显,且靠近体表,并使颈隆凸、喉与颈静脉切迹在一条直线上。手术时要严格沿正中线切口,颈部正中线上无重要的结构经过,便于暴露、分离和切开。多选择2~4气管软骨环间切开,将甲状腺峡部牵拉向上,如峡部过宽,可以将其切断结扎,并拉向两侧。幼儿往往因其胸腺和左侧头臂静脉高出胸骨上切迹;左、右侧胸膜顶突向颈根部,这些结构形成了气管颈段下端前面的重要毗邻。故在幼儿进行气管切开时,术中暴露气管时,不应过于向下分离,以防损伤左头臂静脉和右胸膜顶。甲状腺最下动脉出现率约10%左右,动脉起点各异,但均经气管前方上行,有些还横过或斜跨气管软骨环到对侧,容易被损伤造成术中出血。甲状腺下静脉是甲状腺恒定的静脉之一,该静脉起于甲状腺侧叶下1/3和甲状腺峡部,在气管切开术所经过的部位63.2%的人有较粗大的甲状腺下静脉及其吻合支。该静脉损伤可能是气管切开术中出血的主要原因之一,值得注意。

(四)斜颈

斜颈是一种头向一侧屈曲,并保持一定角度的疾病。这种病可以是先天性的,也可以是突发的。先天性斜颈被认为是在分娩中受外伤所致,常有胸锁乳突肌受损、出血及随后发生的机化及肌肉缩短。

(五)颈动脉窦综合征

该综合征与不明病因引起的颈动脉窦过敏有关。例如由头部活动所致的血压变化,就可能是颈动脉窦受到刺激所致,该窦传递的冲动增加,血压降低、心跳速度减慢,因而使脑的血供减少,严重者可导致猝死。

(孔祥玉　齐聪儒)

第四节　胸锁乳突肌区及颈根部

一、胸锁乳突肌区

(一)境界

胸锁乳突肌区 sternocleidomastoid region　是指该肌在颈部所占据和覆盖的区域。

(二)内容及毗邻

1. **颈袢** ansa cervicalis　由第 1~3 颈神经前支的分支构成。来自第 1 颈神经前支的部分纤维先随舌下神经走行,至颈动脉三角内离开此神经,称为舌下神经降支,又称颈袢上根,沿颈内动脉和颈总动脉浅面下行。来自颈丛第 2、3 颈神经前支的部分纤维则组成颈袢下根,沿颈内静脉浅面(或深面)下行。上、下两根在颈动脉鞘表面合成颈袢,该袢位于肩胛舌骨肌中间腱的上缘附近,适平环状软骨弓水平(图 2-17、图 2-18)。颈袢发支支配肩胛舌骨肌、胸骨舌骨肌和胸骨甲状肌。故行甲状腺手术时,多平环状软骨切断舌骨下诸肌,可避免损伤颈袢的肌支。

2. **颈动脉鞘及其内容**　颈动脉鞘上起颅底,下续纵隔。颈内静脉和迷走神经贯穿鞘的全长,颈内动脉行于鞘内的上部,颈总动脉行于下部。在鞘的上部,颈内动脉居前内侧,颈内

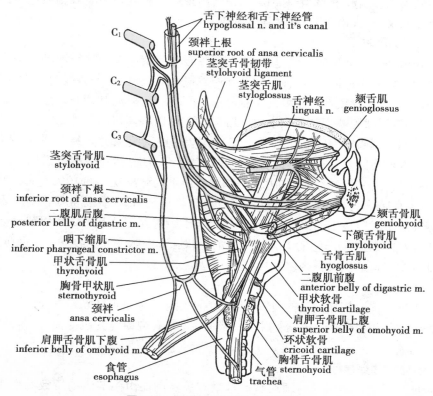

图 2-17　颈袢及舌咽部外侧的神经

静脉在其后外方,迷走神经行于二者之间的后内方;在鞘的下部,颈内静脉位于前外侧,颈总动脉位于后内侧,二者之间的后外方有迷走神经(图2-18)。

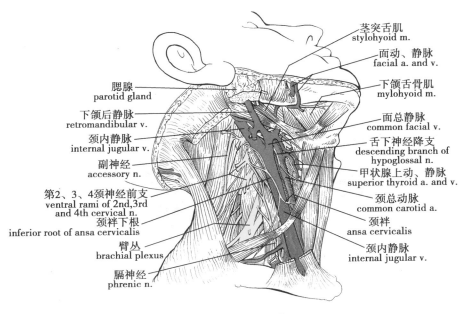

图2-18 颈深层结构

颈动脉鞘浅面有胸锁乳突肌、胸骨舌骨肌、胸骨甲状肌、肩胛舌骨肌下腹、颈袢及甲状腺上、中静脉;鞘的后方有甲状腺下动脉横过,左侧尚有胸导管弓,隔椎前筋膜有颈交感干、椎前肌、颈椎横突和椎动静脉等;鞘的内侧有咽和食管颈部、喉和气管颈部、喉返神经和甲状腺侧叶等。

3. **颈丛** cervical plexus 由第1~4颈神经的前支组成。位于胸锁乳突肌上部与中斜角肌和肩胛提肌之间。分支有皮支和肌支。皮支均在胸锁乳突肌后缘中点附近浅出,再行向各方,此集中穿出部位称为"神经点",为颈部浸润麻醉的部位。肌支为膈神经,斜越前斜角肌,经胸廓上口,入胸腔(图2-4、图2-15、图2-21)。

4. **颈交感干** cervical part of sympathetic trunk 由颈上、中、下交感神经节及其节间支组成,位于脊柱颈部的两侧,多被椎前筋膜所覆盖。**颈上神经节** superior cervical ganglion 最大,呈梭形,位于第2、3颈椎横突的前方。**颈中神经节** middle cervical ganglion 最小或缺失,位于第6颈椎横突的前方。颈下神经节位于第7颈椎平面,在椎动脉起始部后方,多与第1胸神经节融合为**颈胸神经节** cervicothoracic ganglion,又称星状神经节,位于第1肋颈的前方。以上三对神经节各发出心支入胸腔参与心丛的组成。

二、颈 根 部

颈根部 radical of neck:是指颈部与胸部之间的接壤区域,由进出胸廓上口的诸结构所占据。

(一)境界

前界为胸骨柄,后界为第1胸椎体,两侧为第1肋。其中心标志是前斜角肌,此肌前内侧主要是往来于颈、胸之间的纵行结构,如颈总动脉、颈内静脉、迷走神经、膈神经、颈交感干、胸导管和胸膜顶等;前、后方及外侧主要是往来于胸、颈与上肢间的横行结构,如锁骨下动脉、锁下静脉和臂丛等(图2-19、图2-20)。

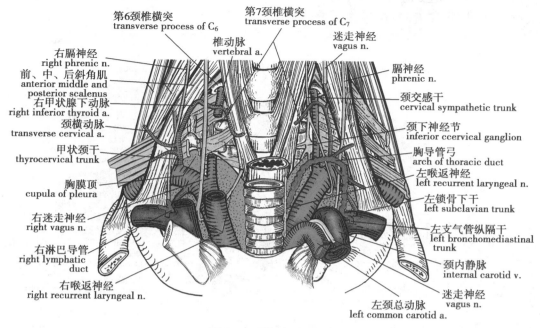

第6颈椎横突
transverse process of C₆

第7颈椎横突
transverse process of C₇

椎动脉
vertebral a.

迷走神经
vagus n.

右膈神经
right phrenic n.

前、中、后斜角肌
anterior middle and
posterior scalenus

右甲状腺下动脉
right inferior thyroid a.

颈横动脉
transverse cervical a.

甲状颈干
thyrocervical trunk

胸膜顶
cupula of pleura

右迷走神经
right vagus n.

右淋巴导管
right lymphatic
duct

右喉返神经
right recurrent laryngeal n.

膈神经
phrenic n.

颈交感干
cervical sympathetic trunk

颈下神经节
inferior cervical ganglion

胸导管弓
arch of thoracic duct

左喉返神经
left recurrent laryngeal n.

左锁骨下干
left subclavian trunk

左支气管纵隔干
left bronchomediastinal
trunk

颈内静脉
internal carotid v.

迷走神经
vagus n.

左颈总动脉
left common carotid a.

图 2-19　颈根部的结构

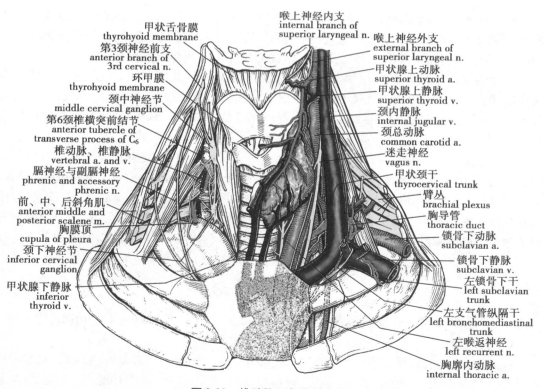

甲状舌骨膜
thyrohyoid membrane

第3颈神经前支
anterior branch of
3rd cervical n.

环甲膜
thyrohyoid membrane

颈中神经节
middle cervical ganglion

第6颈椎横突前结节
anterior tubercle of
transverse process of C₆

椎动脉、椎静脉
vertebral a. and v.

膈神经与副膈神经
phrenic and accessory
phrenic n.

前、中、后斜角肌
anterior middle and
posterior scalene m.

胸膜顶
cupula of pleura

颈下神经节
inferior cervical
ganglion

甲状腺下静脉
inferior
thyroid v.

喉上神经内支
internal branch of
superior laryngeal n.

喉上神经外支
external branch of
superior laryngeal n.

甲状腺上动脉
superior thyroid a.

甲状腺上静脉
superior thyroid v.

颈内静脉
internal jugular v.

颈总动脉
common carotid a.

迷走神经
vagus n.

甲状颈干
thyrocervical trunk

臂丛
brachial plexus

胸导管
thoracic duct

锁骨下动脉
subclavian a.

锁骨下静脉
subclavian v.

左锁骨下干
left subclavian
trunk

左支气管纵隔干
left bronchomediastinal
trunk

左喉返神经
left recurrent n.

胸廓内动脉
internal thoracic a.

图 2-20　椎动脉三角及其内容

（二）内容及毗邻

1. **胸膜顶** cupula of pleura 是覆盖肺尖部的壁胸膜，突出胸廓上口至颈根部，通常高出锁骨内侧 1/3 段上缘 2～3cm。胸膜顶的前、外及后方分别有前、中、后斜角肌覆盖。胸膜顶的前外侧邻斜角肌间隙及其出入该间隙的血管和神经；前方邻接锁骨下动脉及其分支、膈神经、迷走神经、锁骨下静脉以及左侧颈根部的胸导管等（图 2-19）；后方贴第 1～2 肋、颈交感干、颈下神经节、第 1 胸神经前支；外侧邻臂丛、中斜角肌、后斜角肌；内侧邻气管、食管，左侧尚有胸导管和左喉返神经（图 2-19、图 2-25）。因此，在施行臂丛神经阻滞时，为避免损伤胸膜顶和肺尖，进针部位应选在胸膜顶最高点的上方，同时还要掌握好进针方向，才可避免误伤胸膜顶和肺尖。上方从第 7 颈椎横突、第 1 肋颈和第 1 胸椎体连至胸膜顶的筋膜，称为**胸膜上膜** suprapleural membrane，又称 Sibson 筋膜，起悬吊作用。行肺萎陷手术时，需切断上述筋膜，才能游离肺尖。

2. **锁骨下动脉** subclavian artery 左侧起自主动脉弓，右侧在胸锁关节后方起自头臂干，呈弓状越过胸膜顶的前上方，向外侧穿行斜角肌间隙，至第 1 肋的外侧缘处移行为腋动脉（图 2-15、图 2-19）。借前斜角肌将其分为三段。

（1）**第一段**：位于前斜角肌内侧，胸膜顶前方。该段动脉左、右侧前方的毗邻结构不同，右侧有迷走神经、膈神经跨过，左侧有膈神经及胸导管弓跨过。该段动脉的分支有：

1）**椎动脉** vertebral artery：在椎动脉三角内，于胸膜顶的前方起自锁骨下动脉的上壁，沿前斜角肌内侧上行，穿经上位 6 个颈椎横突孔，经枕骨大孔入颅，分布于脑、脊髓和内耳（图 2-10、图 2-25）。

2）**胸廓内动脉** internal thoracic artery：在胸膜顶前方，对应椎动脉起始处起自锁骨下动脉下壁，经锁骨下静脉之后向下，入胸腔。

3）**甲状颈干** thyrocervical trunk：起自锁骨下动脉上壁，沿前斜角肌内侧缘上升，分为甲状腺下动脉、颈升动脉、颈横动脉和肩胛上动脉（图 2-16）。

4）**肋颈干** costocervical trunk：起自锁骨下动脉第 1 或第 2 段的后壁，经胸膜顶的上方，向后行至第 1 肋颈处，分为颈深动脉和最上肋间动脉。

（2）**第 2 段**：位于前斜角肌后方，上方紧邻臂丛各干，下方行经第一肋的锁骨下动脉沟和胸膜顶的前面。肋颈干常由此段发出。

（3）**第 3 段**：位于前斜角肌外侧，第 1 肋上面，其前下方邻锁骨下静脉，外上方为臂丛。颈横动脉或肩胛上动脉通常自此段发出，有时还发出肩胛背动脉。

3. 胸导管与右淋巴导管

（1）**胸导管颈段** cervical part of thoracic duct：在左颈根部平第 7 颈椎高度，向左呈弓形跨过胸膜顶，形成**胸导管弓** arch of thoracic duct，弓的前方为颈动脉鞘；后方为锁骨下动脉及其分支椎动脉、甲状颈干；椎静脉、膈神经和颈交感干等（图 2-19）。胸导管以注入左静脉角者居多，少数可注入左颈内静脉或左锁骨下静脉。左颈干、左锁骨下干及左支气管纵隔干通常汇合后注入胸导管末端，也可分别单独注入颈内静脉或锁骨下静脉。

（2）**右淋巴导管** right lymphatic duct：为一短干，长 1.0～1.5cm，该导管在右颈根部接收右颈干、右锁骨下干和右支气管纵隔干后，注入右静脉角。由于右淋巴导管出现率仅为 20% 左右，故有时各淋巴干也可直接注入右锁骨下静脉或右颈内静脉。

4. **锁骨下静脉** subclavian vein：自第 1 肋外侧缘续于腋静脉，沿第 1 肋上面，向内侧行，经锁骨与前斜角肌之间，达胸膜顶的前下方，在胸锁关节后方与颈内静脉汇合成头臂静脉。锁骨下静脉壁与第 1 肋、锁骨下肌和前斜角肌筋膜愈着,故外伤时管腔不易回缩,易致气栓形成。锁骨下静脉被广泛应用于临床插管输液、心内插管入路及中心静脉压测定等。

5. 迷走神经 vagus nerve　右迷走神经下行于右颈总动脉和右颈内静脉之间,行于右锁骨下动脉第 1 段前面时发出右喉返神经,绕经右锁骨下动脉的下面和后方返回至颈部;左迷走神经在左颈总动脉和左颈内静脉之间下行入胸腔。经主动脉弓前方,于其下缘处发出左喉返神经。

6. 膈神经 phrenic nerve　由第 3 ~ 5 颈神经前支组成,自前斜角肌上份的外侧缘穿出后,向内下方沿前斜角肌表面下降,被椎前筋膜覆盖。其前方有颈横动脉、肩胛上动脉、颈内静脉、胸锁乳突肌、肩胛舌骨肌中间腱等;左侧前方还邻接胸导管(图 2-25);内侧有颈升动脉。该神经在颈根部经胸膜顶的前内侧、迷走神经的外侧,穿锁骨下动、静脉之间进入胸腔(图 2-19)。

据统计,副膈神经出现率为 48% 。多起自颈 5(占 48.7%)或颈 5、6(占 27.6%)。在膈神经的外侧下行(占 85.2%),经锁骨下静脉的后方进入胸腔。副膈神经在锁骨下静脉的下方与膈神经结合者占多数(57.1%)。

7. 椎动脉三角　内侧界为颈长肌,外侧界为前斜角肌,下界为锁骨下动脉第 1 段,尖为第 6 颈椎横突前结节。该三角的后方自上而下有第 7 颈椎横突,第 8 颈神经前支,第 1 肋颈及胸膜顶;前方有颈动脉鞘、膈神经及胸导管弓(左侧)等。三角内的主要结构有椎动、静脉,甲状腺下动脉、颈交感干及颈胸神经节等(图 2-20)。

(孔祥玉　马泉)

第五节　颈 外 侧 区

颈外侧区是由胸锁乳突肌后缘、斜方肌前缘和锁骨中 1/3 上缘围成的三角区。该区被肩胛舌骨肌下腹分为上方较大的**枕三角**(肩胛舌骨肌斜方肌三角)和下方较小的**锁骨上三角**(肩胛舌骨肌锁骨三角)。

一、枕 三 角

(一) 境界

枕三角 occipital triangle 又称肩胛舌骨肌斜方肌三角,位于胸锁乳突肌后缘、斜方肌前缘与肩胛舌骨肌下腹上缘之间。三角的浅面依次为皮肤、浅筋膜和颈筋膜浅层;深面为椎前筋膜及其所覆盖的前、中、后斜角肌、头夹肌和肩胛提肌(图 2-21)。

(二) 内容及毗邻

1. 副神经 accessory nerve　自颈静脉孔出颅后,沿颈内静脉前外侧或深面下行,经二腹肌后腹深面,在胸锁乳突肌上部的前缘穿入并发支支配该肌,在该肌后缘上、中 1/3 交点处进入枕三角,最后经斜方肌前缘中、下 1/3 交界处进入该肌深面,并支配该肌。在枕三角内,沿肩胛提肌表面,经枕三角中份,向外下方斜行(图 2-21),此段位置表浅,紧贴颈筋膜浅层,周围有淋巴结排列(图 2-22),颈部淋巴结清除术时,应避免损伤副神经。

2. 颈丛和臂丛的分支　颈丛皮支在胸锁乳突肌后缘中点处穿封套筋膜浅出(图 2-4、

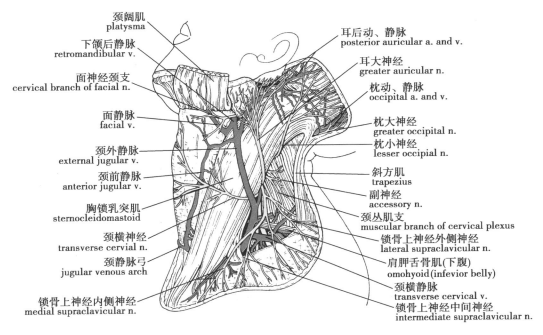

图 2-21 枕三角的内容

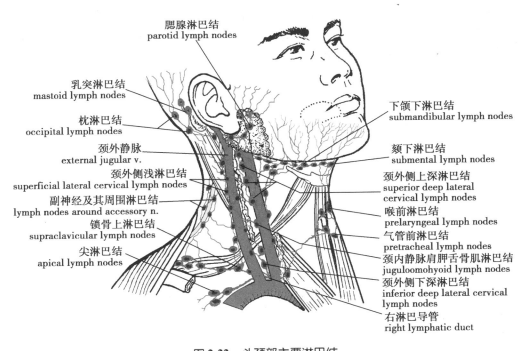

图 2-22 头颈部主要淋巴结

图 2-21），分布于头、颈、胸前上部及肩上部的皮肤。臂丛分支有支配菱形肌的肩胛背神经，该神经位于副神经与臂丛上缘之间，略与副神经平行，但居椎前筋膜深面，可与副神经鉴别。此外，还有支配冈上、下肌的肩胛上神经和入腋区支配前锯肌的胸长神经等（图 7-8、图 7-9）。

二、锁骨上三角

（一）境界

锁骨上三角 supraclavicular triangle：又称肩胛舌骨肌锁骨三角 omoclavicular triangle，由于此三角位于锁骨上方，在体表呈明显凹陷，故又称锁骨上大窝 greater supraclavicular fossa，由胸锁乳突肌后缘、肩胛舌骨肌下腹和锁骨中 1/3 段上缘围成（图 2-21）。其浅面依次为皮肤、浅筋膜及封套筋膜；深面为臂丛、锁骨下动脉、锁骨下静脉、前斜角肌下份及椎前筋膜。

（二）内容及毗邻

1. **锁骨下静脉及静脉角** subclavian vein and jugular angle　锁骨下静脉于第 1 肋外侧缘续于腋静脉，有颈外静脉和肩胛背静脉注入。在该三角内，位于锁骨下动脉第 3 段的前下方；向内经膈神经和前斜角肌下端的前面，达胸膜顶前方，在前斜角肌内侧与颈内静脉汇合成头臂静脉，二者间形成向外上开放的角，称为**静脉角**。胸导管和右淋巴导管分别注入左、右静脉角（图 2-19）。

2. **锁骨下动脉** subclavian artery　经斜角肌间隙进入此三角，走向腋窝。位于三角内的是该动脉的第 3 段，其下方为第 1 肋上面，后上方有臂丛，前下方为锁骨下静脉。在三角内还可见该动脉的直接和间接分支肩胛背动脉（有时发自颈横动脉）、肩胛上动脉和颈横动脉，分支分布至斜方肌深面及肩胛区。

3. **臂丛** brachial plexus　由第 5～8 颈神经和第 1 胸神经前支的大部分组成，臂丛的 5 个根，经斜角肌间隙，锁骨下动脉的后上方进入此三角。臂丛在锁骨下动脉后上方合成 3 个干，各干再分为前、后两股。根、干、股组成臂丛锁骨上部，在锁骨中点上方，为锁骨上臂丛神经阻滞麻醉处。在三角内臂丛发出肩胛背神经、肩胛上神经和胸长神经等。臂丛与锁骨下动脉均由椎前筋膜形成的筋膜鞘包绕。

（齐聪儒　孔维）

三、临床应用要点

（一）锁骨下静脉

锁骨下静脉始末两端都有瓣膜，其在行进中与周围结构密切相连，其管壁与颈固有筋膜、第一肋骨膜、前斜角肌腱膜以及锁骨下肌的筋膜鞘等愈着，因而位置固定。当吸气和臂上举时，可使锁骨下静脉管径加大。手术时若伤及此静脉可发生空气栓塞，上提锁骨时可使静脉的伤口扩大。由于该静脉管径粗大（平均 1.2cm），变异小，位置表浅而恒定，邻近又无重要结构，故临床上多选此处进行静脉穿刺置管。

（二）肺尖癌

肺尖部的肺癌称为上沟癌（Pancoast 癌），可压迫颈交感神经，引起病人眼睑下垂，瞳孔缩小，眼球内陷，同侧额部及胸部无汗或少汗等，即 Horner 综合征。也可压迫臂丛神经引起向上肢内侧放射的烧灼样疼痛，以夜间为甚。

（三）解剖变异与疾病

颈部有时会出现额外的肋，称为颈肋，出现率约为 0.05%～0.1%。颈肋过长时，可压迫臂丛的根或干（主要累及 C_8 和 T_1），引起上肢麻木，感觉异常，颈部活动时疼痛加剧。多沿臂和前臂内侧依次出现，日久往往引起手部肌软弱无力和肌萎缩。异常的肋颈肌或最小斜角肌的出现可使斜角肌间隙变窄，压迫穿行其中的锁骨下动脉和臂丛神经等，从而引起肩下垂，疼痛，感觉异常甚至感觉完全丧失及上肢血供减少，运动无力。

(四) 臂丛神经阻滞麻醉

临床常经斜角肌间沟径路进行臂丛神经阻滞麻醉,在上肢手术中应用较多。由于一些重要结构和臂丛神经毗邻,臂丛神经阻滞有可能出现膈神经、迷走神经、喉返神经、脊髓和颈部交感干麻痹,导致呼吸、循环障碍和声音嘶哑等并发症。从局部解剖学角度分析,斜角肌间沟臂丛神经阻滞麻醉产生并发症的原因,一般多为穿刺方向不当或刺入过深,麻醉药阻滞了臂丛邻近神经所产生。臂丛上干中点至膈神经的水平距离平均1.3cm,至迷走神经的水平距离平均2.2cm,至喉返神经的最近距离平均为4.3cm,至交感干的距离平均为2.9cm,至第六颈椎椎间孔外缘的水平距离平均为3.4cm。为避免肌间沟臂丛阻滞麻醉并发周围有关神经麻痹,在操作上应注意以下两点:①穿刺点若保持在锁骨中点上方3.0cm处,穿向骶尾侧并与皮肤呈30°角,可准确地刺入鞘内达上干中点;②穿刺深度为1.5~2.5cm,防止向下向内穿刺过深。若向内过深可能阻滞膈神经、迷走神经、颈交感干;过深还有可能刺入椎间孔至蛛网膜下隙,导致脊髓麻醉等严重并发症。

第六节 颈 部 淋 巴

颈部淋巴结数目较多,除收纳头、颈部淋巴之外,还收集胸部及上肢的部分淋巴(图2-23)。

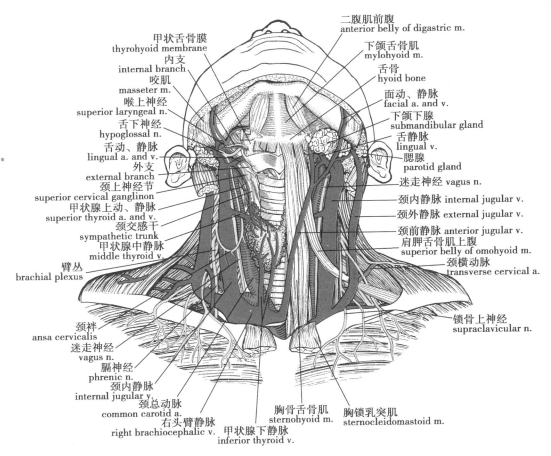

图2-23 颈前区的结构

一、颈上部淋巴结

颈上部淋巴结沿头、颈交界处排列,位置表浅,分为5组(图2-22):

(一)下颌下淋巴结

下颌下淋巴结 submandibular lymph nodes:位于下颌下腺附近,收纳眼、鼻、唇、牙、舌及口底的淋巴,汇入颈外侧上、下深淋巴结。

(二)颏下淋巴结

颏下淋巴结 submental lymph nodes:位于颏下三角内,收纳颏部、下唇中部、口底及舌尖等处淋巴,注入下颌下淋巴结及颈内静脉二腹肌淋巴结。

(三)枕淋巴结

枕淋巴结 occipital lymph nodes:位于枕部皮下,斜方肌止端的浅面,收纳项部和枕部的淋巴,注入颈外侧浅、深淋巴结。

(四)乳突淋巴结

乳突淋巴结 mastoid lymph nodes:位于耳后,胸锁乳突肌上端浅面,收纳颞、顶、乳突区及耳廓的淋巴,注入颈外侧浅、深淋巴结。

(五)腮腺淋巴结

腮腺淋巴结 parotid lymph nodes:位于腮腺表面及实质内,收纳面部、耳廓、外耳道等处的淋巴,注入颈外侧浅淋巴结及颈深上淋巴结。

二、颈前区的淋巴结

颈前区的淋巴结又称**颈前淋巴结** anterior cervical lymph nodes,位于颈前正中部,舌骨下方,两侧胸锁乳突肌、颈动脉鞘之间,分为颈前浅淋巴结及颈前深淋巴结:

(一)颈前浅淋巴结

颈前浅淋巴结 superficial anterior cervical lymph nodes:沿颈前静脉排列,收纳舌骨下区的浅淋巴,其输出管注入颈外侧下深淋巴结或锁骨上淋巴结。

(二)颈前深淋巴结

颈前深淋巴结 deep anterior cervical lymph nodes:分布于喉、甲状腺和气管颈部的前方及两侧,包括喉前淋巴结、甲状腺淋巴结、气管前淋巴结和气管旁淋巴结,收集甲状腺、喉、气管颈部、食管颈部等处淋巴,其输出管注入颈外侧上、下深淋巴结(图2-22)。

三、颈外侧区的淋巴结

颈外侧区的淋巴结即**颈外侧淋巴结** lateral cervical lymph nodes:以颈筋膜浅层为界,分为浅、深两组:

(一)颈外侧浅淋巴结

颈外侧浅淋巴结 superficial lateral cervical lymph nodes:沿颈外静脉排列,收纳腮腺、枕部及耳后部的淋巴,其输出管主要注入颈外侧深淋巴结上群。

(二)颈外侧深淋巴结

颈外侧深淋巴结 deep lateral cervical lymph nodes:主要沿颈内静脉排列,上至颅底,下至颈根部。通常以肩胛舌骨肌和颈内静脉交叉点为界,分为颈外侧上深淋巴结和颈外侧下深淋巴结。

1. **颈外侧上深淋巴结** superior deep lateral cervical lymph nodes 位于胸锁乳突肌深面，排列在颈内静脉周围，收纳颈外侧浅淋巴结、腮腺淋巴结、下颌下及颏下淋巴结的输出管，并收纳喉、气管、食管、腭扁桃体及舌的淋巴，其输出管注入颈外侧下深淋巴结。该组淋巴结群中位于二腹肌后腹与颈内静脉交角处者，称为**颈内静脉二腹肌淋巴结** jugulodigastric lymph nodes，又称角淋巴结，收纳鼻咽部、腭扁桃体及舌根部的淋巴，是舌、鼻咽癌转移较早的局部淋巴结。在枕三角内沿副神经周围分布者，称为副神经淋巴结，主要收纳耳后部的淋巴，其输出管注入颈外侧下深淋巴结或直接注入颈干。

2. **颈外侧下深淋巴结** inferior deep lateral cervical lymph nodes 位于肩胛舌骨肌中间腱下方，排列于颈内静脉和颈横血管周围。其中位于颈内静脉与肩胛舌骨肌中间腱交角处的淋巴结，称为**颈内静脉肩胛舌骨肌淋巴结** juguloomohyoid lymph nodes，收纳舌尖部的淋巴，舌尖癌首先转移至该淋巴结。另有淋巴结沿颈横血管排列称为**锁骨上淋巴结** supraclavicular lymph nodes，主要收纳颈外侧上深淋巴结的输出管及气管的淋巴，成为头、颈淋巴结的集合处。其输出管汇合成颈干，左侧注入胸导管，右侧注入右淋巴导管，或直接注入静脉角。位于左颈根左侧斜角肌处的淋巴结称为 Vichow 淋巴结，当食管下部癌或胃癌转移时，常累及该淋巴结。在临床体检时，常在胸锁乳突肌后缘和锁骨上缘的交角处触摸到肿大的淋巴结。

（马泉 孔维）

第七节 颈部的解剖操作

一、解剖颈前区和胸锁乳突肌区

（一）体位和切口

尸体取仰卧位，垫高肩部，以使头部尽量后仰。结合活体，扪认以下体表标志：下颌骨下缘、下颌角、乳突、舌骨、甲状软骨和喉结、胸骨颈静脉切迹、锁骨、肩峰等。取如下切口（图1-25）：①从颏下中点沿颈前正中线向下切至胸骨颈静脉切迹中点止；②自颈部正中切口的上端向左、右沿下颌骨下缘向外后，经下颌角、耳廓后方延至乳突；③从颈部正中切口的下端向左、右沿锁骨上缘切至肩峰；④从正中切口处剥离皮片，逐渐向外侧翻起，深浅以暴露颈阔肌为度。

（二）颈部层次

1. 解剖浅层结构

（1）颈阔肌的解剖观察：观察颈阔肌的起止点和肌纤维走向后，横断该肌中部，并将断端向上、下翻起。此肌深面有颈丛皮支、面神经的颈支和下颌缘支、颈部的浅静脉和浅淋巴结，注意勿损伤这些结构。

（2）浅静脉的解剖观察：在颈部正中线两侧浅筋膜内寻找颈前静脉，向下追至其穿入深筋膜处。在下颌角后下方，沿胸锁乳突肌表面剖出颈外静脉追踪至锁骨上方穿入深筋膜处（图2-23）。寻找静脉周围的浅淋巴结，观察记录后清除之。

（3）解剖颈丛皮支：于胸锁乳突肌后缘中点向前、向上、向下清理颈丛皮支，修洁在胸锁乳突肌表面上行至耳廓和腮腺区的耳大神经及其后方上至枕区的枕小神经。在胸锁乳突肌中份表面寻找颈横神经。向下于锁骨内侧端、中份和外侧端处寻找锁骨上神经的3个分支（图2-23）。

2. 颈筋膜浅层(封套筋膜)的解剖观察

(1) 颈筋膜浅层的解剖观察：游离并保留颈部浅静脉、颈丛皮支,清理表面的脂肪,观察浅筋膜浅层包被颈部的形态。此筋膜自颈部前正中线起,向两侧覆盖颈前区,向后包裹胸锁乳突肌,进而覆盖颈外侧区,再向后包裹斜方肌,延至项部。在颈中部该筋膜与舌骨体紧密连接。

(2) 胸骨上间隙的解剖观察：于胸骨柄上方,水平切开封套层,切口向两侧延长至胸锁乳突肌前缘,转向上沿该肌前缘切开约 3～5cm,将此筋膜瓣翻向上,显露胸骨上间隙,在此间隙内寻找连接左右颈前静脉的颈静脉弓及其附近的淋巴结。

3. 解剖舌骨上区

(1) 解剖颏下三角：清除颏下深筋膜浅层和颏下淋巴结,辨认颏下三角由左、右两侧二腹肌前腹与舌骨体围成。三角深面为下颌舌骨肌。

(2) 解剖下颌下三角：下颌下三角由二腹肌前、后腹和下颌骨下缘围成。显露二腹肌前、后腹,确认下颌下三角的境界后,切开深筋膜浅层形成的下颌下腺鞘,清除邻近的下颌下淋巴结,观察下颌下腺的位置和毗邻结构。

1) 解剖面动脉：在下颌下腺表面找出面静脉,在下颌下腺与下颌骨之间解剖出面动脉。追踪面动脉,可见其绕下颌骨下缘至面部。

2) 解剖下颌舌骨肌及神经：将下颌下腺翻向上,修洁二腹肌后腹和茎突舌骨肌,切断二腹肌前腹在下颌骨上的附着点,向下翻转,修洁三角深面的下颌舌骨肌,应注意该肌表面前行的下颌舌骨肌神经(图 1-16)。

3) 解剖舌骨舌肌浅面的结构：切断下颌舌骨肌在舌骨上的附着部,将下颌舌骨肌翻向上,显露其深面的下颌下腺深部、下颌下腺导管、舌神经、舌下神经及舌骨舌肌。沿舌下神经向后上追踪,并寻找颈袢上根。在舌骨大角上方与舌下神经之间,寻认舌动脉及其伴行的静脉。该动脉自舌骨舌肌后缘潜入其深面。舌神经先位于下颌下腺导管后上方,然后向前经该管的外侧,绕至该管的内侧,分布于舌(图 2-8)。

4. 解剖胸锁乳突肌区和舌骨下区

(1) 解剖胸锁乳突肌：切断此肌在胸骨柄和锁骨上的附着部,翻向上,注意支配此肌的副神经及颈外动脉的分支均在此肌上 1/3 深面进入该肌。副神经继续走向后下,入颈外侧区,暂不追查。

(2) 舌骨下诸肌和颈袢的解剖学观察：修洁舌骨下肌群,在各肌外侧缘筋膜中,剖出颈袢至各肌的分支,并沿分支向上追踪颈袢至颈动脉鞘前壁。平胸骨柄上缘切断胸骨舌骨肌,翻向上方。修洁深层的胸骨甲状肌和甲状舌骨肌。切断胸骨甲状肌下端并翻起,暴露甲状腺、喉和气管等。观察气管前筋膜,又称颈深筋膜中层。它紧贴舌骨下肌群后面,覆于气管前方,并包裹甲状腺形成腺鞘。在颈动脉鞘前壁附近寻找并追踪颈袢的上、下根。观察来自第一颈神经前支的上根与舌下神经的关系和来自第 2、3 颈神经前支的下根和上根的关系。

(3) 肌三角的解剖观察

1) 肌三角的构成：查证肌三角是由颈前正中线、胸锁乳突肌前缘及肩胛舌骨肌上腹围成。

2) 甲状腺及被膜的解剖观察：在暴露甲状腺和邻近颈部器官时,注意观察颈深筋膜中层包裹甲状腺形成的腺鞘,又称甲状腺假被膜。切开假被膜,进入囊鞘间隙。再切开甲状腺外膜,又称真被膜,即纤维囊。观察甲状腺侧叶、峡部和锥状叶。

3)甲状腺周围血管和神经的解剖观察:在甲状腺上极附近,剥离筋膜寻找甲状腺上动、静脉,并在其内后方,找出与其伴行的喉上神经喉外支。观察喉外支离开该动脉处距甲状腺上极的距离约为1cm。进一步沿甲状腺上动脉的本干寻找喉上动脉及其伴行的喉上神经喉内支,追踪至穿甲状舌骨膜处。在甲状腺侧叶的外侧缘中份,查看有无甲状腺中静脉,若有,则查证其向外侧汇入颈内静脉。将甲状腺侧叶向内侧翻起,于下极处寻认甲状腺下动脉,可追至自甲状颈干的发起处。将甲状腺侧叶后部尽量向前内牵拉,在气管食管旁沟内找寻喉返神经,注意观察该神经与甲状腺下动脉的交叉关系。

4)甲状旁腺的观察:解剖甲状腺后,于甲状腺侧叶后面上、下部腺实质或结缔组织内寻认上、下甲状旁腺。

(4)颈动脉三角的解剖观察

1)颈动脉三角的构成:清除舌骨下区深筋膜浅层,修洁后,查看颈动脉三角的边界由胸锁乳突肌上份前缘、肩胛舌骨肌上腹和二腹肌后腹构成。

2)颈动脉鞘的解剖观察:纵向切开颈动脉鞘,探查鞘内结构。观察颈总动脉、颈内动脉、颈内静脉和迷走神经的位置关系。解剖颈内静脉,仔细清理并观察该静脉的毗邻关系,向下追踪至胸膜顶前方,观察其与锁骨下静脉形成静脉角的情况。观察颈内静脉的各属支(面静脉、舌静脉和甲状腺上、中静脉)后,分别清除之。辨认颈总动脉末端和颈内动脉起始处的颈动脉窦。在颈内、外动脉分叉处的后方,寻认颈动脉小球以及至小球和窦的神经(舌咽神经的颈动脉窦支)后(图2-24),向上分别修洁颈内和颈外动脉。将颈内静脉和颈总动脉、颈内动脉、颈外动脉分别向两侧拉开,在两者深面找寻迷走神经干。在喉旁找到喉上神经后,可追至迷走神经发出处。沿颈动脉鞘找寻颈深淋巴结群。以肩胛舌骨肌中间腱为界

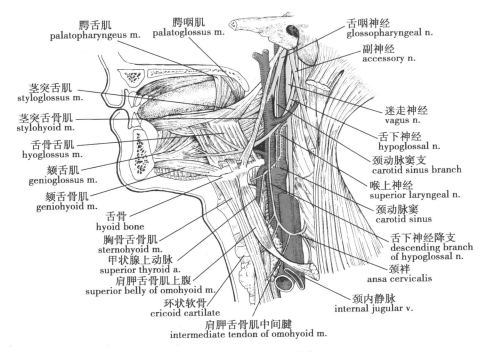

图 2-24 舌咽、迷走、副神经

可将该群淋巴结分为上、下两组。

3）观察颈外动脉分支：解剖出颈外动脉起始部后，向上依次寻找颈外动脉的分支：甲状腺上动脉、舌动脉和面动脉等。甲状腺上动脉走向前下，分布于喉和甲状腺；舌动脉在舌骨大角上方向前上，潜入口腔底部；面动脉通过二腹肌后腹与茎突舌骨肌深侧入下颌下三角。在颈外动脉和颈内动脉的浅面剖查舌下神经，可向前上，经二腹肌后腹深面追至下颌下三角。

二、解剖颈外侧区和颈根部

（一）观察颈外侧区的构成和境界

将胸锁乳突肌放回原位，观察颈外侧区境界由胸锁乳突肌后缘、斜方肌前缘和锁骨中 1/3 上缘围成。该区被肩胛舌骨肌下腹分为枕三角和锁骨上三角。

（二）枕三角的解剖观察

1. 解剖浅层结构　清除颈外侧区浅筋膜，在枕三角内清除封套筋膜，注意观察其深面的副神经。

2. 解剖深层结构

（1）副神经的解剖观察：副神经由胸锁乳突肌后缘上、中 1/3 交界处（一般在颈丛皮支穿出点上方）斜向外下，至斜方肌前缘中、下 1/3 交界处，入斜方肌深面。修洁副神经，并找出沿副神经周围排列的副神经淋巴结。另外，在副神经下方约一横指处有第 3、4 颈神经前支的分支（肌支）与副神经并行，进入斜方肌深面。

（2）颈丛的解剖观察：将颈内静脉和颈总动脉拉向内侧，清理出颈丛各根及颈丛分支。颈丛的深面为肩胛提肌和中斜角肌，颈丛下方为前斜角肌。追踪颈丛发出的膈神经，该神经从前斜角肌上份的外侧缘向内、下，沿前斜角肌表面下降，入胸腔。

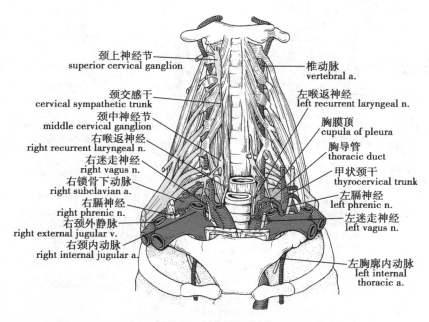

图 2-25　颈根部的结构

（3）臂丛及其分支的解剖观察：在前斜角肌外侧解剖臂丛的上、中、下干。沿三干向内侧追踪臂丛的5个根（颈$_5$～胸$_1$的前支）。由臂丛的上干或上干的后股追寻由第5颈神经根向背侧走行，支配菱形肌的肩胛背神经；向后走行支配冈上、下肌的肩胛上神经。以上二神经因向后分布至肩背部，故可待肩背部解剖时再继续追寻。沿臂丛和中斜角肌之间寻找来自第5、6、7颈神经根的胸长神经，该神经由第1肋外侧跨越前锯肌上缘进入腋腔，支配前锯肌。

（三）锁骨上三角的解剖观察

1. 锁骨下静脉和静脉角的解剖观察　解剖锁骨下静脉，该静脉沿前斜角肌前方向内侧与颈内静脉汇合成静脉角，末端收集颈外静脉。

2. 锁骨下动脉的解剖观察　在前斜角肌内侧，清理锁骨下动脉第1段及其分支。在该段动脉的上壁，由内侧向外侧依次寻找椎动脉和甲状颈干；在下壁与椎动脉起点相对处找出胸廓内动脉；在动脉后方寻找由其后壁发出的肋颈干；在斜角肌间隙内清理被前斜角肌覆盖的锁骨下动脉第2段；在前斜角肌的外侧解剖锁骨下动脉第3段。有时此段可发出颈横动脉或肩胛上动脉。

（四）颈根部的解剖观察

1. 暴露颈根部　离断胸锁关节，在锁骨中、外1/3交界处锯断锁骨。分离锁骨下肌，取下离断的锁骨。清理颈外侧区深筋膜，显露锁骨下动、静脉，椎动脉三角。

2. 静脉角和淋巴导管的解剖观察　复查静脉角的形成，在左静脉角处仔细寻找自颈动脉鞘后方，向外上方走行，再折向前下，跨越左锁骨下动脉前方，注入静脉角的胸导管。其管壁呈串珠状，直径约1.5mm，似小静脉，经颈动脉鞘后方向内下追踪胸导管至出胸廓上口为止。在右静脉角处寻认右淋巴导管（有时缺如），管长约1cm。两导管注入静脉角前，分别收集同侧的颈干、锁骨下干和支气管纵隔干。

3. 膈神经及锁骨上淋巴结的解剖观察　解剖位于肩胛舌骨肌中间腱下方、颈内静脉和颈横血管周围、锁骨上大窝内的锁骨上淋巴结。其输出管集合成颈干，左侧注入胸导管，右侧注入右淋巴导管，或直接注入静脉角。位于左颈根部静脉角处的淋巴结称为Virchow淋巴结。在锁骨下静脉后方、前斜角肌表面追踪膈神经的下行，入胸腔。

4. 迷走神经及喉返神经的解剖观察　修洁颈内静脉和颈总动脉并向下追踪两者之间后方的迷走神经。右迷走神经经颈内静脉后方、锁骨下动脉第1段前方入胸腔，并发出右喉返神经，勾绕锁骨下动脉，走向后上，进入气管、食管旁沟。左迷走神经经左颈总动脉和左锁骨下动脉间进入胸腔，经主动脉弓的前方，于该动脉的下缘处发出左喉返神经，勾绕主动脉弓返回颈部。

5. 锁骨下动脉的解剖观察　修洁锁骨下动脉各段，查证各分支。在锁骨下动脉第1段起始部寻找椎动脉，可见它上行穿上6个颈椎横突孔入颅。在椎动脉起点相对处下方，寻找出胸廓内动脉，可见其下行入胸腔。在椎动脉外侧寻找甲状颈干，并向上追踪其各分支：①甲状腺下动脉至甲状腺下极；②颈横动脉经前斜角肌和膈神经的浅面横行向外，入斜方肌深面；③肩胛上动脉位于颈横动脉下方，经膈神经和前斜角肌前方、锁骨后方至肩胛区。清理被前斜角肌覆盖的锁骨下动脉第2段。在前斜角肌的外侧修洁锁骨下动脉第3段。臂丛的下干位于该段动脉的后方。

6. 椎动脉三角的解剖观察　清理并观察椎动脉三角的境界：内侧界为颈长肌外侧缘，外侧界为前斜角肌内侧缘，下界为锁骨下动脉第1段，尖为第6颈椎横突前结节，后壁为第 7 颈椎横突、第 8 颈神经前支、第 1 肋颈和胸膜顶。再查认三角内的结构：椎动、静脉和甲状腺下动脉。在椎动脉的后方、第 1 肋颈附近寻找颈交感干的颈下（星状）神经节，沿颈交感干向上可见颈中和颈上神经节。颈上神经节呈梭形，较大，易辨认；颈中神经节较小，不明显。

7. 胸膜顶的观察　颈根部各结构均已暴露，用手指在颈根部触摸胸膜顶，以理解胸膜顶的位置，并查看它在颈根部的毗邻，测量和查证其于颈根部的体表投影。

（马泉　郭森）

第 三 章

胸　部

第一节　概　述

【学习要点】

胸部的境界和体表标志,胸部的标志线及其临床意义。

胸部 thorax 位于颈部与腹部之间,两侧与上肢相移行,由胸壁、胸腔及其内容物所组成。**胸壁** thoracic wall 的支架是胸廓,表面覆以皮肤、筋膜和肌等软组织,胸内筋膜衬于其内面。胸壁和膈围成**胸腔** thoracic cavity,呼吸系统和脉管系统的主要器官位于其中。胸腔中部被纵隔占据,其内容纳心、出入心的大血管、食管、气管、胸导管等器官,两侧部为肺和胸膜囊。

一、境界与分区

(一)境界

胸部上界是自颈静脉切迹、锁骨上缘、肩峰至第 7 颈椎棘突的连线;下界是自剑胸结合向两侧沿肋弓、第 11 肋前端、第 12 肋下缘至第 12 胸椎棘突的连线;两侧上部以三角肌前后缘与上肢分界。膈呈穹隆形向上凸入胸腔,使得胸壁所标志的胸部表面范围大于胸腔的实际范围,故上腹部部分器官,如肝、脾、肾等被胸壁下部所遮盖。当胸部下份外伤时,可同时累及上述脏器。

(二)分区

1. **胸壁**　胸壁通常分为胸前区、胸外侧区和胸背区三部分。胸前区位于前正中线与腋前线之间;胸外侧区位于腋前线与腋后线之间;胸背区位于腋后线与后正中线之间,是脊柱区的一部分。

2. **胸腔**　胸腔分为三部分,即中部的纵隔和位于其两侧容纳肺和胸膜囊的左、右部。

二、体表标志及标志线

(一)体表标志

1. **颈静脉切迹** jugular notch　为胸骨柄上缘的凹陷,平对第 2、3 胸椎之间的椎间盘。

2. **胸骨角** sternal angle　为胸骨柄与胸骨体连接处稍向前突的角,体表易触及。该角平对两侧的第 2 肋软骨,是计数肋的标志。向后平对第 4 胸椎体下缘,纵隔内一些重要脏器在胸骨角至第 4 胸椎体下缘平面的行程和形态发生改变,如主动脉弓与升、降主动脉的分界处,气管分为左、右主支气管,胸导管由右转向左行,左主支气管与食管交叉等。

3. **剑突** xiphoid process   上接胸骨体处称剑胸结合,平第 9 胸椎,上端两侧缘与第 7 肋软骨相连,下部游离并伸至腹前壁上部。

4. **锁骨和锁骨下窝**   锁骨 clavicle 从颈静脉切迹至肩峰全长均可以触及,其中、外 1/3 交界处下方有一凹陷,称**锁骨下窝** infraclavicular fossa。此窝深处有腋动、静脉和臂丛经过,于该窝内,锁骨下方一横指处,可触摸到肩胛骨的喙突。

5. **肋弓和胸骨下角**   肋弓 costal arch,由第 7、8、9、10 肋软骨相连而成,是肝、脾的触诊标志。剑胸结合与两侧肋弓共同围成**胸骨下角** infrasternal angle,角内有剑突。剑突与肋弓之间的夹角称为剑肋角,左侧剑肋角是心包穿刺常用的进针部位。肋弓的最低部位是第 10 肋,此处平对第 2、3 腰椎体之间。

6. **肋和肋间隙**   沿胸骨角平面摸到第 2 肋,依次向下可触及下方的肋 ribs 及肋间隙 intercostal space。两者可作为胸腔或腹腔上部器官的定位标志,例如在左第 5 肋间隙、锁骨中线内侧约 1～2cm 的位置,可看见或触及心尖搏动。

7. **肩胛下角**   两臂自然下垂时,下角平对第 7 肋或第 7 肋间隙。

8. **乳头** mammary papilla   男性乳头一般在锁骨中线与第 4 肋间隙交界处,女性乳头略低,稍偏外下方。

(二)标志线(图 3-1)

系指通过胸部的骨性或肌性标志所作的垂直线,常用以表示胸部器官的位置关系和临床诊疗定位。

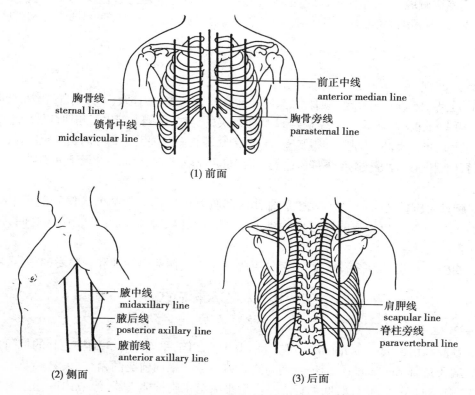

图 3-1 胸部标志线

1. **前正中线** anterior median line　经胸骨正中所作的垂直线。此线将胸前区分为左、右对称的两部。

2. **胸骨线** sternal line　经胸骨最宽处外侧缘所作的垂直线。

3. **锁骨中线** midclavicular line　经锁骨中点所作的垂直线。

4. **胸骨旁线** parasternal line　经胸骨线与锁骨中线之间中点所作的垂直线。

5. **腋前线和腋后线** anterior and posterior axillary line　分别经腋前、后襞与胸壁交界处所作的垂直线。

6. **腋中线** midaxillary line　经腋前、后线之间中点所作的垂直线。

7. **肩胛线** scapular line　两臂下垂时经肩胛骨下角所作的垂直线。

8. **脊柱旁线** paravertebral line　沿脊柱横突外侧端所作的连线,常为一稍凸向内侧的弧形线。

9. **后正中线** posterior median line　经身体后面正中的垂直线,相当于各棘突尖的连线。

第二节　胸　　壁

【学习要点】

1. 肋间前、后动脉的来源,分布特点;胸腹壁静脉的回流及其临床意义。

2. 女性乳腺的构成、淋巴回流以及与乳腺癌转移的关系。

3. 胸壁深层筋膜及肌肉的配布;固有胸壁的构成;肋骨、肋间诸肌、胸内筋膜等的配布。

胸壁由胸廓和软组织构成。本节仅介绍胸前、外侧区的层次结构,胸背区在脊柱区叙述。

一、浅　层　结　构

(一)皮肤

胸前区、外侧区皮肤较薄,除胸骨表面皮肤外,余部均有较大的活动性。胸前部皮肤面积大,且颜色、质地与面部相近,可用于颌面部创伤修复。

(二)浅筋膜

胸部的浅筋膜与相邻部位的浅筋膜相延续,其内含脂肪、皮神经、浅血管、浅淋巴管和乳腺等组织。

1. **皮神经**　胸前、外侧区的皮神经来自颈丛及肋间神经的分支(图 3-2)。

(1) **锁骨上神经** supraclavicular nerves:3～4 支,属于颈丛皮支,由颈丛发出后向下经锁骨的前面,分布于胸前区上部和肩部皮肤。

(2) **肋间神经的外侧皮支和前皮支**:肋间神经于腋前线附近(或腋中线)发出外侧皮支,分布在胸外侧区和胸前区外侧部皮肤;自胸骨两侧发出的前皮支,分布于胸前区内侧部皮肤。肋间神经的皮支分布具有两个明显的特征:①自上而下按神经序数排列,**呈节段性和带状分布**:第 2 肋间神经皮支分布于胸骨角平面的皮肤,其外侧皮支发出的肋间臂神经分布于臂内侧部皮肤;第 4 肋间神经分布于乳头平面;第 6 肋间神经分布于剑胸结合平面;第 8 肋间神经至肋弓平面。根据皮神经的分布特点,可判断麻醉平面和脊髓损伤节段;②**重叠分**

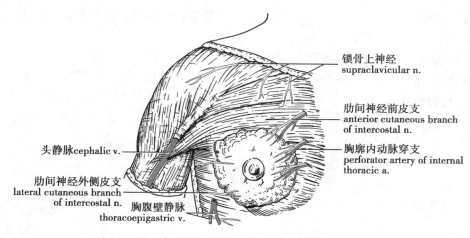

图 3-2   胸前、外侧区的浅血管和皮神经

布,即相邻的 2 条皮神经分布区互相重叠,共同管理一带状区域的皮肤感觉。故当一条肋间神经受损时,其分布区的感觉障碍并不明显,只有相邻两条肋间神经均受损时,才出现两者所共同管理区域的感觉障碍。

2. 血管

(1) **动脉**:主要来自胸廓内动脉、肋间后动脉和腋动脉的分支。

1) 胸廓内动脉穿支:在距胸骨侧缘约 1cm 处发出,与肋间神经前皮支伴行,分布至胸前区内侧部(图 3-2)。通常女性的第 2~4 穿支较粗大,发出分支至乳房,在行乳癌根治术时,注意结扎这些血管。

2) 肋间后动脉的外侧穿支:与肋间神经外侧皮支伴行,分布于胸前、外侧区的皮肤、肌肉和乳房。

(2) **静脉**:与胸廓内动脉和肋间后动脉的穿支伴行的静脉,分别汇入胸廓内静脉和肋间后静脉。

胸腹壁静脉 thoracoepigastric veins 起自脐周静脉网,经腹壁上部至胸前外侧部,并行向上外,汇入**胸外侧静脉** lateral thoracic vein,收集腹壁上部、胸前外侧区浅层的静脉血。此静脉是联系上、下腔静脉的重要通道之一,当门静脉血液回流受阻而致门静脉高压时,借此静脉可建立门-腔静脉侧支循环,静脉因血流量增大而出现曲张。

3. 胸部皮瓣和肌皮瓣

(1) 胸前外侧壁外侧皮瓣:该部位皮肤薄,皮纹细,色泽良好,血管长,是头面部植皮较理想的皮瓣供区。皮瓣的主要动脉为胸外侧动脉,主要皮下静脉为胸腹壁静脉。

(2) 胸大肌皮瓣:胸大肌肌纤维丰厚,切取带血管神经蒂的肌皮瓣,适用于受区肌肉功能的重建,肌皮瓣的主要血管为胸肩峰血管,经锁骨中点下方约 3~5cm 处入肌;主要神经来自臂丛的胸内、外侧神经。

(三)乳房

乳房是皮肤的特化器官,因其形态发育受激素的影响,故具有明显的性别特征。

1. 位置和形态结构   乳房 mamma 儿童和男性不发达。青春期未授乳女性的乳房呈半球形。位于第 2~6 肋高度,胸骨旁线与腋中线之间。乳房由乳腺、脂肪和皮肤等构成(图 3-3)。**乳腺** mammary gland 位于胸大肌表面,浅筋膜浅、深两层之间,结缔组织将其分隔成 15~

20 个腺叶,每个腺叶又分为若干乳腺小叶。每一腺叶均有一支末端开口于乳头的**输乳管** lactiferous ducts,其以乳头为中心呈放射状排列。当行乳腺内脓肿切开引流术时,宜作放射状切口,以免损伤输乳管。腺叶间脂肪组织包于乳腺周围,称脂肪囊。其内有许多结缔组织纤维束,一端连于皮肤和浅筋膜浅层,另一端连于胸肌筋膜,称为**乳房悬韧带**或 **Cooper 韧带**。韧带两端固定,且无伸展性。乳腺癌时,病灶部位的韧带相对缩短,向内牵引致使皮肤形成许多小凹陷。乳房基底面稍凹陷,与胸肌筋膜间形成一结缔组织间隙,称**乳房后隙**。因此乳房可轻度移动,乳腺癌时,乳房可被固定于胸前壁而影响移动。炎症所致的乳房后间隙脓肿易向下扩散,宜行低位切开引流术。

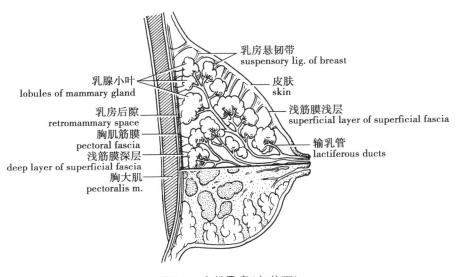

图 3-3　女性乳房(矢状面)

2. **血管神经**(图 3-2)

(1) **动脉**:乳房的血供主要来自胸廓内动脉的肋间前支、胸外侧动脉、胸肩峰动脉的分支和上 4 条肋间后动脉的前穿支。在这些血供来源中,胸外侧动脉约占 68%,胸廓内动脉占 30%。

(2) **静脉**:乳房有浅、深静脉。深静脉和同名动脉伴行,注入胸廓内静脉、肋间后静脉及腋静脉。胸廓内静脉是乳房静脉血回流的主要静脉,也是乳腺癌肺转移的重要途径之一。

(3) **神经**:乳房分布的神经主要是锁骨上神经的分支和第 2~6 肋间神经的前、外侧皮支。其中感觉神经纤维管理乳房的感觉,而交感神经纤维管理腺体分泌和平滑肌收缩。

3. **淋巴回流**(图 3-4)　女性乳房淋巴管较为丰富,分为浅、深两组,浅组分布于皮下和皮内,深组分布于乳腺小叶四周和输乳管壁内。两组之间广泛吻合。乳房的淋巴主要回流到腋淋巴结,部分注入胸骨旁淋巴结、胸肌间淋巴结及膈上淋巴结。

(1) **乳房外侧部和中央部的淋巴管**:主要汇入腋淋巴结的胸肌淋巴结(前群),是乳房淋巴回流的主要途径。

(2) **乳房上部的淋巴管**:汇入腋淋巴结群的尖淋巴结(尖群)和锁骨上淋巴结。

(3) **乳房内侧部的淋巴管**:一部分汇入胸骨旁淋巴结,另一部分与对侧乳房的淋巴管相吻合。

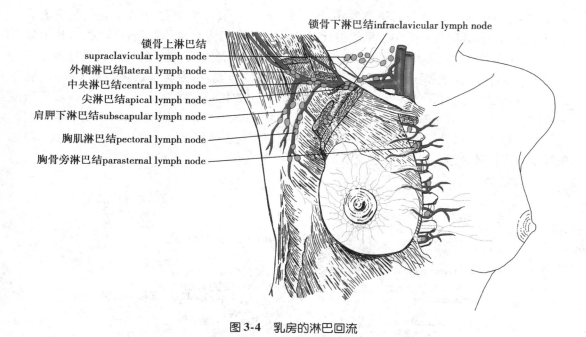

图 3-4 乳房的淋巴回流

（4）**乳房内下部的淋巴管**：注入膈上淋巴结前组，并与腹前壁上部和膈下淋巴管相吻合，间接地与肝的淋巴管相通。

（5）**乳房深部的淋巴管**：经乳房后间隙汇至胸肌间淋巴结或尖淋巴结。胸肌间淋巴结位于胸大、小肌之间，又称 Rotter 结。

乳房浅淋巴管网广泛吻合，且两侧相互交通。当乳腺癌累及浅淋巴管时，可导致淋巴回流受阻，引起皮肤淋巴水肿，使乳房局部皮肤呈"橘皮样"改变，可作为乳腺癌诊断的重要依据之一。

二、深 层 结 构

（一）深筋膜（图 3-5）

胸前、外侧区的深筋膜分为浅、深二层。浅层附着在胸大肌表面，向上附于锁骨，向内侧与胸骨骨膜相连，向后、向下分别与胸背部深筋膜浅层、腹部深筋膜相移行。深层位于胸大肌深面，覆盖在前锯肌表面。上端附着于锁骨，向下包裹锁骨下肌和胸小肌。其中张于喙突、锁骨下肌和胸小肌上缘的部分称**锁胸筋膜** clavipectoral fascia。胸肩峰动脉的分支和胸内、外侧神经由此筋膜深面穿出至胸大、小肌；胸肩峰静脉、头静脉和淋巴管则穿过该筋膜进入腋腔。手术切开锁胸筋膜时应注意避免损伤行经此处的胸内、外侧神经。

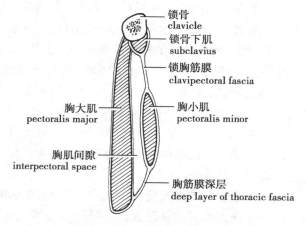

图 3-5 胸前区深筋膜

（二）肌层

胸前、外侧区肌层由胸肌和部分腹肌组成。由浅至深分为四层：第一层为胸大肌、腹外斜肌和腹直肌上部；第二层为锁骨下肌、胸小肌和前锯肌；第三层为肋间肌；第四层为胸横肌。

1. **胸大肌** pectoralis major　位于胸前区，据起始部位不同，可分为锁骨部、胸肋部和腹部。由胸内、外侧神经支配。胸肩峰动脉的胸肌支和胸廓内动脉的穿支是其主要血供来源，两者分别与胸外侧神经、肋间神经前皮支伴行且组成血管神经束。

2. **前锯肌** serratus anterior　位于胸外侧区，为一宽薄的扁肌，由胸长神经支配。血供主要来自胸背动脉。若手术不慎损伤胸长神经，可出现"翼状肩"的体征。

胸大肌和前锯肌较为宽大，且位置表浅，可用于肌瓣的移植。胸部手术中胸大肌可作填充残腔或修补胸壁缺损之用，此外，胸小肌和肋骨带血管蒂的肌皮瓣可用于下颌骨和面部缺损的修补。

（三）肋间隙

肋与肋之间的间隙称为**肋间隙** intercostal space，肋间肌、血管、神经、筋膜等结构位于此间隙。肋间隙一般上部和前部较宽，下部和后部较窄，且可随体位变化而改变。第6和第7肋软骨紧密邻接，故胸骨旁的第6肋间隙非常窄。肋弯曲且有弹性，但第5～8肋曲度相对较大，并且缺乏一定的活动度，因而第5～8肋易发生骨折。骨折的断端若向内移位，可损伤胸膜和肋间血管神经，甚至刺破壁胸膜和肺，引起血胸、气胸和肺不张。

1. **肋间肌**　位于相邻两肋之间。由浅至深分别为肋间外肌、肋间内肌和肋间最内肌。

（1）肋间外肌 intercostales externi：位于肋间隙浅层，起自上位肋骨的下缘，肌束斜向前下止于下位肋骨的上缘。其范围自肋结节处起始至前端肋与肋软骨结合处止，再向前即被肋间外膜 external intercostal membrane 所替代。

（2）肋间内肌 intercostales interni：位于肋间外肌的深面，起自下位肋骨的上缘止于上位肋骨的下缘，其纤维束与肋间外肌者相交错，其范围自胸骨的侧缘至后方的肋角处，再向后即被肋间内膜 internal intercostal membrane 所替代。

（3）**肋间最内肌** intercostales intimi：位于肋间内肌深面。该肌薄弱而不完整，仅分布于肋间隙中1/3部。肌纤维自下斜向前上，与肋间内肌相同，肋间血管神经走行于该二肌之间。因肋间隙前、后部无该肌，故肋间神经直接与其深面的胸内筋膜相邻。当胸膜感染时，可刺激神经引起肋间神经痛。

2. **肋间血管和神经**（图3-6、图3-7）

（1）**肋间后动脉** posterior intercostal arteries：共9对，起自胸主动脉，行于第3～11肋间隙内，有同名静脉和肋间神经伴行。此动脉始部行于胸内筋膜与肋间内膜之间，在肋角附近发出一较小的分支，沿下位肋上缘走行，称为下支；本干则称为上支，上支在肋间内肌与肋间最内肌之间沿肋沟前行。上、下支动脉在肋间隙前部与胸廓内动脉的肋间前支相吻合。肋间后动脉沿途分支分布于胸前外侧区，其中第2～4支较大，分布于乳房。下三对肋间后动脉不分上下支。第1、2肋间隙的动脉来自肋颈干的分支。

（2）**肋间后静脉** posterior intercostal veins：肋间后静脉向前与胸廓内静脉交通，向右侧汇入奇静脉，向左侧则汇入半奇静脉或副半奇静脉。

（3）**肋间神经** intercostal nerves：行于相应肋间隙的11对胸神经前支，称为肋间神经。肋间神经沿肋沟前行，其间有肋间后血管伴行，至腋前线处发出外侧皮支。第2肋间神经外

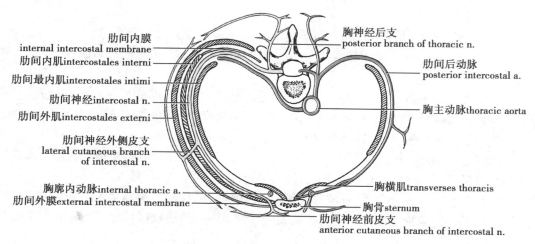

图3-6 肋间后动脉和肋间神经

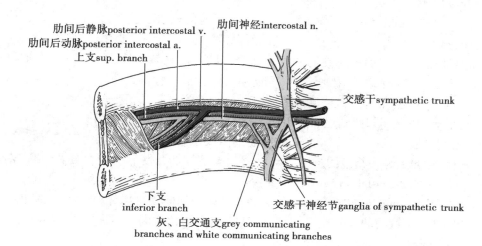

图3-7 肋间后血管和神经

侧皮支跨腋腔分布于臂内侧皮肤,称**肋间臂神经**,乳腺癌根治术应注意保护此神经。如术后臂内侧皮肤麻木,可能损伤了该皮神经。肋间神经本干行至胸骨外侧约1cm处浅出,易名为前皮支。行于第12肋下方的第12对胸神经前支称为**肋下神经**。行肋间神经阻滞时,通常临床首选肋角与腋后线之间肋骨下缘进针。因肋间神经分布重叠,应注意同时封闭肋间隙中上、下位相邻的神经。肋间后动、静脉和肋间神经从脊柱至肋角间这一段排列走行无一定的规律;肋角至腋中线之间三者排列顺序从上至下为静脉、动脉、神经,沿肋沟内走行;腋中线至胸骨之间,肋间血管分为上、下两支,分别沿肋上、下缘走行。因此,胸膜腔穿刺宜在肋角外侧进行、稍靠肋骨的上缘进针(图3-8)。临床通常选择在肩胛线第8~9肋间隙进行穿刺。

(四)胸廓内动、静脉和淋巴结(图3-9)

1. **胸廓内动脉** internal thoracic artery 由锁骨下动脉第一段向下发出,在锁骨下静脉后方,经胸膜顶前方入胸腔。沿胸骨外侧约1.25cm处第1~6肋软骨后面下行,上段部分紧贴胸内筋膜前方走行,下段部分走行于胸横肌前面;至第6肋间隙处,分为**肌膈动脉**和**腹壁上**

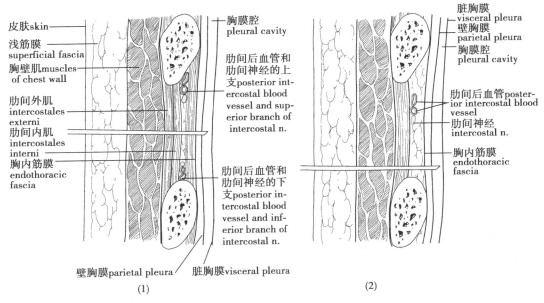

图 3-8 胸壁层次及胸膜腔穿刺部位

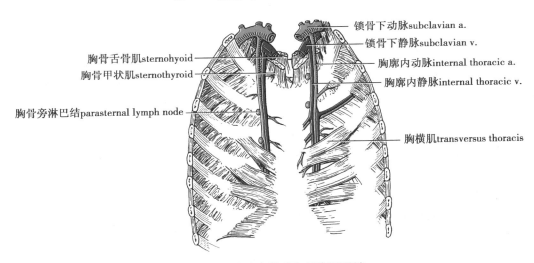

图 3-9 胸廓内血管和胸骨旁淋巴结

动脉两终支。沿途发出以下分支：心包膈动脉与膈神经伴行，分布于心包和膈；肋间前支在上 6 个肋间隙向外侧走行，分布至肋间隙前部，其发出的上下分支与肋间后动脉吻合；穿支与肋间神经前皮支一同浅出，分布于胸前壁内侧部皮肤，女性的第 2~4 穿支还分布于乳房。

2. **胸廓内静脉** internal thoracic veins　每侧两支，与同名动脉伴行一段后，合为一支静脉，行于动脉内侧。左侧胸廓内静脉汇入左头臂静脉，右侧注入上腔静脉与头臂静脉交汇处或右头臂静脉。

3. **淋巴结**

（1）**胸骨旁淋巴结** parasternal lymph nodes：分布在第 1~6 肋间隙的胸骨两侧，沿胸廓内动、静脉排列，第 1、2 肋间出现率最高。收纳胸前壁、乳房内侧部、膈、肝上面的淋巴。左右两侧输出管分别注入胸导管和右淋巴导管，亦可至支气管纵隔干。

（2）**肋间淋巴结** intercostal lymph nodes：分布于肋间隙，分为前、中、后组，后组较恒定，而前、中组有时缺如。前组位于肋骨与肋软骨交界处，输出管汇入胸骨旁淋巴结；中间组位于腋前线与肋角之间，汇入腋淋巴结；后组位于肋角内侧，汇入胸导管。

（五）胸内筋膜

胸内筋膜 endothoracic fascia 是一层附着于肋和肋间隙内面的结缔组织膜。胸内筋膜与壁胸膜之间有疏松结缔组织，手术时此两膜易于彼此分离。可利用其剥离壁胸膜，施行后纵隔手术。胸内筋膜向下覆于膈上，称**膈胸膜筋膜** phrenicopleural fascia 或膈上筋膜。覆于胸膜顶上面的胸内筋膜较厚，称**胸膜上膜** suprapleural membrane，即Sibson 膜。

三、临床应用要点

1. **乳腺癌**   多发生在乳房外上象限。乳腺癌主要沿淋巴途径扩散转移，故乳腺癌根治手术除需切除胸大、小肌外，尚需清除腋腔各群淋巴结。清除胸肌淋巴结时，应保护沿胸侧壁前锯肌表面伴胸外侧动脉下行的胸长神经，以免前锯肌瘫痪。清除肩胛下淋巴结时，应保护沿肩胛外侧缘伴肩胛下血管下行的胸背神经，以免背阔肌瘫痪。清除外侧和中央淋巴结时，勿损伤腋腔内的血管、神经，尤应注意保护腋静脉。处理锁胸筋膜和尖淋巴结时，切勿损伤头静脉，以免术后发生上肢水肿甚至坏死。目前，临床多采用保留胸肌甚至保留乳房的改良乳腺癌手术。

2. **乳房脓肿手术切口**   乳腺炎或乳房脓肿多见于初产哺乳期妇女。脓肿可发生在乳晕下、乳房内或乳房后部。乳晕下脓肿可在乳晕边缘做弧形切口切开引流，乳房内脓肿应以乳头为中心呈放射状做手术切口，以免切断输乳管。乳房后隙脓肿应沿乳房下襞循皮纹做弧形切口，深入乳房后间隙进行引流。

3. **胸腔穿刺进针点的选择**   为避免损伤肋间隙内血管、神经，胸膜腔积液时，胸膜腔穿刺宜在肋角外侧，临床常在腋后线或肩胛线第8、9肋间隙，靠近下位肋上缘穿刺；胸膜腔积气时，临床常在肋间隙前部穿刺，即锁骨中线第2或第3肋间隙中部穿刺。

4. **胸腔穿刺经过的层次**

（1）**胸腔积液穿刺**经过的层次依次为：皮肤、浅筋膜、深筋膜、背阔肌、肋间外肌、肋间内肌、肋间最内肌、胸内筋膜、壁胸膜。

（2）**胸腔积气穿刺**经过的层次依次为：皮肤、浅筋膜、深筋膜浅层、胸大肌、深筋膜深层、胸小肌、肋间外肌、肋间内肌、肋间最内肌、胸内筋膜、壁胸膜。

第三节   膈

【**学习要点**】

膈肌形态、各裂孔的位置及通过的结构，膈肌的血液供应、神经支配及临床意义。

（一）位置

膈 diaphragm（图3-10），位于胸、腹腔之间，呈穹隆状封闭胸廓下口，其穹隆左低右高。膈的位置常因年龄、体位、呼吸状态和腹腔器官充盈状态的不同而不同，小儿膈的位置较老人的高。膈的上面邻胸膜腔、肺和心包腔，下面毗邻肝、胃和脾。

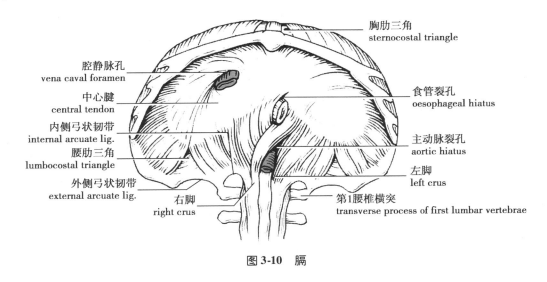

腔静脉孔
vena caval foramen

中心腱
central tendon

内侧弓状韧带
internal arcuate lig.

腰肋三角
lumbocostal triangle

外侧弓状韧带
external arcuate lig.

右脚
right crus

胸肋三角
sternocostal triangle

食管裂孔
oesophageal hiatus

主动脉裂孔
aortic hiatus

左脚
left crus

第1腰椎横突
transverse process of first lumbar vertebrae

图 3-10　膈

（二）分部

膈分肌性部和腱性部两部分,腱性部称**中心腱** central tendon。

1. **肌性部分**　可分为胸骨部、肋部和腰部三部分。腰部根据位置又可分为内侧脚、中间脚和外侧脚。腰部内侧脚的肌纤维起自上位 3 ~ 4 个椎体和椎间盘,中间脚起自第 2 腰椎体侧面,外侧脚肌纤维起自**内侧弓状韧带** medial arcuate ligament 和**外侧弓状韧带** lateral arcuate ligament(内侧弓状韧带张于第 1 腰椎横突与第 1、2 腰椎椎体侧面之间,外侧弓状韧带张于第 12 肋与第 1 腰椎横突之间)。三部的起点之间有三角形小间隙存在,分别为**腰肋三角** lumbocostal triangle 和**胸肋三角** sternocostal triangle。三角内缺乏肌纤维,上面被覆膈胸膜和膈上筋膜,下面覆有膈下筋膜和腹膜,为膈的薄弱区,是临床上膈疝的好发部位。腰肋三角的前方与肾相邻,后面邻肋膈隐窝,肾手术时应注意勿撕破胸膜而导致气胸。

2. **中心腱**　由腱纤维束交织而成的坚韧的腱膜,位于膈的中央。膈肌性部的肌纤维都止于中心腱。

（三）裂孔

膈上有 3 个较大的裂孔:主动脉裂孔、食管裂孔和腔静脉孔。

1. **腔静脉孔** vena caval foramen　位置最高,约在第 8 胸椎平面,居正中线右 2 ~ 3cm 处,通过的主要内容有下腔静脉及右膈神经分支。

2. **食管裂孔** esophageal hiatus　约平第 10 胸椎体平面,在正中线左侧 2 ~ 3cm 处,有食管、迷走神经前、后干及胃左血管的食管支等结构通过。食管裂孔由来自膈脚的肌束组成,膈脚肌纤维收缩可起钳制食管的作用。在食管裂孔与食管壁之间有结缔组织形成膈食管韧带,有固定食管的作用。若该肌环和膈食管韧带发育不良或缺如,腹腔脏器可经食管裂孔凸入胸腔,形成食管裂孔疝。

3. **主动脉裂孔** aortic hiatus　在膈左、右脚和 12 胸椎体之间,位于第 12 胸椎平面,主要有主动脉、胸导管和来自胸壁的淋巴管等通过。

（四）血管、神经和淋巴

1. **血管**　膈的血液供应来自膈上、膈下动脉、肌膈动脉、心包膈动脉和下位肋间后动脉。同名静脉分别注入胸廓内静脉、肋间后静脉等,最终回流入上、下腔静脉。

2. **神经**　由起自颈丛的膈神经支配。**膈神经 phrenic nerve** 于锁骨下动、静脉间入胸腔，经由肺根前方，在纵隔胸膜与心包之间下行至膈，沿途发出肋支、胸骨支、胸膜支和心包支。膈神经感觉纤维分布到心包、胸膜壁层及中心腱下部的腹膜，右膈神经还分布至胆囊和肝上面的被膜，运动纤维支配膈肌。膈神经受刺激可使膈肌收缩而出现呃逆。

3. **淋巴**　膈淋巴管主要注入膈上、下淋巴结。**膈上淋巴结 superior phrenic lymph nodes** 位于膈的上面，常分为前组、中组、后组。前组位于剑突后方；中组再分为位于膈神经下端周围的左侧群以及位于下腔静脉周围的右侧群；后组位于主动脉裂孔周围。膈上淋巴结引流膈、心包、壁胸膜和肝上面的淋巴，其输出管注入纵隔前、后淋巴结和胸骨旁淋巴结。**膈下淋巴结 inferior phrenic lymph nodes** 沿膈血管排列，收纳膈下面后部的淋巴，输出淋巴管入腰淋巴结。

第四节　胸腔及胸腔内容

【学习要点】

1. 胸膜腔的构成、胸膜顶、胸膜窦以及胸膜的体表投影。

2. 肺的形态及分叶、肺门与肺根的概念、肺的血液循环及其临床意义；肺的体表投影、肺根的毗邻及其临床意义。

3. 气管、左右主支气管、支气管肺段及其临床意义。

4. 主动脉弓、动脉韧带的位置及其毗邻；气管位置、毗邻关系及其淋巴结群；主动脉弓的三大分支、主动脉弓与胸膜的关系。

5. 心包的组成、心包内大血管的名称、心包斜窦和心包横窦的形成及其临床意义；心脏、食管胸段的位置和毗邻。

6. 胸导管的位置、分段、毗邻；胸主动脉、奇静脉的位置，奇静脉、交感干的位置及行程。

一、胸膜及胸膜腔

胸腔 thoracic cavity 由胸壁和膈围成，为前后略扁、底凸向上的锥形腔。胸廓上口向上通颈部，借膈向下与腹腔分隔。胸腔内容有位于中央稍偏左的纵隔以及纵隔两边的左、右肺和左、右胸膜囊。

（一）胸膜 pleura

分为相互延续的两部分，即脏胸膜和壁胸膜。**脏胸膜（又称肺胸膜）visceral pleura** 贴附在肺的表面，与肺结合紧密；**壁胸膜 parietal pleura** 被覆于胸内筋膜内面、纵隔两侧面和膈上面。壁胸膜根据分布部位不同可分为**肋胸膜 costal pleura**、**膈胸膜 diaphragmatic pleura**、**纵隔胸膜 mediastinal pleura** 和**胸膜顶 cupula of pleura** 四部。肋胸膜贴附于胸壁内面，与胸内筋膜之间有疏松结缔组织，易于分离，肺切除术时可将肋胸膜与胸内筋膜分离，将肺连同肋胸膜一并切除；膈胸膜覆盖于膈的上面，与膈不容易分离；纵隔胸膜贴附于纵隔两侧；胸膜顶高出锁骨内侧 1/3 段上方 2~3cm，上面被覆胸膜上膜，对胸膜顶起固定和保护作用。

脏胸膜和壁胸膜在肺根下面相互移行构成双层胸膜结构称**肺韧带 pulmonary ligament**。肺韧带呈额状位，将肺连于纵隔，有固定肺的作用。

（二）胸膜腔 pleural cavity

壁胸膜和脏胸膜在肺根处相互移行共同围成密闭窄隙,称**胸膜腔**。胸膜腔左、右各一,腔内呈负压,并有少量浆液。胸膜腔积液、胸膜粘连或气胸时,左、右胸膜腔之间可出现压力差,从而影响呼吸功能。

（三）胸膜隐窝 pleural recesses

胸膜腔是一潜在的密闭腔隙,壁胸膜与脏胸膜间大部分相互贴近,但在壁胸膜反折处,即使深吸气肺也不能深入其间,这些部位的胸膜腔称为胸膜隐窝,主要有**肋膈隐窝**和**肋纵隔隐窝**。

1. **肋膈隐窝** costodiaphragmatic recess   由肋胸膜与膈胸膜相互转折形成,呈半环形,是最大的胸膜隐窝。其后部较深,为胸膜腔的最低部位,胸膜腔积液首先积聚于此处。胸膜腔穿刺抽液时,应将针刺入此隐窝内。

2. **肋纵隔隐窝** costomediastinal recess   位于肋胸膜与纵隔胸膜前缘相互移行处,左侧肺前缘有心切迹,故左侧肋纵隔隐窝较右侧者显著。

（四）壁胸膜的反折线及其体表投影

壁胸膜各部互相转折处分别形成胸膜下界、前界和后界（图3-11）。胸膜前界和胸膜下界有重要的临床意义,心包穿刺、胸骨劈开、肾手术和前纵隔手术时,均应注意保护胸膜不受损伤。

1. **胸膜前界**   由肋胸膜与纵隔胸膜于前缘处转折移行形成。两侧均在锁骨内侧1/3上方2~3cm处起自胸膜顶,斜向内下经胸锁关节后方至第2胸肋关节的高度互相靠拢,然后在正中线稍外侧垂直向下。右侧至第6胸肋关节处延续为下界;左侧到第4胸肋关节高度

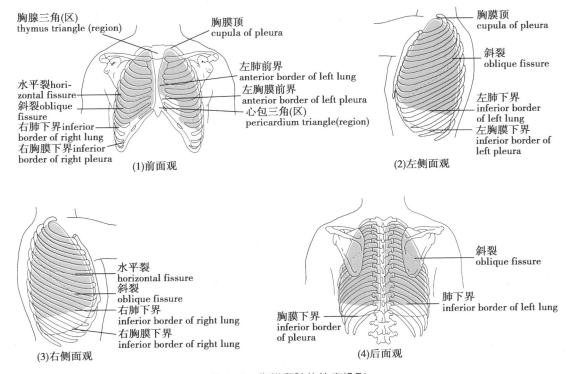

图 3-11 胸膜和肺的体表投影

斜向外下,沿胸骨侧缘外2~2.5cm下行至第6肋软骨中点处与胸膜下界相移行。左、右胸膜前界在第2~4胸肋关节高度互相靠拢,向上、向下彼此分开,形成两个三角形无胸膜区。上方的称胸腺区,亦称**胸腺三角**,儿童此区内有胸腺而较宽,成人此区仅有胸腺遗迹和结缔组织则较窄。下方的称心包区,或称**心包三角**,内有心包和心。

左、右胸膜前界可相互重叠,出现率约26%,老年人可高达39.5%。在开胸手术时,应予注意,以免发生双侧气胸。约有1/3人群的右侧胸膜常向下跨过右剑肋角,因此,心包穿刺部位选择左剑肋角处较为安全。

2. **胸膜下界**   由肋胸膜与膈胸膜的反折构成。右侧起于第6胸肋关节后方,左侧起自第6肋软骨中点处。两侧胸膜下界自起点斜向外下并走向后内,在锁骨中线、腋中线和肩胛线上分别与第8、10、11肋相交,在后正中线两侧平对第12胸椎棘突,其中右侧胸膜下界比左侧略高。

（五）胸膜的血管、淋巴和神经

1. **血管**   壁胸膜由肋间后动脉、胸廓内动脉和心包膈动脉的分支供血,脏胸膜的血液供应主要来自支气管动脉和肺动脉终末支。静脉与同名动脉伴随,最终注入上腔静脉或肺静脉。

2. **淋巴**   胸膜的淋巴管位于间皮深面的结缔组织中,脏胸膜的淋巴管与肺的淋巴管吻合,注入支气管肺淋巴结。壁胸膜各部分的淋巴回纳途径不同,分别注入胸骨旁淋巴结、肋间淋巴结、膈淋巴结、纵隔淋巴结和腋淋巴结。

3. **神经**   脏胸膜由肺丛的内脏感觉神经支配,对牵拉刺激敏感而触觉和温度觉不敏感。壁胸膜由脊神经的躯体感觉神经管理,感觉灵敏,外伤或炎症可致剧烈疼痛。肋胸膜和膈胸膜周围部受肋间神经支配,此处胸膜受刺激后疼痛可沿肋间神经向胸壁和腹壁放射;胸膜顶、纵隔胸膜和膈胸膜中央部受膈神经支配,该处胸膜受刺激时疼痛可沿膈神经向颈、肩部放射,引起牵涉痛。

二、肺

（一）位置与形态

肺 lung 位于胸腔内、纵隔两侧,借肺根和肺韧带连于纵隔。肺呈半圆锥体形,其肋面、膈面和纵隔面向外、向下、向内分别对向肋与肋间隙、膈、纵隔与脊柱。肺尖 apex of lung 向上突向颈根部,上方被覆胸膜顶,肺底 base of lung 隔膈与腹腔脏器相邻。

左肺被斜裂 oblique fissure 分为上、下两叶。右肺由斜裂和水平裂 horizontal fissure 分为上、中、下三叶(图3-12)。

（二）体表投影

肺尖在锁骨内侧1/3上方高出锁骨2~3cm;肺的前界、后界和下界与肺的前缘、后缘和下缘相当。肺的前界几乎与胸膜前界一致,但左肺前界在第4胸肋关节高度沿第4肋软骨急转向外至胸骨旁线处弯向外下,至第6肋软骨处移行为肺下界;肺下界高于胸膜下界,平静呼吸时,在锁骨中线、腋中线和肩胛线上分别平对第6、8、10肋,在后正中线两侧相当于第10胸椎棘突平面(图3-11)。小儿肺下界较成人约高一肋。

两肺斜裂为一斜线,第3胸椎棘突向外下,绕过胸侧部至锁骨中线与第6肋相交处。右肺的水平裂为一水平线,自右侧第4胸肋关节向外,到腋中线和斜裂投影线相交处。

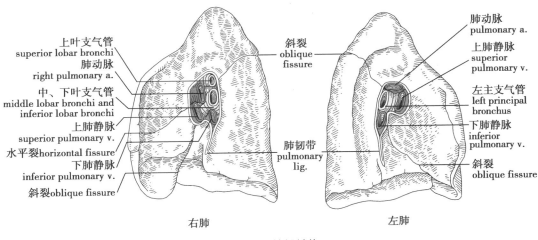

图3-12 肺根结构

肺根在肩胛骨内侧缘与后正中线连线中点的垂直线上,向前平对第 2~4 肋间隙前部,向后平对第 4~6 胸椎棘突。

(三)肺门和肺根

1. **肺门** hilum of lung 是位于肺纵隔面中央的凹陷部分,为主支气管、肺动脉、肺静脉、支气管动脉、支气管静脉、淋巴管和神经等出入肺的门户,又称为**第一肺门**。各肺叶内的支气管、肺血管的分支或属支等结构出入肺叶的部位,称为**第二肺门**。

肺门处还有数个支气管肺淋巴结 bronchopulmonary lymph nodes,也称肺门淋巴结。肿大时可压迫支气管,引起肺不张。

2. **肺根及其毗邻** 出入肺门的诸结构被结缔组织包绕,总称**肺根** root of lung。其主要结构有支气管、肺动脉、肺静脉、支气管动脉、支气管静脉、淋巴、神经和结缔组织等。肺根的主要结构自前向后为:上肺静脉、肺动脉、主支气管和下肺静脉;自上而下左、右肺根略有不

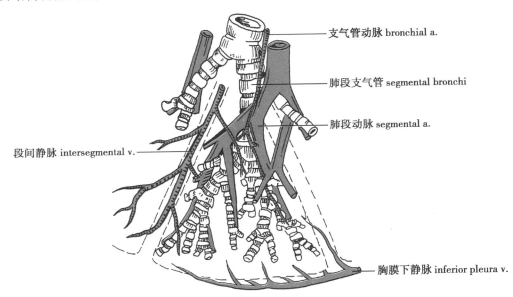

图3-13 肺段内结构和肺段间静脉

同,左肺根依次为肺动脉、主支气管、上肺静脉和下肺静脉,右肺根为上叶支气管、肺动脉、中下叶支气管、上肺静脉和下肺静脉(图3-12)。在肺根诸多结构中肺静脉位置最低,手术切断肺韧带时应注意勿伤及肺静脉。

左肺根上有主动脉弓,下为肺韧带,前方邻膈神经、心包膈血管,后方有胸主动脉和迷走神经;右肺根上面是奇静脉弓,下面接肺韧带,前有膈神经、心包膈血管、上腔静脉、右心房,后为迷走神经。

(四)支气管肺段

每一段支气管及其所属的肺组织称为**支气管肺段** bronchopulmonary segments,简称**肺段**。肺段呈圆锥形,尖朝肺门,底向肺表面。肺段内有肺段支气管,肺段动、静脉和支气管血管伴行。在形态和功能上支气管肺段具有一定的独立性。根据病变范围,临床上常以肺段为单位施行肺的部分切除。右肺有10个肺段:上叶3段,中叶2段,下叶5段;左肺有8~10个肺段:上、下叶各5个段,但常因上叶尖段支气管与后段支气管、下叶的内侧底段支气管与前底段支气管共干,肺段合并成尖后段和内侧前底段,故左肺只有8个肺段(图3-14)。

肺段间有少量结缔组织和段间静脉,是肺段切除的标志(图3-13)。段间静脉收集相邻肺段的静脉血。肺段动脉常与肺段相适应,并与肺段支气管伴行,终末支分布到肺段的边缘。

(五)血管、淋巴和神经

1. **血管**　肺的血管分为两个系统,一个是肺血管系统,为功能性血管,行使气体交换功能;另一个是支气管血管系统,属营养性血管,供给肺氧气和营养物质。

(1)**肺动脉和肺静脉**:**肺动脉** pulmonary artery 自肺门入肺后多与支气管的分支伴行,一般行于相应支气管的背侧和下方。**肺静脉** pulmonary veins 分左、右肺上静脉和左、右肺下静脉。右肺上静脉收集右肺上、中叶的血液,右肺下静脉收集右肺下叶的血液。左肺上、下静脉分别收集左肺上、下叶的血液。肺静脉在肺内的属支有段内静脉和段间静脉,段间静脉收集相邻肺段的血液。

(2)**支气管动脉和支气管静脉**:**支气管动脉** bronchial artery 起于胸主动脉或肋间后动脉,1~3支,与支气管的分支伴行,分布于各级支气管壁、肺血管壁、肺实质和脏胸膜等。**支气管静脉** bronchial vein 出肺门后右侧汇入奇静脉或上腔静脉,左侧注入半奇静脉;另一部分则汇入肺静脉的属支。

肺动脉和支气管动脉的终末支之间存在吻合,一般在支气管入肺后第4~8级分支处,两动脉终末支共同分布到肺泡囊。肺动脉狭窄或栓塞时,吻合支扩张,支气管动脉可代偿肺动脉,成为气体交换血管,参与气体交换。慢性肺疾病时,压力较高的支气管动脉血可流向肺动脉,加重肺动脉高压。

2. **淋巴**　肺淋巴管分为位于脏胸膜深面的浅淋巴管和位于各级支气管周围的深淋巴管。浅、深淋巴管在肺门处有吻合。肺的淋巴结包括肺淋巴结和支气管肺门淋巴结。肺的淋巴注入肺淋巴结或直接汇入支气管肺淋巴结。

3. **神经**　肺由内脏神经支配,来自脊髓2~5节段侧角的交感神经和来自迷走神经的副交感纤维在肺根前、后形成**肺丛**,并随肺根入肺。副交感神经兴奋,使支气管平滑肌收缩,血管舒张和腺体分泌,交感神经兴奋作用则相反。内脏感觉纤维分布于支气管黏膜、肺泡和脏胸膜,随迷走神经传向中枢。

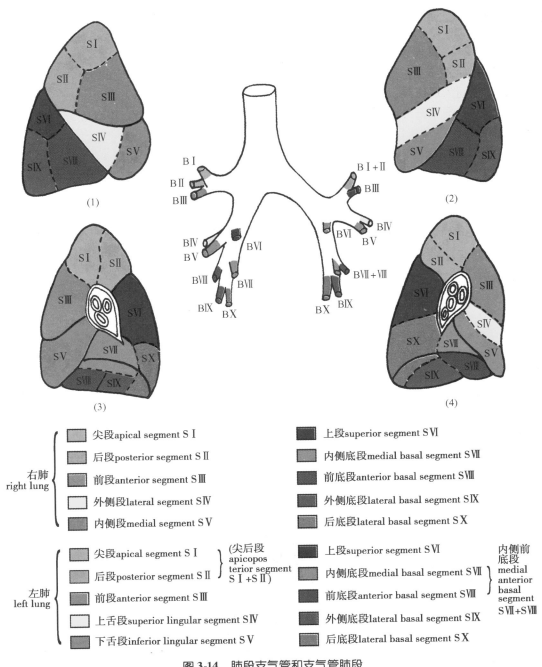

图 3-14　肺段支气管和支气管肺段
(1)右肺肋面;(2)左肺肋面;(3)右肺纵隔面;(4)左肺纵隔面

三、纵　　隔

(一)概述

1. 概念、位置与境界　纵隔 mediastinum 是左、右纵隔胸膜之间所有的器官、结构及结缔组织的总称。纵隔上窄下宽,分隔左、右胸膜腔。呈矢状位居胸腔正中稍偏左,前后介于胸骨、肋软骨内侧部与脊柱胸段之间,上下介于胸廓上口与膈之间,左右侧为纵隔胸膜。纵隔内容缺乏骨性组织,当气胸等致两侧胸膜腔的压力不等时,可出现纵隔移位。

2. 分区

解剖学常用**四分法**:以胸骨角至第 4 胸椎体下缘平面为界,将纵隔分为**上纵隔**和**下纵隔**,后者再以心包的前、后壁为界分为前、中、后纵隔,胸骨与心包前壁之间为**前纵隔**,心包后壁与脊柱之间为**后纵隔**,心包前、后壁之间为**中纵隔**(图 3-15)。

临床上习惯用**三分法**:以气管和支气管的前壁以及心包后壁为界,将纵隔分为**前纵隔**和**后纵隔**两部分,再以胸骨角平面为界,将前纵隔分为**上纵隔**和**下纵隔**。

3. 纵隔的侧面观　纵隔内容左、右两侧均以肺根为中心排列但差别较大,左侧以动脉为主,右侧以静脉为主。

（1）**左侧面观**:中部是左肺根,肺根的前方有左膈神经、左心包膈血管下行,前下方为心包隆凸;后方有胸主动脉、左迷走神经、左交感干及内脏大神经等下行。左迷走神经在主动脉弓左前方发出左喉返神经;上方是主动脉弓及其分支左颈总动脉和左锁骨下动脉。左锁骨下动脉、主动脉弓与脊柱共同围成**食管上三角**,内容胸导管和食管胸段的上份。胸主动脉、心包和膈围成**食管下三角**,三角内结构主要为食管胸段下份(图 3-16)。

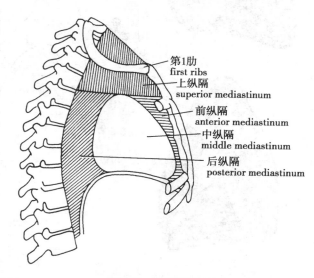

图 3-15　纵隔的分区

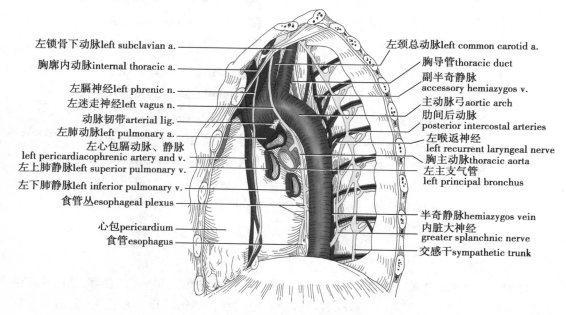

图 3-16　纵隔左侧面观

（2）**右侧面观**：中部为右肺根。肺根前方有上腔静脉、右膈神经和右心包膈血管；前下方是心包隆凸；后方有奇静脉、食管、右迷走神经和右交感干；上方有右头臂静脉、奇静脉弓、上腔静脉、气管和食管等；下方是下腔静脉（图3-17）。

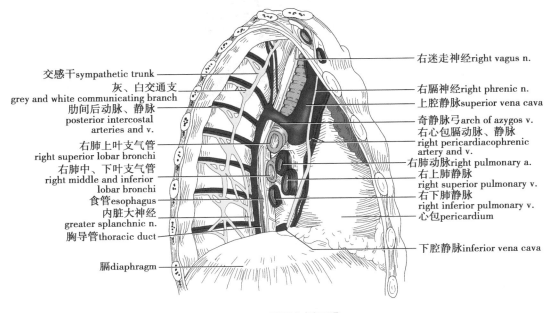

左侧标注（从上到下）：
交感干 sympathetic trunk
灰、白交通支 grey and white communicating branch
肋间后动脉、静脉 posterior intercostal arteries and v.
右肺上叶支气管 right superior lobar bronchi
右肺中、下叶支气管 right middle and inferior lobar bronchi
食管 esophagus
内脏大神经 greater splanchnic n.
胸导管 thoracic duct
膈 diaphragm

右侧标注（从上到下）：
右迷走神经 right vagus n.
右膈神经 right phrenic n.
上腔静脉 superior vena cava
奇静脉弓 arch of azygos v.
右心包膈动脉、静脉 right pericardiacophrenic artery and v.
右肺动脉 right pulmonary a.
右上肺静脉 right superior pulmonary v.
右下肺静脉 right inferior pulmonary v.
心包 pericardium
下腔静脉 inferior vena cava

图 3-17 纵隔右侧面观

（二）上纵隔

上纵隔 superior mediastinum 的内容自前向后大致分为三层。前层（**胸腺-静脉层**）主要有胸腺，左、右头臂静脉和上腔静脉；中层（**动脉-神经层**）主要是主动脉弓及其三大分支、迷走神经和膈神经；后层（**管状结构层**）主要为食管、气管、胸导管和左喉返神经等（图3-18～图3-20）。

1. 胸腺 thymus 主要位于胸腺三角内、上纵隔前部，前方邻胸骨，后面附于心包和大血管前面，上达胸廓上口，有时可达颈根部，下至前纵隔（图3-16、图3-17）。胸腺肿大可压迫其深面毗邻的头臂静脉、主动脉弓和气管，出现呼吸困难、吞咽困难和发绀。

胸腺的动脉主要来自胸廓内动脉和甲状腺下动脉，伴行静脉注入头臂静脉或胸廓内静脉。胸腺的淋巴管注入胸骨旁淋巴结、气管支气管前淋巴结或纵隔前淋巴结。神经来自迷走神经和颈交感干的分支。

2. 上腔静脉和左、右头臂静脉

（1）**上腔静脉** superior vena cava（图3-17、图3-18）：位于上纵隔右前部，由左、右头臂静脉在右侧第1胸肋结合处后方汇合形成，沿升主动脉右侧垂直下行，至第2胸肋关节后方穿纤维心包，在第3胸肋关节下缘平面注入右心房，穿纤维心包之前，收纳奇静脉。该静脉前方有肺和胸膜；后方有气管、右迷走神经和奇静脉；左侧有升主动脉和主动脉弓；右侧有右膈神经、心包膈血管及胸膜（图3-18）。

（2）**头臂静脉** brachiocephalic vein（图3-18）：由锁骨下静脉和颈内静脉在胸锁关节后方汇合而成。左头臂静脉较长，约6～7cm，自左胸锁关节后方斜向右下，越左锁骨下动脉、左颈总动脉和头臂干的前面至右侧第1胸肋结合的后方与右头臂静脉汇合。左头臂静脉有时

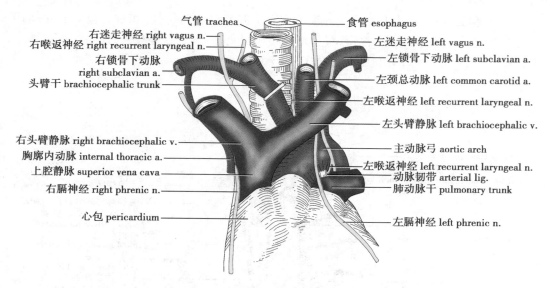

图 3-18　上纵隔

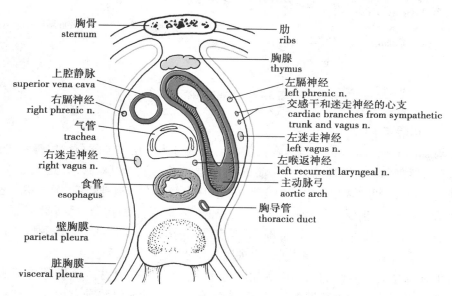

图 3-19　上纵隔横断面（平第 4 胸椎体）

高出胸骨柄行于气管颈部的前面。儿童尤甚,故气管切开时应予注意;右头臂静脉 right bra-chiocephalic vein 较短,约 2～3cm,位于右头臂干的右前方,其前、外、后方皆被肺和胸膜所覆盖,右膈神经自该静脉的后方行至其外侧下行(图 3-18)。

3. 主动脉弓及其分支

（1）位置与行程:**主动脉弓** aortic arch 是主动脉位于胸骨角平面以上的一段,呈倒 U形,平右侧第 2 胸肋关节高度续升主动脉,弓形自右前弯向左后跨越左肺根,到第 4 胸椎下缘左侧向下延续为胸主动脉。主动脉弓凹侧发出支气管动脉;凸侧发出**头臂干** brachiocephalic trunk、**左颈总动脉** left common carotid artery 和**左锁骨下动脉** left subclavian ar-tery(图 3-18)三大分支。小儿的主动脉弓位置较高,可达胸骨柄上缘。新生儿的主动脉弓在左锁骨下动脉起始处与动脉导管附着处之间常有一狭窄带,称**主动脉峡** aortic isthmus。

（2）**毗邻**：主动脉弓左前方为左纵隔胸膜、左肺、左膈神经、左迷走神经、左心包膈血管以及交感干和迷走神经发出的心支；右后方邻气管、食管、胸导管、左喉返神经和心深丛；上方有头臂干、左颈总动脉和左锁骨下动脉；下方邻肺动脉、动脉韧带、左喉返神经、左主支气管和心浅丛（图3-16）。

（3）**动脉韧带及动脉导管三角**：动脉韧带 arterial ligament 或称**动脉导管索**,为连于主动脉弓下缘与肺动脉起始部之间的纤维结缔组织索,是胚胎时期动脉导管闭锁的遗迹。动脉导管生后不久逐渐闭锁,若1岁后仍不闭合,称为动脉导管未闭（先天性心脏病之一）。

动脉导管三角 ductus arteriosus triangle 是主动脉弓左前方的一个三角形区域,其前界为左膈神经,后界为左迷走神经,下界为左肺动脉（图3-16、图3-18）。三角内有动脉韧带、左喉返神经和心浅丛等。该三角是临床动脉导管结扎术时寻找动脉导管的标志。左喉返神经勾绕主动脉弓或动脉韧带的主动脉端向后上走行,故手术时应注意保护左喉返神经。

4. 气管胸部和主支气管

（1）**位置**：气管胸部 thoracic part of trachea 居上纵隔中央,上端平颈静脉切迹接气管颈部,下端在胸骨角平面分为左、右主支气管,分叉处称**气管杈** bifurcation of trachea。气管杈内面下缘有一凸向上的半月形纵嵴,称**气管隆嵴** carina of trachea,为支气管镜检时辨认左、右主支气管起点的标志。气管的长度和横径因年龄和性别不同而异,在活体成人,男性平均长度为13.6cm,女性为12.1cm。**左主支气管** left principal bronchus 长4.5～4.8cm,下缘与气管中线成37.5°夹角,于第6胸椎平面入左肺门；**右主支气管** right principal bronchus 长1.9～2.1cm,下缘与气管中线成23°夹角,平第5胸椎入右肺门（图3-20）。比较而言,左主支气管细、长而倾斜,右主支气管粗、短而陡直,故气管异物易落入右主支气管,支气管插管或支气管镜也容易置入右主支气管。

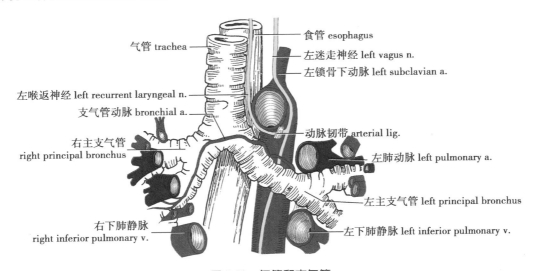

图3-20　气管和支气管

（2）**毗邻**：气管胸部前方自前向后依次为胸骨柄、胸骨甲状肌及胸骨舌骨肌的始部、胸腺、左头臂静脉、主动脉弓、头臂干、左颈总动脉、心丛等；后方毗邻食管；左侧是主动脉弓、左锁骨下动脉和左迷走神经,左后外侧紧邻左喉返神经；右侧邻奇静脉弓、右头臂静脉、上腔静脉和右迷走神经等(图3-18)。左主支气管前邻左肺动脉;后邻食管、左迷走神经和胸主动脉,中段上方有主动脉弓跨越(气管镜检时可见主动脉弓的搏动);右主支气管前邻升主动脉、右肺动脉和上腔静脉;后邻奇静脉、右迷走神经;上有奇静脉弓跨过。

(3) **血管、淋巴和神经**:气管和主支气管主要由甲状腺下动脉、肋间动脉、胸廓内动脉和支气管动脉等的分支供血。静脉注入甲状腺下静脉、头臂静脉和奇静脉等。气管和主支气管淋巴管丰富,主支气管淋巴注入**气管支气管淋巴结** tracheobronchial lymph nodes,气管淋巴管注入气管支气管淋巴结和**气管旁淋巴结** paratracheal lymph nodes,淋巴最终回流至支气管纵隔干。气管和主支气管神经来自迷走神经、喉返神经和颈交感干颈中神经节的分支。

5. 食管胸部和胸导管 二者与交感干均行于上纵隔和后纵隔,在后纵隔中一并描述。

(三) 前纵隔 anterior mediastinum

是介于胸骨体与心包前壁之间的狭窄区域,内容胸腺下部、纵隔前淋巴结、疏松结缔组织等。

(四) 中纵隔 middle mediastinum

介于心包前、后壁之间,主要为心包所占据,内有心包、心、出入心的大血管根部、膈神经和心包膈血管等。

1. 心包 pericardium 心包是由**纤维心包** fibrous pericardium 和**浆膜心包** serous pericardium 组成的圆锥形的纤维囊,对心脏起固定和保护作用。纤维心包位于外层,向上在心的右上方与出入心的大血管外膜相延续,向下与膈的中心腱相愈着;浆膜心包分为脏层和壁层,在出入心的大血管根部壁、脏两层互相转折移行,围成**心包腔**,脏层紧贴心肌层表面及出入心的大血管根部的外面,壁层贴于纤维心包内面。慢性炎症时,浆膜心包脏层与壁层可互相粘连而产生心包摩擦音。

(1) **毗邻**:心包前方隔胸膜和肺与胸骨和第2~6肋软骨毗邻,在胸膜前界围成的心包三角区域心包前壁直接与胸骨体下半部、左侧第4~6肋软骨及第4~5肋间隙相邻,此区域称**心包裸区**,是心包穿刺和心内注射的安全部位;心包后方有食管、主支气管、胸主动脉、奇静脉和半奇静脉等。左心房扩大可压迫食管(图3-21),食管钡餐造影时出现明显的食管压迹,临床上可藉此帮助诊断左心房扩大;上方有上腔静脉、升主动脉和肺动脉干;下壁愈着于膈中心腱;两侧分别为左、右纵隔胸膜,在心包与纵隔胸膜之间有膈神经和心包膈血管下行。

(2) **心包腔**:心包腔 pericardial cavity 是浆膜心包脏层与壁层相互转折移行围成的密闭腔隙,含少量浆液,心包积液时可压迫心。心包腔内由浆膜心包的壁、脏二层在反折处形成的隐窝称**心包窦** pericardial sinus,包括**心包横窦** transverse sinus of pericardium、**心包斜窦** oblique sinus of pericardium 和**心包前下窦** anteroinferior sinus of pericardium。心包横窦是位于升主动脉、肺动脉干和上腔静脉、左心房前壁之间的心包腔间隙,可容一个手指通过。心脏及大血管手术需暂时阻断血流时,可选择心包横窦处置入血管钳夹闭升主动脉和肺动脉。心包斜窦为位于两侧上、下肺静脉、下腔静脉、左心房后壁和心包后壁之间的心包腔间隙(图3-21)。心包前下窦是位于心包前壁与下壁移行反折处的心包腔间隙,深1~2cm,是立位时心包腔的最低部位,心包积液时,液体首先积聚心包前下窦。

(3) **血管、神经和淋巴**:心包由心包膈动脉、肌膈动脉和食管动脉等的分支供血,静脉和同名动脉伴随,注入胸廓内静脉、奇静脉和半奇静脉等。心包的交感、副交感神经来自左喉返神经、心丛、肺丛和食管丛等,感觉神经由膈神经及肋间神经分布。心包的淋巴入纵隔前、

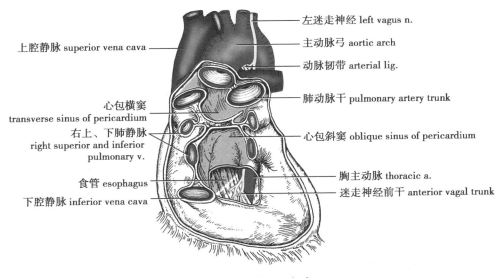

左迷走神经 left vagus n.

上腔静脉 superior vena cava

主动脉弓 aortic arch

动脉韧带 arterial lig.

心包横窦
transverse sinus of pericardium

肺动脉干 pulmonary artery trunk

右上、下肺静脉
right superior and inferior
pulmonary v.

心包斜窦 oblique sinus of pericardium

食管 esophagus

胸主动脉 thoracic a.

下腔静脉 inferior vena cava

迷走神经前干 anterior vagal trunk

图 3-21　心包和心包窦

后淋巴结和膈上淋巴结。

2. **心** heart　呈前后略扁的圆锥体。**心底** cardiac base 由左、右心房组成朝向右后上方,连接上、下腔静脉和左、右肺静脉。**心尖** cardiac apex 圆钝游离,朝向左前下,由左心室构成。在心表面,近心底处有横位的**冠状沟** coronary sulcus 分隔心房和心室;在心的前面后下方分别有**前室间沟** anterior interventricular groove 和**后室间沟** posterior interventricular groove 分隔**左心室** left ventricle 和**右心室** right ventricle;在心底表面,**房间沟** interatrial groove 分隔**左心房** left atrium 和**右心房** right atrium。

（1）**位置与毗邻**:心位于中纵隔的心包内,前面对应胸骨体和第 2～6 肋软骨,后面平第 5～8 胸椎。1/3 居正中线的右侧,约 2/3 居正中线左侧。心脏的位置可因体型、呼吸、姿势等因素的不同而有变化。心的毗邻关系与心包的毗邻相当。

（2）**体表投影**:心在胸前壁的体表投影常用四点的连线表示(图 3-22):左上点在左侧第 2 肋软骨下缘距胸骨侧缘约 1.2cm 处,右上点为右侧第 3 肋软骨上缘距胸骨侧缘 1cm 处,左下点在左侧第 5 肋间隙距前正中线 7～9cm 处(心尖的投影部位),右下点为右侧第 6 胸肋关节处。心上界投影在左、右上点的连线上,心下界投影在左、右下点的连线上,左上、左下点间向左微凸的弧线为心左界体表投影,而右上、右下点间向右微凸弧形线为心右界体表投影。

心瓣膜的体表投影　**左房室瓣** left atrioventricular valve 在左侧第 4 胸肋关节处,**右房室瓣** right atrioventricular valve 在第 4 肋间隙与前正中线相交处,对向脊柱的正前方。**主动脉瓣** aortic valve 投影在胸骨左缘第 3 肋间隙处。**肺动脉瓣** pulmonary valve 在左侧第 3 胸肋关节处。心瓣膜的体表投影和心脏听诊部位不同(图 3-22),听诊部位位于心音传导的最佳位置,与血流方向有关。

（3）**血管**:心的动脉来自左、右冠状动脉的分支。**左冠状动脉** left coronary artery 起于主动脉左窦,主要分支有前室间支和旋支。**前室间支** anterior interventricular branch 沿前室间沟向下,供血到左心室前壁、部分右心室前壁和室间隔前 2/3 部分。**旋支** circumflex branch 沿

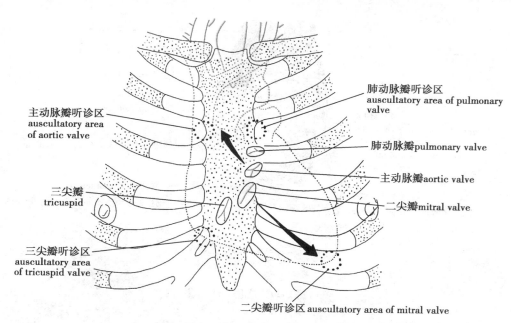

主动脉瓣听诊区
auscultatory area
of aortic valve

肺动脉瓣听诊区
auscultatory area of pulmonary
valve

肺动脉瓣 pulmonary valve

主动脉瓣 aortic valve

三尖瓣
tricuspid

二尖瓣 mitral valve

三尖瓣听诊区
auscultatory area
of tricuspid valve

二尖瓣听诊区 auscultatory area of mitral valve

图 3-22　心的体表投影

冠状沟向左,供血至左心房、左心室左侧面和膈面。**右冠状动脉** right coronary artery 起于主动脉右窦,沿冠状沟向右至房室交点分为左室后支和后室间支。**左室后支** posterior branch of left ventricle 供血至左心室下壁。**后室间支** posterior interventricular branch 分支分布于右心房、右心室和室间隔后 1/3 部分。心的主要静脉经**冠状窦口** coronary sinus 入右心房。冠状窦的属支有**心大静脉** great cardiac vein、**心中静脉** middle cardiac vein 和**心小静脉** small cardiac vein,有的小静脉直接汇入右心房。

（4）**淋巴**:心的淋巴管在心内膜下、心肌内和心外膜下成丛分布,淋巴由深到浅回流,最后注入气管支气管淋巴结和纵隔前淋巴结。

（5）**神经支配**:心的内脏运动来自由迷走神经和颈、胸交感干组成的心浅丛和心深丛,分支分布于心肌、心传导系和冠状动脉等。

（五）后纵隔 posterior mediastinum

是位于胸骨角平面与膈之间、心包后壁与第 5~8 胸椎之间的纵隔部分。内容食管、胸导管、胸主动脉、肋间后动脉、肋间后静脉、奇静脉、半奇静脉、副半奇静脉、迷走神经、交感干胸部及纵隔后淋巴结等。

1. **食管胸部** thoracic part of esophagus　纵行于上纵隔后部和后纵隔,向上平胸廓上口连食管颈部,向下平第 10 胸椎高度穿膈的食管裂孔续食管腹部,长约 18cm。食管有 3 个生理性狭窄,其中 2 个位于胸部:即与左主支气管交叉处(第 4、5 胸椎水平)和穿膈肌处(第 10 胸椎平面),狭窄部是食管异物嵌顿、穿孔和食管癌的好发部位。

（1）**位置**:食管胸部的位置主要与脊柱、气管及胸主动脉密切相关。在上纵隔后部,食管胸部在胸主动脉右侧下行于气管与脊柱之间,略偏左。在后纵隔,食管胸部行于脊柱前方近中线上。自第 7 胸椎平面以下,食管逐渐移向左侧并斜跨胸主动脉前方,至第 10 胸椎水平穿膈肌食管裂孔,连于腹部(图 3-23)。

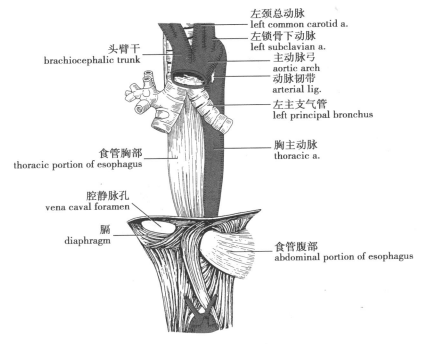

左颈总动脉
left common carotid a.
左锁骨下动脉
left subclavian a.
头臂干
brachiocephalic trunk
主动脉弓
aortic arch
动脉韧带
arterial lig.
左主支气管
left principal bronchus
食管胸部
thoracic portion of esophagus
胸主动脉
thoracic a.
腔静脉孔
vena caval foramen
膈
diaphragm
食管腹部
abdominal portion of esophagus

图 3-23　食管和胸主动脉

（2）**毗邻**：食管胸部前面依次毗邻气管、气管杈、左主支气管、右肺动脉、左喉返神经、迷走神经食管前丛、心包、左心房和膈等结构。后面邻脊柱及食管后间隙，间隙内有奇静脉、半奇静脉、副半奇静脉、胸导管、胸主动脉和右肋间后动脉等。左侧分别与左颈总动脉、左锁骨下动脉、胸导管上份、主动脉弓、胸主动脉及左纵隔胸膜等相邻。右侧有奇静脉弓和右纵隔胸膜。食管胸部末段右侧还有胸导管。

食管胸部两侧分别有左、右纵隔胸膜与之贴附，其中食管左侧只在食管上三角和食管下三角处被覆左纵隔胸膜，食管右侧除奇静脉弓所在部位外均与右纵隔胸膜覆贴。右纵隔胸膜还深入到食管的后面，在食管与奇静脉和胸导管间构成**食管后隐窝**。因此左胸入路行食管下段手术时，有可能破入右胸膜腔而导致气胸（图3-24）。

（3）**血管、淋巴和神经**：食管胸部的血液供应呈多源性：第1～2肋间后动脉和支气管动脉发出食管支主要供血食管胸部上段；第3～7肋间后动脉和胸主动脉发出食管支主要供血食管胸部下段。食管壁内静脉很丰富，吻合成静脉丛，并汇聚成数条**食管静脉** esophageal veins，注入奇静脉、半奇静脉和副半奇静脉。食管胸部上段淋巴管注入气管支气管淋巴结和气管旁淋巴结，下段的淋巴管注入胃左淋巴结和纵隔后淋巴结。食管胸部有少部分淋巴管径直注入胸导管。

食管胸段的神经来自胸交感干、喉返神经和迷走神经。交感和副交感神经支配食管壁的平滑肌和腺体；喉返神经支配横纹肌；感觉神经分布于黏膜，冲动随交感神经和迷走神经传入中枢。

2. **迷走神经** vagus nerve　进入胸腔后，左、右迷走神经的行程及毗邻关系有较大差异。迷走神经和胸交感干的分支在主动脉弓前下方形成**心浅丛** superficial cardiac plexus，在主动脉弓与气管杈之间构成**心深丛** deep cardiac plexus；经肺根的后方下行，在肺根周围、食管前、

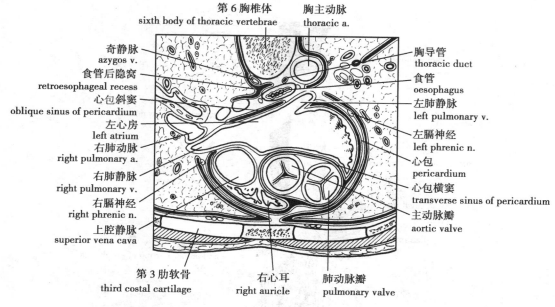

图 3-24　下纵隔横断面（平第 6 胸椎体）

后面迷走神经的细小分支与交感神经分支共同构成**肺丛** pulmonary plexus。左迷走神经分支在食管前构成**食管前丛** anterior esophageal plexus，向下汇合成**迷走神经前干** anterior vagal trunk；右迷走神经分支在食管后构成**食管后丛** posterior esophageal plexus，向下汇合成**迷走神经后干** posterior vagal trunk。

　　3. **胸主动脉** thoracic aorta　　自第 4 胸椎体下缘续接主动脉弓，沿脊柱和食管左侧下行，至第 7 胸椎平面以下，逐渐转至脊柱前方和食管后方，于第 12 胸椎高度穿膈，延续为腹主动脉（图 3-23）。胸主动脉的分支主要包括肋间后动脉、膈上动脉、支气管动脉和食管动脉等。

　　胸主动脉前方依次毗邻左肺根、心包后壁、食管和膈；后方有脊柱、半奇静脉和副半奇静脉；左侧是左纵隔胸膜，右侧为奇静脉和胸导管。周围尚有**纵隔后淋巴结** posterior mediastinal lymph nodes，收纳膈、肝及食管胸部的淋巴，最终汇入胸导管。

　　4. **奇静脉、半奇静脉和副半奇静脉**　　**奇静脉** azygos vein 自右膈脚起于右腰升静脉，沿食管后方和胸主动脉右侧向上，沿途收纳右侧肋间后静脉、食管静脉、支气管静脉和半奇静脉的血液，至第 4 胸椎体高度勾绕右肺根，注入上腔静脉。右腰升静脉通连下腔静脉，故奇静脉是沟通上、下腔静脉的重要通道。上腔静脉或下腔静脉回流受阻时，该通道可成为重要的侧副循环途径。**半奇静脉** hemiazygos vein 在左膈脚起于左腰升静脉，沿脊柱左侧向上，沿途收纳左侧下部肋间后静脉、食管静脉和副半奇静脉的血流，至第 8 胸椎体高度从胸主动脉和食管与脊柱之间向右跨越脊柱，注入奇静脉。**副半奇静脉** accessory hemi-azygos vein 沿脊柱左侧向下，收集左侧上部的肋间后静脉的血液，注入半奇静脉或奇静脉（图 3-25）。

　　5. **胸导管** thoracic duct　　胸导管在第 12 胸椎下缘平面起自腹部的**乳糜池** cisterna chyli，

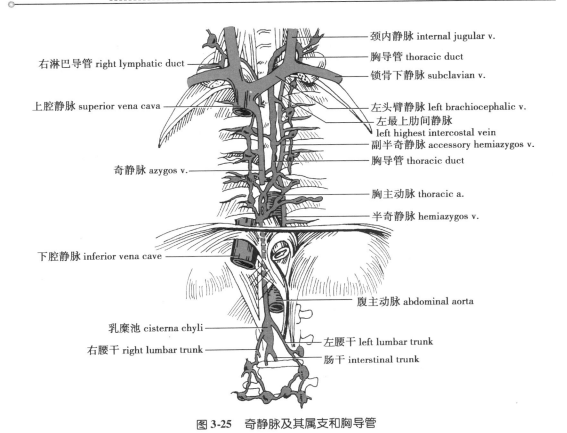

右淋巴导管 right lymphatic duct

上腔静脉 superior vena cava

奇静脉 azygos v.

下腔静脉 inferior vena cave

乳糜池 cisterna chyli

右腰干 right lumbar trunk

颈内静脉 internal jugular v.

胸导管 thoracic duct

锁骨下静脉 subclavian v.

左头臂静脉 left brachiocephalic v.

左最上肋间静脉
left highest intercostal vein

副半奇静脉 accessory hemiazygos v.

胸导管 thoracic duct

胸主动脉 thoracic a.

半奇静脉 hemiazygos v.

腹主动脉 abdominal aorta

左腰干 left lumbar trunk

肠干 interstinal trunk

图 3-25　奇静脉及其属支和胸导管

穿主动脉裂孔入后纵隔,初在胸主动脉和奇静脉之间食管末段的左后方上行,后于食管的后方,脊柱的右前方上行,至第 5 胸椎平面斜行向左,沿食管左缘与左纵隔胸膜之间、脊柱左前方上行,至颈部,弓向前外注入左静脉角(图 3-25)。

胸导管损伤合并胸膜囊破损时,淋巴液流入胸膜腔称乳糜胸。胸导管的下段毗邻右纵隔胸膜,上段毗邻左纵隔胸膜,因此胸导管下段损伤常引起右侧乳糜胸,上段损伤常引起左侧乳糜胸。胸导管与右淋巴导管等有广泛的吻合。

6. 胸交感干 thoracic sympathetic trunk　下行于脊柱两侧,肋头与肋间血管的前面,奇静脉和半奇静脉的后外侧。其在胸部的分支主要分布到胸主动脉、食管、气管和支气管等。

胸交感干通过**灰交通支** grey communicating branch 和**白交通支** white communicating branch 与肋间神经相连,前者较细,含交感神经节后纤维,后者稍粗,含交感神经节前纤维。每侧交感干有 10 ~ 12 个**胸神经节** thoracic ganglia,其中第 1 胸神经节常和颈下神经节合并成颈胸(星状)神经节。上 5 对胸神经节发出的节后纤维先后参与构成心丛、肺丛和食管丛。第 6 ~ 9 胸神经节发出的节前纤维构成**内脏大神经** greater splanchnic nerve,沿脊柱前面斜向下降,穿膈脚终于腹腔神经节。第 10 ~ 12 胸神经节穿出的节前纤维构成**内脏小神经** lesser splanchnic nerve,穿膈脚止于主动脉肾节(图 3-16、图 3-17)。

(六)纵隔内淋巴结群与纵隔间隙

1. 纵隔内淋巴结主要分为如下几群

（1）**纵隔前淋巴结** anterior mediastinal lymph nodes：位于前纵隔和上纵隔前部，收纳胸腺、心、心包前部、纵隔胸膜、膈前部及肝上面的淋巴，输出淋巴管入支气管纵隔干。分上、下两群，上群沿出入心的大血管前方排列，称**纵隔前上淋巴结**，下群位于心包前面，称**纵隔前下淋巴结或心包前淋巴结**。

（2）**纵隔后淋巴结** posterior mediastinal lymph nodes：位于后纵隔和上纵隔后部，包括**肺食管旁淋巴结** pulmonary juxtaesophageal lymph nodes、**支气管肺门淋巴结**、**气管支气管淋巴结** tracheobronchial lymph nodes 和**气管旁淋巴结** paratracheal lymph nodes，分别收纳食管、心包后部、膈后部、气管胸部、主支气管及肺等的淋巴，输出淋巴管主要注入支气管纵隔干，部分可直接汇入胸导管。

（3）**心包外侧淋巴结和肺韧带淋巴结**：心包外侧淋巴结 lateral pericardial lymph nodes 位于纵隔胸膜与心包之间，沿心包膈血管排列，收纳纵隔胸膜和心包的淋巴。肺韧带淋巴结 lymph node of pulmonary ligament 位于构成肺韧带的两层胸膜之间，收纳肺下叶底部的淋巴，肺下叶肿瘤可转移至此淋巴结。

2. **纵隔间隙**　纵隔间隙是指纵隔内各器官和结构之间为疏松结缔组织充填的狭窄区域，以适应器官运动和容积的变化，如血管搏动、气管运动和食管蠕动等。纵隔间隙借结缔组织向上和颈部深筋膜间隙相延续，向下经膈的薄弱区域与腹腔筋膜间隙相通，纵隔间隙常成为积液或感染蔓延的途径。

主要纵隔间隙有　**胸骨后间隙** retrosternal space、**气管前间隙** pretracheal space 和**食管后间隙** retroesophageal space 等。

（1）**胸骨后间隙**：位于胸骨和胸内筋膜之间。该间隙的炎症可向膈蔓延，甚至穿膈扩散至腹部。

（2）**气管前间隙**：位于上纵隔，在气管和气管权与主动脉弓之间，向上通连颈部的气管前间隙。

（3）**食管后间隙**：位于后纵隔，在食管与胸内筋膜之间，内有胸导管、奇静脉和副半奇静脉等。向上通咽后间隙，向下续延心包与食管之间的疏松结缔组织，并借膈的潜在性裂隙连通腹膜后隙。

（范松青　万炜）

四、临床应用要点

1. **胸膜腔穿刺及引流**　胸膜腔内积有液体或脓液时，膈因受压下降，肺亦可受压上移，扩张不全，影响呼吸功能。进行胸膜腔穿刺以抽出积液或脓后，膈可再度回升，其穿刺部位不低于第9肋间隙，以免损伤膈。此外，肋间后血管在肋角内侧斜行于肋间隙中份，且排列不规则。因此，临床上常自腋后线或肩胛线第8、9肋间隙，靠近肋骨上缘穿刺；也可经腋后线第8肋间隙沿肋骨上缘切开，插入套管作胸膜腔闭合引流，以充分引流渗出液防止术后感染。

2. **食管淋巴结及食管癌淋巴转移途径**　食管颈部的淋巴大多汇入气管旁淋巴结，少数汇入颈外侧下深淋巴结或锁骨上淋巴结。食管胸部淋巴主要汇入纵隔后淋巴结和气管支气管淋巴结。食管胸部下段和腹部的淋巴汇入胃左淋巴结或腹腔淋巴结。

食管癌淋巴转移遵循区域性及双向性原则。首先至主病灶邻近的食管旁淋巴结,再沿纵隔内丰富的淋巴管网向上至颈部淋巴结,向下入胃左、腹腔淋巴结,经肠干汇入胸导管。由于食管黏膜与黏膜下层之间有丰富的淋巴管网相连通,纵行淋巴管数量约为横行淋巴管的6倍,并有大量侧支斜行穿肌层与外膜淋巴管交通。因此,食管癌可形成远离主病灶的所谓"跳跃式转移",一般以颈部、胃左淋巴结为多。临床上胸部上、中段食管癌手术不但要切除足够的食管长度,还应清除颈部、纵隔器官间(食管旁、下肺静脉旁、肺门、气管隆凸下)、贲门旁、胃左动脉旁、胰腺上区及大网膜的淋巴结。

3. 胸导管与乳糜胸　在右肺根以下,右纵隔胸膜常凸入食管后面,覆盖于胸导管下段的前面,手术中游离食管胸部下段或行右肺下叶手术时,容易损伤下段胸导管,导致右侧乳糜胸。

在左肺根以上,由主动脉弓、左锁骨下动脉和脊柱形成的三角内,胸导管位于食管胸部左后方,左纵隔胸膜贴附于胸导管前外侧面。施行左肺上叶或上纵隔其他器官手术时,易造成此段胸导管破裂,形成左侧乳糜胸。

4. 肺毗邻关系的临床意义　肺部疾患或其周围结构的病变,常相互波及,出现复杂的临床症状。如患肺癌时,癌肿可能侵犯或压迫上腔静脉,导致头面部、颈部及上肢水肿、胸前壁淤血及静脉曲张;肺尖部的癌肿(Pancoast癌)还可能侵犯喉返神经而引起声音嘶哑,或压迫臂丛导致同侧肩关节、上肢内侧的剧烈疼痛;癌肿累及颈交感干时,可引起 Horner 综合征(同侧瞳孔缩小、上睑下垂、眼球内陷、额部少汗等)。

5. 肺段切除术　由于每一肺段均有自己独立的肺段支气管分布,且相邻肺段间有结缔组织分隔,故对仅限于一个肺段内的某些良性病变,可有选择地施行肺段切除术,以最大限度地保留有功能的肺组织。但肺段间的界面并不十分清楚,手术时可先将病灶肺段的段支气管钳夹,经麻醉机加压吹气,使其余肺段膨胀以利辨认,并以段间静脉为标志进行分离。必须注意的是:除段间静脉及其属支外,分布至脏胸膜的支气管动脉的分支亦行于肺段间隔中,相邻肺段的肺动脉分支偶尔存在吻合。故手术中断面渗血较严重,且术后易产生并发症。

(万　炜)

第五节　胸部的解剖操作

一、解剖胸壁、胸膜和肺

(一) 解剖胸壁

1. **解剖肋间肌**　先观察肋间外肌的纤维束方向。在胸骨的稍外侧,透过肋间外膜可以看见肋间外肌。沿第3或第4肋软骨下缘切断肋间外膜宽约2cm,翻向下方,可见深面的肋间内肌,观察其肌纤维方向。在腋前线沿第4或第5肋下缘,先后切开肋间外肌和肋间内肌,翻向下方,游离沿肋骨下缘分布的肋间后血管和肋间神经主干,观察肋间后血管和肋间神经的排列关系(图3-6~图3-8)。

2. 开胸

（1）离断胸锁关节：用锯或解剖刀离断胸锁关节，注意保护其深部的结构。

（2）用解剖刀在胸骨的起点离断胸骨舌骨肌和胸骨甲状肌。

（3）剪断肋：在第1肋间隙剪开肋间组织，经开口处插入肋间剪。在第1肋的肋骨与肋软骨连接处，对向胸锁关节，剪断第1肋，再向外下方剪断第2肋骨。然后，沿腋前线向下剪断第3～8肋骨，并用解剖剪剪开肋间组织。

（4）翻开胸前壁：一手自胸骨柄提起胸前壁，另一手将胸骨深面的结构压向后，并向下和向两侧将肋胸膜与胸前壁分离。稍提起胸前壁，距起点约2cm处剪断胸廓内血管。边上提胸前壁边分离胸膜，以免折断胸骨或肋软骨。在第8肋间隙，自腋前线向内侧剪开肋间组织3～4cm。将胸前壁完全向下翻转。

3. 观察胸横肌　在胸前壁下部，透过胸内筋膜可见附着于胸骨和肋软骨的胸横肌。

4. 解剖胸廓内动、静脉和胸骨旁淋巴结　在胸前壁内面找到沿胸骨外侧下降的胸廓内血管，其上段位于胸内筋膜的前面，下段位于胸横肌的前面。纵行剪开胸横肌，暴露胸廓内血管下段，并追至肌膈动脉与腹壁上动脉分支处。在胸廓内血管周围的脂肪内剥离胸骨旁淋巴结（图3-9）。

（二）探查胸膜腔（图3-11）

1. 探查胸膜分布　触摸和观察脏胸膜和壁胸膜各部分。观察胸膜顶和肺尖在颈部的体表投影。如果探查胸膜顶困难，可在取肺后进行。

2. 探查胸膜前界　两侧胸膜前界在第2～4胸肋关节高度靠拢。胸腺区和心包区为无胸膜区，分别有胸腺和心包占据。将胸前壁复位，标出胸膜前界的体表投影。

3. 探查胸膜下界　观察胸骨两侧已暴露的胸膜下界，然后将手插入肋胸膜与膈胸膜之间，探查其余部位的胸膜下界，了解体表投影。

4. 探查胸膜隐窝　将手插入肋胸膜与膈胸膜反折处的胸膜腔探查肋膈隐窝，在左肋胸膜与左纵隔胸膜前缘下部反折处的胸膜腔探查左肋纵隔隐窝。探查肋膈隐窝时，注意勿被肋骨断端刺伤。

5. 触摸肺韧带　将肺下部拉向外，可见肺韧带位于肺根下方，连于肺与纵隔之间。将手伸至肺韧带下缘处，用拇指和示指触摸。

（三）取肺

1. 观察肺根周围的血管神经　左肺根前方有膈神经和心包膈血管，后方有迷走神经。右肺根前方有膈神经和心包膈血管，后方有迷走神经，上方有奇静脉弓。

2. 取肺　切断肺根和肺韧带，取出左、右肺观察肺的形态、分叶和肺韧带的附着部位。比较左、右肺的不同。在肺门处，观察支气管、肺血管和支气管肺淋巴结。

3. 解剖肺根的结构　剖开肺根处的胸膜，分离肺根内结构，观察支气管和肺血管的排列顺序（图3-12）。

二、解　剖　纵　隔

（一）观察纵隔

1. 左侧面观　纵隔左侧面的中部有左肺根。肺根的前下方有心包。膈神经与心包膈血管经肺根前方下行，迷走神经在肺根后方下行。左喉返神经绕主动脉弓或动脉韧带的主动脉端上行,解剖后观察。肺根后方尚有胸主动脉、交感干及内脏大、小神经,上方有主动脉弓及左颈总动脉和左锁骨下动脉(图3-16)。

2. 右侧面观　纵隔右侧面的中部有右肺根。肺根前下方有心包。膈神经与心包膈血管经肺根前方下行,迷走神经在肺根后方下行。右喉返神经绕右锁骨下动脉上行。肺根后方尚有奇静脉、交感干及内脏大、小神经;上方有奇静脉弓、右头臂静脉、上腔静脉、气管和食管;下方有食管后隐窝(图3-17)。

（二）解剖上纵隔(图3-18～20)

1. 解剖胸腺　剥离胸膜和结缔组织,寻认胸腺。成人的胸腺大部分被脂肪组织代替。观察胸腺的毗邻。

2. 解剖头臂静脉和上腔静脉　向上翻起胸腺,分离头臂静脉和上腔静脉及其属支。比较左、右头臂静脉毗邻的不同。在左头臂静脉注入上腔静脉的稍左侧,剪断左头臂静脉,将其翻向左侧。

3. 解剖主动脉弓及其分支　清理主动脉弓及其发出的三大分支:头臂干、左颈总动脉和左锁骨下动脉,观察主动脉弓及其分支的毗邻。清理动脉导管三角内的动脉韧带、左喉返神经和心浅丛,注意观察左喉返神经的走向和与动脉韧带的毗邻关系。

4. 解剖气管颈部和主支气管　在左颈总动脉与头臂干起点间剪断主动脉弓,将其翻向两侧。清理气管颈部、主支气管、气管支气管淋巴结和气管旁淋巴结,游离位于气管杈前方的心深丛。比较左、右主支气管的形态特点,观察气管颈部和主支气管的毗邻。

（三）解剖中纵隔(图3-16～21)

1. 解剖膈神经和心包膈血管　于肺根前方找到膈神经及伴行的心包膈血管,紧贴心包侧壁向下追踪至膈。剪开纵隔胸膜,分离膈神经和心包膈血管。

2. 剪开心包　观察心包前壁和侧壁的毗邻。于膈神经和心包膈血管的前方和膈上1.5cm处作"U"形剪口向上翻开心包前壁,观察心的毗邻。

3. 探查心包窦　触摸浆膜性心包脏、壁两层的反折部位,观察与心相连的大血管。用示指深入升主动脉和肺动脉干的后面与上腔静脉和左心房的前面之间,探查心包横窦。将手伸入左心房后壁与心包后壁之间,探查心包斜窦。向前托起心,观察心包斜窦境界。用一手指在心包前壁与下壁的反折处探查心包前下窦。

4. 取心　于心包内剪断与心相连的大血管,将心取出。观察心的外形、心的血管及心腔内诸结构。

（四）解剖后纵隔(图3-16～25)

1. 解剖迷走神经　游离迷走神经上段和喉返神经。左喉返神经绕主动脉弓或动脉韧带的主动脉端,沿气管与食管之间的沟上行至颈部。右喉返神经绕右锁骨下动脉上行至颈部。清理肺丛、食管前丛和食管后丛。

2. 解剖食管　将气管、主支气管向一侧推开即可见食管,剖开纵隔胸膜,清理食管,注意观察食管与左主支气管、左心房和食管后隐窝的毗邻关系。

3. 解剖胸主动脉　剖开左侧纵隔胸膜,观察胸主动脉的毗邻和分支。

4. 解剖奇静脉、半奇静脉和副半奇静脉　剖开纵隔胸膜,观察这些静脉的位置和属支。

5. 解剖胸导管　在胸主动脉和奇静脉之间的结缔组织中分离胸导管下段,向上追踪至注入左静脉角处,注意其行程及毗邻。

6. 解剖胸交感干及内脏大、小神经　剖开纵隔胸膜,观察胸交感干。清理内脏大、小神经。分离胸交感神经节与肋间神经相连的白交通支和灰交通支。

（万　炜）

第 四 章

腹 部

第一节 概 述

【学习要点】

1. 腹部的境界与分区。

2. 腹部的体表标志。

3. 成人腹部主要脏器的体表投影。

腹部 abodminal part 位于躯干的中下部,居胸部和盆部之间,由腹壁、腹腔及腹腔内容物等组成。腹部后方以脊柱为支架,前壁和外侧壁由肌和筋膜等软组织组成。腹壁所围成的腔即**腹腔** abdominal cavity,内有脏器、血管、神经、淋巴管及腹膜等结构。

一、境界与分区

(一) 境界

腹部的上界为剑突和两侧的肋弓下缘,经 11、12 肋游离缘直至第 12 胸椎棘突;下界为耻骨联合上缘,两侧的耻骨嵴、耻骨结节、腹股沟襞、髂前上棘,循髂嵴至第 5 腰椎棘突。腹部体表境界与腹腔的界限并不一致。腹腔的上界为膈穹隆,最高可达第 4、5肋间隙水平,故腹腔上部脏器在呼气末可深入胸下部,与肺下缘重叠,若此区受损伤时,应考虑有胸、腹部脏器合并受损的可能;下方经小骨盆上口与盆腔相通,小肠等腹腔脏器也常位于盆腔内,与盆腔脏器相毗邻,疾病发生时将有盆腔脏器的症状和体征。因此,腹腔的实际范围远较腹部体表的界限大。

(二) 分区

腹壁以两侧腋后线的延长线为界,分为前方的腹前外侧壁和后方的腹后壁。为了描述和确定腹腔脏器的位置,临床上常用两条水平线和两条垂直线将腹部分为九个区,即九分法(图 4-1):上水平线为经过两侧肋弓最低点(相当于第 10 肋),下水平线为经过两侧髂前上棘或髂结节的连线;两条垂直线分别通过左、右半月线(腹直肌外侧缘)或腹股沟中点。九个区分别是:上方的**腹上区** epigastric region 和**左、右季肋区** hypochondriac region,中部的**脐区** umbilical region 和**左、右腰区** lumbar region(外侧区),下方的**腹下区** hypogastric region(耻区)和**左、右腹股沟区** inguinal region(髂区)。

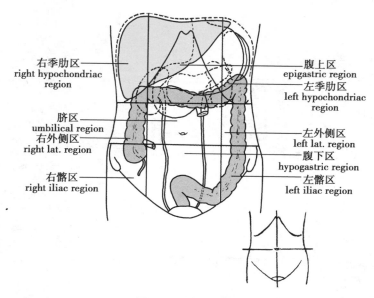

右季肋区
right hypochondriac
region

腹上区
epigastric region

左季肋区
left hypochondriac
region

脐区
umbilical region

右外侧区
right lat. region

左外侧区
left lat. region

腹下区
hypogastric region

右髂区
right iliac region

左髂区
left iliac region

图 4-1　腹部的分区

此外,还有较为简单的"四分法",即通过脐的纵横两条线将腹部分为左、右上腹部和左、右下腹部四个区。

二、表 面 解 剖

(一)体表标志

1. **耻骨联合** pubic symphysis　在腹部前正中线下端,于阴阜皮下可触及耻骨联合的前面和上缘。其上缘是小骨盆上口的标志之一。成人的膀胱在空虚状态下位于耻骨联合上缘平面以下。骨盆受到前、后方向的剧烈挤压而损伤时,可造成耻骨联合分离。

2. **耻骨结节** pubic tubercle　位于耻骨联合上缘外侧约 2～3cm 处,系腹股沟韧带内侧端的附着点。其外上方 1～2cm 处为腹股沟管皮下环;外下方则有股部阔筋膜形成的卵圆窝,大隐静脉于此注入股静脉;耻骨结节是临床上重要的定位标志结构。

3. **髂嵴** iliac crest　为髂骨翼的上缘,位于皮下,全长均可触及。髂嵴的前端为**髂前上棘** anterior superior iliac spine,有腹股沟韧带附着,亦是缝匠肌和阔筋膜张肌的起点,是重要的骨性标志,其后外方 5～7cm 处为**髂结节**,骨质肥厚,临床上常于此作骨髓穿刺。髂嵴的后端为**髂后上棘** posterior superior iliac spine。两侧髂嵴最高点的连线平对第 4 腰椎棘突,是临床上腰穿手术定位的重要标志。

4. **脐** umbilicus　位于腹前壁正中,脐平面通过第 3、4 腰椎之间。脐部的皮肤由第 10 胸神经前支的皮支分布,是临床上神经损伤及麻醉定位的重要标志。

5. **半月线** linea semilunaris　又称**腹直肌线**或 **Spiegel 线**,为沿腹直肌外侧缘的弧形线。右侧半月线与肋弓相交处为胆囊底的体表投影,又称 **Murphys 点**,是胆囊的定位标志。

6. **幽门平面**　又称 **Addison 平面**,系指通过脐至剑胸结合连线中点(亦即耻骨联合上缘至胸骨颈静脉切迹连线中点)的平面。此平面后对第 1 腰椎体下缘,前对第 9 肋软骨前端。在幽门平面通过的结构有:幽门、胆囊底、肾门、十二指肠空肠曲、结肠左曲和脊髓下端等。

（二）体表投影

腹腔内脏器的位置因年龄、体形、体位、呼吸运动及内脏充盈程度等而异,因此不仅要熟悉正常脏器的投影位置,还应了解脏器的结构和可能呈现的个体差异及其发生学的异常,这样才能对腹腔脏器的位置及其投影区有更完整的认识。

1. 根据九分法,一般情况下,成人腹腔内主要器官在腹前壁的投影见表4-1和图4-1。

表4-1　腹腔主要器官在腹前壁的投影

右季肋区	腹上区		左季肋区
1. 右半肝大部分	1. 右半肝小部分及左半肝大部分	5. 十二指肠大部分	1. 左半肝小部分
2. 部分胆囊	2. 胆囊	6. 胰的大部分	2. 胃贲门,胃底
3. 结肠右曲	3. 胃幽门部及部分胃体	7. 两肾一部分及肾上腺	3. 部分脾
			4. 胰尾
4. 部分右肾	4. 胆总管、肝动脉和门静脉	8. 腹主动脉及下腔静脉	5. 结肠左曲及部分胃体
			6. 左肾
右腰区	脐区		左腰区
1. 升结肠	1. 胃大弯(胃充盈时)	5. 十二指肠小部分	1. 降结肠
2. 部分回肠	2. 横结肠	6. 空回肠各一部分	2. 部分空肠
3. 右肾下部	3. 大网膜	7. 腹主动脉及下腔静脉	3. 左肾下部
	4. 左、右输尿管		
右腹股沟区	腹下区		左腹股沟区
1. 盲肠	1. 回肠袢	4. 部分乙状结肠	1. 大部分乙状结肠
2. 阑尾	2. 膀胱(充盈时)	5. 左、右输尿管	2. 回肠袢
3. 回肠末端	3. 子宫(妊娠后期)		

2. 腹腔器官的时钟定位法　为了便于记忆腹部脏器的位置,可把腹部表面以脐为中心按时针的数字顺序排列定位。即在每个数字处标志腹部内脏器官的体表定位,具体如下:1字部为胰,2字部为脾、左肾,3字部为结肠左曲,4字部为降结肠,5字部为乙状结肠,6字部为膀胱,7字部为回盲肠及阑尾,8字部为升结肠,9字部为结肠右曲,10字部为右肾,11字部为肝胆,12字部为胃、胰、十二指肠,中央部即脐部周围为小肠(图4-2)。

（张宇新　张子明）

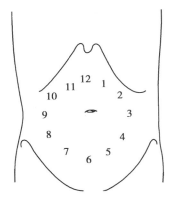

图4-2　腹部器官时针定位法

三、临床应用要点

根据腹腔脏器的解剖位置,腹部时钟定位区域疼痛,多见于该区域内某些脏器的疾病与损伤。因为某些脏器移动性较大,故此法仅供临床上初步诊断的参考而已。

1. 1字部疼痛,多见于胃、脾和胰腺的疾病与损伤。如急性胰腺炎等。

2. 2或10字部疼痛,多见于肾脏的疾病与损伤,如肾盂肾炎等。

3. 3或9字部疼痛,多见于输尿管及升、降结肠的疾病与损伤,如急性输尿管炎等。

4. 4 或 5 字部疼痛,多见于乙状结肠、左侧髂骨和左侧腹股沟的疾病与损伤,如乙状结肠扭转等。

5. 6 字部疼痛,多见于膀胱及盆腔的疾病与损伤,如膀胱炎等。

6. 7 或 8 字部疼痛,多见于盲肠、阑尾、右侧腹股沟及右髂骨的疾病与损伤,如阑尾炎、右侧腹股沟疝等。

7. 11 字部疼痛,多见于肝和胆囊的疾病与损伤,如胆囊炎等。

8. 12 字部疼痛,见于胃和十二指肠的疾病与损伤,如溃疡病等。

第二节　腹前外侧壁

【学习要点】

1. 腹前外侧壁的层次,皮肤、浅筋膜的特点。
2. 腹前外侧壁肌群的位置、层次、肌纤维方向、形成结构及作用。
3. 腹直肌鞘的构成和特点。
4. 腹股沟区的境界、特点及其与腹股沟疝形成的关系。
5. 腹股沟管的位置、构成及内容。
6. 腹股沟三角的构成,腹股沟斜疝与直疝的解剖学鉴别要点。
7. 髂腹下神经、髂腹股沟神经及腹壁下动脉的行程和分布。

腹前外侧壁平坦且富有伸展性,骨骼对其限制较少,手术切开腹壁后显露的范围大,绝大部分腹部手术从腹前外侧壁进行。同时在其不同部位,层次和结构有很大差异,而且有其自身的薄弱区,易形成腹壁疝。手术时,根据临床需要,在腹部不同部位作手术切口,必须熟悉其局部的层次和结构。

一、层　　次

(一) 皮肤

腹前外侧壁的皮肤菲薄,有较大的移动性和弹性,能适应腹内压增大时(妊娠、腹水、肿瘤等)的腹部膨胀,除脐部外,易与皮下组织分离。临床上常从腹部采取皮瓣,进行皮肤缺损的修补手术。

(二) 浅筋膜

腹前外侧壁的浅筋膜较厚,由脂肪和疏松结缔组织构成。脐平面以下的浅筋膜分浅、深两层:浅层即含大量脂肪组织的 **Camper 筋膜**,向下与股部的浅筋膜相连续;深层为富含弹性纤维的膜性层即 **Scarpa 筋膜**,在中线处附于白线,向下附着于大腿阔筋膜,并与阴囊肉膜**和会阴浅筋膜(Colles 筋膜)**相续。因此,Scarpa 筋膜与腹前外侧壁肌层之间的间隙与会阴浅隙相交通。当尿道损伤时,尿液可经会阴浅隙蔓延到同侧的腹前外侧壁,但不能越过中线到对侧和进入股部。浅筋膜内含有丰富的浅血管、淋巴管和皮神经。

1. **浅动脉**　腹侧壁有来自两侧肋间后动脉、肋下动脉和腰动脉的分支;腹壁正中线附近有来自腹壁上动脉和腹壁下动脉的分支;脐平面以下有两条较大的浅动脉,即腹壁浅和旋髂浅动脉(图 4-3)。**腹壁浅动脉** superficial epigastric artery 起自股动脉,越过腹股沟韧带中、内三分之一交界处向脐部上行。**旋髂浅动脉** superficial iliac circumflex artery 发自股动脉,在浅筋膜浅、深两层之间行向髂前上棘。

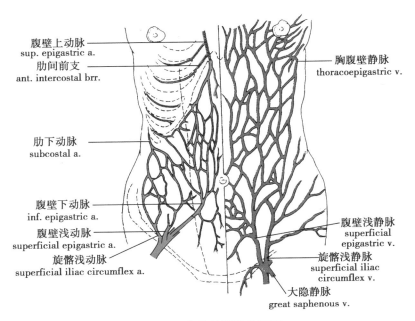

图 4-3 腹前外侧壁的血管

2. **浅静脉** 较丰富,吻合成网,以脐区明显。脐平面以上的浅静脉汇成**胸腹壁静脉** thoracoepigastric veins(图 4-3),经胸外侧静脉注入腋静脉,亦可经深静脉回流至锁骨下静脉或头臂静脉。脐平面以下的浅静脉经**腹壁浅静脉**和**旋髂浅静脉**向下汇入大隐静脉,亦可经深静脉回流至髂外静脉。

腹壁的浅静脉是上、下腔静脉和肝门静脉之间重要的侧支吻合。在脐区,浅静脉通过附脐静脉与肝门静脉相交通,故肝门静脉高压时,肝门静脉的血液可返流向脐周静脉,呈现以脐为中心的放射状静脉曲张,形成"海蛇头"征。

当上、下腔静脉之一有阻塞导致高压时,血液可取道胸腹壁浅静脉吻合途径回流,呈现"纵行"的腹壁浅静脉曲张。

3. **浅淋巴管** 与浅血管伴行,脐平面以上注入腋淋巴结,脐平面以下注入腹股沟浅淋巴结上群,亦可通过肝圆韧带内的淋巴管注入腹腔内至肝门处的淋巴结。

4. **皮神经** 有肋间神经和肋下神经的前皮支和外侧皮支分布,具有明显的节段性,第 6 肋间神经分布于剑突平面,第 10 肋间神经分布于脐平面,肋下神经分布于髂前上棘平面,第 1 腰神经分布于腹股沟平面(图 4-4)。临床上常借皮肤感觉的缺失平面来初步估计脊髓或脊神经根的病变部位及外科手术所需的麻醉平面。

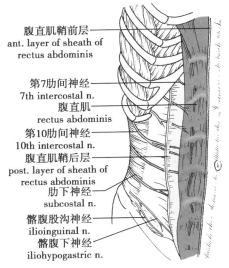

图 4-4 腹前外侧壁的神经

（三）肌层

腹前外侧壁的肌包括位于正中线两侧的腹直肌和位于外侧的腹外斜肌、腹内斜肌和腹横肌。3块扁肌的纤维方向各异,构成腹前外侧壁的重要屏障。腹壁肌有保护内脏、增加腹压、辅助呼吸、维持脏器位置以及参与脊柱运动的作用(表4-2,图4-5～图4-7)。

表4-2　腹前外侧壁的肌肉

肌名	起点	止点	作用	神经支配
腹直肌	耻骨联合与耻骨嵴	第5～7肋软骨外面	前屈脊柱、降胸廓,增加腹压	第5～11肋间神经及肋下神经
腹外斜肌	下8个肋外面	借腱膜止于腹白线和髂嵴前部	增加腹压,前屈、侧屈并旋转脊柱;上提睾丸、封闭腹股沟管	第5～11肋间神经、肋下神经、髂腹股沟神经、髂腹下神经
腹内斜肌	胸腰筋膜、髂嵴、腹股沟韧带外侧1/2～2/3	借腱膜止于腹白线和下位3肋,下部肌束参与形成提睾肌		
腹横肌	胸腰筋膜、髂嵴、腹股沟韧带外侧1/3,下6个肋软骨的内面	借腱膜止于腹白线,下部肌束参与提睾肌和腹股沟镰		

1. **腹直肌** rectus abdominis　位于腹白线两侧腹直肌鞘内,为上、下纵行的多腹肌。肌纤维束被3～5个**腱划** tendinous intersection 分隔。腱划与腹直肌鞘前层紧密愈合,与腹直肌鞘后层仅借疏松结缔组织相连,可自由移动。手术时,切开腹直肌鞘前层可向外侧牵拉腹直

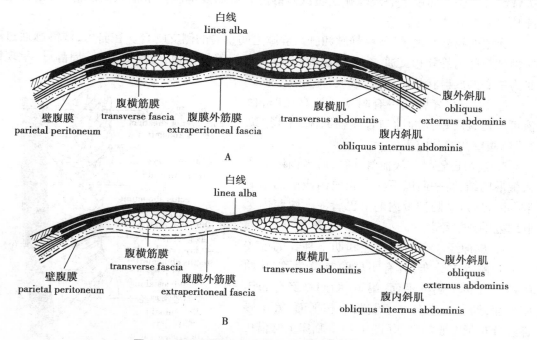

图4-5　腹前外侧壁肌肉层次、腹直肌鞘与腹白线
A. 弓状线以上横切面;B. 弓状线以下横切面

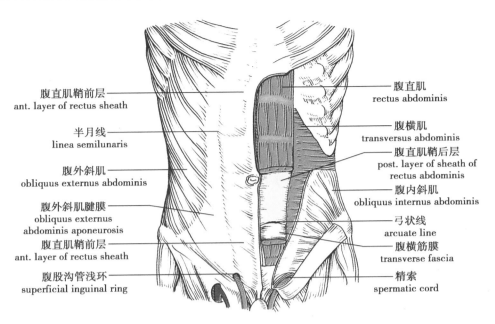

图 4-6 腹前外侧壁的肌（浅层）

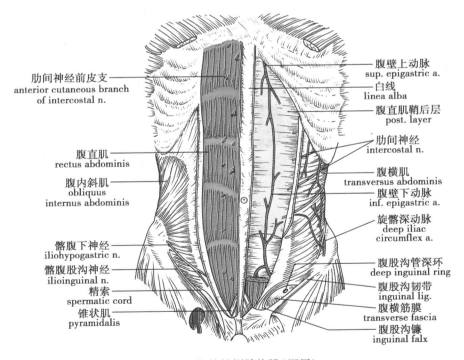

图 4-7 腹前外侧壁的肌（深层）

肌，暴露腹直肌鞘后层。但尽量不要向内侧牵拉，以防损伤胸神经前支，腹直肌下端的前内方常有三角形的小扁形肌——**锥状肌** pyramidalis。

腹直肌鞘 sheath of rectus abdominis　包裹腹直肌和锥状肌，由腹直肌外侧 3 块扁肌的腱膜组成（图 4-5～图 4-7）。腹壁上、下血管在鞘内，腹直肌后面行走，分支并互相吻合。鞘分前、后二层,前层由腹外斜肌腱膜和腹内斜肌腱膜的前层组成,后层由腹内斜肌腱膜的后层和腹横肌腱膜组成。在脐与耻骨联合连线中点处,腹内斜肌腱膜和腹横肌腱膜均转向腹直肌的前方,因此此平面以下无腹直肌鞘后层,此处只形成一弧形的游离下缘,即**弓状线** arcuate line 或**半环线**。弓状线以下腹直肌后面紧贴腹横筋膜。

腹白线亦称**白线** linea alba　位于腹前正中线,上起自胸骨剑突,下至耻骨联合,中间有脐环。由腹直肌鞘纤维彼此交织而成,上宽下窄。脐以上宽约 1~2cm,较坚韧而少血管,因而更明显。在白线处,交错的纤维之间常有小孔或裂隙通过血管、神经,如腹膜外组织或腹膜壁层由此突出,则形成白线疝。腹白线的腱膜纤维在脐处环绕脐而形成脐环。若此环薄弱,发育不良或残留有小裂隙,可发生成人(25~40 岁)脐疝,女性多于男性,反复妊娠和肥胖是最重要的原因。

2. **腹外斜肌** obliquus externus abdominis　为腹前外侧壁浅层的扁肌,肌纤维自外上向内下斜行,约在第 9 肋软骨至髂前上棘之间的弧形线上向内侧移行为腱膜(图 4-8)。

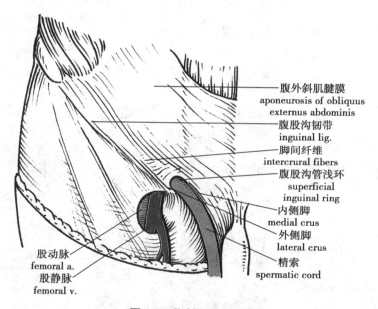

图 4-8　腹外斜肌腱膜

3. **腹内斜肌** obliquus internus abdominis　位于腹外斜肌的深面,亦为扁肌,肌纤维自外下斜向内上,在腹直肌外侧移行为腱膜,并分两层包绕腹直肌,止于腹白线。

4. **腹横肌** transversus abdominis　为腹前外侧壁最深层的扁肌,肌纤维自后向前内侧横行,至腹直肌外侧缘移行为腱膜。

(四)腹横筋膜

腹横筋膜 transverse fascia　位于腹横肌和腹直肌鞘的深面,为腹内筋膜的一部分。

(五)腹膜外组织

腹膜外组织又称**腹膜外脂肪**或**腹膜外筋膜**　位于腹横筋膜与腹膜壁层之间,含有不同程度的脂肪组织,将腹横筋膜与壁腹膜分隔,形成潜在性间隙,称腹膜外间隙,内有髂外血管及其分支、髂外淋巴结、生殖股神经等,与后方的腹膜后间隙,下方的盆部腹膜外间隙(盆筋膜间隙)相延续。当发生炎症时,脓液可互相蔓延,常向下方形成髂窝脓肿。临床上可通过此间隙行腹膜外手术,如膀胱、子宫、输尿管、腰交感干神经节的手术。

(六)壁腹膜

壁腹膜位于腹膜外组织深面。由于上腹部的腹横筋膜和腹膜外组织均较薄弱,故膈下腹膜与膈紧密愈着,受膈运动的影响,张力较大,上腹部切口缝合腹膜时极易撕裂,宜连同腹直肌鞘的后层一起缝合。

二、腹 股 沟 区

腹股沟区为下腹部两侧的三角区,左右各一。上界为两侧髂前上棘的连线,下界为腹股沟韧带,内侧界为腹直肌外侧缘。此区是腹部的薄弱区,其原因是:①男性有精索、女性有子宫圆韧带通过此区,形成腹壁解剖学上的裂隙;②腹内斜肌、腹横肌的下缘内侧部游离,不与腹股沟韧带相连,其间形成裂隙;③腹外斜肌在此处移行为腱膜,并形成裂隙;④当人体站立时,此区比腹壁其他部分承受较大的压力。因此当腹股沟区肌肉发育不良,腹内斜肌和腹横肌弓状下缘过高或长期腹内压增加时,容易发生腹股沟疝。

(一)层次

1. **皮肤**　腹股沟附近的皮肤,移动性小,可供吻合的皮血管丰富。

2. **浅筋膜**　分为浅层的 Comper 筋膜和深层的 Scarpa 筋膜两层。

3. **腹外斜肌**　腱膜下缘增厚张于髂前上棘与耻骨结节之间,形成**腹股沟韧带** inguinal ligament(图 4-8)。腹股沟韧带内侧端有小部分纤维由耻骨结节向下后外侧转折形成**腔隙韧带** lacunar ligament(陷窝韧带)。后者继续向外侧延续,附于耻骨梳,构成**耻骨梳韧带** pectineal ligament(**Cooper 韧带**)(图 4-9)。

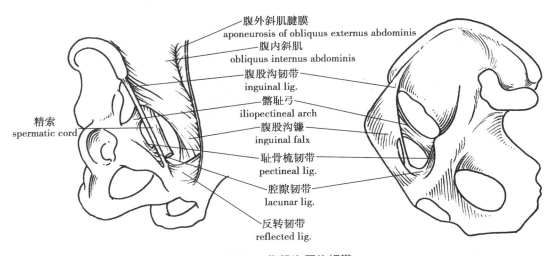

图 4-9　腹股沟区的韧带

腹外斜肌腱膜在耻骨结节外上方有一个三角形的裂隙,即**腹股沟管浅环(皮下环)** superficial inguinal ring,男性有精索,女性有子宫圆韧带通过。裂隙外下部的纤维为**外侧脚** lateral crus,止于耻骨结节;内上部的纤维为**内侧脚** medial crus,止于耻骨联合。裂隙外上方连结两脚之间的纤维称**脚间纤维** intercrural fibers,有防止两脚分离的作用。外侧脚有部分纤维经精索深面向内上方反折至腹白线,并与对侧的纤维相接,称**反转韧带** reflected ligament 或 **Colles 韧带**,有加强浅环的后界的作用。

4. **腹内斜肌和腹横肌** 腹内斜肌与腹横肌的下缘均呈弓状越过精索的上方并转绕至精索的后方,此时两肌已多移行为腱膜并互相融合,构成**腹股沟镰** inguinal falx,亦称**联合腱** conjoined tendon,止于耻骨梳内侧端与耻骨结节,部分人是以两者的肌纤维结合而非腱性融合,可称**联合肌**。腹横肌和腹内斜肌的少量下部肌纤维于腹股沟韧带中点附近游离下行延续为菲薄的**提睾肌** cremaster,向下包裹精索和睾丸,有悬提睾丸的作用。

5. **腹横筋膜** 腹横筋膜在腹股沟区较厚并形成一些重要结构:①在弓状线下方直接覆盖于腹直肌后面形成**腹直肌筋膜**;②参与腹股沟管后壁的组成;③在腹股沟韧带中点上方1.5cm 处呈漏斗状突出,形成**腹股沟管深环** deep inguinal ring 并延续为精索内筋膜(internal spermatic fascia);④在深环内侧增厚形成**凹间韧带** interfoveolar ligament。修补腹股沟斜疝时,缝合凹间韧带可缩紧深环;⑤包绕精索形成**精索内筋膜**。

6. **腹膜外组织** 此区体质瘦弱者脂肪组织少,该层呈膜状,易同腹横筋膜混淆,因其并无固定作用,在疝修补术时应注意分辨。

7. **壁腹膜** 在脐以下形成 5 条皱襞(图 4-10):**脐正中襞**位于中线上,由脐至膀胱尖,内有脐尿管索,是胚胎期脐尿管闭锁形成的遗迹。如出生后仍未闭锁,常在脐部有蚯蚓状皮管突出,并与膀胱连通;位于脐正中襞外侧为一对**脐内侧襞**,内有脐动脉索通过,是胚胎期脐动脉闭锁后的遗迹,又称**脐动脉襞**;最外侧的一对**脐外侧襞**内有腹壁下血管通过,又称**腹壁下动脉襞**。

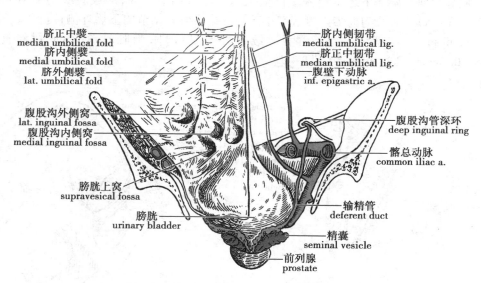

图 4-10 腹前外侧壁内面的腹膜皱襞和陷凹

在腹股沟韧带上方,上述 5 条皱襞之间形成 3 对小凹,即**膀胱上窝、腹股沟内侧窝**和**腹股沟外侧窝**。腹股沟内侧窝正对腹股沟三角和腹股沟管浅环;与其相对应的腹股沟韧带下方的小凹,即为**股凹**,正对股环;腹股沟外侧窝正对腹股沟管深环。

（二）腹股沟管

腹股沟管是一个由肌、腱、筋膜所构成的间隙,位于腹股沟韧带内侧半上方,并与之平行,长约 4~5cm。其内男性有精索、女性有子宫圆韧带通过,是腹前外侧壁的重要结构和薄弱部位。腹股沟管有两口四壁(图 4-11)。

腹股沟管内口 又称**深环**或**腹环**,为腹横筋膜随精索向外突出而成的一个卵圆形裂隙,

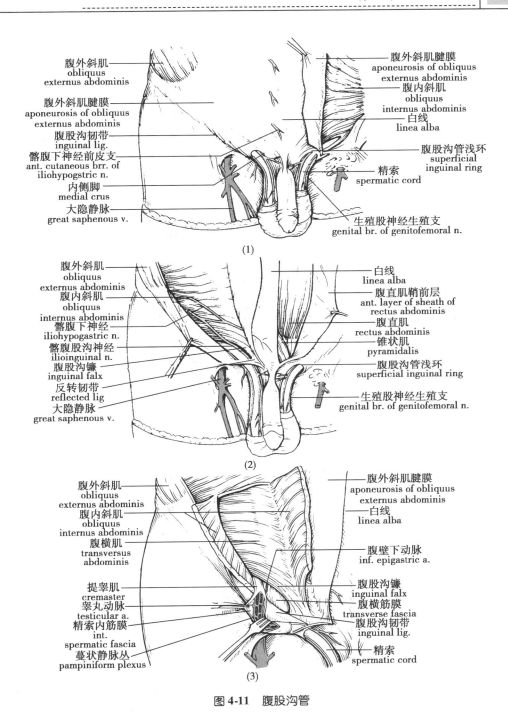

图 4-11 腹股沟管

位于腹股沟韧带中点上方 1.5cm 处。从腹膜腔内看,即位于腹股沟外侧窝。

腹股沟管外口 又称**浅环**或**皮下环**,为腹外斜肌腱膜在耻骨结节外上方的一个三角形裂隙。精索或子宫圆韧带由此穿出至皮下。外口位于腹股沟三角内,其内面恰与腹股沟内侧窝相对应。

腹股沟管四壁 腹股沟管**前壁**由腹外斜肌腱膜构成,其外侧 1/3 有腹内斜肌起自腹股沟韧带的肌纤维加强。即腹内斜肌起始部纤维直接纤维覆盖于精索外上部的前面,参与前壁的组成。腹股沟管**后壁**由腹横筋膜和内侧1/3的联合腱构成,在其内下方接近外口处,尚有反转韧带参与。腹股沟管**上壁**由腹内斜肌和腹横肌的游离下缘(弓状下缘)及其延续的联合腱构成。腹股沟管**下壁**即腹股沟韧带。

(三)腹股沟三角

腹股沟三角 inguinal triangle,又称**海氏(Hesselbach)三角**,由腹直肌外侧缘、腹股沟韧带和腹壁下动脉围成(图4-12)。三角区内无肌层,腹横筋膜又较薄弱,加之腹股沟管浅环也位于此区,因此是腹前外侧壁的一个薄弱部位。

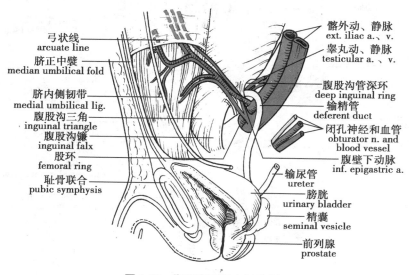

弓状线 arcuate line
脐正中襞 median umbilical fold
脐内侧韧带 medial umbilical lig.
腹股沟三角 inguinal triangle
腹股沟镰 inguinal falx
股环 femoral ring
耻骨联合 pubic symphysis

髂外动、静脉 ext. iliac a.、v.
睾丸动、静脉 testicular a.、v.
腹股沟管深环 deep inguinal ring
输精管 deferent duct
闭孔神经和血管 obturator n. and blood vessel
腹壁下动脉 inf. epigastric a.
输尿管 ureter
膀胱 urinary bladder
精囊 seminal vesicle
前列腺 prostate

图 4-12 腹股沟三角(内面观)

此区的腹壁层次由浅入深依次为:皮肤、浅筋膜、腹外斜肌腱膜及其形成的腹股沟管浅环、联合腱、腹横筋膜、腹膜外组织和脐外侧襞内侧缘,腹股沟内侧窝处的腹膜壁层。

(四)睾丸下降与腹股沟疝的关系

胚胎早期,睾丸位于腹后壁,脊柱两侧,腹膜后间隙。在睾丸引带的牵引下,于胚胎第3个月末,睾丸已降至髂窝,第7个月达到腹股沟管内口,并同附睾和输精管等一起经腹股沟管降至皮下环,出生前后降入阴囊。若生后1~2年内仍不降入阴囊,称为隐睾,有丧失生育能力及睾丸恶性变的危险,应尽早进行手术,将其牵引入阴囊或作自体睾丸移植。在睾丸下降过程中,腹膜形成一对鞘状突起,称腹膜鞘突,随睾丸下降至阴囊,睾丸引带消失,睾丸上端至腹股沟管内口的一段腹膜鞘突闭锁,形成鞘突剩件(鞘韧带),而包绕睾丸的腹膜鞘突形成睾丸鞘膜,其腔隙即为睾丸鞘膜腔。如出生时睾丸以上的鞘突仍未闭锁,睾丸鞘膜腔与腹膜腔相通,则易形成交通性(先天性)睾丸鞘膜积液,可同时并发先天性腹股沟斜疝。若鞘突的某一段未闭锁,与腹膜腔和睾丸鞘膜腔均不相通,则可形成精索鞘膜积液。

三、腹前外侧壁深层的血管和神经

(一)动脉(图4-3)

1. 第10、11肋间动脉,肋下动脉和腰动脉呈节段性地行于腹横肌和腹内斜肌之间,供应腹前外侧壁肌肉。

2. **腹壁上动脉** superior epigastric artery 是起于锁骨下动脉的胸廓内动脉的终支,行于腹直肌与腹直肌鞘后层之间,分支供给腹直肌,并向前穿过腹直肌及腹直肌鞘前层至腹前壁皮下。

3. **腹壁下动脉** inferior epigastric artery 在近腹股沟韧带中点内侧上方1cm处发自髂外动脉,在腹膜外组织内斜向上内,经半环线潜入腹直肌鞘后层与腹直肌深面之间,向上延伸至脐周围与发自胸廓内动脉的**腹壁上动脉**吻合。腹壁下动脉的体表投影为腹股沟韧带中点稍内侧与脐的连线。临床上作腹腔穿刺时,应在此投影的外上方进针,以免损伤该动脉。

4. **旋髂深动脉** deep circumflex iliac artery 约与腹壁下动脉同一水平发自髂外动脉,在腹膜外组织内沿腹股沟韧带外侧半的深面斜向外上方,经髂前上棘内侧,行向髂嵴前部的上缘,在此分出数条营养动脉进入髂嵴内唇,并有同名静脉伴行。临床上常取旋髂深动脉作为营养动脉的带血管蒂髂骨移植。

(二)静脉(图4-3)

腹前外侧壁的深静脉与同名动脉伴行。其中腹壁上、下静脉和旋髂深静脉分别上、下行汇入胸廓内静脉和髂外静脉;肋间静脉和肋下静脉回流至奇静脉或半奇静脉;腰静脉回流至下腔静脉和腰升静脉。

(三)淋巴管

腹前外侧壁的深淋巴管伴随静脉回流,上部的淋巴管回流至肋间淋巴结或胸骨旁淋巴结;中部者汇入腰淋巴结;下部的回流入髂外淋巴结。

(四)神经(图4-4)

1. **7-12胸神经前支** 包括下5对**肋间神经** intercostal nerves 和1对**肋下神经** subcostal nerve。在胸廓下缘分别由各相应的肋间隙或第12肋前端进入腹壁,在腹横肌和腹内斜肌之间斜向内下方走行至腹直肌的外侧缘处进入腹直肌鞘。这些神经除支配腹前外侧壁诸肌外,在腹直肌鞘内向前发出前皮支,在腋中线附近还发出外侧皮支,分布于腹前外侧壁皮肤。

2. **髂腹下神经** iliohypogastric nerve 起自第12胸神经和第1腰神经的前支,自腰大肌上部外侧缘穿出,越过肾的后面和腰方肌的前面,由腹膜后间隙进入腹横肌与腹内斜肌之间前行,分支支配此二肌。本干于髂前上棘内侧2~3cm处穿腹内斜肌后在腹外斜肌腱膜深面斜向内下方。至腹股沟管浅环上方3~4cm处穿至皮下,分布于耻骨联合以上的皮肤。

3. **髂腹股沟神经** ilioinguinal nerve 起自第1腰神经前支,位于髂腹下神经下方,大体与之平行。进入腹股沟管后,行于精索的上方,穿过腹股沟管浅环后行于精索的前内侧,分布于股部上内侧面、阴囊或大阴唇皮肤。肌支亦支配腹内斜肌、腹横机和腹外斜肌。髂腹股沟神经有时与髂腹下神经合为一干,再分支分布。

阑尾手术作麦氏切口或在行腹股沟疝修补术,应注意避免损伤髂腹下神经和髂腹股沟神经,否则可能导致腹股沟区肌肉瘫痪、松弛,甚至萎缩,易于发生腹股沟疝,因此手术中应按肌纤维方向作钝性分离。

4. **生殖股神经** genitofemoral nerve 发自第1、2腰神经的前支,由腰大肌前方穿出后,沿腰大肌前面下行,至髂总血管外侧分为股支和生殖支。股支沿髂外血管经腹股沟韧带深面进入股部;生殖支又称精索外神经,由腹股沟管深环进入腹股沟管,沿精索及其被膜下行,分支支配提睾肌及阴囊或大阴唇皮肤。

生殖股神经的生殖支和髂腹股沟神经通行于腹股沟管,并经浅环穿出,在手术显露腹股沟管或处理疝囊时,应尽量避免其损伤。

当行腹股沟疝手术时,除在髂前上棘内侧2.5cm处作扇形注射麻醉药以阻滞髂腹下神经和髂腹股沟神经外,还应在腹股沟管浅环附近和阴囊根部麻醉生殖股神经生殖支,才能获得满意的效果。

（张子明　张志勇）

四、临床应用要点

（一）常用的腹壁手术切口（图 4-13）

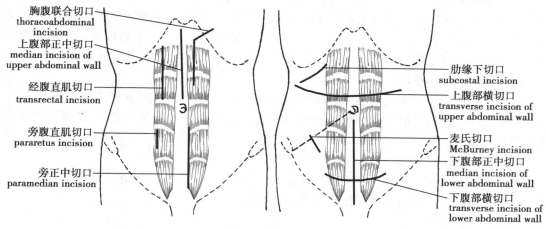

图 4-13　腹前外侧壁手术切口示意图

对腹壁切口的选择,主要遵循以下原则:①切口位置要适当,距离病变部位近,有较好的显露;②切口的长度要适宜,以利于手术操作;③要便于延长,不至于由于解剖学关系而受到限制;④切开时要尽量将腹壁肌肉及其血管、神经的损伤减小到最低限度,避免发生切口疝;⑤避免切口愈合后形成较明显的瘢痕,尽可能与皮肤纹理走行一致。

1. 纵切口(直切口)

（1）**正中切口**:通过(腹)白线的纵切口称为正中切口,由于(腹)白线血管少,不伤及肌肉、神经及大血管,进入和关闭腹腔都较方便。

上腹部正中切口:切开皮肤、浅筋膜、(腹)白线、腹横筋膜、腹膜外组织、壁腹膜。术后逐层缝合,可将腹膜、腹膜外组织、腹横筋膜作为一层缝合。上腹部正中切口出血少,关闭时将各层腱膜形成的腹白线一次缝合,减少切开与缝合时间。手术中不损伤神经,腹壁肌肉的功能不受影响。缺点是腱性组织血管少、愈合慢,易裂开。

下腹部正中切口:可显露盆腔脏器,多用于妇产科手术。由于脐以下的(腹)白线较狭窄,有时不易分清两侧腹直肌的界限,容易偏斜至一侧的腹直肌鞘内,可借助锥状肌的斜行纤维予以识别。关闭时除将两侧腹直肌靠拢缝合外,还应将锥状肌一并加强缝合,因而切口愈合后较为坚实,不易发生切口疝。

（2）**旁正中切口**:为在前正中线旁开2cm处与正中线平行的切口。切开皮肤、浅筋膜后,切开腹直肌鞘前层,将腹直肌及其腱划与腹直肌鞘前层分离,并向外侧牵拉腹直肌,切开腹直肌鞘后层、腹横筋膜、腹膜外组织和壁腹膜。此切口的优点是操作简便、容易延长,对肌肉、神经无损伤,术后腹直肌介于缝合的腹直肌鞘前、后层之间,有保护作用,有益于切口愈合。

(3) **经腹直肌切口**:是于旁正中切口相同的位置上或者稍外侧所作的切口,切开腹直肌鞘前层后,于腹直肌内 1/3 处,钝性纵行分离腹直肌,切开腹直肌鞘后层、腹膜外组织和壁腹膜。此切口优点是操作简易、迅速;便于延长,显露范围大;缝合方便。缺点是在同一矢状面上损伤了腹直肌和腹直肌鞘,切口愈合前难以耐受腹内压增高;易损伤肋间神经和肋间后血管。

2. 斜切口

(1) **肋缘下斜切口**(Kocher 切口):由剑突下向外,在肋弓下缘下方约 2.5cm 处与肋弓平行,切开皮肤、浅筋膜,在切口内侧切开腹直肌鞘前层及腹直肌,在切口外侧切断腹外斜肌、腹内斜肌、腹横肌,一并切开腹直肌鞘后层、腹横筋膜、腹膜外组织和壁腹膜。切开时注意保护位于腹内斜肌与腹横肌之间的第 8 至第 10 肋间神经。

(2) **右下腹部斜切口**(McBurney 切口):为阑尾切除术常用切口。在右髂前上棘至脐连线的外、中 1/3 交点处作与该线垂直的切口,切口的上 1/3 在连线的上方,下 2/3 在连线的下方。切开皮肤、浅筋膜,剪开腹外斜肌腱膜,依纤维方向钝性分离腹内斜肌和腹横肌的肌纤维,切开腹横筋膜、腹膜外组织和壁腹膜。由于此切口不切断肌纤维,按三层扁肌彼此交错的纤维方向逐层分开,亦不损伤肋间神经和髂腹下神经,而且各层的切开不在同一平面上,对腹壁完整性的影响较小。

(3) **腹股沟部斜切口**:皮肤切口自腹股沟韧带中点上方 2cm 处,与腹股沟韧带平行斜向内下,止于耻骨结节上方。多用于腹股沟斜疝手术。

3. **横切口** 位于肋弓与髂嵴之间的区域内,顺皮纹切开两侧腹前外侧壁的全部肌肉,暴露手术的范围大,能满足腹内巨大肿物的切除,缝合后张力小,但损伤肌肉较多。

4. **胸腹联合切口** 切口自第 7 或第 8 肋间隙,由腋后线沿肋间向前经肋弓至上腹部,与原设计的上腹部切口相连。术中除切断腹壁肌(背阔肌、前锯肌、腹外斜肌)外,尚需切断肋间肌、膈肌,打开胸膜腔。

(二) 鉴别腹股沟斜疝、直疝及鞘膜积液的解剖学基础

1. **腹股沟斜疝和直疝** 腹股沟斜疝发生时,腹腔内容物从腹股沟外侧窝处连同壁腹膜经腹股沟管深环突出,可沿腹股沟管出腹股沟管浅环后进入阴囊,其行程方向是自外上走向内下斜行脱出。腹股沟直疝为腹腔内容物从腹股沟内侧窝处连同壁腹膜经腹股沟三角区突出,一般不经腹股沟管浅环进入阴囊。当疝的内容还纳入腹腔后,按压腹股沟管深环处,增加腹压不复出现突出者为斜疝,反之则为直疝。尚可从行程方向和与腹壁下血管的毗邻关系来鉴别。正常腹股沟管浅环仅能容纳一小指尖,如腹股沟斜疝发生并进入阴囊者,则腹股沟管浅环明显扩大。腹股沟斜疝和腹股沟直疝的鉴别见表 4-3。

表 4-3 腹股沟斜疝和直疝的鉴别

鉴别要点	腹股沟斜疝	腹股沟直疝
疝脱出部位	腹股沟管深(腹)环	腹股沟三角
与腹壁下动脉的关系	疝囊颈位于动脉的外侧	疝囊颈位于动脉的内侧
与腹膜陷凹的关系	从腹股沟外侧窝脱出	从腹股沟内侧窝脱出
疝脱出的方向	自外上方向内下方脱出	自后向前脱出

2. 腹股沟斜疝和鞘膜积液　腹股沟斜疝进入阴囊后常与睾丸鞘膜积液相混淆。腹股沟疝是腹腔内容物突出，疝内容物多为肠管，且与腹腔连接形成疝蒂。睾丸鞘膜积液时为鞘膜腔内的渗出液积聚，一般与腹腔无连接，即上方无"蒂"。临床上还可以其内容物来鉴别，疝囊内如为肠管，叩诊为鼓音，鞘膜积液则为浊音。此外，可用透光试验鉴别，鞘膜积液的液体有透光性，而疝内容物的透光性差。

3. 腹股沟管毗邻的血管和神经

（1）腹股沟管下壁（即腹股沟韧带）中点的深面有股血管经过，该血管位于腔隙韧带外侧和耻骨梳韧带的前方。当作疝修补术利用腹外斜肌腱膜、腹股沟镰和腹直肌鞘的前层与腹股沟韧带或耻骨梳韧带缝合时，应注意勿损伤股血管。

（2）腹壁下动脉位于腹股沟管深环的内侧，当切开疝囊颈欲解除疝内容物嵌顿时，腹股沟斜疝应向外侧做切口以松解疝囊颈，而腹股沟直疝则应向内侧切开，均应避免误伤腹壁下动脉。

（3）髂腹下神经位于腹股沟管浅环的上方，髂腹股沟神经位于精索的前上方或疝囊的外上方。当剥离疝囊和修补腹股沟管时，应特别注意保护这两条神经，以免引起术后肌萎缩和局部皮肤麻木。

4. 腹股沟疝修补术

（1）Halsted 法：将联合腱（或弓状下缘）与腹股沟韧带缝合，将精索移植于皮下，位于腹外斜肌腱膜的浅面，以加强腹股沟管后壁，适于老年患者。

（2）Ferguson 法：将联合腱（或弓状下缘）与腹股沟韧带在精索的前方缝合，但精索仍位于原来的位置，加强了前壁，仅适于儿童腹股沟斜疝。

（3）Bassini 法：强调腹横筋膜和联合腱的作用及重建腹股沟管后壁的重要性，将腹横筋膜与腹横肌、腹内斜肌形成的联合肌腱（或弓状下缘）作为一层与腹股沟韧带缝合，精索移植于腹内斜肌之前、腹外斜肌腱膜之后。加强了腹股沟管后壁，成为现代腹股沟疝修补术的基石。

（4）Shouldice 法：强调精细修补腹横筋膜，认为腹横筋膜作为腹股沟疝的第一道屏障，一旦疝形成，必然缺损，必须修补。该手术针对疝的成因，应用两层结构重叠缝合，既修补了薄弱的腹横筋膜，又将腹横肌、腹内斜肌形成的弓状下缘或联合腱和腹股沟韧带缝在一起，加强腹股沟管后壁，即"双层加固技术"。

第三节　腹膜和腹膜腔

【学习要点】
1. 腹膜和腹膜腔的概念。
2. 网膜孔和网膜囊的境界及临床意义。
3. 腹膜陷凹的名称、位置及临床意义。
4. 腹膜腔中的重要间隙及临床意义。

一、腹膜的结构和功能概述

腹膜 peritoneum 属于浆膜，由间皮及结缔组织构成，被覆于腹盆壁内面及腹盆腔脏器的表面，是人体面积最大配布最为复杂的浆膜。衬贴于腹盆壁内面的**壁腹膜 parietal** peritoneum 和覆盖于腹盆腔脏器表面的**脏腹膜** visceral peritoneum 相互转折移行,共同围成一个潜在性的浆膜腔,即**腹膜腔** peritoneal cavity(图4-14),腔内仅有少量浆液。男性腹膜腔完全封闭,女性腹膜腔可通过输卵管腹腔口及生殖管道与外界相通。腹腔是指腹、盆壁内面围成的腔隙,内含器官、腹膜、腹膜腔等。临床上常不严格地将腹膜腔与腹腔区别开来。

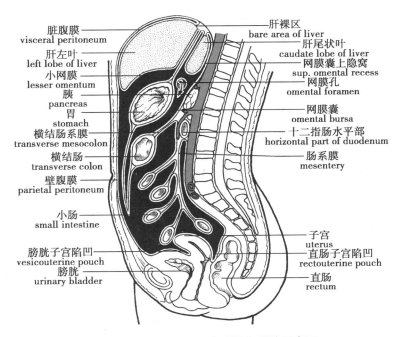

图4-14　正中矢状面上腹膜及腹膜腔示意图

　　腹膜除对脏器有支持固定的作用外,还具有分泌和吸收功能。正常情况下腹膜可分泌少量浆液,以润滑脏器表面,以减少运动时的摩擦。在病理情况下,腹膜渗出增加则可形成腹水。由于腹膜具有广阔的表面积和较强的吸收能力。膈下腹膜又具有比其他部位更丰富的淋巴管网,膈的运动又可促进上腹部的血液循环,故上腹部的腹膜吸收能力较强。而盆腔腹膜位置低,腹膜面积小,受膈运动影响不大,故盆腔腹膜吸收能力较差。因此,腹腔脏器炎症或手术后的病人宜采取半卧位,使渗出液体流入盆腔最低部位,如直肠膀胱陷凹或直肠子宫陷凹内,有利于减缓对有毒物质的吸收并便于穿刺吸液。

　　腹膜具有较强的修复和愈合能力。因而在腹腔脏器手术时,浆膜层的良好缝合可使接触面光滑,愈合速度加快,且减少粘连。如果手术操作粗暴,腹膜受损,则术后易并发粘连。

　　腹膜还具有防御机能,一方面其本身具有一些防御或吞噬功能的细胞,另一方面,当腹腔脏器感染时,周围的腹膜形成物尤其是大网膜可趋向感染病灶,包裹病灶,使病变局限而不致迅速蔓延。

二、腹膜与腹、盆腔脏器的关系

　　由于腹、盆腔腔脏器所处的位置不同,其被腹膜覆盖的程度差异较大,一般依腹膜包裹或覆盖的范围大小分为三类:

　　1. **腹膜内位器官**　几乎完全由腹膜包被的器官称为腹膜内的器官,有胃、十二指肠上部、脾、空肠、回肠、盲肠、阑尾、横结肠、乙状结肠、卵巢和输卵管等。

　　2. **腹膜间位器官**　三面或一半以上表面由腹膜覆盖的器官称为腹膜间位器官,有肝、胆囊、升结肠、降结肠、子宫、膀胱和直肠的上段等。

　　3. **腹膜外位器官**　仅一面由腹膜覆盖的器官称为腹膜外位器官,有肾、肾上腺、输尿管、胰、十二指肠的降部、水平部和升部,以及直肠的下段等(图4-15)。

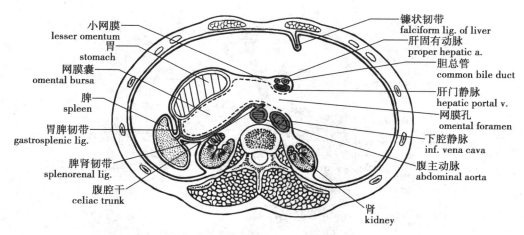

图4-15　通过网膜孔水平的腹部横切面

三、腹膜形成的各种结构

　　腹膜从壁层向脏层移行,或在脏器之间移行,构成各种结构,包括韧带、网膜、系膜等。另外,腹膜在一些特定部位形成小而浅的隐窝或大而深的陷凹,覆盖一些血管或韧带时则形成向腹腔内隆起的皱襞。

　　(一) 韧带

　　1. **镰状韧带 falciform ligament**　是位于膈与肝上面之间的双层腹膜结构,大致呈矢状位,居前正中线右侧,侧面观呈镰刀状,其游离缘含有肝圆韧带。

　　2. **冠状韧带 coronary ligament**(图4-16)　位于肝的上面和后面与膈之间,前、后两层之间相距较远,使肝后面无腹膜覆盖,而形成**肝裸区 bare area of liver**。

　　3. **左、右三角韧带 left and right triangular ligament**　冠状韧带的前后两层分别向外侧移行,并互相靠近,形成左、右三角韧带。

　　4. **胃脾韧带 gastrosplenic ligament**(图4-15)　为连于胃底部和脾门间的双层腹膜结构,与大网膜的左端相续,内含胃短动脉,该动脉为脾动脉向胃底发出的分支。

　　5. **脾肾和脾膈韧带**　为系于脾门和左肾前面、膈的双层腹膜结构,其中反折至左肾前面的为**脾肾韧带 splenorenal ligament**,其上端部分附于膈为**脾膈韧带 splenophrenic ligament**。胃底后面与膈下的腹膜皱襞叫做**胃膈韧带 gastrophrenic ligament**。脾肾韧带内有脾血管走行,胰尾亦位于该韧带内。

　　6. **胃结肠韧带 gastrocolic ligament**　是大网膜的一部分,由胃大弯下延至横结肠前面的双层腹膜,由于其与横结肠愈着,故称胃结肠韧带。胃结肠韧带两层腹膜之间有胃大弯动脉弓及其伴行静脉走行。

　　7. **胃膈韧带 gastrophrenic ligament**　是位于胃底及胃贲门部与膈之间的双层腹膜,全胃

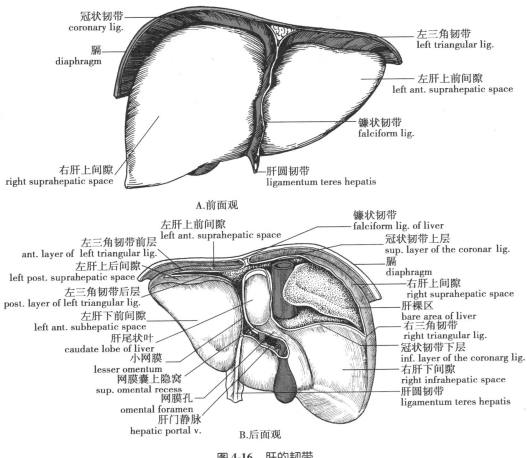

图 4-16　肝的韧带

切除时,需切断此韧带。

8. **膈结肠韧带** phrenicocolic ligament　是位于膈与结肠左曲之间的双层腹膜,从下方支持承托脾的前端,故又名脾支持韧带。此韧带很短,脾切除手术切断此韧带时,要注意勿伤及结肠。

9. **十二指肠悬韧带** suspensory ligament of duodenum　亦称 **Treitz 韧带**,由十二指肠悬肌和包于其下段外面的腹膜皱襞共同形成。十二指肠悬肌起自右膈脚,止于十二指肠空肠曲上部后面。此肌位于第 2 腰椎左侧,跨于十二指肠空肠曲左缘与横结肠系膜根之间。十二指肠悬韧带对十二指肠空肠曲有悬吊固定作用,手术时可作为确认空肠起点的重要标志。

(二) 网膜、网膜囊和网膜孔(图 4-14、图 4-15、图 4-17)

1. **大网膜** greater omentum　是连于胃大弯、十二指肠上部与横结肠之间的腹膜皱襞,胃前后壁的浆膜向下延续至脐平面以下,折转向上从前后面包裹横结肠后,又形成横结肠系膜连于腹后壁。大网膜前两层和后两层已愈合,因此大网膜由四层腹膜构成,形似围裙,遮盖于横结肠、空回肠的前面,又叫**胃结肠韧带** gastrocolic ligament。

2. **小网膜** lesser omentum　是连于膈、肝静脉韧带裂和肝门与胃小弯、十二指肠上部之间的双层腹膜,呈冠状位。小网膜的左侧部为**肝胃韧带** hepatogastric ligament,系肝门与胃小

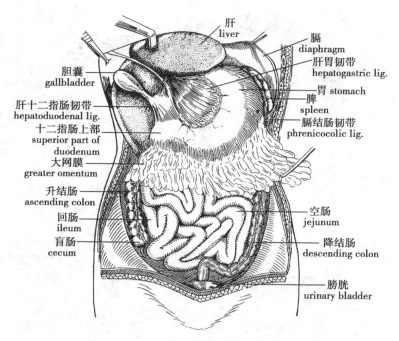

图 4-17　腹膜及腹腔脏器

弯之间的部分,内含胃左、右动静脉,胃上淋巴结和胃的神经等。右侧部为**肝十二指肠韧带**hepatoduodenal ligament,系肝门与十二指肠上部之间的部分,其右缘游离肥厚,内有胆总管,位于右前方;肝固有动脉位于左前方;门静脉位于上述二者的后方。

3. **网膜囊** omental bursa　　小网膜、胃后壁和腹后壁腹膜之间的扁窄间隙叫做网膜囊(又称 Winslow's 囊)。囊的前壁由上向下依次为小网膜、胃后壁和胃结肠韧带;后壁是覆盖于胰、左肾和左肾上腺前方的腹后壁腹膜,下方还有横结肠及其系膜;上壁为膈下面的腹膜和肝尾叶;下壁为大网膜第 2、3 层的愈着部;左壁为脾、胃脾韧带、脾肾韧带和脾膈韧带;右侧借网膜孔与大腹膜腔相通。

4. **网膜孔** omental foramen　　又称 **Winslow's 孔**,上界为肝尾叶,下界为十二指肠的上部起始段(球部),前界为肝十二指肠韧带的游离缘,后界为覆盖下腔静脉的腹后壁腹膜。网膜孔一般仅可通过 1～2 个手指。

(三)系膜

有肠系膜、横结肠系膜和乙状结肠系膜等,此外还有卵巢系膜和输卵管系膜。系膜均由双层腹膜构成,两层之间有血管、淋巴管和神经。有系膜的脏器,活动度较大,容易成为疝的内容物。

1. **肠系膜** mesentery　　是将空、回肠系于腹后壁的双层腹膜结构,呈扇形,附着于肠壁的一缘与小肠长度一致,可达 6～7m,而附于腹后壁的一端,由第 2 腰椎左侧至右骶髂关节前方,长度仅 16cm 左右,即**肠系膜根** radix of mesentery(图 4-18)。由于肠系膜两缘的差异甚大,故肠系膜形成许多皱褶(图 4-19),系膜的两层间有肠系膜上血管及其分支、淋巴管和神经走行,并含有脂肪和淋巴结等。由于回肠的系膜较长,所以肠系膜扭转多发生于该部。当肠系膜发生扭转时,可使其内的血运阻断导致小肠坏死。

2. **阑尾系膜** mesoappendix　　呈三角形,将阑尾系于小肠系膜下端。在其游离缘中有阑

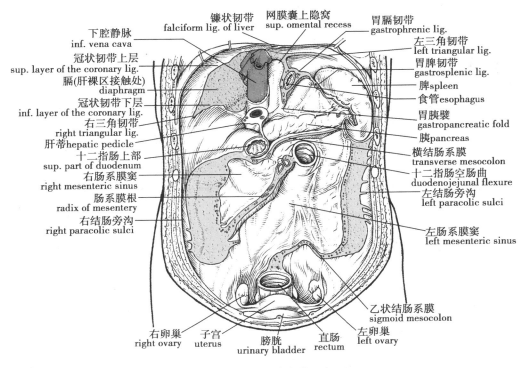

图 4-18　腹后壁腹膜配布

尾血管走行。阑尾系膜的形态可因阑尾的大小、长短和位置变化而异,如盲肠后腹膜外位阑尾就没有系膜。切除阑尾时,应处理系膜,结扎阑尾血管。

3. **横结肠系膜** transverse mesocolon　将横结肠系于腹后壁,系膜根为横位,右端起自结肠右曲,向左依次横过右肾、十二指肠降部、胰头、胰体、左肾至结肠左曲。系膜中含有结肠血管、淋巴管、淋巴结和神经等。做胃空肠吻合术切开横结肠系膜时,勿伤及其内的中结肠

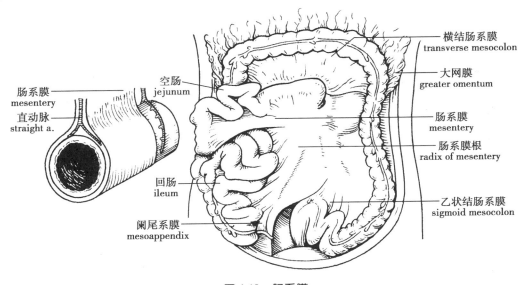

图 4-19　肠系膜

动脉。横结肠系膜根常作为划分腹腔上、下部的标志。此外,由膈连至结肠左曲的腹膜皱襞叫**膈结肠韧带** phrenicocolic ligament,对脾起承托作用。

4. **乙状结肠系膜** sigmoid mesocolon　位于左髂窝,将乙状结肠系于盆壁。系膜根附着于左髂窝和骨盆的左后壁,内含乙状结肠的血管、淋巴管、淋巴结和神经等。由于乙状结肠活动度较大,加之系膜较长,故易发生系膜扭转而致肠梗阻。

(四)腹膜隐窝

隐窝一般都浅小,为腹膜腔积液的积存部位,若隐窝较深可为腹内疝发生的部位。

1. **十二指肠上隐窝** superior duodenal recess 和**十二指肠下隐窝** inferior duodenal recess 位于十二指肠空肠曲的左侧,是在十二指肠上襞下方和十二指肠下襞上方的陷凹。

2. **回盲上、下隐窝** superior and inferior ileocecal recesses　分别位于回肠与盲肠的连接处,回肠末段的上、下方。

3. **盲肠后隐窝** retrocecal recess　位于盲肠后方,成人较常见,其大小深度变化很大。

4. **乙状结肠间隐窝** intersigmoid recess　位于乙状结肠系膜根的左侧,开口向下,深面有左输尿管通过。

5. **肝肾隐窝** hepatorenal recess　又称 Morison 窝或右肝下间隙,在肝右叶脏面和右肾及结肠右曲之间,仰卧位时,该隐窝是上腹部腹膜腔的最低部位,脓液及渗出物多先积存于此处。

(五)腹膜陷凹

在盆腔由覆盖盆腔脏器的腹膜相互移行形成。如男性膀胱与直肠之间的**直肠膀胱陷凹** rectovesical pouch(图 4-20),女性膀胱与子宫之间的**膀胱子宫陷凹** vesicouterine pouch 和直肠与子宫之间的**直肠子宫陷凹** rectouterine pouch(又称 **Douglas 腔**)。直肠膀胱陷凹或直肠子宫陷凹是盆腔内最深的陷凹,腹膜腔内的渗出物或脓液常聚集于该部位。直肠子宫陷凹的底与阴道穹后部紧密相邻,此陷凹积液或积脓时,可从阴道进行穿刺抽液。

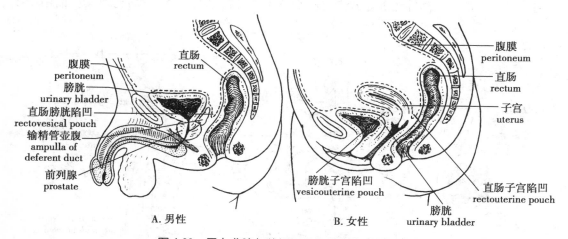

图4-20　男女盆腔矢状切面示腹膜与脏器的关系

四、腹膜腔的分区

以横结肠及其系膜为界,可将腹膜腔分为上方的膈下间隙和下方的左、右结肠旁沟以及左、右肠系膜窦。

1. **膈下间隙** 此区位于膈肌与横结肠及其系膜之间,被肝脏分为肝上和肝下两个间隙(图4-21)。

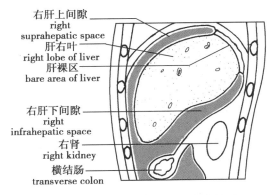

A. 经右肾的矢状断面

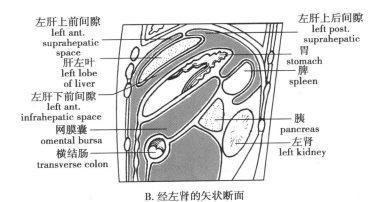

B. 经左肾的矢状断面

图4-21 膈下间隙矢状面示意图

（1）**肝上间隙**:被肝镰状韧带分为右肝上间隙和左肝上间隙;左肝上间隙又被左三角韧带分为**左肝上前间隙**和**左肝上后间隙**。此外,冠状韧带上、下层间的肝裸区与膈下筋膜间充以疏松结缔组织,叫做膈下腹膜外间隙,肝脓肿可经此间隙溃破入胸腔。

（2）**肝下间隙**:借肝圆韧带划分为右肝下间隙(肝肾陷窝)和左肝下间隙。左肝下间隙又可被胃及小网膜分为左肝下前间隙和左肝下后间隙(网膜囊)。上述七个间隙发生的脓肿统称为膈下脓肿。

2. **右结肠旁沟** right paracolic sulcus 又称升结肠旁沟(图4-22),位于升结肠右侧与腹腔侧壁的壁腹膜之间。右结肠旁沟向上通向右肝下间隙(肝肾隐窝),向下通向右髂窝,并转入盆腔。

3. **左结肠旁沟** left paracolic sulcus 又称降结肠旁沟,位于降结肠左侧与腹腔侧壁的壁腹膜之间。由于上方有膈结肠韧带,左结肠旁沟向上不直接与膈下间隙相通,向下则可经左髂窝再转入盆腔。

4. **右肠系膜窦**(或右结肠下间隙) 呈三角形,位于肠系膜根的右侧。其内侧界为(小)肠系膜根,外侧界为升结肠,上界为横结肠及其系膜的右半部,后面为贴附于腹后壁的壁腹

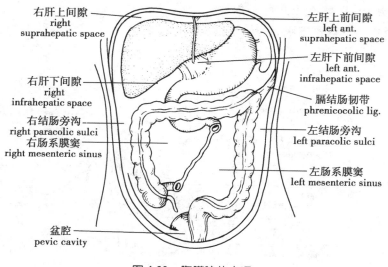

图 4-22　腹膜腔的交通

膜,故此窦周围几乎是封闭的。窦内为小肠袢所占据。当此间隙有炎症时,可形成肠间脓肿或局限性腹膜炎。

5. **左肠系膜窦**(或左结肠下间隙)　呈向下开放的斜方形,位于肠系膜根左侧。其内侧界为肠系膜根,外侧界为降结肠,上界为横结肠及其系膜的左半部,下界为乙状结肠及其系膜根,后界为贴附于腹后壁的壁腹膜。由于左肠系膜窦向下开放,积液可直接扩散至盆腔。

(张志勇　刘宏伟)

五、临床应用要点

(一)脏器与腹膜的关系

了解脏器与腹膜的关系,有重要的临床意义,如腹膜内位器官的手术必须通过腹膜腔,而膀胱、子宫等腹膜间位器官和肾、输尿管等腹膜外位器官则视情况可不必完全打开腹膜腔便可进行手术,从而避免腹膜腔的感染和术后粘连。消化管有无腹膜被覆,在外科上也有重要意义。腹膜的被覆使消化管在端-端吻合后不致出现漏,即达到水密(water-tight)效果。因此,处理好它们的无腹膜覆盖面,在消化道重建时是十分关键的步骤。

(二)网膜和网膜囊的临床意义

1. 大网膜组织内含有吞噬细胞,有重要的防御功能。当腹腔器官发生炎症时,大网膜的游离部向病灶处移动,并包裹病灶以限制其蔓延。小儿大网膜较短,故当下腹部器官病变时(如阑尾穿孔),由于大网膜不能将其包围局限,常造成弥漫性腹膜炎。由于大网膜有丰富的血管和淋巴管,可利用大网膜修补器官、提供血运、保护创面,移植后能很快建立血液侧支循环,因此大网膜移植的成活率较高。

2. 网膜囊的结构和毗邻特点在临床实践中具有重要意义。如胃溃疡胃后壁穿孔时内容物常局限于网膜囊内,形成上腹部局限性腹膜炎,继之,常引起粘连,如胃后壁与横结肠系膜或与胰腺粘连,从而增加了胃手术的复杂性。胃后壁、胰腺疾患或网膜囊积液时均需进行网膜囊探查,一般采取切开胃结肠韧带的入路,但由于邻近器官的炎性病变粘连,胃结肠韧带与其深面的横结肠系膜发生粘连,需认真辨认和仔细剥离,在切开胃结肠韧带时应予以特别注意。

(三) 腹膜腔炎症蔓延的途径

了解腹膜形成的间隙、隐窝和陷凹,对认识腹膜炎渗出液的蔓延非常重要。如胃后壁穿孔时,胃内容物可经网膜囊、网膜孔进入右肝下间隙(肝肾隐窝),向上可扩展到肝上间隙,向下沿右结肠旁沟可流至回盲部,甚至达骨盆腔的直肠膀胱陷凹或直肠子宫陷凹。阑尾穿孔时,液体也可沿右结肠旁沟向上流入肝肾隐窝,甚至可达右肝上间隙。如果腹膜腔积液较多,虽采取半卧位,但由于膈和腹内脏器随呼吸而运动,产生类似"唧筒作用",仍可使脓液沿右结肠旁沟至膈下形成膈下脓肿。

第四节 结 肠 上 区

【学习要点】

1. 胃的位置与毗邻、胃的韧带及胃的动脉供应。

2. 十二指肠的分部与毗邻;十二指肠与胰头的关系及血液供应;十二指肠大乳头的位置;十二指肠悬肌的位置及临床意义。

3. 肝的位置、毗邻、固定装置、上下界的体表投影;肝蒂的组成及其重要内容物的排列关系和临床意义。

4. 胆囊的位置、毗邻;胆囊底的体表投影;胆囊三角的构成及内容。

5. 胆总管的分段。

6. 胰的位置、分部与毗邻。

7. 肝门静脉的特点、组成及其主要属支;肝门静脉与腔静脉间的吻合情况。

结肠上区介于膈与横结肠及其系膜之间,此区内除有属腹膜腔的膈下间隙外,还有食管腹部、胃、肝、肝外胆管和脾等结构。十二指肠大部和胰虽位于腹膜后隙,但为了叙述方便,也并入结肠上区介绍。

一、食 管 腹 部

食管腹部 abdominal part of esophagus 长 1~2cm,穿膈食管裂孔进入腹腔,位于肝左叶的食管切迹处。食管右缘与胃小弯之间无明显界限,而左缘与胃底之间借贲门切迹分界明显。食管腹部前面有迷走神经前干,后面有迷走神经后干,均由脏腹膜覆盖。动脉供应来自膈下动脉和胃左动脉的食管支。

二、胃

(一) 位置与毗邻

胃 stomach 中度充盈时,大部分位于左季肋区,小部分位于腹上区。贲门和幽门的位置较固定,贲门在第 11 胸椎左侧,距正中线约 2.5cm 处。幽门在第 1 腰椎下缘右侧,距正中线约 2cm 处。活体胃的位置常因体位,呼吸以及胃内容物的多少而变化。直立时胃大弯可降到脐水平或脐以下。

胃前壁右侧份邻接左半肝,左侧份上部紧邻膈,下部接触腹前壁,此部移动性较大,通常称为胃前壁的游离区。胃后壁隔网膜囊与胰、左肾上腺、左肾、脾、横结肠及其系膜相毗邻，这些器官共同形成**胃床**（图4-23）。

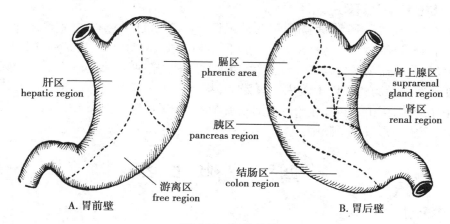

图 4-23　胃的毗邻

（二）韧带

胃的周围有多条韧带。胃小弯侧有小网膜，分为肝胃韧带和肝十二指肠韧带；胃大弯侧有胃结肠韧带；胃底与贲门部有胃脾韧带和胃膈韧带等。

（三）血管

1. **动脉**　均为腹腔干的分支，在胃的大、小弯形成两个动脉弓，再由弓上发出许多小支至胃前、后壁，在胃壁内进一步分支，吻合成网（图4-24、图4-25），故胃切除术结扎血管时残余胃的血液供给一般不受影响。

（1）**胃左动脉** left gastric artery：起自腹腔干，向左上方至贲门附近，转向前下，在肝胃韧带内沿胃小弯向右下行，终支多与胃右动脉吻合成弓。胃左动脉在贲门处分出食管支与食管动脉吻合；行经胃小弯时发出多条分支至胃前、后壁，胃大部切除术常在第1、2胃壁支之

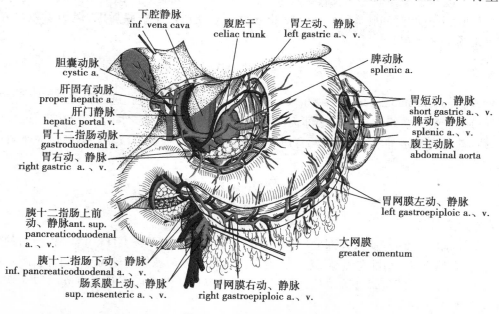

图 4-24　胃的血管（前面）

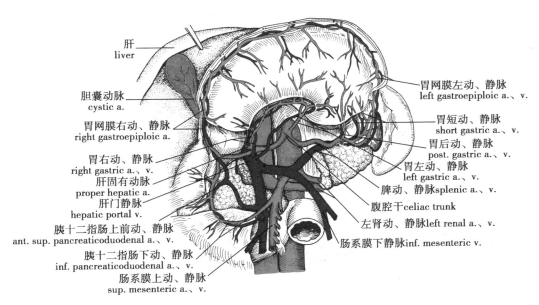

肝 liver

胆囊动脉 cystic a.

胃网膜右动、静脉 right gastroepiploic a.

胃右动、静脉 right gastric a.、v.

肝固有动脉 proper hepatic a.

肝门静脉 hepatic portal v.

胰十二指肠上前动、静脉 ant. sup. pancreaticoduodenal a.、v.

胰十二指肠下动、静脉 inf. pancreaticoduodenal a.、v.

肠系膜上动、静脉 sup. mesenteric a.、v.

胃网膜左动、静脉 left gastroepiploic a.、v.

胃短动、静脉 short gastric a.、v.

胃后动、静脉 post. gastric a.、v.

胃左动、静脉 left gastric a.、v.

脾动、静脉splenic a.、v.

腹腔干celiac trunk

左肾动、静脉left renal a.、v.

肠系膜下静脉inf. mesenteric v.

图 4-25　胃的血管(后面)

间切断胃壁。

（2）**胃右动脉** right gastric artery：起自肝固有动脉，也可起自肝总动脉或胃十二指肠动脉，下行至幽门上缘，转向左上，在肝胃韧带内循胃小弯左行，终支多与胃左动脉吻合成动脉弓，沿途分支至胃前、后壁。

（3）**胃网膜右动脉** right gastroepiploic artery：发自胃十二指肠动脉，在大网膜前后两层腹膜间循胃大弯左行，终支与胃网膜左动脉吻合，沿途发分支至胃前、后壁和大网膜。

（4）**胃网膜左动脉** left gastroepiploic artery：起自脾动脉末端，经胃脾韧带入大网膜前两层腹膜间，沿胃大弯右行，终支多与胃网膜右动脉吻合成动脉弓，行程中分支至胃前、后壁和大网膜。胃大部切除术常从其第 1 胃壁支与胃短动脉间在胃大弯侧切断胃壁。

（5）**胃短动脉** short gastric arteries：起于脾动脉末端或其分支，一般 3～5 支，经胃脾韧带至胃底前、后壁。

（6）**胃后动脉** posterior gastric artery：出现率60%～80%，起于脾动脉或其分支，上行至网膜囊后壁腹膜后方，经胃膈韧带至小弯侧的胃底后壁。

另外，左膈下动脉也可发 1～2 小支至胃底上部和贲门，这对胃大部切除术后保证残留胃的血供有一定意义。

2. **静脉**　胃的静脉多与同名动脉伴行，均汇入**肝门静脉系统**（图 4-24、图 4-25）。**胃右静脉**注入肝门静脉，途中收纳**幽门前静脉**，后者在幽门与十二指肠交界处前面上行，可作为辨认幽门的标志。**胃左静脉**又称**胃冠状静脉**，汇入肝门静脉或脾静脉。**胃网膜右静脉**注入肠系膜上静脉。**胃网膜左静脉**注入脾静脉。**胃短静脉**来自胃底，经胃脾韧带注入脾静脉。此外，多数人还有**胃后静脉**，由胃底后壁经胃膈韧带和网膜囊后壁腹膜后方，注入脾静脉。

3. **淋巴**　胃的淋巴管分区回流至胃大、小弯血管周围的淋巴结群，最后汇入腹腔淋巴结(图 4-26)。尽管胃各部淋巴回流大致有一定的方向性,但因胃壁内淋巴管存在广泛吻合,故发生在任何一处的胃癌,皆可侵及胃其他部位相应的淋巴结。

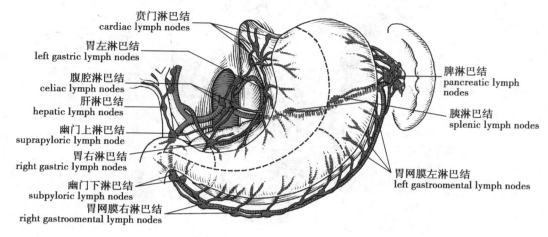

贲门淋巴结
cardiac lymph nodes

胃左淋巴结
left gastric lymph nodes

腹腔淋巴结
celiac lymph nodes

肝淋巴结
hepatic lymph nodes

幽门上淋巴结
suprapyloric lymph node

胃右淋巴结
right gastric lymph nodes

幽门下淋巴结
subpyloric lymph nodes

胃网膜右淋巴结
right gastroomental lymph nodes

脾淋巴结
pancreatic lymph nodes

胰淋巴结
splenic lymph nodes

胃网膜左淋巴结
left gastroomental lymph nodes

图 4-26　胃的淋巴引流

（1）**胃左、右淋巴结**:沿胃左、右血管排列,分别收纳胃小弯侧胃壁相应区域的淋巴,输出管注入腹腔淋巴结。

（2）**胃网膜左、右淋巴结**:沿胃网膜左、右血管排列,收纳胃大弯侧相应区域的淋巴,胃网膜左淋巴结输出管注入脾淋巴结;胃网膜右淋巴结输出管回流至幽门下淋巴结。

（3）**贲门淋巴结**:常归入胃左淋巴结内,位于贲门周围,收集贲门附近的淋巴,注入腹腔淋巴结。

（4）**幽门上、下淋巴结**:在幽门上下方,收集胃幽门部的淋巴;此外,幽门下淋巴结还收集胃网膜右淋巴结以及十二指肠上部和胰头的淋巴。幽门上、下淋巴结输出管汇入腹腔淋巴结。

（5）**脾淋巴结**:在脾门附近,收纳胃底部和胃网膜左淋巴结的淋巴,经沿胰上缘脾动脉分布的胰上淋巴结汇入腹腔淋巴结。

胃的淋巴管与邻近器官也有广泛联系,故胃癌细胞可向邻近器官转移。此外,胃癌细胞还可通过食管的淋巴管和胸导管的末段转移至左锁骨上淋巴结。

（四）神经

胃的神经支配来自交感神经和副交感神经,还有内脏感觉神经分布。

1. 交感神经　胃的交感神经来自腹腔神经节,经腹腔丛伴随腹腔干的分支至胃壁。交感神经抑制胃的分泌和蠕动,增强幽门括约肌的张力,并使胃的血管收缩。

2. 副交感神经　胃的副交感神经来自迷走神经。迷走神经前干下行于食管腹段的前面、食管中线附近浆膜的深面。手术寻找前干时,需切开浆膜,方可显露。前干在贲门处分为肝支和胃前支。肝支于小网膜内向右行加入肝丛。胃前支伴胃左动脉在小网膜内向右行,沿途发出 4~6 条小支与胃左动脉的胃壁分支伴行至胃前壁,终支于角切迹附近以"鸦爪形"分支分布于幽门窦及幽门管前壁。迷走神经后干贴食管腹部右后方下行,至胃贲门处分为腹腔支和胃后支。腹腔支沿胃左动脉起始段入腹腔丛。胃后支沿胃小弯深面右行,沿途分出小分支伴随胃左动脉的胃壁分支至胃后壁,最后也以"鸦爪形"分支分布于幽门窦及幽门管的后壁（图4-27）。副交感神经通常可促进胃酸和胃蛋白酶的分泌，并增强胃的蠕动。

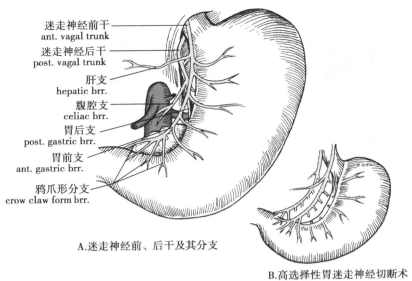

A.迷走神经前、后干及其分支

B.高选择性胃迷走神经切断术

图4-27　胃的迷走神经

高选择性迷走神经切断术是保留肝支、腹腔支和胃前、后支的"鸦爪形"分支而切断胃前、后支的其他全部胃壁分支的手术（图4-27）。这样既可明显减少胃酸分泌以治疗溃疡，又可保留胃的排空功能及避免肝、胆、胰、肠的功能障碍。

3. 内脏感觉神经　胃的感觉神经纤维分别随交感、副交感神经进入脊髓和延髓。胃的痛觉冲动主要随交感神经通过腹腔丛、交感干传入脊髓第6～10胸节；胃手术时，封闭腹腔丛可阻滞痛觉传入。胃的牵拉感和饥饿感冲动则经由迷走神经传入延髓；胃手术时过度牵拉，强烈刺激迷走神经，偶可引起心跳骤停，应予以重视。

三、十 二 指 肠

十二指肠 duodenum 长20～25cm，上接幽门下续空肠，其上端起于幽门，下端至十二指肠空肠曲接续空肠，整个十二指肠呈"C"形弯曲包绕胰头，除始、末两端外，均在腹膜后隙，紧贴腹后壁第1～3腰椎的右前方。按走向可分十二指肠为上部、降部、水平部和升部（图4-28）。

（一）分部及毗邻

1. 上部 superior part　长4～5cm，通常平对第1腰椎。自幽门向右后上方走行，至肝门下方转而向下，形成十二指肠上曲，续降部。上部起始处有大、小网膜附着，属于腹膜内位，活动度较大；其余均在腹膜外，活动性很小。上部的前上方与肝方叶、胆囊相邻，近幽门处小网膜右缘深侧为网膜孔；下方紧邻胰头和胰颈；后方有胆总管、胃十二指肠动脉、肝门静脉及下腔静脉走行。

十二指肠上部近幽门处，粘膜平坦无皱襞，钡餐X线下呈三角形阴影，称**十二指肠球**。此部前壁好发溃疡，穿孔时可累及结肠上曲；后壁溃疡穿孔则累及网膜囊，或溃入腹膜后隙。

2. 降部 descending part　长7～8cm。始于十二指肠上曲，沿第1腰椎右侧下降至第3腰椎，折转向左，形成十二指肠下曲并续于水平部。降部为腹膜外位，前方有横结肠及其系膜跨过，将该部分为上、下两段，分别与肝右前叶及小肠袢相邻；后方与右肾内侧缘、右肾血

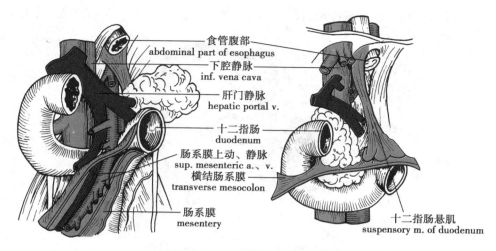

图 4-28 十二指肠水平部的毗邻

管和右输尿管的起始部相邻；内侧紧邻胰头和胆总管；外侧与结肠右曲相邻。胆总管与胰管穿入降部，彼此汇合成**肝胰**（Vater）**壶腹**，并开口于降部后内侧壁的**十二指肠大乳头**。在十二指肠大乳头左上约 1cm，常可见**十二指肠小乳头**，为副胰管的开口处（图 4-29）。

3. **水平部** horizontal part　长 10～12cm。自十二指肠下曲水平向左，横过第 3 腰椎前方至其左侧续为升部。此部也为腹膜外位。水平部上方邻胰头和胰颈，下方为空肠袢，后方有右输尿管、下腔静脉、腹主动脉；前方右侧份与小肠袢相邻，左侧份有肠系膜根和其中的肠系膜上动、静脉跨过。由于此部介于肠系膜上动脉与腹主动脉夹角处，故当肠系膜上动脉起点过低时，可压迫该部而引起十二指肠腔内淤滞、甚至梗阻，称肠系膜上动脉压迫综合征（Wilkie 综合征）。

4. **升部** ascending part　长 2～3cm。由水平部向左上斜行，至第 2 腰椎左侧折转向前下，形成**十二指肠空肠曲** duodenojejunal flexure，下续空肠。升部前面及左侧覆有腹膜；左侧与腹后壁移行处常形成 1～3 条腹膜皱襞与相应的隐窝。升部上方为胰体；前面有横结肠及

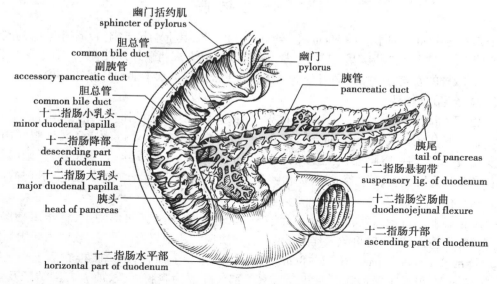

图 4-29 十二指肠乳头

其系膜,后面有左交感干;右侧毗邻胰头与腹主动脉;左侧有左肾和左输尿管。

(二)十二指肠悬肌

十二指肠悬肌 suspensory muscle of duodenum 详见第三节 腹膜和腹膜腔。

(三)血管、淋巴和神经

1. **动脉** 十二指肠血管供应主要来自胰十二指肠上前、后动脉及胰十二指肠下动脉。**胰十二指肠上前、后动脉** anterior/posterior superior pancreaticoduodenal artery 均起自胃十二指肠动脉,分别沿胰头前、后方靠近十二指肠下行。**胰十二指肠下动脉** inferior pancreaticoduodenal artery 起自肠系膜上动脉,分前、后两支,分别上行与相应的十二指肠上前、后动脉相吻合,形成前、后动脉弓,从弓上发分支营养十二指肠与胰头。此外,十二指肠上部还有胃十二指肠动脉发出的十二指肠上动脉、十二指肠后动脉以及胃网膜右动脉的上行返支和胃右动脉的小支供应(图4-30)。

2. **静脉** 多与相应动脉伴行,除胰十二指肠上后静脉直接汇入肝门静脉外,其余均汇入肠系膜上静脉(图4-31)。

3. **淋巴** 主要回流至胰十二指肠前、后淋巴结,其输出管汇入幽门下淋巴结。

4. **神经** 主要来自肠系膜上丛、肝丛和腹腔丛。

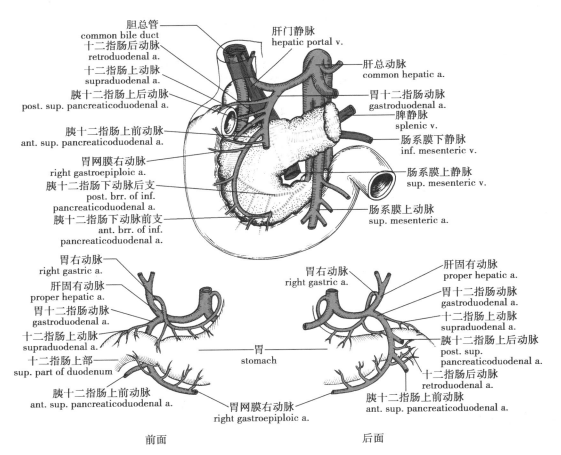

图4-30 十二指肠的动脉

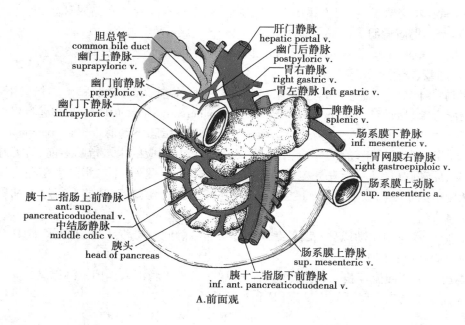

A.前面观

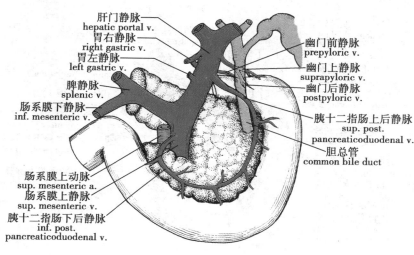

B.后面观

图 4-31   十二指肠的静脉

四、肝

（一）位置与毗邻

肝 liver   大部分位于右季肋区和腹上区,小部分位于左季肋区,除位于腹上区的部分外,其余均被肋骨、肋软骨所覆盖。肝的上界为右锁骨中线第 5 肋或第 5 肋间隙与左锁骨中线第 5 肋间隙的连线;下界右侧与右肋弓一致,左侧在腹上区的剑突下 2～3cm 处与腹前壁接触,故在此可扪及肝下缘。小儿肝相对较大,肝下缘低于肋弓,但不超过 2cm。肝可随呼吸和体位的改变有一定的位置变化。肝的右半部借膈与右肋膈隐窝、右肺底相邻,左半部借膈与心膈面为邻,后缘近左纵沟处与食管相接触。肝的脏面毗邻复杂,除胆囊窝容纳胆囊、下腔静脉肝后段行经腔静脉沟以外,还与右肾上腺、右肾、十二指肠上部、幽门、胃前面小弯侧及结肠右曲紧邻(图4-32)。

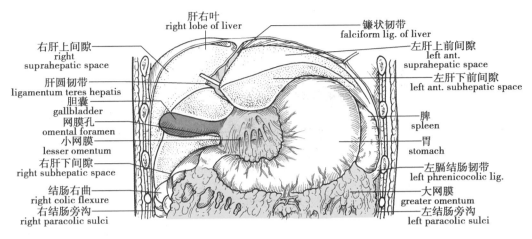

右肝上间隙 right suprahepatic space
肝圆韧带 ligamentum teres hepatis
胆囊 gallbladder
网膜孔 omental foramen
小网膜 lesser omentum
右肝下间隙 right subhepatic space
结肠右曲 right colic flexure
右结肠旁沟 right paracolic sulci

肝右叶 right lobe of liver
镰状韧带 falciform lig. of liver
左肝上前间隙 left ant. suprahepatic space
左肝下前间隙 left ant. subhepatic space
脾 spleen
胃 stomach
左膈结肠韧带 left phrenicocolic lig.
大网膜 greater omentum
左结肠旁沟 left paracolic sulci

图 4-32 结肠上区

(二)韧带

肝膈面与膈和腹前外侧壁之间有矢状位的**镰状韧带**,其游离下缘内有**肝圆韧带**。肝膈面与膈之间还有呈横位的**冠状韧带**,以及由其向两侧延伸而成的**左、右三角韧带**。肝脏面的肝门处有**肝胃韧带**和**肝十二指肠韧带**,分别与胃小弯和十二指肠上部相连。肝的固定主要靠膈面的韧带及肝裸区的结缔组织与膈相连。下腔静脉穿过肝脏面的腔静脉沟,与肝结合紧密,可协助固定肝(图4-16)。

(三)肝门与肝蒂

肝的脏面有"H"形的沟,左纵沟前部内有肝圆韧带,后部内有静脉韧带;右纵沟前部为胆囊窝,后部为腔静脉沟。横沟称**肝门** porta hepatic 或**第一肝门**(图4-33),是肝固有动脉左、右支,肝门静脉左、右支,肝左、右管,淋巴管及神经出入肝的部位。在腔静脉沟上段有肝

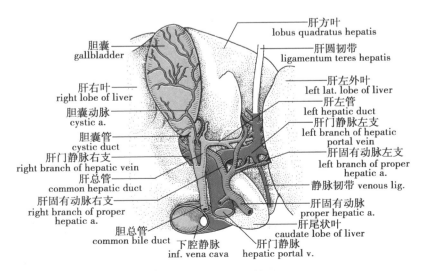

胆囊 gallbladder
肝右叶 right lobe of liver
胆囊动脉 cystic a.
胆囊管 cystic duct
肝门静脉右支 right branch of hepatic vein
肝总管 common hepatic duct
肝固有动脉右支 right branch of proper hepatic a.
胆总管 common bile duct
下腔静脉 inf. vena cava

肝方叶 lobus quadratus hepatis
肝圆韧带 ligamentum teres hepatis
肝左外叶 left lat. lobe of liver
肝左管 left hepatic duct
肝门静脉左支 left branch of hepatic portal vein
肝固有动脉左支 left branch of proper hepatic a.
静脉韧带 venous lig.
肝固有动脉 proper hepatic a.
肝尾状叶 caudate lobe of liver
肝门静脉 hepatic portal v.

图 4-33 肝门及肝蒂

左静脉、肝中间静脉、肝右静脉汇入下腔静脉,此处称**第二肝门**(图4-34)。在腔静脉沟的下段,下腔静脉还接受来自副肝右静脉和尾状叶的一些小静脉汇入,这些小静脉统称**肝短静脉** short hepatic vein,此处称第三肝门(图4-35)。

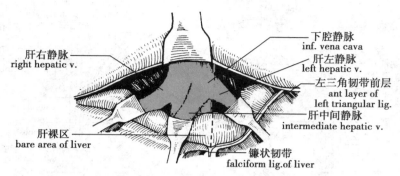

图4-34　第二肝门及其结构(虚线示镰状韧带的延长线)

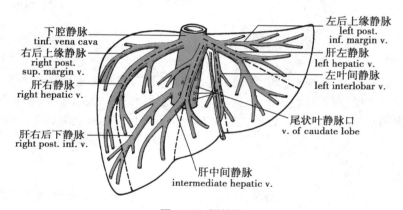

图4-35　肝静脉

出入第一肝门的肝外胆道、肝固有动脉及其分支、肝门静脉及其分支、淋巴管和神经等,共同包被于结缔组织内,称为**肝蒂** hepatic pedicle。出入第一肝门的主要结构在肝门处前后关系是:肝左、右管在前,肝固有动脉的肝左、右支居中,肝门静脉左、右支居后。在肝蒂中,肝左、右管汇合点最高,肝门静脉分叉点次之,肝固有动脉分叉点最低。肝蒂内主要结构在肝十二指肠韧带内的毗邻关系是:胆总管位于右前,肝固有动脉位于左前,肝门静脉居二者的后方。

(四)分叶与分段

肝按外形分为左叶、右叶、方叶和尾状叶,此种分叶方法与肝内管道的分布规律不相符合,不能适应肝外科的需要。通过对 **Glisson 系统**(图4-36)和**肝静脉系统**进行研究,依据其自然结构的裂隙来划分肝叶和肝段已被肝外科广泛应用。肝有三个叶间裂,二个段间裂。叶间裂有肝正中裂、左叶间裂和右叶间裂。段间裂有左外叶段间裂和右后叶段间裂。据此将肝分为左、右半肝、五叶和八段(表4-4,图4-37、图4-38)。

表4-4　Couinaud 肝段

		尾状叶(段Ⅰ)	
		左外叶	左外上段(段Ⅱ)
	左半肝		左外下段(段Ⅲ)
肝		左内叶(段Ⅳ)	
		右前叶	右前下段(段Ⅴ)
	右半肝		右前上段(段Ⅷ)
		右后叶	右后下段(段Ⅵ)
			右后上段(段Ⅶ)

（1）**正中裂** median fissure：又称**主门裂**或 **Cantlie 线**，内有肝中静脉走行（图 4-39），分肝为左、右半肝，直接分开相邻的左内叶与右前叶。正中裂在肝的膈面为下腔静脉左壁至胆囊切迹中点的连线；在肝的脏面，经胆囊窝中份，越横沟入腔静脉沟。

（2）**背裂** dorsal fissure：位于尾状叶与左内叶和右前叶分开。该裂上起肝左、中、右静脉出肝处，下至第一肝门，在肝上极形成一弧形线。

（3）**左叶间裂** left interlobar fissure：又称**脐裂**，内有左叶间静脉和肝门静脉左支矢状段走行，分开左内叶和左外叶。左叶间裂在肝膈面为肝镰状韧带附着线左侧 1cm 区域内与下腔静脉左壁的连线；在脏面，为肝圆韧带裂和静脉韧带裂。

（4）**左段间裂** left intersegmental fissure：又称**左门裂**，内有肝左静脉走行，分左外叶为左外上段（段Ⅱ）和左外下段（段Ⅲ）。左段间裂在肝膈面为下腔静脉左壁至肝左缘上、中 1/3 交点的连线，转至脏面止于左纵沟中点稍后上方处。

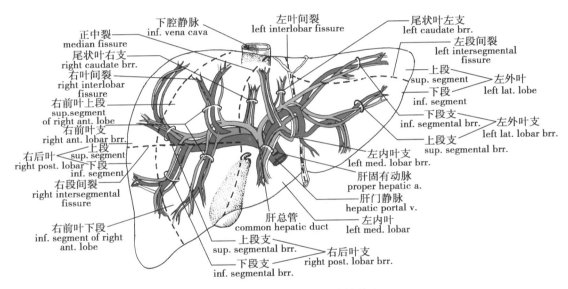

图 4-36　Glisson 系统在肝内的分布

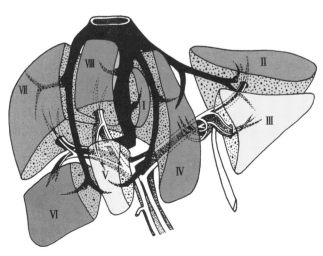

图 4-37　Couinaud 肝段

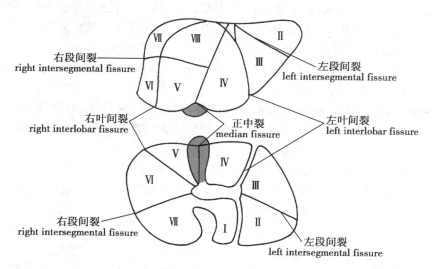

图 4-38 肝段划分法

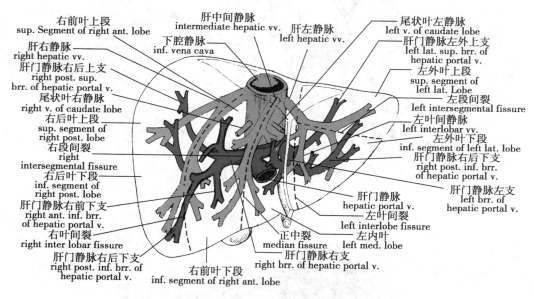

图 4-39 肝内管道与肝裂的关系

（5）**右叶间裂** right interlobar fissure：又称**右门裂**，内有肝右静脉走行，分开右前叶与右后叶。右叶间裂在肝膈面为下腔静脉右壁与胆囊切迹中点右侧的肝下缘右、中 1/3 交点的连线，肝右静脉位于此间裂中。

（6）**右段间裂** right intersegmental fissure：又称**横裂**，在脏面为肝门右端至肝右缘中点的连线，转至膈面，连于正中裂。此裂相当于肝门静脉右支主干平面，既将右前上段（段Ⅷ）和右前下段（段Ⅴ）分开，又分开右后上段（段Ⅶ）和右后下段（段Ⅵ）。

（五）淋巴

肝的淋巴分浅、深两组。

1. **浅组** 位于肝表面的浆膜下，形成淋巴管网。可分为膈面与脏面两部分。肝膈面的淋巴管分为左、中、右三组。左组淋巴管注入胃右淋巴结。中组的淋巴管经膈的腔静脉孔进入胸腔,注入膈上淋巴结及纵隔后淋巴结。右组淋巴管注入主动脉前淋巴结。肝脏面的淋巴管一般多走向肝门而注入肝淋巴结,仅右半肝的后部及尾状叶的淋巴管与下腔静脉并行,上行经膈注入纵隔后淋巴结。

2. **深组**　在肝内形成升、降两干。升干随肝静脉出第二肝门,沿下腔静脉向上注入纵隔后淋巴结。降干伴肝门静脉分支由肝门穿出,注入肝淋巴结。

肝淋巴回流,无论浅、深组淋巴管,均有注入纵隔后淋巴结者,因此,肝炎症或膈下感染常可引起纵隔炎症或脓肿。

(六)神经

肝受腹腔神经丛、迷走神经前干的肝支和膈神经的分支支配。右膈神经参与胆道的神经支配,故胆囊病变可发生右肩部牵涉性疼痛。

五、肝 外 胆 道

肝外胆道由肝左、右管、肝总管、胆囊和胆总管组成。

(一)胆囊

胆囊 gallbladder 为一梨形的囊状器官,长 10～15cm,容量为 40～60ml,可储存和浓缩胆汁。胆囊借疏松结缔组织附着于肝脏面的胆囊窝内,其下面覆以腹膜。可与肝一起随呼吸上下移动,在胆囊病态增大时,这种现象在查体时更易发现。

胆囊分底、体、颈、管四部(图 4-40)。底稍突出于肝下缘,其体表投影相当于右锁骨中线或右腹直肌外缘与右肋弓的交点处。体部位于底与颈之间,伸缩性较大。颈部弯而细,其起始部膨大,形成 **Hartmann** 囊,胆囊结石多滞留于此。

胆囊管 cystic duct 长 2.5～4cm,一端连于胆囊颈,另一端呈锐角与肝总管汇合为胆总管。胆囊管近胆囊端内壁有螺旋状粘膜皱襞称 **Heister** 瓣,近胆总管端内壁光滑。由于

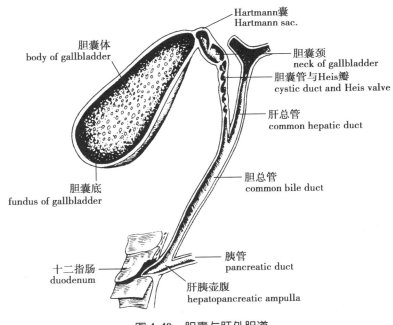

图 4-40　胆囊与肝外胆道

Heister 瓣的存在,可使胆囊管不致过度膨大或缩小,有利于胆汁的进入与排出;当胆道炎症而致此瓣水肿或有结石嵌顿时,常可致胆囊积液。

胆囊上方为肝,下后方为十二指肠及横结肠,左为幽门,右为结肠右曲,前为腹前壁。

胆囊的动脉称**胆囊动脉** cystic artery,常在**胆囊三角(Calot 三角)**(图 4-41)内起于肝右动脉。胆囊三角由胆囊管、肝总管和肝下面所组成。胆囊动脉多有变异,如起自肝固有动脉或其左支、胃十二指肠动脉或具有双胆囊动脉等。变异的动脉常行经肝总管或胆总管的前方,行胆囊或胆总管手术时应予以注意。

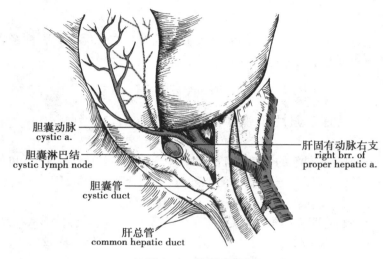

图 4-41　胆囊三角

胆囊的静脉较分散,胆囊与肝之间有数条小静脉相通。胆囊下面的小静脉汇成 1~2 条静脉经胆囊颈部汇入肝内肝门静脉分支。亦有胆囊静脉注入肝门静脉主干或肝门静脉右支者。

(二)肝管、肝总管及胆总管

1. **肝管** hepatic duct　肝左、右管在肝门处汇合成肝总管。肝右管较短粗,长 0.8~1cm,起自肝门的后上方,与肝总管之间的角度较大。肝左管横部位置较浅,横于肝门左半,长2.5~4cm,与肝总管之间的角度较小。

2. **肝总管** common hepatic duct　长约 3cm,直径 0.4~0.6cm。其上端由肝左、右管汇合而成,下端与胆囊管合成胆总管。肝总管前方有时可有肝右动脉或变异的胆囊动脉越过,在肝和胆道手术时应予以注意。

3. **胆总管** common bile duct　一般长 7~8cm,其长度取决于胆囊管汇入肝总管部位的高低,直径 0.6~0.8cm。若其直径超过 1cm 时,可视为病理状态(如胆总管下端梗阻等)。由于胆总管壁内含大量弹性纤维组织,故结石或蛔虫梗阻时可扩张到肠管粗细而不破裂,仅在胆结石压迫引起管壁坏死时才有可能穿孔。

胆总管的分段与毗邻关系如下:

(1)**十二指肠上段**(第一段):从胆总管起始处至十二指肠上部上缘止,此段在肝十二指肠韧带内沿该韧带的右缘下行。胆总管手术多在此段进行(图 4-42)。

(2)**十二指肠后段**(第二段):位于十二指肠上部之后,在下腔静脉的右前方。如将示指插入网膜孔内,拇指置十二指肠之前捏摸,可检查此段有无结石存在。

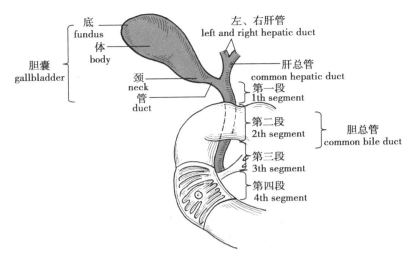

图 4-42 胆总管的分段

（3）**胰腺段**（第三段）：弯向下外方,此段上部多由胰头后方经过;下部多被一薄层胰组织所覆盖。胰头癌或慢性胰腺炎时,此段胆总管常受累而出现梗阻性黄疸。

（4）**十二指肠壁段**（第四段）：斜穿十二指肠降部中份的后内侧壁,与胰管汇合后略膨大,形成**肝胰壶腹** hepatopancreatic ampulla,又称 **Vater 壶腹**。壶腹周围及其附近有括约肌并向肠腔突出,使十二指肠黏膜隆起形成十二指肠大乳头。肝胰壶腹借乳头小孔开口于十二指肠腔。肝胰壶腹周围的括约肌称 **Oddi 括约肌**,具有控制和调节胆总管和胰管排放的作用。

一般情况下,胆总管和胰管两者汇合后进入十二指肠,少数不与胰管汇合而单独开口于十二指肠腔。肝胰壶腹的开口部位绝大多数在十二指肠降部中、下 1/3 交界处附近的后内侧壁,且在该处十二指肠纵襞的下端。可依此为标志,在逆行性胰胆管造影术及壶腹切开术时,寻找大乳头。

六、胰

（一）位置、分部与毗邻

胰 pancreas 位于腹上区和左季肋区,横过第 1、2 腰椎前方。胰居网膜囊后,形成胃床之大部,除胰尾外均属腹膜外位。胰右侧较低,被十二指肠环绕,左侧端较高,靠近脾门。

通常将胰分为头、颈、体、尾四部,其间并无明显界限（图 4-43）。

1. **胰头** head of pancreas 位于第 2 腰椎的右侧,被十二指肠呈"C"形环绕。因其紧贴十二指肠壁,故胰头部肿瘤可压迫十二指肠而引起梗阻。胰头下部向左突出而绕至肠系膜上动、静脉后方的部分称为**钩突** uncinate process。胰头的前面有横结肠系膜根越过,并与空肠毗邻;后面有下腔静脉、右肾静脉及胆总管胰腺段下行。

2. **胰颈** neck of pancreas 是胰头与胰体间较狭窄的部分,宽 2 ~ 2.5cm。其位于胃幽门部的后下方,后面有肠系膜上静脉通过,并与脾静脉在胰颈后方汇合成肝门静脉（图 4-44）。

3. **胰体** body of pancreas 较长,位于第 1 腰椎平面,脊柱前方,稍向前凸。胰体的前面隔网膜囊与胃后壁为邻,故胃癌或胃后壁溃疡穿孔时常与胰粘连;后面有腹主动脉、脾静脉、左肾、左肾上腺、左肾蒂及肠系膜下静脉;上缘与腹腔干和腹腔丛相邻,脾动脉沿胰上缘向左走行;下缘与十二指肠空肠曲和空肠袢相邻。

4. **胰尾** tail of pancreas 是胰左端的狭细部分,末端达脾门。脾切除时注意不要伤及胰

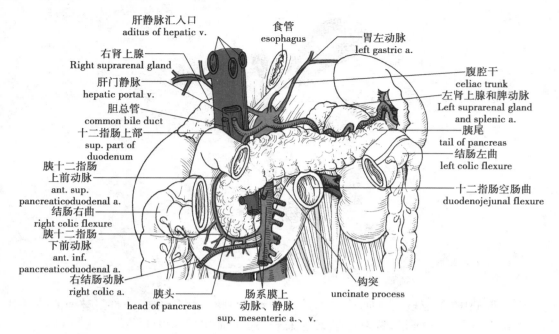

图 4-43　胰的分部和毗邻

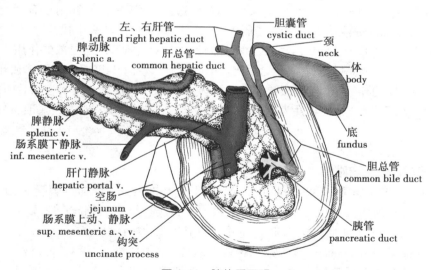

图 4-44　胰的后面观

尾,以免形成胰瘘。由于胰尾行经脾肾韧带的两层腹膜之间,故有一定的移动性。

(二) 胰管和副胰管

胰管 pancreatic duct　位于胰实质内,起自胰尾,横贯胰腺全长,并收纳各小叶导管,到达胰头右缘时多与胆总管汇合形成肝胰壶腹,经十二指肠大乳头开口于十二指肠腔,偶见单独开口于十二指肠腔者。

副胰管 accessory pancreatic duct　位于胰头上部,主要引流胰头前上部的胰液,开口于十二指肠小乳头,通常与胰管相连,胰管末端发生梗阻时,胰液可经副胰管进入十二指肠腔。

（三）血管、淋巴及神经

胰的动脉主要有胰十二指肠上前、后动脉，胰十二指肠下动脉、胰背动脉、胰下（胰横）动脉、脾动脉胰支及胰尾动脉（图4-45）。

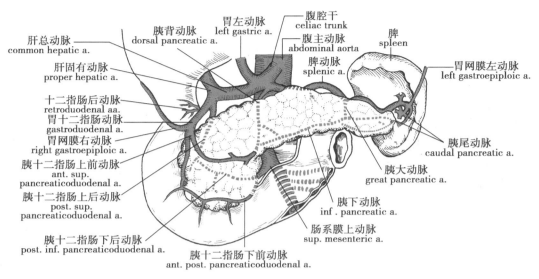

图4-45　胰的动脉

胰头的血供丰富，有胰十二指肠上前、后动脉（均起自胃十二指肠动脉）及胰十二指肠下动脉（起自肠系膜上动脉）分出的前、后支，在胰头前、后面相互吻合，形成两个动脉弓，由动脉弓发出分支供应胰头前、后部及十二指肠降部和水平部。

胰背动脉多自脾动脉根部发出，向下达胰颈或胰体背面分为左、右2支，左支沿胰下缘背面左行，称胰下动脉。胰体部的血供还可来自脾动脉胰支，一般为4～6支，其中最大的一支为胰大动脉。分布至胰尾部的动脉称胰尾动脉（图4-45）。

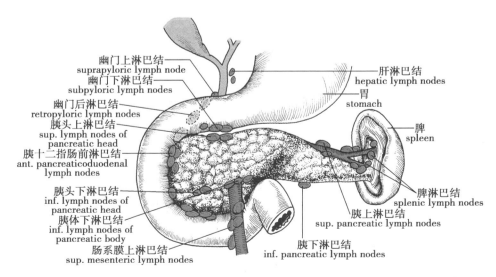

图4-46　胰的淋巴结

胰的静脉多与同名动脉伴行,汇入肝门静脉系统。胰头及胰颈的静脉汇入胰十二指肠上、下静脉及肠系膜上静脉,胰体及胰尾的静脉以多个小支在胰后上部汇入脾静脉。

胰的淋巴起自腺泡周围的毛细淋巴管,在小叶间形成较大的淋巴管,沿血管达胰表面,先注入胰上、下淋巴结及脾淋巴结,再注入腹腔淋巴结(图4-46)。

胰的神经来自腹腔丛、肝丛、脾丛、肠系膜上丛和左肾丛。

七、脾

(一)位置与毗邻

脾 spleen 位于左季肋区肋弓的深面。其体表投影是:脾后上极平左第9肋的上缘,距后正中线4~5cm;脾前下极平左侧第11肋,达腋中线,其长轴与左第10肋平行(图4-47)。脾的上极与膈相贴,故脾的位置可随呼吸和体位的不同而有变化。

脾的膈面与膈、膈结肠韧带接触;脏面前上份与胃底相贴,后下份与左肾、左肾上腺相邻;脾门邻近胰尾。

(二)韧带(图4-48)

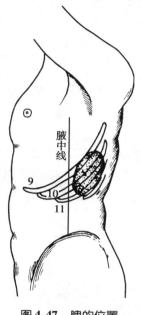

图4-47　脾的位置

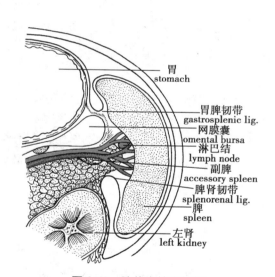

图4-48　脾的血管和韧带

脾是腹膜内位器官,由4条韧带与邻近器官相连。脾门与胃底之间有胃脾韧带,脾门与左肾前面之间有**脾肾韧带** splenorenal ligament,脾后端与膈之间的**膈脾韧带** phrenicosplenic ligament,脾前端与结肠左曲之间有时存在**脾结肠韧带** lienocolic ligament。脾切除术时须先切断上述韧带,才能游离脾。如韧带和脾蒂过长,可形成游走脾。

(三)血管(图4-48)

1. **脾动脉** splenic artery　多起自腹腔干,沿胰上缘走行,沿途发出若干条胰支。脾动脉经脾肾韧带向左行,在脾门附近发出胃短动脉和胃网膜左动脉后,分为2~3条终支,经脾门入脾。

2. **脾静脉** splenic vein　管径较脾动脉粗,在脾门处由2~6条属支汇合而成,位于脾动脉的后下方,行于胰体后上方的沟中,沿途收纳胃短静脉、胃网膜左静脉、胃后静脉、肠系膜下静脉及来自胰的一些小静脉,在胰颈的后方与肠系膜上静脉汇合成肝门静脉。

(四)副脾

副脾 accessory spleen　出现率为5.8%,其位置、数目、大小等均不恒定,多位于脾门、脾蒂、大网膜等处。副脾的色泽、硬度和功能与脾相同,在血小板减少性紫癜、溶血性黄疸行脾切除术时,应一并切除副脾,以免复发。

八、肝门静脉

肝门静脉 hepatic portal vein 为腹腔中较大的静脉干,长6~8cm,管径1.0~1.2cm。

(一)组成和类型

肝门静脉主要由肠系膜上静脉与脾静脉汇合而成,但由于肠系膜下静脉及胃左静脉汇入肝门静脉的部位的不同,其组成可有多种类型(图4-49、图4-50)。肠系膜上静脉与脾静脉汇合处,一般在胰颈的后方,偶见在胰颈、体交界处或胰头的后方。胰的病变常可累及肝门静脉。

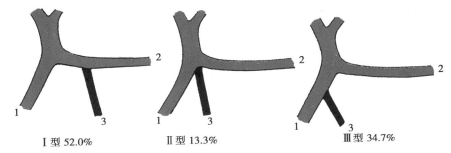

Ⅰ型 52.0%　　Ⅱ型 13.3%　　Ⅲ型 34.7%

图4-49　肠系膜下静脉汇入部位类型(519例分析)
1. 肠系膜上静脉 sup. mesenteric v.　2. 脾静脉 splenic v.　3. 肠系膜下静脉 inf. mesenteric v.

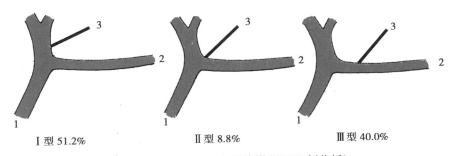

Ⅰ型 51.2%　　Ⅱ型 8.8%　　Ⅲ型 40.0%

图4-50　胃左静脉汇入部位类型(479例分析)
1. 肠系膜上静脉 sup. mesenteric v.　2. 脾静脉 splenic v.　3. 胃左静脉 left gastric v.

(二)位置

肝门静脉自胰颈的后方上行,通过十二指肠上部的深面进入肝十二指肠韧带内,上行至第一肝门,分左、右两支分别进入左、右半肝。在肝十二指肠韧带内,肝门静脉的右前方为胆总管,左前方为肝固有动脉,后面隔**网膜孔(Winslow孔)**与下腔静脉相邻。

(三)属支与收集范围

肝门静脉的属支多,收集范围广,主要有肠系膜上静脉、脾静脉、肠系膜下静脉、胃左静脉、胃右静脉、胆囊静脉和附脐静脉(图 4-51)。除胆囊静脉、附脐静脉为数条细小静脉外,其他属支多与各自的同名动脉伴行。肝门静脉主要收集食管腹段、胃、小肠、大肠(至直肠上部)、胰、胆囊和脾等处的血液。正常情况下,肝门静脉血液均汇入肝,占入肝总血量的70%。

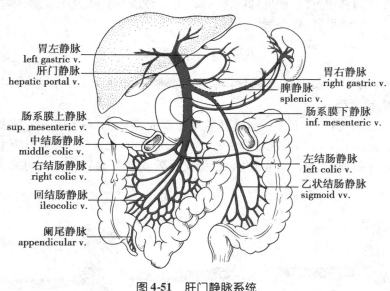

图 4-51　肝门静脉系统

(四)门、腔静脉间的交通

　　肝门静脉系统两端均为毛细血管,肝门静脉及其属支均无静脉瓣,当肝内或肝外肝门静脉阻塞时,均可引起血液逆流,导致肝门静脉高压症。由于肝门静脉系统与腔静脉系统之间存在着广泛的侧支吻合,正常情况下,这些吻合部位的血液分别回流到所属静脉系统。当肝门静脉回流受阻时,肝门静脉系的血液可通过吻合形成的侧支循环,分别经上、下腔静脉系回流。此时吻合部位的小静脉,由于血流增加而显著扩张,呈现静脉曲张现象,甚至破裂出血。

　　　　　　　　　　　　　　　　　　　　　　　　　　　　(张子明　张志勇)

九、临床应用要点

(一)胃

　　在胃小弯,胃左动脉和胃右动脉吻合,动脉分布密集,当小弯侧发生溃疡时易合并出血。胃十二指肠动脉由肝总动脉发出后,行经胃与十二指肠移行处的后方,当十二指肠上部后壁溃疡时,常损伤此动脉的分支引起大出血。

(二)十二指肠

　　十二指肠上部是溃疡好发部位,由于肠壁较薄,溃疡后易致穿孔。十二指肠上部前上方为胆囊,胆囊炎时可与此部发生粘连。十二指肠上部后方有肝门静脉、胆总管的十二指肠后段和胃十二指肠动脉,在炎症时常有粘连,十二指肠上部切除术时,要防止损伤这些结构。十二指肠降部前方有横结肠起始部横过,后方为右肾,作右半结肠切除及右肾切除时,应注意勿损伤十二指肠降部。在十二指肠球部(上部)溃疡行胃大部切除术封闭十二指肠残端时,要注意避免误伤肝十二指肠韧带内的结构。

外科治疗胃、十二指肠溃疡时,可施行高度选择性迷走神经切断术,采用保留迷走神经前干的肝支、胃前支;迷走神经后干的腹腔支和胃后支,以及胃前支、胃后支的"鸦爪形"支。只切断胃前、后支的其他胃壁分支。这样既可减少胃酸分泌达到治疗溃疡的目的,又可保留胃的排空功能。

(三)胆囊

正常胆囊柔软,不易触及。如胆囊有病变,特别是胆囊的急性炎症,则在胆囊底的投影处有触痛,称 Murphy 征阳性。即用拇指或四指压住胆囊区,再嘱患者作深呼吸动作。当深吸气时,胆囊下移,因碰到手指疼痛加剧而突然屏住呼吸,又称胆囊触痛征阳性。

胆囊借疏松结缔组织与肝相贴,结缔组织中因有小血管,剥离胆囊时须注意止血。此外偶有迷走小肝管连于胆囊与肝之间,应妥善处理以免胆汁外溢。

(四)胆总管

胆总管富于弹性,阻塞时可扩张而不破裂;但可被胆结石压迫导致管壁血运障碍引起坏死、穿孔。胆总管和胰管汇合形成胆汁与胰液的"共同通道"——肝胰壶腹,阻塞时可使胆汁逆流入胰管,而引起胰腺炎。

(五)肝

肠源性肝脓肿与肝的血流分布有关,门静脉系统的主要属支肠系膜上、下静脉,收纳肠道血源,故肠道的细菌性或阿米巴性感染灶,脱落后的微小栓子可循门静脉系入肝。如化脓性阑尾炎或阿米巴性肠炎,常是肝脓肿的血源性感染的重要原发灶。原发灶在肠系膜上静脉的范围之内,易循门静脉右支入肝,引发肝右叶脓肿;若原发灶在肠系膜下静脉之范围内,则易沿门静脉左支入肝,引发肝左叶脓肿。

(六)肝门静脉高压症的有关问题

1. 肝门静脉与下腔静脉在网膜孔处前、后毗邻。这种关系对肝门静脉高压施行门-腔静脉分流减压手术提供了十分有利的条件。在多数情况下,门、腔静脉两者走向交叉成角,宜作门-腔静脉端侧吻合;若两者平行,则可作门-腔静脉侧侧吻合。

2. 脾静脉与左肾静脉之间的关系密切,两者的走行可平行、重叠或交叉成角,这对脾、肾静脉分流术,提供了便利条件。

3. 肝门静脉系中,由回结肠静脉汇入肠系膜上静脉处至右结肠静脉与胃网膜右静脉汇合支汇入肠系膜上静脉处之间的一段肠系膜上静脉称"外科干"。该干位置紧邻下腔静脉,其长度和管径也较恒定,可施行肠系膜上静脉与下腔静脉间的分流手术。

(张子明)

第五节 结 肠 下 区

【学习要点】

1. 空、回肠的位置;空、回肠形态结构的区别。

2. 空、回肠动脉分布的特点及其对肠切除吻合术的意义。

3. 盲肠及回盲瓣的位置。

4. 阑尾根部的体表投影;寻找阑尾的方法。

5. 结肠的动脉供应及其特点。

　　结肠下区位于横结肠及其系膜与小骨盆上口之间。此区内除有属于腹膜腔的左、右结肠旁沟及左、右肠系膜窦外,还有空肠、回肠、盲肠、阑尾及结肠等脏器。

一、空肠与回肠

（一）位置与形态结构

　　空肠 jejunum 及**回肠** ileum 盘曲于结肠下区,长约 5 ~ 7m,两者间无明显分界。一般近侧的 2/5 为空肠,盘曲于结肠下区的左上部;远侧的 3/5 为回肠,位于结肠下区的右下部,可垂入盆腔。空、回肠属腹膜内位器官,借肠系膜悬附于腹后壁,故总称**系膜小肠**。

　　X 线检查时,通常将小肠袢按部位分为六组。第一组为十二指肠,位于腹上区;第二组为空肠上段肠袢,居左腹外侧区;第三组为空肠下段,在左髂区;第四组为回肠上段,盘于脐区;第五组为回肠中段,占据右腹外侧区;第六组为回肠下段,处于右髂区、腹下区和盆腔(图 4-52)。

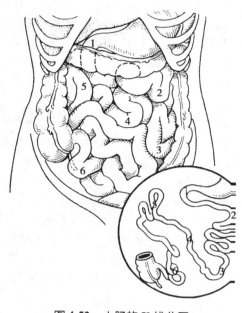

　　系膜小肠的前方有大网膜覆盖;后方与腹后壁及腹后壁的脏器相邻;左、右两侧分别为降结肠和升结肠;上邻横结肠;下方入骨盆腔。在男性居膀胱直肠陷凹内,与直肠和膀胱相邻;在女性居直肠子宫陷凹内,与直肠、子宫、输卵管、卵巢和膀胱相邻。

（二）肠系膜（见前述）

图 4-52　小肠的 X 线分区
（图内数字表示小肠的分组）

（三）血管、淋巴及神经

　　1. **血管**　空、回肠的动脉来自肠系膜上动脉的分支(图 4-53)。**肠系膜上动脉** superior mesenteric artery 自第 1 腰椎水平起自腹主动脉,经胰颈的后方下行,跨过十二指肠水平部的前方,斜向右下,经(小)肠系膜两层之间,行至右髂窝。沿途自左侧壁分出 12 ~ 18 条空、回肠动脉及右侧壁发出最下一条回结肠动脉营养空、回肠。空、回肠动脉于肠系膜内几乎平行走行,相邻的空、回肠动脉的分支吻合成动脉弓,动脉弓发出分支再吻合,依次反复吻合,可吻合成 1 ~ 5 级弓,在系膜小肠的近侧段为 1 ~ 2 级弓,随着肠系膜长度的增加,依次出现 3 ~ 4 级弓,甚至 5 级弓。由最后一级动脉弓发出许多直动脉,分布到肠壁,相邻的直动脉之间没有吻合,直动脉的长度与动脉的级数成反比。小肠吻合术时肠系膜应作扇形切除,对系膜缘侧的肠壁应稍多切除一些,以保证对系膜缘侧有充分血供,避免术后缺血坏死或愈合不良而形成肠瘘。

　　同名静脉与上述动脉伴行,最后汇合成肠系膜上静脉,位于肠系膜上动脉的右侧,至胰颈后方与脾静脉汇合成肝门静脉。

　　2. **淋巴**　小肠淋巴管伴血管走行,注入**肠系膜淋巴结**。肠系膜淋巴结数量可达百余个,沿肠血管分布,输出管注入肠系膜上动脉根部的肠系膜上淋巴结。后者的输出管注入腹腔干周围的腹腔淋巴结,最后汇合成肠干注入乳糜池。

　　3. **神经**　空、回肠受交感、副交感神经双重支配,均来自腹腔丛和肠系膜上丛,沿肠系

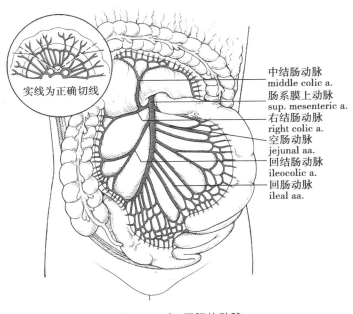

实线为正确切线

中结肠动脉
middle colic a.
肠系膜上动脉
sup. mesenteric a.
右结肠动脉
right colic a.
空肠动脉
jejunal aa.
回结肠动脉
ileocolic a.
回肠动脉
ileal aa.

图 4-53　空、回肠的动脉

膜上动脉及其分支到肠壁,同时有内脏感觉神经分布。

　　交感神经节前纤维起于脊髓 6 ~ 11 胸节的侧角,经内脏大、小神经入腹腔丛和肠系膜上丛,在腹腔神经节和肠系膜上神经节内换元,节后纤维分布到肠壁。交感神经抑制肠的蠕动与分泌,并使其血管收缩。

　　副交感神经节前纤维来自迷走神经,至肠壁内神经节换元后,发出节后纤维,支配肌层和肠腺,副交感神经促进肠的蠕动和分泌。

　　内脏感觉纤维随脊神经和迷走神经分别传入脊髓 9 ~ 12 胸节和延髓。痛觉主要随内脏神经丛及脊神经传入脊髓,故小肠病变时,脐周(第 9 ~ 11 胸神经分布区)出现牵涉性痛。

二、盲肠和阑尾

(一)盲肠

　　盲肠 cecum　粗而短,一般长 6 ~ 7cm,为大肠的起始部,位于右髂窝,直立时可垂入盆腔。小儿盲肠位置较高。盲肠左侧接回肠末端,后内侧壁有阑尾附着(三者合称**回盲部**),上方续于升结肠,右侧为右结肠旁沟,后面为髂腰肌,前面邻腹前壁,并常被大网膜覆盖。通常盲肠为腹膜内位,偶有系膜时,活动度加大,称为移动性盲肠。回肠末端连通盲肠,开口处黏膜有上、下两襞,称为**回盲瓣** ileocecal valve。由于回肠管径小于盲肠,二者衔接处又几乎成直角,因此回盲部肠套叠较多见。

(二)阑尾

　　阑尾 vermiform appendix　为一蚓状盲突,长 5 ~ 7cm,直径 0.5 ~ 0.6cm,一般位于右髂区内。阑尾根部附于盲肠后内侧壁,结肠壁三条结肠带下端会聚,终于阑尾根部,是手术时寻找阑尾根部的标志。阑尾根部体表投影在脐至右髂前上棘连线的中外 1/3 交界处,称**McBurney 点**;也可用左、右髂前上棘的连线的中右 1/3 交界处 **Lanz 点**作为投影点,阑尾炎时投影点常有明显压痛。阑尾属腹膜内位器官,有三角形的阑尾系膜悬附于肠系膜下端,因此阑尾位置多变,炎症时产生的症状、体征也不尽相同。国人阑尾常见的位置依出现率多少,依次为:回肠前位、盆位、盲肠后位、回肠后位、盲肠下位(图4-54)。此外少数尚有高位阑尾(在肝下方)、盲肠壁浆膜下阑尾等。

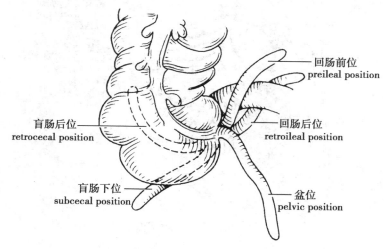

图4-54　阑尾的常见位置

　　阑尾腔开口于盲肠内面回盲瓣下2～3cm处。成年后阑尾内腔变窄,易为粪石梗阻,引起炎症;中年后阑尾腔往往闭合消失。阑尾壁富含淋巴组织,肌层薄,故易发炎、易穿孔。小儿的阑尾壁肌层较成人薄,且不完整,炎症早期即可穿孔。

　　阑尾动脉 appendicular artery 起于回结肠动脉或其分支盲肠前、后动脉(图4-55),多数为1支,少数为2支,在回肠末段后方入阑尾系膜内,沿其游离缘走行,分支分布于阑尾。

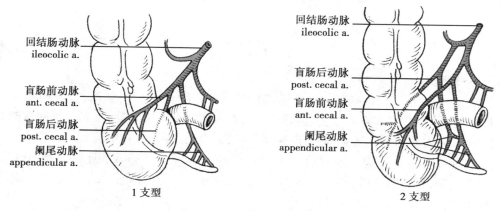

图4-55　阑尾的动脉

　　阑尾静脉与动脉伴行,经回结肠静脉、肠系膜上静脉汇入肝门静脉(图4-56)。化脓性阑尾炎时细菌栓子可随肝门静脉系入肝,而致肝脓肿。

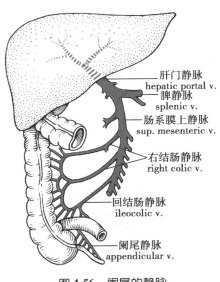

图4-56　阑尾的静脉

（图中标注：
肝门静脉 hepatic portal v.
脾静脉 splenic v.
肠系膜上静脉 sup. mesenteric v.
右结肠静脉 right colic v.
回结肠静脉 ileocolic v.
阑尾静脉 appendicular v.）

三、结　肠

（一）分部、位置及毗邻

结肠按部位及其内容物走向分为升结肠、横结肠、降结肠和乙状结肠四部分。

1. **升结肠 ascending colon**　长12～20cm，延续于盲肠，沿腹腔右外侧区上行，至肝右叶下方转向左前下方移行于横结肠，移行部位弯曲称结肠右曲。升结肠一般为腹膜间位，其后面借疏松结缔组织与腹后壁相贴，因此，有时升结肠病变可累及腹膜后隙。其内侧为右肠系膜窦及回肠袢，外侧为右结肠旁沟。少数人升结肠为腹膜内位，偶有系膜，活动度较大。

结肠右曲后面贴邻右肾，内侧稍上方与十二指肠相邻，前上方有肝右叶与胆囊。

2. **横结肠 transverse colon**　起自结肠右曲，向左呈下垂的弓形横过腹腔中部，至脾下极处折转下行，续于降结肠，移行部位弯曲处称结肠左曲。横结肠长约40～50cm，为腹膜内位器官。横结肠系膜根附着于十二指肠降部、胰与左肾的前面。横结肠左右两端系膜短，较固定，中间部系膜长，活动度大。横结肠上方与肝、胃相邻，下方与空、回肠相邻，因此，常随肠、胃的充盈变化而升降，胃充盈或直立时，横结肠中部大多垂至脐，甚至垂入盆腔。

结肠左曲较右曲高，相当于第10～11肋水平，其侧方借膈结肠韧带附于膈下，后方贴靠胰尾与左肾，前方邻胃大弯并为肋弓所掩盖，因此，结肠左曲肿瘤不易被扪及。

3. **降结肠 descending colon**　由结肠左曲起始，沿腹腔左外侧贴腹后壁向下，至左髂嵴水平续于乙状结肠，长25～35cm。降结肠属腹膜间位。内侧为左肠系膜窦及空肠袢，外侧为左结肠旁沟。由于左膈结肠韧带发育良好，故左结肠旁沟内的积液不易向上侵入膈下。

4. **乙状结肠 sigmoid colon**　主要位于左髂区，在髂嵴水平起自降结肠，弯曲下行至第3骶椎，续于直肠，长约40cm。乙状结肠横过左侧髂腰肌、髂外血管、睾丸（卵巢）血管及输尿管前方降入盆腔。乙状结肠属腹膜内位器官，有较长的系膜，移动性较大，可入盆腔，也可移至右下腹遮盖回盲部,增加阑尾切除术的难度。当系膜过长时可发生乙状结肠扭转。

（二）血管

1. **动脉**　结肠由起于肠系膜上动脉的回结肠动脉、右结肠动脉和中结肠动脉,以及起于肠系膜下动脉的左结肠动脉和乙状结肠动脉供应血液(图4-57)。

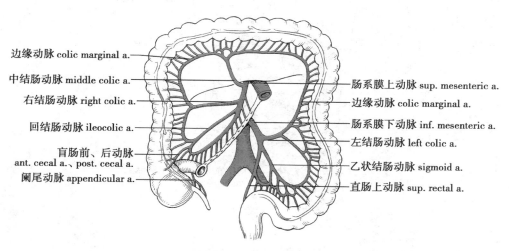

图4-57　结肠的动脉

（1）**回结肠动脉** ileocolic artery:是肠系膜上动脉的分支,在肠系膜根内向右下方走行,在近回盲部处分为盲肠前、后动脉、阑尾动脉、回肠支与升结肠支,分别供应盲肠、阑尾、回肠末段与升结肠的下 1/3(图4-58)。

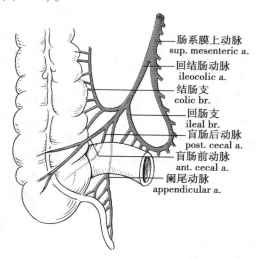

图4-58　回盲部的动脉

（2）**右结肠动脉** right colic artery:在回结肠动脉上方发自肠系膜上动脉右侧壁,行走在壁腹膜后方,跨过右睾丸(卵巢)动、静脉和右输尿管,至近升结肠内侧缘发出升、降两支,分别与中结肠动脉及回结肠动脉的分支吻合。升、降支再分支供应升结肠的上 2/3 与结肠右曲。

（3）**中结肠动脉** middle colic artery:在胰下缘发自肠系膜上动脉,之后,即进入横结肠系膜,在此系膜内偏右侧份,向右下行,近结肠右曲处分为左、右两支,供应横结肠,并分别与左、右结肠动脉的分支吻合。

（4）**左结肠动脉** left colic artery:是肠系膜下动脉左侧壁的最上一条分支,起于肠系膜下动脉距根部2～3cm处,在壁腹膜后走向左上,分为升、降两支,营养结肠左曲及降结肠,并分别与中结肠动脉和乙状结肠动脉的分支吻合。

升、降结肠的动脉均从内侧走向肠管,故升、降结肠手术应从肠管外侧切开腹膜,游离肠管,以免损伤血管。

（5）**乙状结肠动脉** sigmoid arteries:起于肠系膜下动脉,1～6支,大多2支。在乙状结肠系膜内呈扇形分布,供应乙状结肠,其分支之间及与左结肠动脉的降支间相互有吻合。乙状结肠动脉与直肠上动脉之间多无吻合。

2. **静脉**　结肠的静脉基本与动脉伴行。静脉血分别汇入肠系膜上静脉和肠系膜下静脉,最后均汇入门静脉。

（三）淋巴

结肠的淋巴管穿出肠壁后伴血管行走,其淋巴结可分为四组(图4-59)。①结肠壁上淋巴结:位于肠壁外膜深面,数量少;②结肠旁淋巴结:沿边缘动脉排列;③中间淋巴结:沿各结肠动脉排列;④肠系膜上、下淋巴结:分别位于肠系膜上、下动脉的根部。右半结肠的淋巴多汇入肠系膜上淋巴结,左半结肠的淋巴多汇入肠系膜下淋巴结。肠系膜上、下淋巴结的输出管直接或经腹腔干根部的腹腔淋巴结汇入肠干。

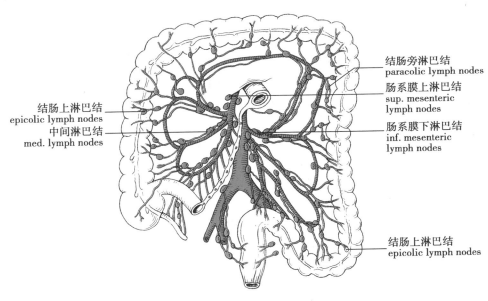

图4-59　结肠的淋巴引流

（张志勇　刘宏伟）

四、临床应用要点

（一）空、回肠的识别

临床常以十二指肠悬韧带(Treitz韧带)作为确认空肠起始端的标志。空、回肠间无明显界限,可依据管径大小、管壁厚薄、血管数量、颜色深浅的不同作比较。亦可借肠系膜由上至下逐渐变厚,其内脂肪越来越多来区别。空肠多位于左上部和脐区,回肠多位于腹下区和骨盆腔内。也可借第 7 支小肠动脉作为分界标志,其近段为空肠,远段为回肠。

(二) 系膜三角及(小)肠壁的血管

在空、回肠的系膜缘处留有小部分裸露肠壁,此裸露肠壁与肠系膜形成三角形空隙,称系膜三角。肠吻合术时,应注意缝合此三角,避免发生肠瘘。小肠壁内血管与肠管纵轴呈垂直分布,由系膜缘行向对系膜缘,彼此吻合较少,故对肠系膜缘肠壁血供较差。肠切除吻合术时,对肠管的切口应向外增加 20°~30°角,即多切除一些对系膜缘的肠壁,以保证吻合口的血供。

(三) Meckel 憩室

Meckel 憩室为胚胎时期卵黄蒂的遗迹,发生率约 2%,为长 2~5cm 的囊状突起,常位于距回盲瓣 50~100cm 范围内的回肠壁上。憩室口径略细于回肠,其黏膜可能分泌胃酸及胰液,可导致溃疡甚至穿孔,常易误诊为阑尾炎。

(四) 肠段移植

大部分肠管具有肠系膜,活动性大,血供丰富,可利用显微血管外科技术,使用带蒂肠管转移修复食管缺损,以肠管代胃、代膀胱手术,或以阑尾移植修复尿道缺损、肠段移植代阴道手术等。

(五) 阑尾位置与阑尾炎症状

1. 盆位　阑尾进入骨盆腔,因贴近闭孔内肌,阑尾炎时,大腿屈曲旋内时出现该肌牵拉疼痛,称闭孔内肌征。又因盆位阑尾毗邻直肠、膀胱、输尿管、子宫附件等,而表现出相应器官受累的症状。

2. 回肠后位、盲肠后位　阑尾位于回肠、盲肠的后方,阑尾后面邻贴髂腰肌,故该型阑尾炎可刺激该肌,当大腿过度后伸时出现疼痛,称为髂腰肌征。

3. 回肠前位　阑尾根部位于回肠前方,尖端指向左上方。此型阑尾发炎,腹痛症状自上腹部或脐周转移至右下腹区。

4. 盲肠下位　阑尾根部位于盲肠后内侧,尖端指向右下方,阑尾全长位于右髂窝内,故又称髂窝位阑尾。此型阑尾周围炎症易导致髂窝脓肿。

5. 腹膜外位　阑尾位于盲肠与髂肌之间。除与回、盲后位阑尾同样具有因部位深在而致症状隐匿的特征外,还因阑尾位于腹膜外,为寻找阑尾带来一定困难。

6. 高位阑尾　因盲肠下降不全而致阑尾居于肝的下方,称肝下位阑尾。此型阑尾炎时,其症状和体征局限于右上腹区,易误诊为胆囊炎。

7. 左下腹位阑尾　罕见,由于胚胎发育时,肠管旋转障碍所致内脏反位,阑尾随盲肠移位至左髂窝内。

(六) 结肠壁的动脉

肠系膜上、下动脉各结肠支在结肠内缘均相互吻合,在近结肠边缘形成一个动脉弓,称为**边缘动脉** colic marginal artery。边缘动脉发出许多直动脉,后者又分长、短支,短支多起自长支,在系膜带处穿入肠壁,长支在浆膜下环绕肠管,至另外两条结肠带附近分支入肠脂垂后,穿入肠壁。结肠动脉的长、短支在穿入肠壁前很少吻合,因此结肠手术分离、切除肠脂垂时,不可牵拉,以免损伤长支,影响肠壁血供(图 4-60)。

中结肠动脉左支与左结肠动脉升支之间的边缘动脉往往吻合较差,甚至中断,如中结肠动脉左支受损,可引起横结肠左侧部坏死。此外,在最下一条乙状结肠动脉与直肠上动脉分

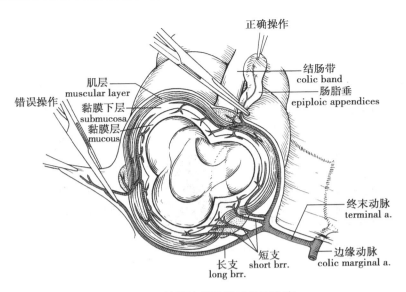

图 4-60 结肠边缘动脉的分支分布

支间也常常缺少吻合,如最下乙状结肠动脉受损,可引起乙状结肠下部血流阻碍,导致肠壁缺血坏死。

第六节 腹 膜 后 隙

【学习要点】
1. 肾的位置、毗邻,肾门、肾窦和肾蒂。
2. 输尿管的行程、毗邻和狭窄部位。
3. 肾上腺的形态、位置及血供。
4. 腹主动脉的毗邻与分支。

一、概 述

腹膜后隙 retroperitoneal space 位于腹后壁腹膜与腹内筋膜之间,向上至膈、向下至骶骨岬,两侧向外续于腹膜外组织。此间隙上经腰肋三角与后纵隔相通,下与盆部的腹膜后间隙相延续,故此隙的感染可向上或向下扩散。

腹膜后隙有胰、十二指肠大部、肾、肾上腺、输尿管、腹部大血管、淋巴结和神经等重要结构,并有大量疏松结缔组织(图 4-61)。

二、肾

(一)位置与毗邻

1. **位置** 肾 kidney 位于脊柱的两侧、贴于腹后壁。由于肝右叶的压迫,右肾低于左肾1~2cm(约半个椎体)。右肾上端平第 12 胸椎,下端平第 3 腰椎;左肾上端平第 11 胸椎下缘,下端平第 2 腰椎下缘。左侧第 12 肋斜过左肾后面的中部,右侧第 12 肋斜过右肾后面的上部。两肾肾门相对,两肾上极相距稍近,两肾下极相距稍远。肾门的体表投影:在腹后壁位于第 12 肋下缘与竖脊肌外侧缘的交角处,此角称**脊肋角**或**肾区**。肾病变时,此处常有压

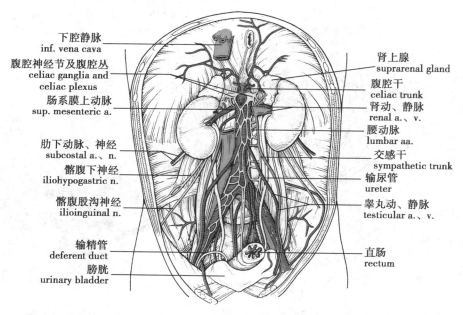

图 4-61 腹膜后隙内的结构

痛或叩击痛。

肾的体表投影 在后正中线两侧 2.5cm 和 7.5~8.5cm 处各作两条垂线,通过第 11 胸椎和第 3 腰椎棘突各作一水平线,两肾即位于此纵、横标志线所组成的两个四边形框内。当肾发生病变时,多在此四边形框内有疼痛或肿块等异常表现(图 4-62)。

2. **毗邻** 肾的上方与肾上腺相邻。内下方为肾盂和输尿管。左肾的内侧为腹主动脉,右肾的内侧为下腔静脉,两肾的内后方分别有左、右腰交感干。由于右肾邻近下腔静脉,右肾静脉较短,右肾肿瘤或炎症易侵及下腔静脉。右肾切除术时,需注意保护下腔静脉,以免损伤而造成难以控制的大出血。

左、右肾前方的毗邻不同。左肾的上部前面为胃后壁,中部有胰尾和

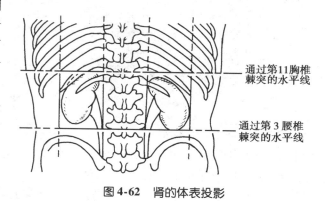

图 4-62 肾的体表投影

脾血管横过,下部为空肠袢及结肠左曲;右肾的上部前方为肝右叶,下部为结肠右曲,内侧为十二指肠降部和下腔静脉(图 4-63)。当行左肾切除术时,注意勿伤及胰体和胰尾;右肾手术时注意防止损伤十二指肠降部。肾后面第 12 肋以上部分借膈与胸膜相邻。当肾手术需切除第 12 肋时,要注意保护胸膜。在第 12 肋以下部分,除有肋下血管、神经外,自内向外为腰大肌及其前方的生殖股神经,腰方肌及其前方的髂腹下神经和髂腹肌沟神经等(图 4-64)。肾周炎或脓肿时,腰大肌受到刺激可发生痉挛,引起患侧下肢屈曲。

(二) 肾门、肾窦和肾蒂

肾内侧缘中央凹陷处称**肾门** renal hilum。肾门的前、后缘为肾唇。由肾门深入肾实质所

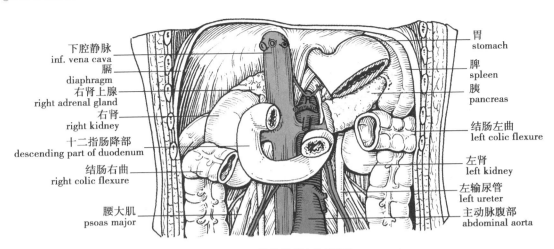

下腔静脉
inf. vena cava
膈
diaphragm
右肾上腺
right adrenal gland
右肾
right kidney
十二指肠降部
descending part of duodenum
结肠右曲
right colic flexure
腰大肌
psoas major

胃
stomach
脾
spleen
胰
pancreas
结肠左曲
left colic flexure
左肾
left kidney
左输尿管
left ureter
主动脉腹部
abdominal aorta

图 4-63 肾的毗邻(前面观)

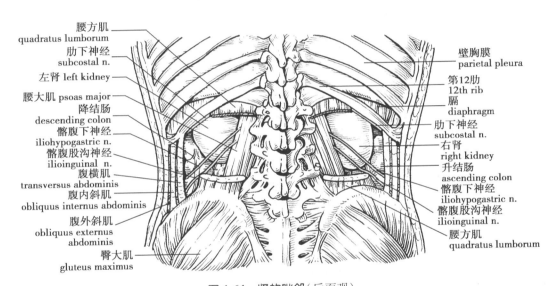

腰方肌
quadratus lumborum
肋下神经
subcostal n.
左肾 left kidney
腰大肌 psoas major
降结肠
descending colon
髂腹下神经
iliohypogastric n.
髂腹股沟神经
ilioinguinal n.
腹横肌
transversus abdominis
腹内斜肌
obliquus internus abdominis
腹外斜肌
obliquus externus
abdominis
臀大肌
gluteus maximus

壁胸膜
parietal pleura
第12肋
12th rib
膈
diaphragm
肋下神经
subcostal n.
右肾
right kidney
升结肠
ascending colon
髂腹下神经
iliohypogastric n.
髂腹股沟神经
ilioinguinal n.
腰方肌
quadratus lumborum

图 4-64 肾的毗邻(后面观)

形成的空隙称**肾窦** renal sinus。出入肾门的动脉、静脉、肾盂、淋巴管和神经等结构共同组成肾蒂。**肾蒂** renal pedicle 主要结构的排列由前向后依次为肾静脉、肾动脉和肾盂,由上向下依次为肾动脉、肾静脉和肾盂。

(三) 肾血管和肾段

1. **肾动脉和肾段** 肾动脉 renal artery 在平第 2 腰椎高度起自腹主动脉,右侧者长于左侧。肾动脉入肾门前分为前、后两干(图 4-65)。前干在肾窦内行于肾盂前方,分为上、上前、下前和下 4 支段动脉;后干绕肾盂上缘转至后面延为一支后段动脉,此 5 支段动脉分别供应的肾的相应区称肾段。肾段动脉之间缺乏吻合,故当一支肾段动脉的血流受阻时,该动脉供应区的肾实质可发生缺血性坏死。

2. **肾静脉** 肾内的静脉与肾内动脉不同,有广泛吻合,结扎一支不影响血液回流。左肾静脉跨越腹主动脉前面注入下腔静脉,较右侧者长,并接受左肾上腺静脉与左睾丸(卵巢)

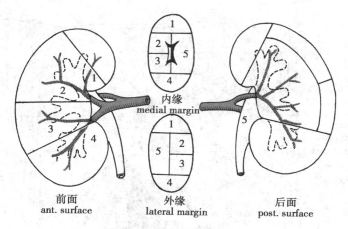

图 4-65　肾段动脉（右肾）

1. 上段动脉 sup. segmental a.　2. 上前段动脉 sup. ant. segmental a.　3. 下前段动脉 ant. inf. segment a.　4. 下段动脉 inf. segmental a.　5. 后段动脉 post. segmental a.

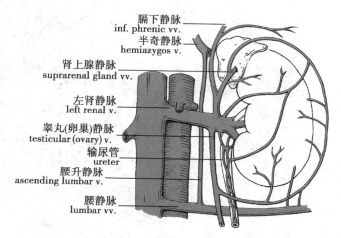

图 4-66　左肾静脉的属支及其与周围静脉的吻合

静脉（图 4-66）。右肾静脉明显较左侧者短，故右肾手术难度较大。

（四）淋巴及神经

1. 淋巴　肾内淋巴管分浅、深两组。浅组位于肾纤维膜深面，引流肾被膜及其肾脂肪囊的淋巴。深组位于肾内血管周围，引流肾实质的淋巴。浅、深两组淋巴管相互吻合，在肾蒂处汇合成较粗的淋巴管，最后汇入腰淋巴结。

2. 神经　肾受交感神经和副交感神经双重支配，同时有内脏感觉神经分布。交感神经和副交感神经皆来源于肾丛（位于肾动脉上方及其周围）。一般认为分布于肾内的神经主要是交感神经，副交感神经可能只分布于肾盂平滑肌。

感觉神经也随肾丛的分支走行，故封闭肾丛可消除肾疾患引起的疼痛。

（五）被膜

肾的被膜有三层，由外向内依次为肾筋膜、脂肪囊和纤维囊（图 4-67、图 4-68）。

1. 肾筋膜 renal fascia　又称 **Gerota** 筋膜，较坚韧，分为前、后两层，前层为肾前筋膜，后层为肾后筋膜。两层筋膜由前、后面包绕肾和肾上腺。在肾的外侧缘，前、后两层

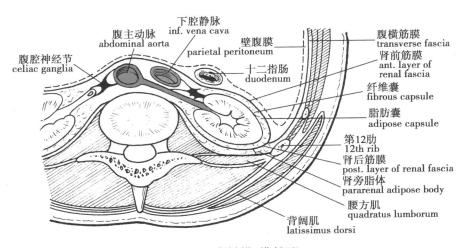

图4-67 肾被膜(横断面)

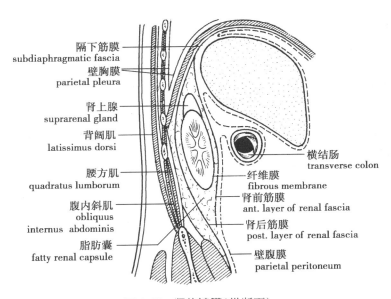

图4-68 肾的被膜(纵断面)

筋膜相互融合,并与腹横筋膜相延续。在肾的内侧,肾前筋膜越过腹主动脉和下腔静脉的前方,与对侧的肾前筋膜相续。肾后筋膜与腰方肌、腰大肌筋膜汇合后,在内侧附于椎体和椎间盘。在肾的上方,两层筋膜于肾上腺的上方相融合,并与膈下筋膜相延续。在肾的下方,肾前筋膜向下消失于腹膜外筋膜中,肾后筋膜向下至髂嵴与髂筋膜愈着。由于肾前、后筋膜在肾下方互不融合,向下与直肠后隙相通,因此可在骶骨前方作腹膜后注气造影。

肾筋膜发出许多结缔组织纤维束,穿过脂肪囊与纤维囊相连。由于肾筋膜的下端完全开放,肾周围脂肪减少时,肾可向下移动,形成肾下垂或游走肾。如果肾周围炎化脓时,脓液可沿肾筋膜向下蔓延。

2. 脂肪囊 adipose capsule 又称**肾床**,为脂肪组织层,依个体胖瘦而异,在肾的后面和边缘较为发达,厚度可达2cm。脂肪囊有支持和保护肾的作用。肾囊封闭药液即注入此囊内。由于脂肪组织易透过 X 射线,在 X 线片可显示肾的完整轮廓,对肾疾病的诊断有一定帮助。

3. 纤维囊 fibrous capsule　又称纤维膜,为肾的固有膜。由致密结缔组织构成,质薄而坚韧,被覆于肾表面,有保护肾的作用。正常情况下,活体肾纤维膜易从肾表面剥离。临床上可利用纤维膜将肾固定于第 12 肋或腰大肌上,以治疗肾下垂。

三、输尿管腹部

输尿管 ureter　细长而富有弹性,左、右各一,位于腹膜后隙,脊柱两侧。输尿管上端起自肾盂,下端终于膀胱,长约为 25～30cm。根据其走行部位输尿管可分为三部:①腹部(腰段),从输尿管起始处至跨越髂血管处;②盆部(盆段),从跨越髂血管处至近膀胱壁处;③壁内部(膀胱壁段),斜行穿膀胱壁,终于膀胱黏膜的输尿管口。

输尿管腹部长约 13～14cm,紧贴腰大肌前面向下内侧斜行,在腰大肌中点的稍下方有睾丸(卵巢)血管斜过其前方。输尿管腹部的体表投影:在腹前壁与半月线相当;在腰部约在腰椎横突尖端的连线上。

输尿管腹部的上、下端分别是输尿管的第 1、2 狭窄部。肾盂与输尿管连接处的直径约为 0.2cm;跨越髂血管处直径约为 0.3cm;两者中间部分较粗,直径约为 0.6cm。输尿管的壁内部较细,是第 3 狭窄部。输尿管的狭窄部常为结石嵌顿的部位。肾盂与输尿管连接处的狭窄性病变,是导致肾盂积水的重要病因之一。

右输尿管腹部的前面为十二指肠降部、右结肠血管、回结肠血管、睾丸(卵巢)血管、回肠末端,右侧与盲肠及阑尾邻近,因此,回肠后位阑尾炎可侵及右输尿管。左输尿管腹部的前面,有十二指肠空肠曲、左结肠血管和斜行跨过的睾丸(卵巢)血管。右侧输尿管在骨盆上口处,跨越髂外血管起始部的前方;左侧输尿管则跨过髂总血管的前方进入盆腔。由于输尿管腹部前面的大部分有升、降结肠血管跨过,施行左或右半结肠切除术时,注意勿损伤输尿管。

输尿管变异比较少见。如右输尿管位于下腔静脉后面走行时,易导致输尿管梗阻,必要时需手术将其移至正常位置。单侧双肾盂、双输尿管畸形时,输尿管的行程及开口可有变异,如其中一条输尿管开口于膀胱之外(如在女性可开口于尿道外口附近或阴道),因无括约肌控制,可致持续性尿漏(图 4-69)。

输尿管腹部的血液供应具有多源性:由肾动脉和肾下极动脉的分支、腹主动脉、睾丸(卵巢)动脉、第 1 腰动脉、髂总动脉和髂内动脉等分支供应(图 4-70)。各条输尿管动脉到达输尿管内缘 0.2～0.3cm 处时,均分为升、降两支进入管壁。上、下相邻的分支相互吻合,在输尿管的外膜层形成动脉网,并有小分支穿过肌层,在输尿管黏膜层形成毛细血管网。由于输尿管腹部的不同部位血液来源不同和不恒定,且少数输尿管动脉的吻合支细小,故手术游离输尿管范围过大时,可影响输尿管的血供,甚至局部缺血、坏死。由于动脉多来自输尿管的内侧,故手术时应在输尿管的外侧游离。

输尿管腹部的静脉多与动脉伴行,分别经肾静脉、睾丸(卵巢)静脉、髂总静脉等回流入下腔静脉。

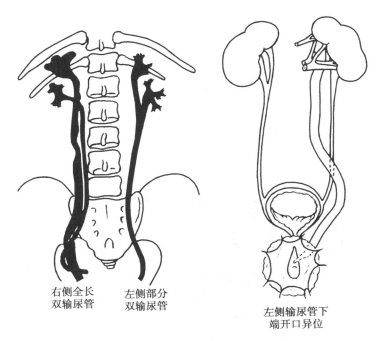

右侧全长
双输尿管   左侧部分
双输尿管   左侧输尿管下
端开口异位

图 4-69 两侧重肾、双输尿管

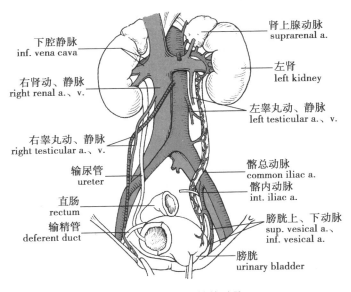

下腔静脉
inf. vena cava

右肾动、静脉
right renal a.、v.

右睾丸动、静脉
right testicular a.、v.

输尿管
ureter

直肠
rectum

输精管
deferent duct

肾上腺动脉
suprarenal a.

左肾
left kidney

左睾丸动、静脉
left testicular a.、v.

髂总动脉
common iliac a.

髂内动脉
int. iliac a.

膀胱上、下动脉
sup. vesical a.、
inf. vesical a.

膀胱
urinary bladder

图 4-70 输尿管的动脉

四、肾 上 腺

肾上腺 suprarenal gland 为成对的内分泌器官,位于脊柱两侧,肾上端的脂肪囊内,高度约平第 11 胸椎。左侧肾上腺为半月形,右侧为三角形,高约 5cm,宽约 3cm,厚为 0.5～1cm。肾上腺紧贴肾的上端,包绕在肾筋膜内。

左、右侧肾上腺的毗邻不同:左肾上腺前面的上部借网膜与胃后壁相邻,下部与胰尾、脾血管相邻,内侧缘接近腹主动脉。右肾上腺的前面为肝,前面的外上部无腹膜覆盖,直接与肝的裸区相邻,内侧缘紧邻下腔静脉。左、右肾上腺的后面均为膈。两侧肾上腺之间为腹腔丛。

肾上腺的动脉有上、中、下三支(图 4-71)。**肾上腺上动脉**发自膈下动脉;**肾上腺中动脉**发自腹主动脉;**肾上腺下动脉**发自肾动脉。这些动脉进入肾上腺后,于肾上腺被膜内形成丰富的吻合,并发出细小分支进入皮质和髓质。一部分在皮质和髓质内形成血窦,一部分在细胞间吻合成网。皮质和髓质的血窦集合成中央静脉,穿出肾上腺,即为肾上腺静脉。

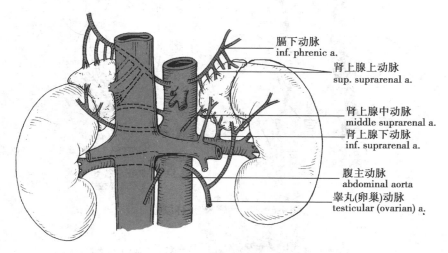

图 4-71　肾上腺的动脉

肾上腺静脉通常为 1 支,少数为 2 支。左侧者汇入左肾静脉。右侧者汇入下腔静脉,少数汇入右膈下静脉、右肾静脉,个别可汇入肝右静脉。由于右肾上腺静脉很短,且汇入下腔静脉的右后壁,故在右肾上腺切除术结扎肾上腺静脉时,应注意保护下腔静脉。

五、腹　主　动　脉

腹主动脉 abdominal aorta　又称**主动脉腹部**,在第 12 胸椎下缘前方偏左经膈的主动脉裂孔进入腹膜后隙,沿脊柱的前方下行,至第 4 腰椎下缘水平分为左、右髂总动脉。腹主动脉的全长为 14～15cm,外径平均为 15mm。腹主动脉在腹前壁的体表投影:从胸骨柄上缘中点至耻骨联合上缘连线的中点以上 2.5cm 处开始,向下至脐左下方 2cm 处,一条宽约 2cm 的带状区。腹主动脉下端在腹壁前壁的体表投影为两侧髂嵴最高点连线的中点。

腹主动脉的前面为胰、十二指肠升部及小肠系膜根等;后面为第 1～4 腰椎及椎间盘;右侧为下腔静脉;左侧为左交感干腰部。腹主动脉周围还有腰淋巴结、腹腔淋巴结和神经丛等。

腹主动脉的分支可分为脏支和壁支,脏支又分为不成对的和成对的两种(图 4-72)。

(一)不成对的脏支

1. **腹腔干** celiac trunk　为一短干,平均长 2.45cm,在膈主动脉裂孔的稍下方,约平第 1 腰椎水平发自腹主动脉前壁,少数者起点在第 1 腰椎上方。其分支有变异,多数者分为肝总动脉、脾动脉和胃左动脉三大分支。

2. **肠系膜上动脉** superior mesenteric artery　在腹腔干的稍下方发自腹主动脉前壁,起点多在第 1 腰椎水平。经胰颈与十二指肠水平部之间进入小肠系膜根,呈弓状行至右髂窝。

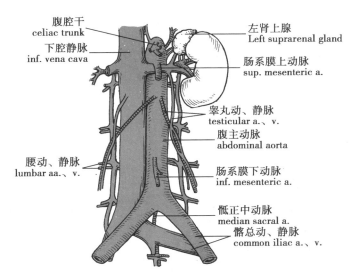

图 4-72　腹膜后隙的大血管及腰动、静脉

3. **肠系膜下动脉** inferior mesenteric artery　在第 3 腰椎水平发自腹主动脉的前壁,在腹后壁腹膜深面行向左下方,经乙状结肠系膜进入盆腔,最后移行为直肠上动脉。

（二）成对的脏支

1. **肾上腺中动脉** middle suprarenal artery　在肾动脉上方、平第 1 腰椎高度起自腹主动脉侧壁,向外侧至肾上腺中部。

2. **肾动脉** renal artery　多在第 2 腰椎平面、肠系膜上动脉起点稍下方发自腹主动脉的侧壁。左肾动脉较右肾动脉短,二者长度分别为 2.62cm 和 3.49cm,肾动脉的外径平均为 0.77cm。

3. **睾丸（卵巢）动脉** testicular（ovarian）artery　在肾动脉起点稍下方,起自腹主动脉的前外侧壁,下行一段距离后与同名静脉伴行,斜向外下方,越过输尿管前方。睾丸动脉经腹股沟管深环穿过腹股沟管,分布至睾丸;卵巢动脉在小骨盆上缘处经卵巢悬韧带,分布于卵巢。

（三）壁支

1. **膈下动脉** inferior phrenic artery　成对,在膈主动脉裂孔处,由腹主动脉的起始处发出,向上分布于膈的腰部。

2. **腰动脉** lumbar arteries　通常为 4 对,由腹主动脉后壁的两侧发出,垂直向外横行,分别经第 1~4 腰椎体中部的前面或侧面,与腰静脉伴行。在腰大肌的内侧缘分为背侧支和腹侧支。背侧支分布到背部的诸肌和皮肤以及脊柱;腹侧支分布至腹壁,与腹前外侧壁其他的血管吻合。

3. **骶正中动脉** median sacral artery　为 1 支,多起自腹主动脉分叉处的后上方 0.2~0.3cm 处,经第 4~5 腰椎、骶骨及尾骨的前面下行,并向两侧发出腰最下动脉（又称第 5 腰动脉）,贴第 5 腰椎体走向外侧,供血到邻近组织。

六、下 腔 静 脉

下腔静脉 inferior vena cava　由左、右髂总静脉在第 5 腰椎水平汇合而成。下腔静脉收集下肢、盆部和腹部的静脉血。下腔静脉在脊柱右前方,沿腹主动脉的右侧上行,经肝的腔静脉沟、穿膈的腔静脉孔,最后开口于右心房。

下腔静脉的前面为肝、胰头、十二指肠水平部以及右睾丸(卵巢)动脉和肠系膜根,后面为右膈脚、第 1～4 腰椎、右腰交感干和腹主动脉的壁支,右侧与腰大肌、右肾和右肾上腺相邻,左侧为腹主动脉。

下腔静脉的属支有髂总静脉、右睾丸(卵巢)静脉、肾静脉、右肾上腺静脉、肝静脉、膈下静脉和腰静脉,属支多与同名动脉伴行(图 4-73)。

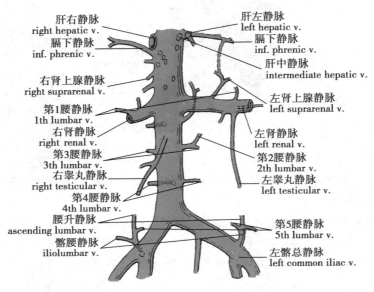

图 4-73　下腔静脉及其属支

膈下静脉　收集膈与肾上腺部分的静脉血液,并与同名动脉伴行。

睾丸(卵巢)静脉　起自蔓状静脉丛,穿腹股沟管深环,进入腹后壁腹膜后方,并与同名动脉伴行,多为 2 支。它们经腰大肌和输尿管的前面上行,合为 1 支。右侧者斜行汇入下腔静脉;左侧者离开同名动脉,几乎垂直上升汇入左肾静脉。两侧卵巢静脉自盆侧壁上行,越过髂外血管后的行程及汇入部位与睾丸静脉相同。

左侧睾丸静脉曲张较右侧常见,因为左侧睾丸静脉垂直汇入左肾静脉,经左肾静脉注入下腔静脉,流程较长,回流阻力较大;上行过程中有乙状结肠跨过,易受其压迫;左肾静脉经肠系膜上动脉根部与腹主动脉所形成的夹角处汇入下腔静脉,左肾静脉回流受阻亦可累及左睾丸静脉。

腰静脉　4 对,收集腰部组织的静脉血,汇入下腔静脉。左侧腰静脉走行于腹主动脉的后方。腰静脉与椎静脉丛有吻合,可间接收纳椎内和脊髓的部分血液。各腰静脉之间有纵行的交通支,称为**腰升静脉** ascending lumbar vein。两侧的腰升静脉向下与髂总静脉及髂内静脉相连,向上与肾静脉、肋下静脉相通。两侧的腰升静脉分别入后纵隔,左侧移行为半奇静脉,右侧移行为奇静脉,最后汇入上腔静脉。因此,腰升静脉是沟通上、下腔静脉系统间的侧支循环途径之一。

下腔静脉的变异类型包括双下腔静脉(图 4-74)、左下腔静脉和下腔静脉肝后段缺如与

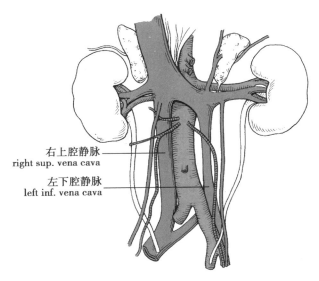

图 4-74 双下腔静脉

奇静脉通连等。由于变异的下腔静脉起点、行径、汇入部位以及周围器官的毗邻关系与正常不同,故在行腹膜后隙部位手术时,应注意防止其损伤。当肾切除术处理肾蒂时,应注意有无下腔静脉变异,切勿损伤变异的左下腔静脉。

七、腰 交 感 干

腰交感干 lumbar sympathetic trunk 位于脊柱与腰大肌之间,表面被椎前筋膜覆盖,上方连于胸交感干,下方延续为骶交感干。每侧由 3 或 4 个神经节和节间支构成,左、右腰交感干之间有横向的交通支(图 4-75)。行腰交感神经节切除术时,不仅应切除交感干神经节,还需同时切除交通支,才能达到理想的治疗效果。

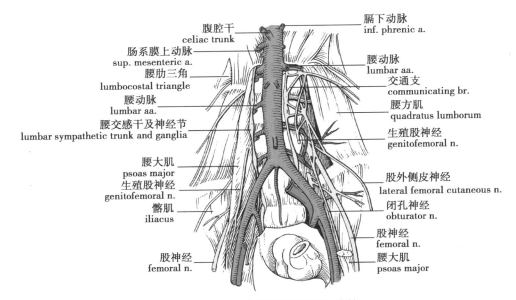

图 4-75 腹膜后隙的神经、血管

左腰交感干与腹主动脉左缘相距1cm左右。右腰交感干的前面除有下腔静脉覆盖外，有时有1或2支腰静脉越过。两侧腰交感干的下段分别位于左、右髂总静脉的后方。左、右腰交感干的外侧有生殖股神经并行，附近还有小的淋巴结，行腰神经节切除术时均应注意鉴别。

腰交感神经节 lumbar sympathetic ganglion   在第12胸椎体下半至腰骶椎间盘的范围内。数目常有变异，主要是由于节的融合或缺如。第1、2、5腰交感神经节位于相应椎间盘的平面，第3、4腰交感神经节的位置多高于相应的椎体。第3腰交感神经节多位于第2~3腰椎间盘平面，第4腰交感神经节多位于第3~4腰椎间盘平面。当行腰交感干神经节切除术寻找神经节时，可参考以上标志。

八、乳 糜 池

乳糜池 cisterna chyli   位于第1腰椎体前方，腹主动脉的后方，有时在腹主动脉的右后方，其上端延续为胸导管，向上经膈的主动脉裂孔进入胸腔。肠干和左、右腰干汇入乳糜池。约14%的人无明显的乳糜池，而由互相吻合的淋巴管所替代。

九、临床应用要点

（一）腹膜后隙

因含有大量的疏松结缔组织，易发生化脓感染并易蔓延扩散，临床上亦可对疏松结缔组织包裹的重要脏器如肾、肾上腺等施行腹膜后充气X线造影检查。此外，间隙内各器官的手术，也因易于分离和保护腹膜腔免受感染的需要，常于腹膜外进行。

（二）肾

1. 由于肾的后方有第12肋斜跨，而第12肋与胸膜下返折线水平相交，所以沿第12肋下缘做肾切除手术切口时，应注意避免损伤胸膜壁层。尤其当第12肋很短，完全被竖脊肌遮盖时，易将第11肋误认为12肋，更易误伤胸膜。

2. 肾的形态、位置和数目均可因胚胎发育异常而有变异，导致临床误诊而造成严重后果。常见的变异有：①马蹄肾：左、右肾下端互相连接呈马蹄铁状；②多囊肾：肾小管与集合管于胚胎期未连通，液体潴留于肾小管致局部膨大呈囊状；③低位肾：肾位于骨盆腔或下腹部；④异位肾：肾转向另一侧，同侧出现两肾；⑤单肾：一侧肾缺失或发育不全；⑥双肾盂和双输尿管。

3. 肾动脉变异较肾静脉多，将不经肾门入肾的肾动脉称为副肾动脉，多为起始有变异的肾段动脉。副肾动脉常起自肾动脉，少数起自腹主动脉或肠系膜上动脉。由于副肾动脉是变异的肾段动脉，如手术时误将其切断、结扎，可导致其供血的肾段出现缺血、坏死。此外，变异的肾下段动脉称为下极动脉，多经输尿管前方至肾下极，易压迫输尿管导致肾盂积水。

4. 右肾内侧邻近下腔静脉，作右肾切除时应注意保护下腔静脉，避免损伤造成大出血。约有半数以上的左肾静脉与左侧腰升静脉相连，经腰静脉与椎内静脉丛和颅内静脉窦相通，因此左侧肾和睾丸的恶性肿瘤可经此途径向颅内转移。

5. 两肾后面邻近腰大肌，肾周围脓肿可刺激该肌发生痉挛，引起患侧髋关节屈曲。

（三）输尿管

1. 输尿管是细长的纤维肌性管，故临床实行输尿管端端吻合术时，吻合口应保持一定斜度,以增大管缘吻合面,利于输尿管通畅。

2. 右输尿管与盲肠和阑尾相邻,右髂窝脓肿、盲肠后位阑尾炎均可能累及输尿管,导致尿中出现红细胞和脓细胞。

左侧输尿管与左结肠血管和乙状结肠相毗邻,分离或切断乙状结肠系膜时,应注意保护输尿管。

(四)腰交感干神经节

由于左、右腰交感干有交通支相互连接,每侧交感干还有许多分支与邻近的神经丛和脊神经相连,腰交感干神经节切除时,应将交感干神经节连同交通支一并切除。

(五)肾移植

目前,随着排异反应的逐步解决和显微外科技术的进步,肾移植成为最为成熟和成功率较高的器官移植手术。由于左肾静脉支数单一而恒定,血管长度比右肾的长,故肾移植供体多以左肾为宜。右髂窝作为受区操作方便,故常将供者的左肾移植到受者的右髂窝。此时供体的肾动脉与受体的髂内动脉端侧吻合,肾静脉与髂外静脉端侧吻合,输尿管与输尿管端端吻合,或者输尿管与膀胱吻合。

(张宇新)

第七节 腹部的解剖操作

一、腹前外侧壁

(一)皮肤切口划线及体表标志

尸体仰卧,在尸体上摸认腹部重要的体表标志,如耻骨结节、髂嵴、髂前上棘、半月线等。

如图 4-76 绿线所示行皮肤切口划线,①自剑突向下环绕脐至耻骨联合上缘划线;②自剑突向两侧沿肋弓向外下切至腋中线的划线;③自耻骨联合上缘沿腹股沟向外至髂前上棘的划线。

(二)切口、翻皮

沿上述皮肤切口划线切开皮肤并翻向外侧,可见富含脂肪的浅筋膜。

(三)解剖浅筋膜

1. 剖查浅血管 在下腹部浅筋膜的浅、深两层之间寻找腹壁的浅血管。于髂前上棘与耻骨结节连线中点下方1.5cm 附近,寻找旋髂浅动脉和腹壁浅动脉及其外侧的同名浅静脉。在脐周看到的静脉为脐周静脉网,部分静脉向上汇合成胸腹壁静脉,向下汇入腹壁浅静脉(见图 4-3)。

2. 辨认 Camper 筋膜和 Scarpa 筋膜 于髂前上棘平面作一水平切口,向内至前正中线,深至腹外斜肌腱膜浅面为度,于断层处可看到浅层富含脂肪,称 Camper 筋膜;深层为富含弹性纤维的膜性组织,称 Scarpa 筋膜。自 Scarpa 筋膜与腹外斜肌腱膜之间,向下探查 Scarpa 筋膜的附着点。用手指向内侧钝性推移,至白线附近,探明其内侧附着处。向下于腹股沟韧带下方约 1.5cm 处,手指下探受

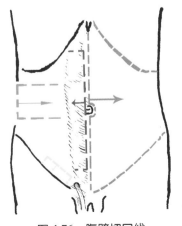

图 4-76 腹壁切口线

阻,Scarpa 筋膜与阔筋膜融合。于男性尸体,腹股沟管浅环内侧,手指向下排查可进至阴囊肉膜深面,此处 Scarpa 筋膜与阴囊肉膜相延续。

3. 寻认肋间神经的皮支　剥除浅筋膜,在前正中线旁剖出多支肋间神经的前皮支,并在腋中线的延长线上剖出 5 支肋间神经、肋下神经和第 1 腰神经的外侧皮支。在腹股沟管浅环上方找到髂腹下神经的皮支(见图 4-4)。

4. 观察完以上结构后,完全清除浅筋膜,显露腹壁肌层。

(四) 解剖三层阔肌和肌间血管、神经

1. 修洁并观察腹外斜肌的肌纤维走向,辨认肌腹移行为腱膜处的位置,观察腱膜参与形成腹直肌鞘前层的情况。修洁腱膜下缘,辨认附于髂前上棘与耻骨结节之间的腹股沟韧带。沿腋中线的延长线自肋弓下缘至髂嵴垂直切断腹外斜肌,自此切口的上、下端再横向切断此肌至腹直肌外侧缘处,如图 4-76 中红线所示。

自后向前将肌翻向内侧显露深面的腹内斜肌。观察腹内斜肌的纤维走行及移行为腱膜的位置。

2. 沿上述腹外斜肌切口,切开腹内斜肌,将腹内斜肌翻向内侧。在翻转过程中,注意勿切断位于其深面的下 5 对肋间神经、肋下神经及肋间后血管,让它们贴附在腹横肌表面。仔细分离,并观察这些血管、神经的走向和呈节段性分布的情况。

3. 观察腹横肌的纤维走向及移行为腱膜的部位。注意在外下方找出在髂前上棘附近上行的旋髂深血管的肌支。

(五) 剖查腹直肌鞘

1. 翻开腹直肌鞘前层　在白线的左侧(或右侧)一横指处纵向切开腹直肌鞘前层,见图 4-76 中蓝线所示,向两侧分离鞘前层,显露腹直肌。因鞘的前层与腹直肌腱划结合紧密,故必须用刀尖锐性剥离。

2. 探查腹直肌及其血管、神经　观察肋间神经、肋下神经及相应血管分支进入腹直肌的情况。平脐横行切断腹直肌并翻向上、下方,在其后面寻找腹壁上、下血管,注意其吻合。

3. 观察弓状线　在脐下 4 ~ 5m 处,腹直肌鞘后层下缘呈弓形游离,称弓状线,此线以下,腹直肌直接与腹横筋膜相贴。

(六) 解剖腹股沟区

1. 观察腹外斜肌腱膜和腹股沟管前壁　在耻骨结节外上方清理并观察腹外斜肌腱膜的裂隙——腹股沟管浅环,腹外斜肌腱膜在此延续为精索外筋膜。用刀柄钝性分离精索(或子宫圆韧带)的内侧和外侧,显露浅环的内、外侧脚,内侧脚止于耻骨联合,外侧脚附着于耻骨结节,两脚间是脚间纤维。在精索后方外侧脚部分纤维向上内反折至白线,形成反转韧带(见图 4-9)。

2. 打开腹股沟管前壁　由腹股沟韧带中点稍外侧及浅环稍外侧,在腹外斜肌腱膜上各作一垂直腹股沟韧带的切口,长约 2cm,两切口上端平行腹股沟韧带再作一斜切口,见图 4-76 中黄线所示,注意不要破坏浅环,然后将方形的腱膜片向外下方翻开,便打开了腹股沟管前壁,其外侧尚有腹内斜肌起始部纤维加强。显露管内的精索(或子宫圆韧带)。腹股沟管位于腹股沟韧带内侧半的上方,从外上斜向内下,长约 4.5cm(见图 4-11)。

3. 观察腹股沟管上壁　腹内斜肌和腹横肌下缘呈弓形跨过精索,构成腹股沟管上壁,

此二肌的下缘分出部分小肌束附于精索形成提睾肌。两肌纤维在内下方彼此融合形成腹股沟镰（联合腱），并绕至精索（或子宫圆韧带）的后方，止于耻骨梳内侧份。于精索稍上方找到髂腹下神经。髂腹股沟神经沿精索前外下行，并伴精索出浅环。

4. 观察腹股沟管下壁和后壁　提起精索，可见构成腹股沟管下壁的腹股沟韧带，后壁为腹横筋膜，后壁的内侧部有腹股沟镰和反转韧带加强。

5. 探查腹股沟管深环　提起精索并沿精索向外上方牵拉腹内斜肌下缘，在腹股沟韧带中点上方一横指处观察腹横筋膜延为精索内筋膜。腹横筋膜围绕精索形成的环口即是腹股沟管深环。

6. 确认腹股沟三角　沿腹直肌后面向下追踪腹壁下动脉，其与腹直肌外侧缘和腹股沟韧带内侧半围成的三角形区域即腹股沟三角。

二、腹膜与腹膜腔

（一）打开腹膜腔

沿胸前外侧壁两侧的腋中线切口，向下延长切开腹前外侧壁及腹膜壁层，直达两侧髂嵴水平。再切断膈肌在胸前外侧壁内面的附着处，将胸前壁（胸部操作时已切开）连同腹前外侧壁一起向下整片翻开。

（二）观察腹膜的境界

于肝与膈之间，探查膈穹隆，此为腹腔及腹膜的上界。将大网膜及小肠袢翻向上方，向下可见小骨盆上口，此即腹腔的下界，腹膜腔经小骨盆上口入盆腔。将腹腔、腹膜腔的境界与腹壁的境界作一比较。

（三）观察腹膜形成的结构

在探查之前，应先依腹部的分区，观察腹腔脏器的配布和位置。

1. 探查网膜、网膜囊和网膜孔　提起肝的前缘，观察自肝门至胃小弯和十二指肠上部的小网膜（肝胃韧带和肝十二指肠韧带）。大网膜从胃大弯和十二指肠上部向下悬垂至小骨盆上口处，覆盖在大、小肠的前面。提起大网膜的游离下缘，翻向上方，可见其附于横结肠，并向上移行于横结肠系膜，接续腹后壁的腹膜壁层。在肝十二指肠韧带的后方有网膜孔，用左手示指沿肝十二指肠韧带后方向左可伸入孔内，探查孔的境界。其上界是肝尾状叶，下界是十二指肠上部，后界是下腔静脉及其前面的壁腹膜，前界是肝十二指肠韧带。肝十二指肠韧带内有胆总管、肝固有动脉和肝门静脉通过。沿胃大弯下方将胃结肠韧带切开，注意勿损伤沿胃大弯走行的胃网膜左、右血管。将手伸入网膜囊内触摸网膜囊的前、后、上、下壁、左侧界和右侧界及网膜孔（见图4-14）。

2. 探认肝的韧带　将肝推向下，观察其膈面呈矢状位的镰状韧带。探查其游离下缘内的肝圆韧带。将手插入肝右叶与膈之间，向肝的后上方探查冠状韧带。在肝左叶与膈之间，向后探查，可触及肝左三角韧带。

3. 扪摸胃与脾的韧带　将胃底推向右侧，尽可能地暴露胃脾韧带。将手自脾和膈之间伸入，绕脾的后外侧，伸达脾与肾之间，指尖触及的结构为脾肾韧带。在脾的下端检查脾结肠韧带。

4. 辨认十二指肠悬韧带　将横结肠翻向上，在十二指肠空肠曲左缘、横结肠系膜根下方,脊柱左侧的腹膜皱襞为十二指肠悬韧带。

5. 观察系膜　将大网膜、横结肠及其系膜翻向上方。把小肠翻向右侧,观察肠系膜的形态,辨认肠系膜根的附着。将回肠末段推向左侧,在盲肠下端寻找阑尾,将阑尾游离端提起,观察阑尾系膜的形态、位置。将横结肠、乙状结肠分别提起,观察其系膜并辨认系膜根的附着。

(四) 探查膈下间隙(见图 4-18、图 4-19、图 4-21)

探查位于镰状韧带与右冠状韧带之间的间隙称右肝上间隙,位于左冠状韧带与镰状韧带之间的左肝上间隙。将肝向上翻,触摸位于小网膜右侧、肝右叶下方的右肝下间隙(肝肾隐窝)以及位于小网膜前方的左肝下前间隙和位于小网膜后方的左肝下后间隙。膈下腹膜外间隙存在于肝裸区与膈之间,可于离体肝观察。

(五) 观察结肠下区的间隙

分别将小肠及其系膜翻向右侧和左侧,观察左、右肠系膜窦,前者可直通盆腔,后者下方有横位的回肠末段阻断。在升、降结肠的外侧,分别观察左、右结肠旁沟,前者仅向下可通盆腔,后者除向下通盆腔外,还向上通膈下间隙。

(六) 探查陷凹

在男尸探查直肠膀胱陷凹,在女尸探查直肠子宫陷凹和膀胱子宫陷凹。

(七) 观察腹前壁下份的腹膜皱襞和窝

观察腹前壁下部内表面的脐正中襞、脐内侧襞和脐外侧襞及膀胱上窝,腹股沟内、外侧窝。剥去壁腹膜,观察其覆盖的结构。

三、结肠上区

(一) 解剖胃的血管、淋巴结及神经(图 4-24)

1. 尽量将肝向上拉以暴露小网膜,如遇肝肿大可切除肝左叶,于胃小弯的中份剖开小网膜并分离和寻找胃左动脉及伴行的胃冠状静脉胃左静脉,沿胃小弯向左上方,追踪胃左动脉及胃冠状静脉至胃贲门处,注意沿胃左动脉分布的淋巴结及贲门旁淋巴结。沿胃左动脉向腹主动脉方向追踪其起始部——腹腔干,周围分布有腹腔淋巴结。

2. 沿胃小弯向右清理胃右动、静脉及沿二者排列的胃右淋巴结,经过胃的幽门上缘追踪胃右动脉,直至小网膜游离缘(即肝十二指肠韧带)内的肝固有动脉。

3. 在食管下、贲门前方的浆膜下,仔细分离迷走神经前干,找出由其发出的肝支与胃前支。在贲门后方的浆膜下,分离出迷走神经后干及其发出的腹腔支与胃后支。

4. 在距胃大弯中份的下方横行剖开大网膜,找出胃网膜左动脉及胃网膜右动脉。向右清理胃网膜右动脉直至其发自胃十二指肠动脉处,注意其沿途及幽门下方是否有淋巴结分布。向左清理胃网膜左动脉至脾动脉处,辨认其周围的胃网膜左淋巴结。在脾门处解剖胃脾韧带,寻认由脾动脉分出的行向胃底的胃短动脉。

(二) 解剖胰、十二指肠上半部和脾的动脉(图 4-30、图 4-31,图 4-43 ~ 图 4-45)

1. 将胃翻起后,在胰的上缘清理出脾动脉,并追踪其发自腹腔干处。腹腔干周围有神经丛,即腹腔神经丛。

2. 继续沿脾动脉向左清理,它沿胰上缘左行,沿途分出胰支。在进入脾门以前分出胃网膜左动脉。清理时,注意胰尾周围及脾门处的淋巴结。

3. 脾静脉位于脾动脉下方,切断脾动脉的胰支后,将胰上缘下翻,即可见到脾静脉。向右追踪脾静脉至胰颈的后方,可见其与肠系膜上静脉汇合成肝门静脉。沿途注意保留可能注入脾静脉的肠系膜下静脉。

4. 从腹腔干向右,分离肝总动脉,清理它分出的胃十二指肠动脉。后者经十二指肠第一段后方,沿胆总管左侧下行,分出胃网膜右动脉及胰十二指肠上动脉。后者走行于胰头和十二指肠降部之间的沟内,分支供应胰头和十二指肠上半部。

(三) 解剖肝十二指肠韧带和胆囊(图 4-28、图 4-33、图 4-41)

1. 纵行剖开肝十二指肠韧带,可见肝门静脉及其左前方的肝固有动脉和右前方的胆总管。

2. 清理观察肝门静脉及其属支,向上追踪至肝门处,可见它分为左、右支,进入肝门。

3. 解剖肝固有动脉,并向上追踪其分支情况。

4. 向上追踪胆总管,分离及观察它由肝总管和胆囊管合成。辨认胆囊及胆囊三角,在此三角内寻找胆囊动脉并追查其发出部位。

四、结 肠 下 区

(一) 辨认各段肠管

1. 辨认结肠和盲肠的特征性结构　结肠带、结肠袋和肠脂垂。

2. 寻找阑尾　以盲肠的结肠带为标志,向下追踪可找到阑尾根部。

3. 区分空肠和回肠　以位置、管径和血管弓的级数等来加以区别。

4. 确认十二指肠空肠曲　将横结肠向上提起,将小肠袢固定于脊柱处的肠管即为十二指肠空肠曲,其与脊柱间的腹膜皱襞为十二指肠悬韧带。

(二) 解剖肠系膜上动、静脉

沿肠系膜根右侧小心切开肠系膜的右层,在切开处把腹膜向下成整片揭向小肠,于(小)肠系膜缘处切断剥下,暴露肠系膜上血管。从空肠上端开始,边清理、修洁血管边观察,直到回肠末端。可见从肠系膜上动脉的左侧壁发出 12～18 条空、回肠动脉及形成的血管弓。

将横结肠及其系膜向上翻,剖去系膜的后层及肠系膜根至升结肠和回盲部之间的壁腹膜,修洁从肠系膜上动脉右侧发出的中结肠动脉、右结肠动脉和回结肠动脉,观察它们的分支吻合情况,同时清理动脉的伴行静脉。

(三) 解剖肠系膜下动、静脉

将全部小肠袢推向右侧,在腹后壁的左下方、腹主动脉下段的左前方寻找肠系膜下动脉。切开其表面的腹膜后,可见从其左侧壁发出的左结肠动脉和乙状结肠动脉。再找出乙状结肠动脉的终支即直肠上动脉至骨盆上口处。观察各动脉分支之间的吻合。

修洁肠系膜上、下动脉的各级分支时,可见沿空、回肠血管排列的肠系膜淋巴结,沿右结肠和中结肠血管排列的右结肠和中结肠淋巴结,沿左结肠和乙状结肠血管排列的左结肠淋巴结和乙状结肠淋巴结,以及在肠系膜上、下动脉根部的肠系膜上、下淋巴结等。在动脉根部及主要分支的周围还有神经丛。

（四）观察十二指肠及其周围血管的联属

将十二指肠降部翻向左侧，观察穿过十二指肠水平部后方的结构（肝门静脉、胆总管、胃十二指肠动脉等），同时观察跨过水平部前方的肠系膜上动、静脉等。沿十二指肠降部的左侧面，追踪胆总管，观察其与胰管汇合后的开口情况。检查在胰管的上方有无副胰管存在（图 4-44）。

五、腹膜后隙

（一）一般观察

清除腹后壁残存的腹膜，观察腹膜后隙的境界、交通、内容及各结构间的排列关系。

（二）解剖腹后壁的血管和淋巴结

1. 剔除腹后壁残存的壁腹膜，暴露腹膜后隙。观察被覆于两侧肾与肾上腺前方的肾筋膜前层及两侧肾筋膜前层在中线互相延续、被覆腹主动脉、下腔静脉等结构的情况。

2. 于中线纵切肾筋膜前层向两侧掀起至两肾门处，观察腹主动脉和下腔静脉周围的淋巴结，而后将其清除。修洁腹腔干和肠系膜上动脉、肠系膜下动脉，在各动脉根部分别观察腹腔神经节、腹腔丛、肠系膜上丛、肠系膜下丛及腹主动脉丛等。

3. 追踪和修洁腹主动脉的成对脏支和壁支，即肾上腺中动脉、肾动脉、睾丸动脉（卵巢动脉）、膈下动脉、4 对腰动脉及它们的伴行静脉。

4. 修洁左、右侧肾上腺，寻找起点不同的肾上腺上动脉、肾上腺中动脉和肾上腺下动脉，并观察各伴行静脉的注入情况。注意观察左、右睾丸静脉（或卵巢静脉）注入的静脉及注入处角度的不同。

（三）解剖肾及其周围结构（图 4-67）

1. 找出已切开的肾前筋膜切口，自切口向上延切至肾上腺稍上方，注意勿损伤其深面的结构。观察肾筋膜深面的肾脂肪囊。

2. 将肾筋膜和脂肪囊清除，即可暴露肾，按顺序观察其形态、位置和毗邻。

3. 清除肾上端，翻起肾前筋膜及其深面的脂肪组织，暴露肾上腺。注意观察左、右肾上腺在形态及毗邻方面的不同。清理发自腹主动脉的肾上腺中动脉，于肾上腺前面找出肾上腺静脉，沿此追踪至其注入下腔静脉或左肾静脉处。

4. 清理肾蒂，观察肾静脉、肾动脉与肾盂三者的排列关系。肾盂向下延续为输尿管，自上而下剥离输尿管，至小骨盆上口为止，观察其前、后毗邻。

（四）探查膈

剥离膈下面的腹膜及膈下筋膜，在第 2、3 腰椎前方寻找左、右膈脚。探查膈的起点及胸肋三角和腰肋三角，此两三角为膈的薄弱区。寻找腔静脉孔、食管裂孔及主动脉裂孔。并仔细观察通过三个孔的结构。

（五）剖查腹腔神经节、腰交感干和腰淋巴干

1. 在腹腔干根部两旁，小心去除脂肪，找出一对形状不规则、较坚硬的腹腔神经节。在胸腔脊柱旁，用镊子提起内脏大神经，并轻轻牵拉，观察腹腔神经节是否随之活动，以同样方式，牵拉内脏小神经，以便找到主动脉肾节。

2. 在脊柱与腰大肌之间找到腰交感干，探查其上、下的延续。左腰交感干与腹主动脉左缘相邻，其下端位于左髂总静脉的后面。右腰交感干的前面常为下腔静脉所覆盖，其下端

位于右髂总静脉的后方。

3. 在腹主动脉上部两侧腰淋巴结中寻找较大淋巴管,并将腹主动脉翻向左侧,沿淋巴管向上追查,在腹主动脉后方合成较大的左、右腰干。在第 1 腰椎水平,左、右腰干合成扁囊状的乳糜池,向上追踪至主动脉裂孔处,找到与之相连的胸导管。然后,在腹腔干和肠系膜上动脉根部周围淋巴结中,寻找较粗大的淋巴管,并沿此追向深部至其汇成较大的肠干,并追至其注入乳糜池处。

（张宇新）

第 五 章

盆部和会阴

【学习要点】
1. 盆部与会阴的基本概念。
2. 盆部与会阴的境界分区及表面解剖。

第一节 概　述

盆部 pelvis 与**会阴** perineum 紧密相连,位于躯干的下部,二部均以骨盆为支架,由关节、韧带、肌等连接而成,向上连腹部、腰部,向下连臀和股部。盆部由盆壁、盆腔和盆腔脏器组成。会阴部是指盆膈以下封闭骨盆下口的全部软组织总称,有消化、泌尿和生殖管道的开口。

一、境界与分区

盆部以耻骨联合上缘、耻骨结节、腹股沟、髂嵴、骶骨外侧缘和尾骨尖的连线与股部和脊柱区为界;以耻骨联合下缘、两侧坐骨结节和尾骨尖的连线与下肢、会阴为界。盆部两侧有臀部和股部的一部分,下方有会阴。会阴前界是耻骨弓和耻骨弓状韧带,后界是尾骨尖,两侧界是耻骨下支、坐骨支、坐骨结节和骶结节韧带。以两侧坐骨结节之间的连线可分为前、后二区,即**尿生殖区**和**肛区**。狭义的会阴在男性为阴囊根和肛门之间的软组织,在女性则是指阴道前庭后端与肛门之间的软组织(图 5-1)。

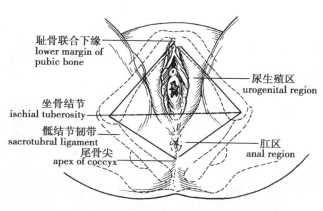

图 5-1　女性会阴分区

二、表 面 解 剖

（一）体表标志

腹前正中线的下端可触及**耻骨联合** pubic symphysis 的上缘,两侧的锐利缘为耻骨嵴。耻骨嵴的外端可触及耻骨结节 pubic tubercle,耻骨结节与**髂前上棘** anterior superior iliac spine 之间为腹股沟韧带。两侧髂嵴的最高点连线平第四腰椎棘突,是计数腰椎和腰穿定位的标志。会阴部的**耻骨弓** pubic arch、**坐骨结节** ischial tuberosity 及**尾骨尖** apex of coccyx 也可扪及,是产科常用的骨性标志。骶骨上缘中部向前的突起为骶岬,女性经阴道检查可触及。

（二）体表投影

髂总动脉和髂外动脉的体表投影为脐左下方 2cm 处至髂前上棘与耻骨联合连线中点的连线,上 1/3 段为髂总动脉的投影,下 2/3 段为髂外动脉的投影,上、中 1/3 交点处为髂内动脉的起点。

第二节 盆 部

【学习要点】

1. 骨盆的组成及分部。

2. 盆部肌肉的组成及作用。

3. 盆部筋膜、筋膜间隙及临床意义。

4. 盆部的血管、淋巴、神经的走行及分布。

5. 盆腔脏器的位置、血供毗邻。

一、骨盆的整体观

骨盆 bony pelvis 由两侧的髋骨、后方的骶骨和尾骨以及骨连结构成,具有支持和保护盆腔脏器及承受、传导重力的作用。骨盆借界线分为大骨盆和小骨盆。**界线** terminal line 是从后方的骶骨岬向两侧经弓状线、耻骨梳、耻骨结节、耻骨嵴到前面的耻骨联合上缘围成的环状线。

1. **大骨盆** greater pelvis 几乎无前壁和后壁,侧壁由髂骨翼构成。

2. **小骨盆** lesser pelvis **骨盆上口** superior pelvic aperture 由界线围成,**骨盆下口** inferior pelvic aperture 由耻骨联合下缘、耻骨下支、坐骨支、坐骨结节、骶结节韧带和尾骨尖围成。小骨盆内腔称骨盆腔 pelvic cavity,为前壁短、侧壁和后壁较长的弯曲骨性管道。在女性,小骨盆是胎儿娩出的骨性产道。

3. 骨盆性差(表 5-1)。

4. 骨盆倾斜角 为骨盆上口平面与水平面形成向后开放的角,男性 50° ~ 55°,女性为 55° ~ 60°。如果女性骨盆倾斜度过大,常影响胎头衔接。人体站立时,两侧的髂前上棘和耻骨结节四点约位于同一冠状面上,耻骨联合上缘和尾骨尖大致位于同一水平面上,坐位时,骨盆倾斜度减小。

表5-1　男、女性骨盆的差异

比较项目	男性骨盆	女性骨盆
骨盆外形	窄而长	宽而短
髂骨翼	较垂直	较平展
骨盆上口	心形,较小	椭圆形,较大
耻骨下角	70°~75°	80°~100°
小骨盆腔	漏斗状	圆筒状
骶骨	较长,曲度较大	较短而宽,曲度较小
	岬较突出	岬不明显突出
骨盆下口	较窄	较宽

二、盆 壁 肌

1. **闭孔内肌** obturator internus　位于盆侧壁,为三角形扁肌,穿坐骨小孔至臀部。闭孔内肌和闭孔膜的上缘与耻骨上支的闭孔沟围成**闭膜管** obturator canal。闭膜管内口呈椭圆形,由后上方斜向前下方。腹膜外脂肪组织或小肠等可突入闭膜管,形成闭膜管疝,压迫闭孔神经。

2. **梨状肌** piriformis　位于盆后壁,呈三角形,穿坐骨大孔至臀部,梨状肌上孔和梨状肌下孔是盆部和臀部的通道,有血管和神经通过(图5-2,表5-2)。

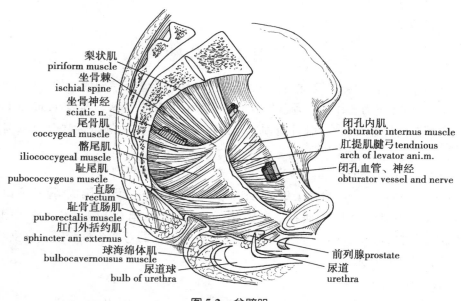

图 5-2　盆壁肌

表 5-2　盆壁肌和盆膈肌

	名　称	起　点	止　点	作　用	神经支配
盆壁肌	闭孔内肌	闭孔周围骨面、闭孔膜内面	转子窝	使股骨旋外	闭孔内肌神经(L_5,$S_{1,2}$)
	梨状肌	骶骨盆面	大转子	使股骨旋外和外展	梨状肌神经($S_{1,2}$)
盆膈肌	肛提肌 耻骨阴道肌（女）	耻骨和肛提肌腱弓	尿道和阴道	构成盆膈、承托脏器、括约阴道和肛管、协助排便和增加腹压	肛神经和会阴神经($S_{2~4}$)
	前列腺提肌（男）	同上	会阴中心腱		
	耻骨直肠肌	同上	肛管、会阴中心腱		
	耻尾肌	同上	骶骨和尾骨侧缘、肛尾韧带		
	髂尾肌	肛提肌腱弓、坐骨棘	尾骨侧缘、肛尾韧带		
	尾骨肌	坐骨棘	尾骨和骶骨下部侧缘	构成盆膈和承托脏器	骶神经前支($S_{4,5}$)

三、盆底肌与盆膈

　　盆底肌由一对肛提肌和一对尾骨肌组成。呈漏斗形,收缩时上升。两块扁肌及覆盖其上、下表面的筋膜构成**盆膈** pelvic diaphragm。其上表面的筋膜称为**盆膈上筋膜** superior fascia of the pelvic diaphragm,下表面的筋膜称为**盆膈下筋膜** inferior fascia of the pelvic diaphragm。盆膈封闭骨盆下口的大部分,仅在其前方两侧肛提肌的前内侧缘之间留有一狭窄裂隙,称**盆膈裂孔**,由下方尿生殖膈封闭。在盆膈裂孔处,男性有尿道通过,女性有尿道和阴道通过。盆膈后部有肛管通过。盆膈具有承托、支持和固定盆腔和腹腔脏器的作用,并对阴道和肛管有括约作用。盆膈肌、膈和腹肌共同收缩时腹压升高,这对于用力呼气、咳嗽、呕吐、排便和分娩等有着重要意义。盆膈肌的发育状况存在个体差异,发育不良者肌束稀疏,甚至出现裂隙。裂隙处仅有盆膈上、下筋膜,为盆膈薄弱处,可发生会阴疝(图5-3)。

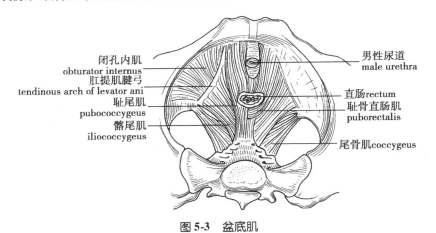

图5-3　盆底肌

四、盆 筋 膜

闭孔筋膜 obturator fascia 覆盖闭孔肌的内面。附着于闭孔周缘和弓状线后部,并与髂筋膜和梨状肌筋膜相续。**梨状肌筋膜** piriform fascia 较薄,覆盖梨状肌的前面,并延伸至臀部。**骶前筋膜** presacral fascia 较厚位于骶骨的前面,上方附着于第 3、4 骶椎,下方附着于直肠肛管的移行处和直肠筋膜。

盆膈筋膜 fascia of pelvic diaphragm(图 5-4)

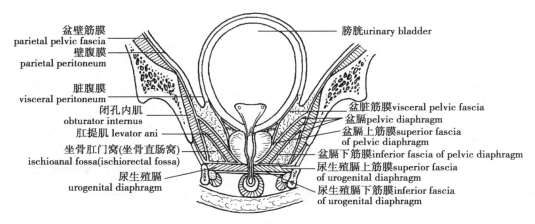

盆壁筋膜 parietal pelvic fascia
壁腹膜 parietal peritoneum
脏腹膜 visceral peritoneum
闭孔内肌 obturator internus
肛提肌 levator ani
坐骨肛门窝(坐骨直肠窝) ischioanal fossa(ischiorectal fossa)
尿生殖膈 urogenital diaphragm
膀胱 urinary bladder
盆脏筋膜 visceral pelvic fascia
盆膈 pelvic diaphragm
盆膈上筋膜 superior fascia of pelvic diaphragm
盆膈下筋膜 inferior fascia of pelvic diaphragm
尿生殖膈上筋膜 superior fascia of urogenital diaphragm
尿生殖膈下筋膜 inferior fascia of urogenital diaphragm

图 5-4 男性盆部筋膜

(1) **盆膈上筋膜**:覆盖盆膈肌的上面。前方附于耻骨上支后面,距下缘约 2cm。外侧附着于肛提肌腱弓,并移行为闭孔筋膜。向后与梨状肌筋膜和肛尾韧带相续,向内与盆脏筋膜相连。

(2) **盆膈下筋膜**:覆盖盆膈肌的下面,构成坐骨直肠窝的内侧壁。向外侧和后内侧分别与闭孔筋膜和臀筋膜相续,向下与尿道括约肌和肛门括约肌的筋膜交织。

盆脏筋膜 visceral pelvic fascia 包被盆腔脏器,在脏器周围形成筋膜鞘、筋膜隔和韧带等,具有支持和固定脏器的作用。

1) 筋膜鞘:盆筋膜包被前列腺形成**前列腺鞘** sheath of prostate。

2) 筋膜隔:呈冠状位。在男性,**直肠膀胱膈** rectovesical septum 位于直肠与膀胱、前列腺和精囊之间。在女性,有**膀胱阴道膈** vesicovaginal septum、**尿道阴道膈** urethrovaginal septum 和**直肠阴道膈** rectovaginal septum。

3) 韧带:盆筋膜形成直肠侧韧带、子宫主韧带和骶子宫韧带。

五、盆筋膜间隙

盆壁筋膜和盆脏筋膜之间形成筋膜间隙(图 5-5)。

1. **耻骨后间隙** retropubic space   又称膀胱前间隙,位于耻骨联合后面的盆壁筋膜与膀胱筋膜之间,上界为腹膜转折部,下界为尿生殖膈。间隙内含有疏松结缔组织和静脉丛等。

2. **直肠后间隙** retrorectal space   位于直肠筋膜与骶前筋膜之间,两侧为直肠侧韧带,下界为盆膈。

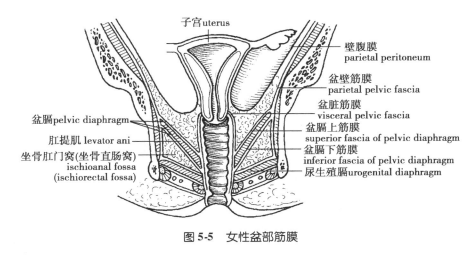

图 5-5　女性盆部筋膜

六、盆部的血管、淋巴结和神经

（一）动脉

1. **髂总动脉** common iliac artery　平第四腰椎下缘的左前方,由腹主动脉分为左、右髂总动脉。髂总动脉沿腰大肌内侧斜向外下至骶髂关节前方又分为髂内、外动脉。

2. **髂外动脉** external iliac artery　沿腰大肌内侧缘下行,穿血管腔隙至股部续接股动脉。髂外动脉起始部前方有输尿管跨过,女性除输尿管外还有卵巢血管越过;其末段前方男性有输精管越过,女性有子宫圆韧带斜向越过。男性髂外动脉的外侧有睾丸动、静脉和生殖股神经伴行。

3. **髂内动脉** internal iliac artery　为一短干,沿盆侧壁斜向内下,其前方有输尿管,后方邻腰骶干。髂内静脉伴行于其内侧,主干行至坐骨大孔上缘处,分为前、后两干,髂内动脉前干分壁支和脏支,后干则全属壁支(图 5-6)。

（1）前干分支:前干壁支有闭孔动脉、臀下动脉。**闭孔动脉** obturator artery 发出后与同名静脉、神经和淋巴管伴行,沿盆侧壁行向前下,穿闭膜管至股部。闭孔动脉的耻骨支常与腹壁下动脉的耻骨支吻合,有时吻合支很粗,而闭孔动脉却很细,闭孔动脉偶见缺如,由旋股内侧动脉代替。**臀下动脉** inferior gluteal artery 经梨状肌下孔出骨盆腔至臀部,分布于臀大肌、髋关节、坐骨神经、臀部和股后区的皮肤。前干脏支有脐动脉、膀胱下动脉、直肠下动脉、阴部内动脉、子宫动脉或输精管动脉。**脐动脉** umbilical artery 于生后远侧段闭锁萎缩,形成脐内侧韧带,其近侧段发出**膀胱上动脉** superior vesical artery,3 ~ 5 支。**膀胱下动脉** inferior vesical artery 1 ~ 2 支。**子宫动脉** uterine artery(见子宫的血管)、**直肠下动脉** inferior rectal artery(见直肠的血管)、**阴部内动脉** internal pudendal artery 穿梨状肌下孔出骨盆腔后进入臀部,再经坐骨小孔至会阴。

（2）后干分支:**髂腰动脉** iliolumbar artery 向外上方斜行,至腰大肌深面分支,分布于髂腰肌、腰方肌、髋骨和脊髓等。**骶外侧动脉** lateral sacral artery 沿骶前孔内侧下行,分布于梨状肌、尾骨肌、肛提肌和骶管内的结构。**臀上动脉** superior gluteal artery 经梨状肌上孔出盆腔至臀部,分布于臀肌和髋关节。

4. **骨盆腔内的其它动脉**　盆腔内还有**直肠上动脉** superior rectal artery,为肠系膜下动脉的终支;**卵巢动脉** ovarian artery 为腹主动脉的分支;骶正中动脉发自腹主动脉分叉处,沿下位腰椎和骶、尾骨前面下降。

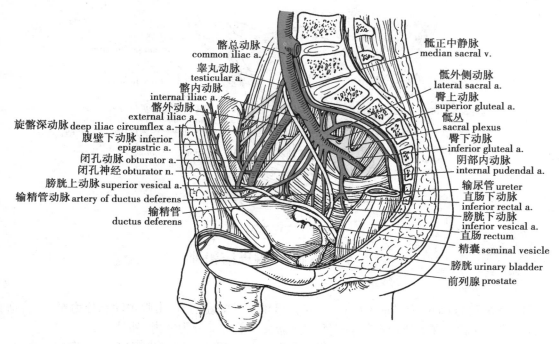

图 5-6   盆腔内的动脉

（二）静脉

1. **髂内静脉** internal iliac vein   是骨盆腔内的静脉主干,伴行于同名动脉的内侧,髂内静脉属支亦可分为脏支和壁支,壁支的臀上、下静脉和闭孔静脉均起自骨盆外,骶外侧静脉位于骶骨前面,它们与同名动脉伴行。脏支起自盆内脏器周围的静脉丛,包括膀胱静脉丛、直肠静脉丛、男性的前列腺静脉丛、女性的子宫静脉丛和阴道静脉丛。它们分别环绕在相应器官的周围,并各自汇合成干,注入髂内静脉。女性卵巢和输卵管附近的卵巢静脉丛汇集成卵巢静脉后,伴同名动脉上行注入左肾静脉和下腔静脉。

直肠静脉丛分为内、外两部分,位于直肠肛管周围,直肠内静脉丛主要汇入直肠上静脉,经肠系膜下静脉注入肝门静脉,直肠外静脉丛向下经直肠下静脉和肛静脉回流入髂内静脉;内、外静脉丛之间有广泛的吻合,有利于血液的回流(图 5-7)。

2. **髂外静脉** external iliac vein   是股静脉的直接延续,左髂外静脉沿髂外动脉的内侧上行,右髂外静脉先沿髂外动脉的内侧,后经动脉的后方上行,髂外静脉接受腹壁下静脉和旋髂深静脉。

3. **髂总静脉** common iliac vein   两侧髂总静脉伴髂总动脉上行至第 5 腰椎体右侧汇合成下腔静脉。并接受髂腰静脉和骶外侧静脉,左髂总静脉还接受骶正中静脉。

（三）淋巴结

1. **髂内淋巴结群** internal iliac lymph nodes   沿髂内动、静脉排列。汇集盆内器官、会阴深部、髋部肌、股部内侧群肌等的淋巴,输出管至髂总淋巴结。

2. **闭孔淋巴结** obturator lymph nodes   属于髂内淋巴结群,沿闭孔动脉排列,还收纳子宫体下部及宫颈的淋巴,患宫颈癌时可受累,手术时应一并清除。

3. **骶淋巴结** sacral lymph nodes   沿骶正中和骶外侧血管排列。盆后壁、直肠、前列腺等的淋巴均可汇入骶淋巴结。其输出淋巴管汇入髂内及左、右腰淋巴结。

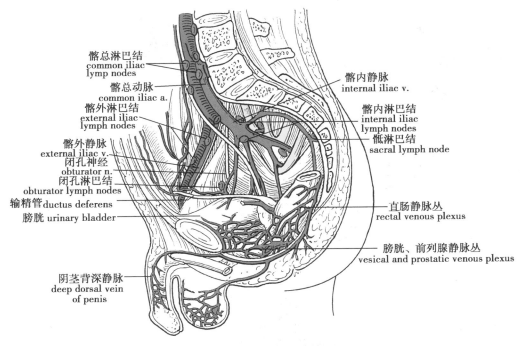

图 5-7 盆部的静脉与淋巴结

4. **髂外淋巴结** external lymph nodes 位于盆腔上口处,沿髂外动脉排列,主要收纳腹股沟浅、深淋巴结的输出管,腹前壁下部的深淋巴管以及膀胱、前列腺或子宫颈、阴道上段的部分淋巴管。输出淋巴管入髂总淋巴结。

5. **髂总淋巴结** common iliac lymph nodes 沿髂总动脉排列收纳上述各群淋巴结,其输出管汇入左、右腰淋巴结。盆腔一些癌肿根治术需一并清除髂外、髂总淋巴结。

(四)神经

1. **闭孔神经** obturator nerve 起自腰丛,与闭孔血管伴行,穿闭膜管至股部,支配闭孔外肌和大腿内侧肌群,分布于大腿内侧面的皮肤(图 5-8)。淋巴结清除或肿瘤压迫时可损伤闭孔神经,引起大腿内侧肌群瘫痪。

2. **骶丛** sacral plexus 由腰骶干、骶神经和尾神经的前支组成,位于梨状肌的前面和髂内动、静脉的后方。骶丛的分支经梨状肌上、下孔出盆部,分布于臀部、下肢和会阴(图 5-9)。

3. **骶交感干** sacral sympathetic trunk 位于骶前筋膜的前面和骶前孔的内侧,向上与腰交感干相续。有 3～4 对**骶神经节** sacral ganglia 至尾骨前方两侧骶交感干联合形成**奇神经节** ganglion impar。

4. **盆内脏神经** pelvic splanchnic nerve 节前纤维起自骶副交感核,随第 2～4 骶神经前支出骶前孔,继而从骶神经分出,形成盆内脏神经。盆内脏神经参与构成盆丛。节后纤维分布于降结肠、乙状结肠、盆腔脏器和外阴。

5. **内脏神经丛** **上腹下丛** superior hypogastric plexus 位于第五腰椎体前面和左、右髂总动脉之间,分别与腹主动脉丛和下腹下丛相续。**下腹下丛** inferior hypogastric plexus 又称**盆丛** pelvic plexus,位于直肠两侧,发出的纤维随髂内动脉的分支形成膀胱丛、前列腺丛、子宫阴道丛和直肠丛,分布于盆腔脏器。直肠癌切除时应注意保护盆丛,以免损

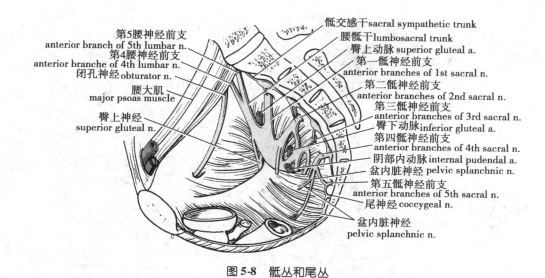

图 5-8　骶丛和尾丛

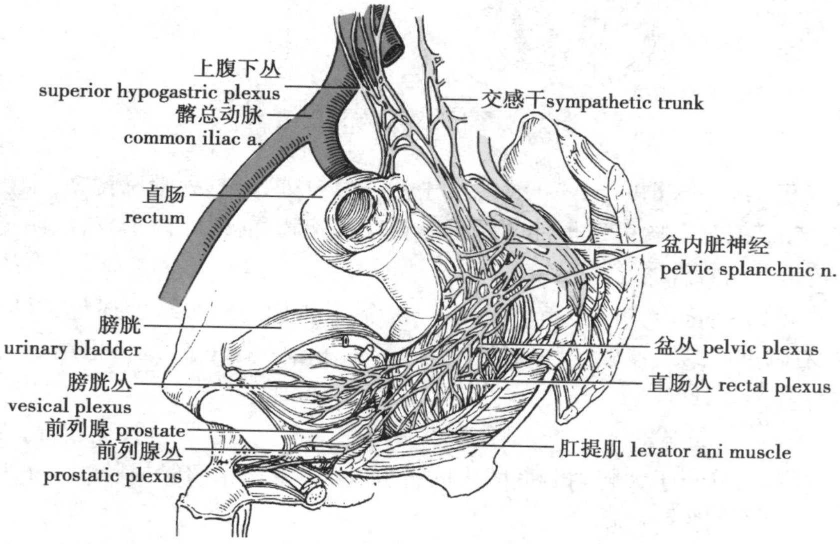

图 5-9　盆部的内脏神经

伤后引起尿潴留和阳痿。

七、盆腔脏器与腹膜

（一）盆腔腹膜的配布

腹膜紧贴于盆腔筋膜的表面。腹膜与盆壁筋膜之间含有丰富的腹膜外组织,内有血管、神经和淋巴结等。由于盆部腹膜的吸收能力较上腹部腹膜弱,腹膜炎时或腹、盆腔手术后多让病人采取半卧位,以减少腹膜对渗出液、血液和脓液的吸收。

1. 男性壁腹膜自腹前壁下降进入盆腔后,先覆盖膀胱上面,在膀胱上面与膀胱底交界处下降,覆盖膀胱底、精囊和输精管的上份;然后在直肠中、下 1/3 交界处转向上,覆盖直肠中 1/3 段的前方;继续上升到达直肠上 1/3 段。腹膜还覆盖直肠的两侧。腹膜的转折在膀胱与直肠之间形成**直肠膀胱陷凹** rectovesical pouch。陷凹的两侧壁各有一隆起,近矢状位的腹膜皱襞,绕直肠两侧到达骶骨前面,称**直肠膀胱襞** rectovesical fold。膀胱上面的腹膜向两侧延伸,继而移行于盆侧壁的腹膜。在膀胱两侧形成**膀胱旁窝** paravesical fossa,窝的外侧界有一高起的腹膜皱襞,襞内有输精管,该窝大小取决于膀胱的充盈程度。

2. 女性盆部腹膜配布的不同点在于膀胱上面的腹膜在膀胱上面后缘处折返至子宫,先后覆盖子宫体前面、子宫底、子宫体后面,达阴道后穹和阴道上部后面,继而转向后上方直肠中 1/3 前面。在膀胱和子宫之间有**膀胱子宫陷凹** vesicouterine pouch,而在直肠与子宫之间有**直肠子宫陷凹** rectouterine pouch。覆盖子宫体前、后面的腹膜在子宫体两侧汇集成**子宫阔韧带** broad ligament of uterus,韧带包裹输卵管、子宫圆韧带等结构,并向两侧延伸与盆侧壁的壁腹膜相移行。卵巢借卵巢系膜与子宫阔韧带后层相连,卵巢上端借卵巢悬韧带与髂总血管分叉处的壁腹膜相连。直肠子宫陷凹两侧的腹膜皱襞称为**直肠子宫襞** rectouterine fold,相当于男性的直肠膀胱襞。

（二）盆腔脏器的位置、排列

盆腔主要容纳泌尿生殖器和消化管的末段,膀胱位于盆腔的前下部,在耻骨联合的后方,男性膀胱与盆底之间还有前列腺。直肠在正中线上,沿骶骨、尾骨的凹面下降,穿盆膈与肛管相延续。膀胱与直肠之间有输尿管、输精管壶腹和精囊。女性生殖器官有子宫和阴道上部,两侧有子宫阔韧带包裹的卵巢和输卵管。

（三）输尿管盆部与壁内部

输尿管盆部 abdominal part of ureter 是输尿管腹部的延续,两者间以骨盆入口为界。左输尿管跨左髂总动脉末端前面入盆;右输尿管跨右髂外动脉起始部前面入盆。两侧输尿管在腹膜外结缔组织内,沿盆侧壁向下后行,从内侧越过髂内动脉的分支和闭孔神经,达坐骨棘高度折向前内,在男性它从输精管末端的外下方与之交叉,至膀胱底部后外侧,斜穿膀胱壁;此前一段称输尿管盆部。输尿管最终开口于膀胱内面的输尿管口。穿膀胱壁的一段,称**输尿管壁内部**,长约 1.5cm,当膀胱充盈时,膀胱内压增高,将壁内段压扁,管腔闭合,可阻止膀胱内尿液向输尿管逆流;但由于输尿管壁肌收缩、蠕动、仍可使尿液源源不断地流入膀胱。当壁内段过短或其周围的肌组织发育不良时,可发生尿液返流现象。输尿管壁内段、输尿管与肾盂移行处,以及输尿管跨髂血管处是输尿管三个狭窄部位,也是输尿管结石易滞留处。

女性输尿管盆部,在腹膜外髂内动脉干前方行向下后,构成卵巢窝的后界,继向前下从内侧跨髂内动脉的分支和闭孔神经,达坐骨棘高度,折向前内,穿经子宫阔韧带底部的结缔组织(子宫主韧带),达子宫颈外侧 2cm 处,输尿管走行于子宫动脉的后下方,并与动脉交叉,再经阴道侧穹的上方,向前至膀胱底后外侧处,穿入膀胱壁。女性输尿管盆部与卵巢、子宫颈、子宫动脉、阴道穹等结构的毗邻关系密切,在妇科手术中需注意,勿伤之(图 5-10)。

（四）膀胱

膀胱 urinary bladder 是一肌性囊状的贮尿器官,其形态、大小、位置和壁的厚薄与年龄、性别及尿液充盈度不同而变化。成人容量 300～500ml,极度充盈时可达 800ml。

1. 膀胱的形态　膀胱空虚时呈三棱锥体形,顶端朝前上,称膀胱尖,有脐正中韧带相连,底部呈三角形,朝向后下,称**膀胱底**,尖与底之间称**膀胱体**,膀胱底前下部尿道起始处变细称**膀胱颈**,与前列腺底相接触。

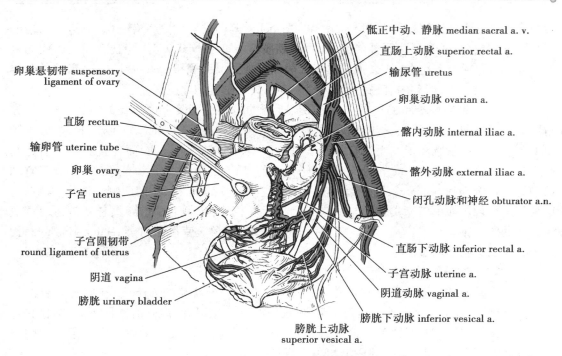

卵巢悬韧带 suspensory ligament of ovary

直肠 rectum

输卵管 uterine tube

卵巢 ovary

子宫 uterus

子宫圆韧带 round ligament of uterus

阴道 vagina

膀胱 urinary bladder

膀胱上动脉 superior vesical a.

骶正中动、静脉 median sacral a. v.

直肠上动脉 superior rectal a.

输尿管 uretus

卵巢动脉 ovarian a.

髂内动脉 internal iliac a.

髂外动脉 external iliac a.

闭孔动脉和神经 obturator a.n.

直肠下动脉 inferior rectal a.

子宫动脉 uterine a.

阴道动脉 vaginal a.

膀胱下动脉 inferior vesical a.

图 5-10 输尿管盆部与子宫动脉的关系

2. 膀胱的位置及毗邻 成人膀胱位于骨盆腔前部,膀胱前下壁邻耻骨联合。男性膀胱后方为精囊、输精管壶腹和直肠;女性后方为子宫和阴道。膀胱底前下部在男性直接与前列腺底邻接;女性则续接尿道,直接附于尿生殖膈上。膀胱上面及侧面在男性邻小肠袢;在女性有子宫附于其后上。壁腹膜自腹前壁转折覆于膀胱前上面,其转折点在膀胱充盈时升高,临床常用这种解剖关系在耻骨联合上缘之上进行膀胱穿刺或做盆部手术切口,可避免伤及腹膜。儿童的膀胱位置较高,位于腹腔内,6 岁左右才降至盆腔,老年人因盆底肌松弛,膀胱位置更低(图 5-11)。

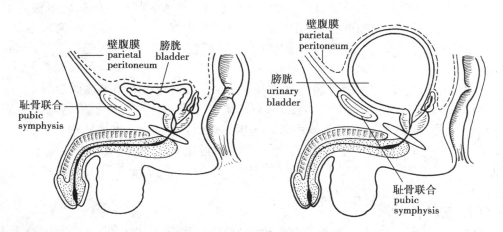

壁腹膜 parietal peritoneum

膀胱 bladder

耻骨联合 pubic symphysis

壁腹膜 parietal peritoneum

膀胱 urinary bladder

耻骨联合 pubic symphysis

图 5-11 膀胱的位置变化

3. 膀胱血供、淋巴回流和神经支配

(1)血管:膀胱主要是膀胱上、下动脉供血,还有闭孔、臀下动脉及女性子宫动脉有小支到膀胱。静脉在膀胱下部周围形成静脉丛,再形成数支膀胱静脉,注入髂内静脉。

膀胱上动脉起自未闭锁的脐动脉,向下方走行,分布于膀胱的上、中部。膀胱下动脉起自髂内动脉前干,沿骨盆侧壁行向下,分布于膀胱下部、精囊、前列腺、输精管壶腹、输尿管及前列腺等器官。膀胱的静脉在其下部形成膀胱静脉丛,再汇集成同名静脉,注入髂内静脉。

(2)淋巴回流:膀胱的输出淋巴管大致分为三组:①来自膀胱前上部,注入髂外淋巴结;②来自膀胱后部;③来自膀胱三角区。后两组的输出管至髂内和髂外淋巴结及髂总淋巴结。

(3)膀胱的交感神经来自胸11、12和腰1、2脊髓节段,经盆丛随血管分布至膀胱,使膀胱平滑肌松弛,尿道内括约肌收缩而尿潴留。副交感神经来自骶2~4脊髓节段,经盆内脏神经到达膀胱,支配膀胱逼尿肌,是与排尿有关的主要神经,膀胱排尿反射的传入纤维也通过盆内脏神经传入。

(五)前列腺

1. 位置与毗邻 **前列腺** prostate 位于膀胱颈与尿生殖膈之间,前列腺底向上接膀胱颈,前列腺尖的两侧有前列腺提肌绕过,前列腺体的前面有耻骨前列腺韧带,连接前列腺鞘与耻骨盆面;后面平坦,正中有浅的纵沟,借直肠膀胱膈与直肠壶腹相邻。临床可经肛管指检触及前列腺后面,腺的硬度、大小、表面形态及纵沟的变化均可触摸,对前列腺疾患的诊断有重要参考意义(图5-12)。

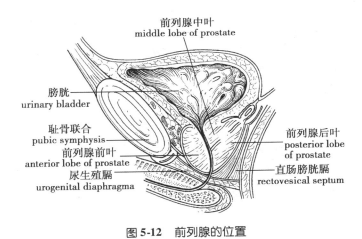

图 5-12 前列腺的位置

2. 男性尿道前列腺部 起于膀胱的尿道内口,至前列腺尖穿出续于尿道膜部,前列腺部较宽阔,后壁有狭窄纵行嵴,称**尿道嵴**,嵴中部扩大成梭形隆起,称**精阜**。膀胱下动脉和直肠下动脉的前列腺支穿入前列腺囊,其周围形成前列腺静脉丛,该丛的血最后汇入髂内静脉。

(六)输精管盆部、射精管及精囊

输精管盆部自腹股沟管深环处接腹股沟部,从外侧绕腹壁下动脉的起始部,急转向内下方,越过髂外动、静脉的前上方进入盆腔。沿盆侧壁行向后下,跨过膀胱上血管和闭孔血管,然后从前内侧与输尿管交叉,继而转至膀胱底。输精管约在精囊上端平面以下膨大为**输精管壶腹** ampulla of ductus deferens,行于精囊的内侧,其末端逐渐变细,且相互靠近,在前列腺底稍上方,与精囊的排泄管以锐角汇合成**射精管** ejaculatory duct。射精管长约2cm,向前下穿前列腺底的后部,开口于尿道的前列腺部。

精囊 seminal vesicle 为一对长椭圆形的囊状腺体,位于前列腺底的后上方、输精管壶腹的外侧,前贴膀胱,后邻直肠。精囊肿大时,直肠指检可触及。

（七）直肠与肛管

直肠 rectum 与**肛管** anal canal 是消化管的末段。直肠位于盆腔后部，骶骨的前面。直肠上端约在第 3 骶椎高度续于乙状结肠，下端穿盆膈后续为肛管。肛管的下端开口于会阴部的肛门。

1. 直肠的形态和结构　**直肠** rectum 在矢状面上有两个弯曲，上部的弯曲与骶骨的曲度一致，称**骶曲** sacral flexure；下部绕尾骨尖时形成凸向前的**会阴曲** perineal flexure。在冠状面上，直肠还有 3 个侧曲，从上到下依次凸向右、左、右。直肠的上下段仍居正中位置。直肠壁由黏膜层、黏膜下层、肌层和外膜构成。直肠腔内有 3 条由黏膜和环形平滑肌形成的半月形横向皱襞，称**直肠横襞** transverse folds of rectum，位置与 3 个侧曲相对，上、中、下直肠横襞分别距肛门约 13cm、11cm 和 8cm。在进行直肠或乙状结肠镜检时，应注意直肠的弯曲及横襞的位置和方向，缓慢推进，以免损伤肠壁（图 5-13、图 5-18）。

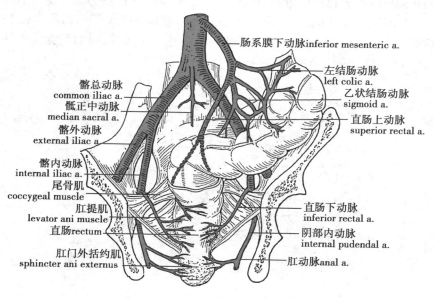

图 5-13　直肠和肛管的动脉

2. 直肠的毗邻　直肠后面借疏松结缔组织与骶骨、尾骨和梨状肌邻接，在疏松结缔组织内有骶正中血管、骶外侧血管、骶静脉丛、骶丛、骶交感干和奇神经节等，直肠两侧的上部为腹膜腔的直肠旁窝，两侧下部邻盆丛、直肠上、下血管及肛提肌等。

在男性，腹膜返折线以上的直肠隔直肠膀胱陷凹与膀胱底上部、精囊和输精管壶腹相邻，返折线以下的直肠借直肠膀胱隔与膀胱底下部、前列腺、精囊、输精管壶腹及输尿管盆部相邻。在女性，腹膜返折线以上的直肠隔直肠子宫陷凹与子宫及阴道穹后部相邻，返折线以下的直肠借直肠阴道隔与阴道后壁相邻。

3. 直肠与肛管的血供、淋巴引流和神经支配

（1）血管：直肠主要由直肠上动脉、直肠下动脉及骶正中动脉分支分布。**直肠上动脉** superior rectal artery 为肠系膜下动脉的最后一个分支，行于乙状结肠系膜根内，经骶骨岬左前方下降至第 3 骶椎高度分为左、右两支，由直肠后面绕至两侧下行，分布于直肠上部。**直肠下动脉** inferior rectal artery 起自髂内动脉前干，向内下行，分布于直肠下部，其分支与直肠

上动脉和肛动脉的分支间有丰富的吻合。骶正中动脉发自腹主动脉左右髂总动脉分权处的下方,于直肠后壁和骶前筋膜之间下行,发出小支分布于直肠后壁。直肠上动脉和直肠下动脉均伴有同名静脉,直肠上、下静脉引流直肠静脉丛的血液至髂内静脉。直肠内静脉丛扩张形成痔。齿状线以上的称**内痔**,表面被覆黏膜,易破裂而出血;线以下者称**外痔**(痔环处),表面被覆皮肤,有躯体感觉神经纤维分布,故外痔疼痛症状明显。齿状线上、下的静脉丛均扩张,即为**混合痔**。

(2) 淋巴引流:直肠肛管的淋巴管分两组:①上组在齿状线以上,其输出管至直肠上血管沿途的淋巴结和肠淋巴结;另外有部分输出管与直肠下血管、肛血管伴行,汇入髂内淋巴结、骶淋巴结;②下组在齿状线以下,其输入管经会阴部皮下汇入腹股沟浅淋巴结。

(3) 神经支配:支配直肠肛管的神经来自肠系膜下丛的直肠上丛、来自盆丛的直肠下丛以及来自会阴部的肛神经。交感神经的作用主要是使肠壁血管收缩及抑制肠壁平滑肌收缩。副交感神经来自骶2~4脊髓节段的副交感核,经骶2~4脊神经前支的分支—盆内脏神经、盆丛、直肠丛而至直肠壁,使平滑肌收缩、肛门括约肌舒张(如排便)。肛门外括约肌由躯体神经阴部神经分支—肛神经支配,故该肌的收缩、舒张可随意控制排便。

(八) 子宫附件

卵巢 ovary 是女性生殖腺,左、右各一,产生并排出卵细胞,并有内分泌功能。活体光滑,呈暗灰色,临床常把卵巢和输卵管称为子宫附件。

1. 卵巢的毗邻和韧带　卵巢位于卵巢窝内,毗邻位于盆腔的肠袢和输尿管,前缘借卵巢系膜连于子宫阔韧带后层;前缘中部有血管神经等出入,称卵巢门。后缘游离。上端邻近输卵管外端,并有卵巢悬韧带向上连于骨盆入口处。下端有卵巢固有韧带连于子宫角稍下方。卵巢的系膜、韧带,对维持卵巢的正常位置有重要作用。

2. 卵巢的血供、淋巴回流和神经支配

(1) 血管:动脉是卵巢动脉,经卵巢悬韧带、卵巢系膜入卵巢门,卵巢可因其发生肿瘤而使卵巢系膜、甚至悬韧带扭转,血管被挤压,血供受阻,卵巢因缺血而产生剧痛。静脉出卵巢门,在系膜内形成静脉丛,最后汇入卵巢静脉伴同名动脉在悬韧带内上行,右侧者入下腔静脉,左侧则入左肾静脉。

(2) 淋巴回流和神经:淋巴输出管伴血管于卵巢悬韧带内上行,汇入腰淋巴结(图5-14,图5-15)。

3. **输卵管** uterine tube　位于子宫阔韧带的上缘内,长8~12cm,子宫底外侧短而细直的部分为输卵管峡,为输卵管结扎术常选择的部位。输卵管外侧端呈漏斗状膨大的输卵管漏斗有输卵管腹腔口,通向腹膜腔。借此,女性腹膜腔经输卵管腹腔口、输卵管、子宫腔以及阴道与外界相通,故有被感染的可能。

输卵管的子宫部和输卵管峡由子宫动脉的输卵管支供血,输卵管壶腹与输卵管漏斗则由卵巢动脉的分支供应,同样,输卵管静脉汇入卵巢静脉和子宫静脉。

(九) 子宫

子宫 uterus　是孕育胚胎的器官,壁厚腔小,壁内面的黏膜称子宫内膜。肌层厚,子宫外面大部分被覆浆膜,仅子宫颈前面下部是由盆脏筋膜覆盖。

1. 子宫形态　未孕子宫呈扁倒梨形,分为底、体和颈三部。子宫底的两侧有输卵管相连。该处称子宫角。子宫颈与子宫体之间的缩窄部为子宫峡(0.6~1cm),妊娠中期逐渐伸长,临产时可达7~11cm,形成子宫下段。子宫腔从子宫口至子宫底,长6~7cm,子宫体腔长

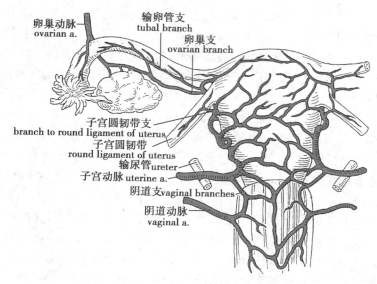

图 5-14 女性内生殖器的动脉

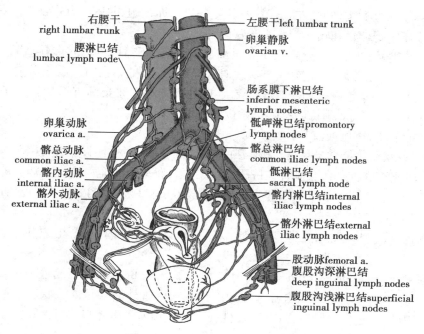

图 5-15 女性生殖器的淋巴引流

约 4cm。

2. 子宫的位置和毗邻 子宫位于盆腔中央,膀胱与直肠之间,子宫底约平骨盆上口平面。子宫口约平坐骨棘的高度。子宫体及颈上部前面隔以膀胱子宫陷凹与膀胱后上面相邻,后下部隔以直肠子宫陷凹与直肠前壁相邻。子宫两侧有输卵管、子宫阔韧带、子宫圆韧带、卵巢固有韧带及卵巢。

3. 子宫的韧带

(1) **子宫阔韧带** broad ligament of uterus:位于子宫两侧,为冠状位的双层腹膜结构,上缘游离,下缘和外侧缘分别与盆底和盆侧壁的腹膜移行。子宫阔韧带包裹卵巢、卵巢固有韧带、输卵管和子宫圆韧带,韧带内的血管、淋巴管、神经和大量疏松结缔组织,称为**子宫旁组织** parametrium。子宫阔韧带可限制子宫向两侧移动(图 5-16)。

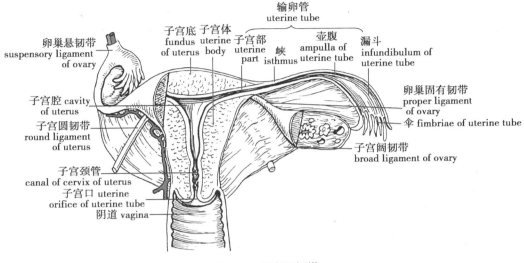

图 5-16 子宫阔韧带

(2) **子宫主韧带** cardinal ligament of uterus:又称子宫颈横韧带,位于子宫阔韧带基底部,由结缔组织和平滑肌纤维构成。呈扇形连于子宫颈与盆侧壁之间。有固定子宫颈,维持子宫在坐骨棘平面以上的作用,损伤或牵拉,可造成该韧带松弛,容易引起子宫脱垂。

(3) **子宫圆韧带** round ligament of uterus:呈圆索状,长 12 ~ 14cm。起自子宫角、输卵管附着部的前下方,在子宫阔韧带内弯向盆侧壁,至腹壁下动脉外侧,经深环入腹股沟管,出浅环附着于阴阜及大阴唇皮下,是维持子宫前倾的主要结构。

(4) **骶子宫韧带** sacrouterine ligament:起自子宫颈后面,向后呈弓形绕过直肠外侧,附着于骶骨前面。其表面的腹膜为直肠子宫襞。该韧带向后上方牵引子宫颈,防止子宫前移,维持子宫前屈位。

(5) **耻骨子宫韧带** pubouterine ligament:起自子宫颈前面,向前呈弓形绕过膀胱外侧,附着于耻骨盆面,韧带表面的腹膜为膀胱子宫襞,有限制子宫后倾后屈的作用。

4. 子宫的血供,淋巴回流和神经支配

子宫动脉 uterine artery 起自髂内动脉的前干,沿盆侧壁向前内下方走行,进入子宫阔韧带基底部,在距子宫颈外侧约 2cm 处,横向越过输尿管盆部的前上方,即距子宫颈外侧 2cm 处子宫动脉与输尿管交叉。在子宫切除手术中结扎子宫动脉时切记这个交叉关系,勿伤及输尿管。子宫动脉至子宫颈侧缘后,沿子宫两侧缘迂曲上行。主干行至子宫角处即分为输卵管支和卵巢支,后者与卵巢动脉分支吻合。子宫动脉在子宫颈外侧还向下发出阴道支,分布于阴道上部。

子宫静脉丛位于子宫两侧,该丛汇集成子宫静脉,汇入髂内静脉。子宫静脉丛与膀胱静脉丛、直肠静脉丛和阴道静脉丛相续。

子宫底和子宫体上部的多数淋巴管沿卵巢血管上行,注入髂总淋巴结和腰淋巴结。子宫底两侧的一部分淋巴管沿子宫圆韧带注入腹股沟浅淋巴结。子宫体下部及子宫颈的淋巴管沿子宫血管注入髂内淋巴结或髂外淋巴结,一部分淋巴管向后沿骶子宫韧带注入骶淋巴结。盆内脏器的淋巴管之间均有直接或间接的吻合,因此,子宫颈癌患者常有盆腔内广泛的转移。

子宫的神经来自盆丛分出的子宫阴道丛,随血管分布于子宫和阴道上部。

(十)阴道

阴道 vagina 上端环绕子宫颈,下端开口于阴道前庭。子宫颈与阴道壁之间形成的环形腔隙,称**阴道穹** fornix of vagina。阴道穹后部较深,与直肠子宫陷凹紧邻。腹膜腔内有脓液积存时,可经此部进行穿刺或切开引流。

阴道前壁短,长 6~7cm,上部借膀胱阴道隔与膀胱底、颈相邻,下部与尿道后壁直接相贴。有学者提出部分女性尿道完全包埋在阴道前壁内。阴道后壁较长,约 7.5~9cm,上部与直肠子宫陷凹相邻,中部借直肠阴道隔与直肠壶腹相邻,下部与肛管之间有会阴中心腱。

八、临床应用要点

1. 骨盆的重力传导　体重经第 5 腰椎传至骶骨底,继而传至上 3 块骶椎,再通过骶髂关节传至髋骨。传导重力的骨盆弓包括:①**骶股弓**:站立时,重力经骶骨、骶髂关节和髋臼至股骨。髋臼和盆侧壁趋向于向内挤压,耻骨和耻骨联合起着支撑作用;②**骶坐弓**:坐位时,重力经骶骨和骶髂关节至坐骨结节。

儿童患佝偻病时,由于骨质不够坚硬,骶骨岬被压向前下方,致骨盆上口呈扁椭圆形。骨软化时,耻骨变形,盆侧壁向内侧移位,骨盆上口呈鸟嘴状,形成扁小骨盆。

髂骨翼、耻骨支和坐骨支是薄弱区。直接暴力可引起局部骨折。但是,受力传导的影响可导致其他部位的骨折,如来自前后方向的间接暴力可引起耻骨支骨折。骨盆骨折常伴有盆腔脏器和血管神经的损伤。

2. 耻骨后间隙　耻骨骨折时,间隙内可发生血肿。耻骨骨折合并膀胱或尿道损伤时,尿液可渗入耻骨后间隙,临床上可经耻骨上切口在腹膜外引流。妊娠妇女作腹膜外剖宫产术时,经此间隙可到达子宫下段。

3. 直肠后间隙　直肠后间隙向上与腹膜后间隙相通,故感染时可蔓延至腹膜后间隙。

4. 卵巢系膜在卵巢肿瘤时,可使系膜拉长,卵巢活动度加大,甚至使卵巢系膜扭转。盆位阑尾可伸入骨盆上口,邻近右侧卵巢,故在临床上女性阑尾炎和右侧附件疾患时需加以鉴别。

5. 直肠肛管的感觉神经支配　由随交感(来自胸 11、12 腰 1、2 脊神经)和副交感(来自骶 2~4 脊神经)神经走行的内脏感觉神经纤维分布至齿状线以上肠管壁黏膜。随副交感神经走行的感觉神经传导直肠壁的生理膨胀感、排便紧迫感觉和痛觉冲动;随交感神经走行的感觉神经传导痛觉冲动。分布于肛管齿状线以下皮肤的神经是经肛神经,为来自骶 4 脊神经的躯体性感觉神经纤维,故该处皮肤感觉较之齿状线以上黏膜的感觉敏锐,例如外痔肿胀或感染及肛裂时常有剧烈疼痛。

6. 盆膈和子宫脱垂　盆膈、尿生殖膈、会阴中心腱等对维持子宫正常位置甚为重要,由于难产、多产等原因,损伤了这些结构,可引起子宫脱垂。子宫脱垂使子宫沿阴道向下移位。子宫口降至坐骨棘平面以下,严重时子宫颈可脱出阴道外。

7. 耻骨直肠肌和排便控制　耻骨直肠肌构成的 U 形肌环,勾绕直肠。收缩时,可将直肠向上方牵拉,使管腔闭锁并使肛管直肠角度变小,这对肛门括约肌具有极重要的作用。手术时,如切断此环,可导致大便失禁。

8. 输卵管结扎术中寻找输卵管的可靠办法　输卵管结扎术中要迅速正确寻找输卵管,一般可沿子宫角向外寻找,看到输卵管伞后方能确定。在子宫角处寻找输卵管时,要与卵巢固有韧带和子宫圆韧带相区别,输卵管结扎多在输卵管狭部进行。

9. 前列腺肥大所致的排尿障碍　中老年男性前列腺良性肥大是引起尿道阻塞的常见原因。肿大的腺体凸向膀胱,抬高尿道内口,并使尿道前列腺部变长、变形而妨碍排尿。前列腺中叶增生过快,在尿道内口形成瓣状机制,可堵住膀胱的出口(即尿道内口),造成尿滞留。侧叶肥大使尿道狭窄,致使排尿困难。前列腺因肥大或肿瘤需要切除时,通常有四条手术入路:①耻骨上入路,为切开膀胱进行腺体切除;②耻骨后入路,为经耻骨后间隙,不切开膀胱而行腺体摘除;③会阴入路,经会阴尿生殖膈进入前列腺区;④尿道入路,通过膀胱镜插入电切刀,做前列腺部分切除。

九、盆部解剖操作

(一) 观察和触摸腹膜及其形成的结构

1. 观察腹膜与盆腔脏器的关系　观察和触摸盆腔脏器,理解乙状结肠、卵巢和输卵管为腹膜内位器官,直肠上 1/3 段、膀胱和子宫为腹膜间位器官,输尿管、输精管、精囊和直肠中、下 1/3 段为腹膜外位器官。

2. 触摸腹膜皱襞　除输尿管襞外,在男性观察和触摸输精管襞和直肠膀胱襞,在女性观察和触摸子宫圆韧带襞、膀胱子宫襞、直肠子宫襞、子宫阔韧带和卵巢悬韧带。确认输尿管、输精管和子宫圆韧带的位置。

3. 触摸腹膜陷凹　在男性触摸直肠膀胱陷凹,在女性触摸膀胱子宫陷凹和直肠子宫陷凹。

(二) 解剖腹膜外组织内的结构

1. 翻开腹膜,在髂嵴处自前而后剪开腹膜,将其翻向内下方,至盆腔脏器。

2. 解剖骨盆上口处的结构

(1) 输尿管:分离输尿管,观察输尿管与髂总血管和髂外血管的毗邻位置。

(2) 输精管或子宫圆韧带:在髂外血管远端处分离输精管或子宫圆韧带,认真探查输精管或子宫圆韧带与腹股沟深管环的关系。

(3) 睾丸血管(女性为卵巢血管):在男性,自腹股沟管腹环附近向上分离睾丸血管至腹部,观察其行程和毗邻。在女性,于髂外动脉前切开卵巢悬韧带,分离并观察卵巢血管。

(4) 髂总血管及髂外血管:拉开盆后壁腹膜,沿髂总动、静脉向下追踪至骶髂关节处,见髂总动、静脉及髂内、外动、静脉。可见沿这些血管分布的髂总淋巴结和髂内、外淋巴结。

3. 解剖盆腔结构

(1) 探查筋膜间隙

1) 耻骨后间隙:将膀胱推向后,手指伸入耻骨联合与膀胱之间,即为耻骨后间隙。体会耻骨后间隙的境界。

2) 膀胱旁间隙:在男性,通向骨盆直肠间隙。在女性,子宫主韧带将其与骨盆直肠间隙隔开。将膀胱推向内,然后将手插入膀胱与盆侧壁之间,体会膀胱旁间隙的位置。

3) 骨盆直肠间隙:沿盆侧壁用手将腹膜外组织剥向内,手所在的位置相当于骨盆直肠间隙。间隙内含有丰富的疏松结缔组织。

4) 直肠后间隙:将手指伸入直肠与骶前筋膜之间,体会直肠后间隙的位置,理解与腹膜后间隙的连通关系。

（2）解剖输尿管、输精管或子宫圆韧带：分离输尿管至膀胱底，观察输尿管的行程和毗邻。分离输精管或子宫圆韧带并观察其行程。

（3）解剖血管和淋巴结

1）解剖髂内动脉及其分支：分离和观察髂内动脉及其分支。壁支有闭孔动脉、臀上动脉、臀下动脉、髂腰动脉和骶外侧动脉，脏支有膀胱上动脉、阴部内动脉、膀胱下动脉和直肠下动脉，女性还有子宫动脉（注意其与输尿管的交叉关系）。观察子宫动脉与输尿管的位置关系。自盆侧壁近闭孔处，自上而下找出闭孔神经、动脉和静脉。再在闭孔动脉的前端找出它的耻骨支，该支可与腹壁下动脉的耻骨支相吻合。

2）解剖静脉丛：在膀胱、直肠和子宫表面分别选择一个 2cm×2cm 的区域，清理和观察静脉丛。

3）解剖淋巴结：在髂内血管和闭孔血管附近分别剥离髂内淋巴结和闭孔淋巴结。剥离沿骶正中血管和骶外侧血管排列的骶淋巴结。

（4）解剖神经

1）解剖腰大肌周围的神经：在髂窝内分离股外侧皮神经，并于腰大肌前面向下分离生殖股神经及其分支。将腰大肌拉向内，暴露股神经。观察这些神经的行程和毗邻。

2）解剖闭孔神经：分离闭孔神经，观察其行程以及与闭孔血管的关系。

3）解剖内脏神经丛：在第5腰椎体前面和左、右髂总动脉之间清理上腹下丛，并在直肠两侧清理下腹下丛。由于神经与结缔组织附着较紧密，不需要彻底清理。

4）解剖盆内脏神经丛：向前提起下腹下丛，可见连于下腹下丛与骶丛的盆内脏神经丛。

5）解剖骶交感干：清理和观察骶交感干和奇神经节。

6）解剖骶丛：清理骶丛及其分支，在盆腔后壁，梨状肌前方，找出骶丛，呈三角形扁带状。三角形的尖向外出梨状肌下孔即为坐骨神经。观察骶丛的构成、位置和毗邻以及骶丛分支出盆的位置。

（三）切开盆部

1. 水平位置切断躯干　在骶岬前方，双重结扎乙状结肠，间距为2cm。剪断乙状结肠及其系膜，游离盲肠和阑尾，将乙状结肠上部、盲肠和阑尾推向上方。平第5腰椎体下缘用解剖刀切断腹后壁软组织，然后用手锯锯断脊柱。

2. 正中矢状位切开盆部　沿尿道切开阴茎，锯开耻骨联合。用长 30～50cm 解剖刀切开盆腔脏器、盆膈和尿生殖膈，再用手锯锯开骶骨和尾骨。

（四）观察盆部

观察盆前壁、后壁和侧壁的构成以及髂筋膜、闭孔筋膜、梨状肌筋膜和骶前筋膜。用探针探查闭膜管。隔着骶前筋膜观察位于骶骨前面的静脉丛。清理和观察盆膈肌和盆膈上、下筋膜。

（五）观察和解剖盆腔脏器

观察盆腔脏器的同时，进一步观察会阴的器官和结构。

1. 膀胱　观察膀胱的形态、位置和毗邻。在女性清理和观察耻骨膀胱韧带。在膀胱内，观察两侧输尿管口和尿道内口以及围成的膀胱三角。将探针经输尿管口插入输尿管，了解输尿管壁内部的方位，从而理解其作用。观察附着在膀胱底上的输精管壶腹、精囊和射精管，了解这些结构的彼此位置关系。

2. 前列腺　观察前列腺的形态、位置和毗邻。清理和观察耻骨前列腺韧带。另外,在示教标本上观察精阜及其两侧的射精管开口及前列腺沟。

3. 尿道　在男性,观察和辨认尿道的 3 部分、3 个狭窄、3 个膨大和 2 个弯曲,并观察位置和毗邻。在女性,观察尿道的位置和毗邻。

4. 卵巢　观察卵巢的形态、位置和毗邻,触摸卵巢固有韧带。

5. 输卵管　观察输卵管的形态、位置和毗邻,了解输卵管的分部。用细探针分别经输卵管腹腔口和输卵管子宫口探查输卵管腔。

6. 子宫　观察子宫的形态、位置和毗邻,了解子宫的分部。观察子宫腔和子宫颈管。清理和观察子宫主韧带和骶子宫韧带。结合已解剖的子宫阔韧带和子宫圆韧带,理解子宫固定装置的作用。

7. 阴道　观察阴道的位置和毗邻,并观察膀胱阴道隔和尿道阴道隔。用探针或解剖镊探查阴道后穹,了解阴道穹后部和直肠子宫陷凹的毗邻关系。

8. 直肠和肛管　观察直肠和肛管的位置和毗邻,并观察直肠膀胱隔(男)或直肠阴道隔(女)。然后,观察直肠在冠状位和矢状位上的弯曲。在直肠内,观察直肠横襞及其位置。在肛管内,观察肛柱、肛瓣、肛窦、齿状线、肛梳和白线等。

（张　辉）

第三节　会　阴

【学习要点】

1. 会阴的概念、分区。

2. 肛区的结构。

3. 男性生殖区的层次结构,阴囊、阴茎的结构,血管、神经的行程、分布,男性尿道的组成及特点。

4. 女性生殖区的基本结构。

会阴 Perineum　涵盖广义、狭义的会阴。狭义的会阴,女性指阴道前庭后端至肛门的部分,较男性自阴囊根至肛门的距离要短。广义的会阴,系指盆膈以下封闭小骨盆下口的全部软组织结构。借两侧坐骨结节间的连线将其分为前方的尿生殖三角、后方的肛门三角。在会阴表面正中线上有一深色的线,称会阴缝,男性此缝前连阴囊缝。

一、肛　区

又称肛门三角,此区主要有肛管和坐骨直肠窝。

（一）肛管

肛管 anal canal　约 4cm 长,上续直肠,向后下绕尾骨而止于肛门。肛管的两侧邻坐骨直肠窝。肛门位于尾骨尖下约 4cm 处,周围的皮肤形成放射状的皱褶,富有汗腺和皮脂腺。

肛管周围环绕有肛门括约肌,包括两部分:

1. **肛门内括约肌 sphincter ani internus**　为肛管壁内环形平滑肌增厚而成,有协助排便作用。

2. **肛门外括约肌 sphincter ani externus**　为环绕肛门内括约肌周围的横纹肌,按其纤维

所在部位,又可分为:

(1) 皮下部:位于肛门周围皮下,肌束呈环形,前方附于会阴中心腱,后方附着于肛尾韧带,手术切断此部或损伤时,不致引起大便失禁。

(2) 浅部:在皮下部上方,肌束环绕肛门内括约肌下部。

(3) 深部:位于浅部外上方,环绕肛门内括约肌与直肠壁纵行肌层的外面。其后部与耻骨直肠肌纤维合并,形成较厚的环形肌束。

肛门外括约肌浅、深部,耻骨直肠肌,肛门内括约肌以及直肠壁纵行肌层的下部等,环绕在肛管与直肠的交接处,共同构成一个肌环,称**肛直肠环** anorectal ring,此环对括约肛门有重要作用,若不慎损伤,可引起大便失禁(图 5-17)。

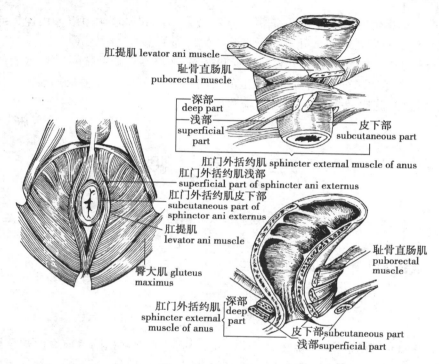

图 5-17　肛门外括约肌

(二) 坐骨直肠窝

1. 位置与四界　**坐骨直肠窝** ischiorectal fossa 位于肛管与坐骨之间,为尖向上、底朝下的锥状间隙。锥尖由盆膈下筋膜与闭孔筋膜汇合而成,锥底为肛门三角区的皮肤。内侧壁为肛门外括约肌,盆底肌及盆膈下筋膜,外侧壁为坐骨结节、闭孔内肌与筋膜。坐骨直肠窝向前延伸至肛提肌与尿生殖膈之间,形成前隐窝;向后伸入尾骨肌与臀大肌下缘和骶结节韧带之间,形成后隐窝。窝内大量的脂肪组织称**坐骨直肠窝脂体**,具有弹性垫的作用,便于肛管的扩张。窝内脂肪的血供较差,感染时易形成脓肿、瘘管。

2. 血管、神经和淋巴　**阴部内动脉** internal pudendal artery 为窝内的主要动脉,起自髂内动脉,经梨状肌下孔出盆腔,绕坐骨棘后面,经坐骨小孔至坐骨直肠窝。主干沿此窝外侧壁上的**阴部管** pudendal canal(又称 Alcock's 管,阴部的血管与神经穿经闭孔筋膜的裂隙)前行。在管内分出 2~3 支肛动脉,分布于肛管以及肛门周围的肌和皮肤。行至阴部管前端时,即分为会阴动脉和阴茎动脉(女性为阴蒂动脉)两支进入尿生殖区(图5-18)。

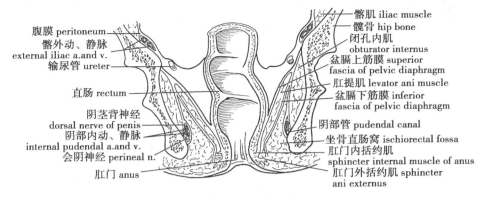

图5-18　坐骨直肠窝

阴部内静脉 internal pudendal vein 及其属支均与同名动脉伴行,汇入髂内静脉。

阴部神经 pudendal nerve 起自骶丛,与阴部内血管伴行,在阴部管内,阴部管前端的分支,分布,走行均与血管相同(图5-19)。由于阴部神经在行程中绕过坐骨棘,故会阴手术时,常于坐骨结节与肛门连线的中点处,经皮刺向坐骨棘下方,进行阴部神经阻滞。

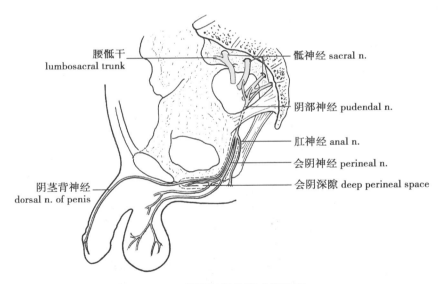

图5-19　阴部神经的形成和分支

齿状线以上的淋巴管,注入坐骨直肠窝内的淋巴结;其输出管伴肛动、静脉注入髂内淋巴结。齿状线以下的淋巴管及肛门周围的淋巴管网向前注入腹股沟浅淋巴结,再汇入髂外淋巴结回流。

二、男性生殖区

尿生殖区又称**尿生殖三角**,男性此区有尿道通过。

(一)层次结构

1. 浅层结构　皮肤有丰富的汗腺、毛囊和皮脂腺,生有阴毛。此区域筋膜脂肪较少,呈膜状,称**会阴浅筋膜**superficial fascia of perineum 或称 Colles **筋膜**。此浅筋膜前接阴囊肉膜、阴茎浅筋膜及腹前壁的浅筋膜深层(Scarpa **筋膜**),两侧附着于耻骨下支、坐骨支和坐骨结节下缘。后方在会阴浅横肌后缘与深筋膜相互愈着,正中线上还与会阴中心腱愈合(图 5-20)。

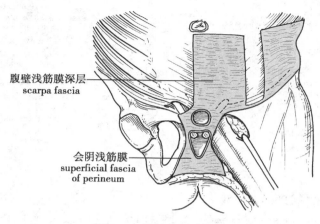

图 5-20　男性会阴浅筋膜

2. **深层结构**　包括深筋膜、会阴肌及血管神经等。深筋膜可分为浅层的尿生殖膈下筋膜 inferior fascia of urogenital diaphragm(又称会阴膜 perineal membrane)和深层的尿生殖膈上筋膜 Superior fascia of urogenital diaphragm。两层筋膜中间为**会阴深横肌**和尿道括约肌。两层筋膜均呈三角形展开,两侧附着于耻骨下支及坐骨支,后缘终于坐骨结节连线上,并与会阴浅筋膜相互愈着;前缘在耻骨联合下相互愈着,并增厚形成**会阴横韧带** transverse perineal ligament(又称骨盆横韧带),它与耻骨弓状韧带之间围成一裂隙,有阴茎(或阴蒂)背深静脉通过(图 5-21)。

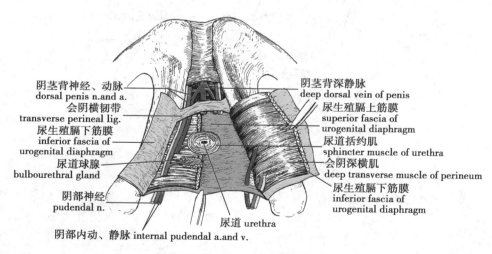

图 5-21　男性会阴深隙及其内容

会阴浅筋膜、尿生殖膈下筋膜和尿生殖膈上筋膜三层之间,形成两个间隙。

(1) **会阴浅隙** Superficial perineal Space:位于会阴浅筋膜与尿生殖膈下筋膜之间,又称会阴浅袋。此隙向前上开放,与阴囊、阴茎和腹壁相通。在此隙内含有会阴肌浅层(坐骨海绵体肌、球海绵体肌、会阴浅横肌)、阴茎海绵体左、右脚(附于两侧耻骨弓)、尿道球及其内的尿道。

此外,浅隙内还有**会阴动脉** perineal artery 的两条分支,即会阴横动脉和阴囊后动脉。会阴横动脉细小,在会阴浅横肌表面向内侧走行。阴囊后动脉一般为二支,分布于阴囊皮肤及肉膜。

会阴神经 perineal nerve 伴行会阴动脉进入浅隙,它发出的阴囊后神经与阴囊后动脉伴行。肌支除支配会阴浅横肌、球海绵体肌和坐骨海绵体肌之外,还支配深隙内的会阴深横肌、尿道括约肌、肛门外括约肌和肛提肌(图5-22)。

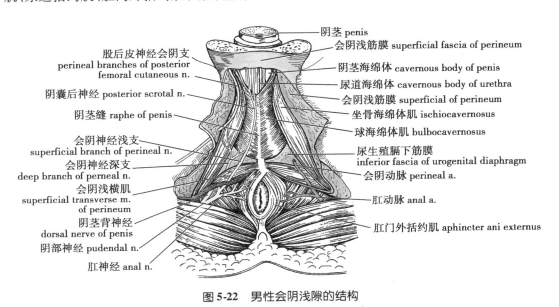

股后皮神经会阴支 perineal branches of posterior femoral cutaneous n.
阴囊后神经 posterior scrotal n.
阴茎缝 raphe of penis
会阴神经浅支 superficial branch of perineal n.
会阴神经深支 deep branch of perneal n.
会阴浅横肌 superficial transverse m. of perineum
阴茎背神经 dorsal nerve of penis
阴部神经 pudendal n.
肛神经 anal n.

阴茎 penis
会阴浅筋膜 superficial fascia of perineum
阴茎海绵体 cavernous body of penis
尿道海绵体 cavernous body of urethra
会阴浅筋膜 superficial of perineum
坐骨海绵体肌 ischiocavernosus
球海绵体肌 bulbocavernosus
尿生殖膈下筋膜 inferior fascia of urogenital diaphragm
会阴动脉 perineal a.
肛动脉 anal a.
肛门外括约肌 aphincter ani externus

图5-22 男性会阴浅隙的结构

(2) **会阴深隙** deep perineal space:位于尿生殖膈上、下筋膜之间,又称会阴深袋。此隙封闭,内含有会阴肌深层(会阴深横肌,尿道括约肌)、尿道球腺及其排泄管,尿生殖膈由会阴深层肌及尿生殖膈上、下筋膜共同构成。

深隙内的**尿道球腺** bulbourethral gland 位于尿道膜部后外侧其排泄管向前内开口于尿道球部。

阴茎动脉进入会阴深隙后,发出尿道球动脉与尿道动脉,穿尿生殖膈下筋膜,从深隙进入浅隙。其主干分为**阴茎背动脉**和**阴茎深动脉**,前者伴阴茎背神经走行于阴茎背侧,后者穿入阴茎海绵体内。与动脉伴行的有同名静脉与神经(图5-23)。

(二)阴囊及精索下部

精索 spermatic cord 始于腹股沟管深环,终于睾丸后上缘。皮下环至睾丸上端的一段,直接位于皮下,走行位置较浅,称为浅部,输精管易于触及,是施行输精管结扎术的常用部位。

阴囊 scrotum 内容睾丸、附睾、精索,悬于耻骨联合下方。

1. 阴囊的层次结构 阴囊皮肤较薄,有皱褶和色素沉着,长有阴毛。**肉膜** dartos coat 为阴囊的浅筋膜,含有平滑肌纤维,在正中线上发出**阴囊中隔** scrotal septum,将阴囊分为左、右两部分。肉膜深面由外向内依次为:精索外筋膜、提睾肌、精索内筋膜和睾丸鞘膜。睾丸鞘膜不包裹精索,可分脏、壁两层,脏层贴于睾丸和附睾的表面,在附睾的后缘与壁层相互移行,两层之间为**鞘膜腔**(图5-24)。

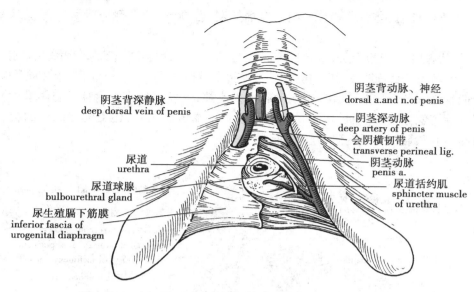

图 5-23   男性会阴深隙的结构

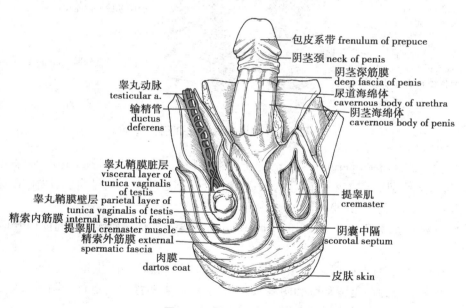

图 5-24   阴囊的层次结构

2. 阴囊的血管、神经和淋巴   供应阴囊的动脉有:阴部外动脉发出的阴囊前动脉,阴部内动脉的阴囊后动脉和腹壁下动脉的精索外动脉,其分支组成皮下血管网。阴囊的静脉与动脉伴行,分别汇入股静脉、髂内静脉和髂外静脉。阴囊的浅层淋巴注入腹股沟浅淋巴结。

分布至阴囊的神经有:髂腹股沟神经、生殖股神经的生殖支、会阴神经的阴囊后神经和股后皮神经的会阴支,前两支神经管理其前2/3,后两支则主要管理后1/3。

（三）阴茎

阴茎 penis   阴茎根固定在会阴浅隙内,阴茎呈圆柱状,体和头游离。阴茎体上面叫阴茎背,下面为尿道面,尿道面正中有阴茎缝,与阴囊缝相接。

1. 结构层次

(1) 皮肤:薄而柔软,有良好的伸缩性。

(2) **阴茎浅筋膜** superficial fascia of penis:疏松而缺乏脂肪,内有阴茎背浅静脉及淋巴管。该层筋膜与四周的阴囊肉膜、会阴浅筋膜及腹前外侧壁的浅筋膜深层相互移行。

(3) **阴茎深筋膜** deep fascia of penis(Buck 筋膜):包裹阴茎的三条海绵体,前至冠状沟,后至阴茎根部上续腹白线,在耻骨联合前面有弹性纤维参加的形成阴茎悬韧带。此筋膜深面与白膜之间有阴茎背深静脉(位正中)、阴茎背动脉和阴茎背神经(两侧)。故包皮环切术或阴茎手术时,可在阴茎根背面中线两侧实行阴茎背神经的阻滞麻醉。

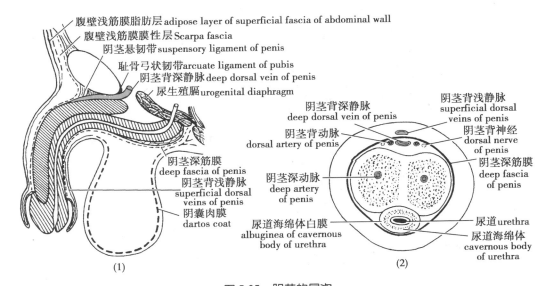

图 5-25 阴茎的层次

(4) **白膜** albuginea:分别包裹三条海绵体,包于阴茎海绵体的部分略厚,而尿道海绵体部略薄,在左、右阴茎海绵体之间形成阴茎中隔。左、右阴茎海绵体中央,各有一条阴茎深动脉穿行(图 5-25)。

2. 血管和淋巴 阴茎的血供主要来自**阴茎背动脉**和**阴茎深动脉**。阴茎背动脉穿行于阴茎深筋膜与白膜之间,阴茎深动脉则经阴茎脚进入阴茎海绵体。

阴茎的静脉为**阴茎背浅静脉**和**阴茎背深静脉**,前者收集阴茎包皮和皮下的小静脉,经阴部外静脉汇入大隐静脉;后者收集阴茎海绵体和阴茎头的静脉血,向后穿过耻骨弓状韧带与会阴横韧带之间进入盆腔,可分左、右支汇入前列腺静脉丛(图 5-26)。

阴茎浅层的淋巴管注入两侧的腹股沟浅淋巴结,深层的淋巴注入腹股沟深淋巴结或直接注入髂内、外淋巴结。

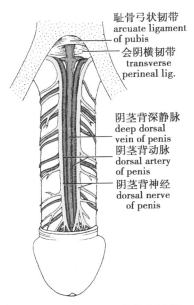

图 5-26 阴茎的背血管和神经

（四）男性尿道

男性尿道 male urethra　成人全长 16～22cm，分为前列腺部、膜部和海绵体部，其中海绵体部位于尿道球内的部分较宽阔为尿道球部。临床上将前列腺部及膜部统称为后尿道，海绵体部称前尿道。骑跨伤时常累及尿道球部，骨盆骨折常合并尿道膜部的损伤。

尿道损伤因破裂的部位不同，尿外渗的范围也不同。如仅尿道海绵体部有破裂，阴茎深筋膜完好，渗出的尿液可局限于阴茎周围［图 5-27A］。如阴茎深筋膜也破裂，尿液可随阴茎浅筋膜蔓延至阴囊和腹前壁。如尿生殖膈下筋膜与尿道球连接的薄弱处破裂，尿液可进入会阴浅隙，再蔓延至阴囊、阴茎，或越过耻骨联合扩散到腹前壁［图 5-27C］。若尿道破裂在尿生殖膈以上，尿液将渗入盆腔的腹膜外隙内［图 5-27B、D］。

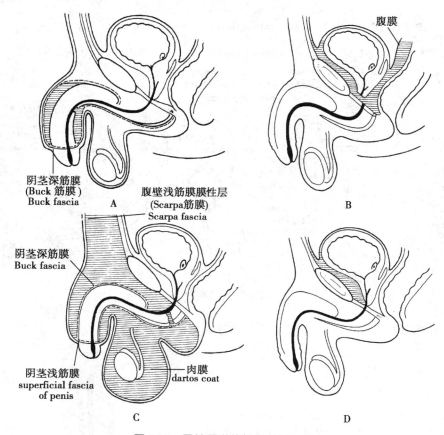

图 5-27　男性尿道的损伤与尿外渗

三、女性尿生殖区

（一）尿生殖三角

女性尿生殖三角的层次结构与男性相似，均具有浅、深两层会阴肌和三层筋膜，并形成浅、深两个间隙。女性的两个间隙因尿道和阴道通过，故没有男性尿外渗那样的临床意义。前庭球和球海绵体肌也不能完全分开。在前庭球的后内端，有前庭大腺，位于会阴浅隙内。

女性尿生殖三角的血管和神经的来源、行程、分布、基本与男性一致。

（二）女性尿道

女性尿道 female urethra　短而直，长约 3～5cm，易于扩张，向前下方穿过尿生殖膈，开口于阴道前庭。尿道后方为阴道,两者的壁在尿生殖膈下紧贴。分娩时如胎头在阴道内滞留时间过长,胎头嵌压于耻骨联合下,软产道组织长时间受压,可发生缺血性坏死,导致产后尿瘘,尿液自阴道流出。

（三）女性外生殖器

女性外生殖器 又称 **女阴** female pudendum。耻骨联合前面的皮肤隆起为 **阴阜** mons pubis,皮下富有脂肪,青春期长有阴毛。阴阜两侧向后外延伸为 **大阴唇** greater lip of pudendum,位于其内侧的皮肤皱襞,光滑无毛,为 **小阴唇** lesser lip of pudendum。两侧小阴唇后端借阴唇系带连接,前端在阴蒂旁分叉,上层于阴蒂上方,与对侧相连成阴蒂包皮,下层连接于阴蒂之下为阴蒂系带。**阴蒂** clitoris 游离端为阴蒂头,由一对阴蒂海绵体组成。两侧小阴唇之间的裂隙为 **阴道前庭** Vaginal vestibule,前庭中央有阴道口,口周围有处女膜或处女膜痕。阴道口后外侧左、右各有一前庭大腺的开口,后方与阴唇后连合之间有一陷窝,为 **阴道前庭窝**。尿道外口位于阴道口之前、阴蒂后方约2cm处(图5-28)。

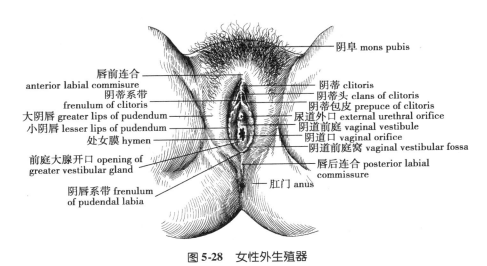

图 5-28　女性外生殖器

四、临床应用要点

1. 肛区

（1）应注意在各种操作中,避免肛管直肠环的损伤。手术时应以手指触诊相当于肛管白线处可摸到一沟,此沟为肛门外括约肌皮下部与浅部的分界线。

（2）坐骨直肠窝为脓肿的好发部位,且可通过肛管的前方和后方到达对侧,形成马蹄铁状脓肿。亦可穿过肛提肌蔓延至骨盆筋膜外间隙,成为骨盆脓肿。手术时应注意阴部管的走行,避免损伤。

（3）阴部神经阻滞,在会阴切开或用低位产钳时用此局麻,以左手示指伸入肛门中,摸到坐骨棘的位置,因阴部神经跨此处。注射针可由坐骨结节肛门连线中间,经皮下刺达坐骨棘下方,注射麻醉药品。或示指经阴道内摸到坐骨棘,然后自阴道内以手指为向导刺向坐骨棘或骶棘韧带后注射药物。

2. 尿生殖区

（1）男性阴茎包皮过长或包茎时易引起阴茎头炎或湿疣等,甚至可发生阴茎癌,所以包皮过长或包茎者应提倡早行包皮环切手术,术中应注意保护其腹侧的包皮系带,勿损伤。

(2) 女性尿道上段与垂直线之间成30°角。膀胱尿道括约肌,包括肛提肌、尿道膜部括约肌、膀胱颈和尿道的平滑肌,应保持良好的机能作用,才可产生有效的尿道阻力。当膀胱内压升高时,最大静水压作用于膀胱底,一般情况下,尿道阻力足以阻止尿液外流,若分娩损伤或停经后尿道黏膜萎缩,尿道过于短缩(站立时不足3cm);或盆底肌松弛伴有阴道脱垂;尿道平滑肌张力减低,膀胱尿道后角消失(如膀胱膨出);尿道倾斜度增大;膀胱内最大静水压直接作用于膀胱颈,可形成张力性尿失禁。

(张 辉)

五、会阴部解剖操作

(一) 切开皮肤

1. **男性切口** 将尸体置于仰卧位,下肢分开,用手触及耻骨联合上缘、两侧坐骨结节及尾骨。按下列方法作切口:①自耻骨联合上缘向两侧至耻骨结节稍外侧作横行切口。②自横切口中点至阴茎头作正中切口。③在阴囊前面作纵行切口,切口上端与横切口相连。④在肛门外侧1cm处围绕肛门做环状切口。⑤自横切口两端分别至两坐骨结节,再至尾骨尖作切口。⑥在会阴下面作正中切口。向两侧翻起阴茎和阴囊的皮肤,待解剖阴茎和阴囊后将会阴皮肤翻向下方。在耻骨结节外侧,切口不要过深,避免切断精索。在肛门处,勿切断肛门外括约肌。

2. **女性切口** 将尸体置于仰卧位,下肢分开。按下列方法作切口:①用手触及耻骨联合下缘、两侧坐骨结节及尾骨尖,沿这4处骨点连线作菱形皮肤切口。②沿两侧大阴唇的内侧缘作梭形切口。③在肛门外侧1cm处围绕肛门做环状切口。将皮肤翻向下方。

(二) 解剖阴茎

1. **剖查浅筋膜和阴茎背浅静脉** 观察阴茎浅筋膜包裹阴茎并向上与腹壁浅筋膜相延续。游离出浅筋膜内的阴茎背浅静脉,追踪至它汇入股部浅静脉。

2. **剖查深筋膜** 沿阴茎背侧正中线切开浅筋膜,并翻向两侧,观察阴茎深筋膜包裹阴茎的三条海绵体,并向上连于阴茎悬韧带。

3. **剖查阴茎背深静脉、阴茎背动脉和阴茎背神经** 沿阴茎背侧正中线剪开深筋膜,下面有阴茎背深静脉沿中线排列,阴茎背动脉在其两旁伴行,动脉外侧为阴茎背神经。上述结构的深面为阴茎海绵体白膜(图5-26)。

(三) 解剖阴囊、精索和睾丸

1. **切开皮肤和肉膜** 用上述方法同时切开皮肤和肉膜,证实皮肤和肉膜紧密连接,不易分离。将皮肤和肉膜翻向切口两侧,沿肉膜的深面向正中线探查其发出的阴囊中隔。

2. **解剖精索和睾丸的被膜** 由浅入深分别纵行剖开精索外筋膜、提睾肌和精索内筋膜。观察提睾肌纤维束的方向。在腹股沟皮下环处,观察精索被膜与腹壁层次结构的延续关系。在睾丸处,纵行剪开精索内筋膜和睾丸鞘膜壁层。然后触摸睾丸表面的鞘膜脏层,用手或刀柄探查鞘膜腔。

3. **解剖精索内部结构** 分离输精管、睾丸动脉、蔓状静脉丛、生殖股神经生殖支和淋巴管等,用手探查输精管的硬度,观察输精管与其他结构的位置关系。

4. 解剖睾丸 观察睾丸与附睾和输精管的毗邻关系。用解剖刀按矢状位切开睾丸和附睾,观察白膜、睾丸小隔、睾丸输出小管和附睾管。用解剖镊提起精曲小管,观察其形态。

(四) 解剖肛区

将尸体置于俯卧位(已锯开的骨盆亦如此),用皮肤缝合线将肛门缝合,以免直肠内容物溢出。可见坐骨结节处的皮下脂肪组织为致密坚硬的脂肪垫。

1. 解剖坐骨直肠窝的血管和神经 沿尾骨及坐骨结节的连线切开脂肪,显露臀大肌下缘,并在臀大肌深面找到坐骨结节。用镊子细心剔除肛门与坐骨结节间的脂肪,内有阴部内血管和阴部神经,发出 3~5 条较细的肛门动、静脉和神经,在脂肪组织中横行向内走向肛门部,分布于肛门外括约肌、肛管下端及肛门周围皮肤。继续用镊子沿阴部内血管和阴部神经主干剔除脂肪向前追踪至会阴浅横肌后缘,见阴部内动脉和阴部神经分别发出阴囊后动脉、神经,该动脉和神经跨过会阴浅横肌,分布于阴囊皮肤。在会阴浅横肌后缘,阴部内动脉还发出会阴横动脉,阴部神经发出肌支,伴其主干向前穿入尿生殖三角区。

2. 解剖坐骨直肠窝 清除肛门与坐骨结节之间的大量脂肪,显露出一个尖朝上、底朝下的三角形窝,即为坐骨直肠窝。观察坐骨直肠窝的尖、四壁和前、后隐窝。在内侧壁和外侧壁作长约 0.5cm 切口,分别切开盆膈下筋膜和闭孔筋膜,观察盆膈下筋膜和闭孔筋膜与盆膈肌和闭孔内肌的关系。

3. 解剖肛门外括约肌 按肌纤维束的深浅位置和排列方向,清理肛门外括约肌的皮下部、浅部和深部。皮下部与皮肤连接较紧密,应仔细解剖。

(五) 解剖尿生殖区

浅筋膜分为浅、深两层,浅层即脂肪层,但含脂肪较少。深层即膜样层,又称会阴浅筋膜,即 Colles 筋膜。

1. 解剖会阴浅隙

(1) 皮肤切口:绕阴囊(女性阴裂)作弧形切口,并清除会阴区残留皮肤和皮下脂肪、暴露会阴浅筋膜。

(2) 解剖会阴浅筋膜:男尸将阴囊切为左、右两半,移出睾丸、附睾、精索和被膜,见覆盖在球海绵体肌、坐骨海绵体肌及会阴浅横肌表面的 Colles 筋膜,手指或刀柄伸入切口深面。女尸可将小指或刀柄从正中矢状(锯断)面伸入会阴浅筋膜深面。向外侧、前、后方探查会阴浅筋膜。此膜附着于两侧的耻骨弓,向前与阴囊肉膜、阴茎浅筋膜及腹前外侧壁的 Scapa 筋膜相延续,向后在尿生殖膈后缘与尿生殖膈筋膜融合。在尿生殖膈区后缘处自正中线至坐骨结节剪开 Colles 筋膜,于正中线上(在女性于大阴唇皮肤切口处)向前剪开 Colles 筋膜,然后向两侧翻开,显露会阴浅隙内的结构。

(3) 解剖会阴浅隙:仔细观察三对肌肉的位置和阴部内动脉发出的会阴动脉和会阴横动脉及阴部神经发出的会阴神经。会阴浅横肌位于尿生殖三角后缘、肌束稀疏,甚至缺如。在尿生殖三角的中央可见羽毛状的球海绵体肌,此肌包绕尿道球,其纤维的前份终止于阴茎背面。在尿生殖三角的两侧有一对坐骨海绵体肌,该肌附着于耻骨下支和坐骨支,并覆盖阴茎脚,止于阴茎背面的白膜。会阴横动脉在会阴浅隙内由会阴动脉分出后,横行向内,越过会阴浅横肌的表面,分布于肌肉、筋膜和皮肤。会阴神经的肌支先分布于上述三肌,后穿入会阴深隙内分布于会阴深横肌和尿道膜部括约肌等。在男性,于坐骨海绵体肌中份横行剪断该肌,分别向前、后翻起暴露阴茎脚。在正中线稍外侧剪开球海绵体肌,翻向两侧,暴露尿道球。在女性,于球海绵体肌、坐骨海绵体肌中份横行剪断该两肌,分别向前、后翻起暴露阴蒂脚和前庭球。在阴道前庭的后方,于正中线稍外侧剪开阴道括约肌,向前翻起暴露前庭球后部。在前庭球稍后方寻找前庭大腺。在尿生殖三角后缘中点清理会阴中心腱,并观察附着此处的会阴浅横肌。

2. 解剖会阴深隙

(1) 显露尿生殖膈下筋膜:在会阴中心腱稍外侧,剪断会阴浅横肌,翻向外侧。清理尿生殖膈下筋膜。尿生殖膈上、下筋膜在尿生殖膈前、后缘愈着。在尿生殖膈后缘,自会阴中心腱稍外侧至坐骨支剪开尿生殖膈下筋膜。然后,在尿道球(女性为前庭球)的稍外侧剪开尿生殖膈下筋膜,向外侧翻开,暴露会阴深横肌。

(2) 解剖会阴深隙内结构:观察会阴深横肌,在阴茎脚(女性为阴蒂脚)内侧缘剪断会阴深横肌,分离阴茎动脉(女性为阴蒂动脉)和阴茎背神经(女性为阴蒂背神经)。剪断会阴深横肌时,注意保护血管神经。

(张　辉)

第 六 章

脊 柱 区

第一节 概　　述

【学习要点】
1. 脊柱区的境界与分区。
2. 骶管裂孔、骶角、菱形区的位置和临床意义。
3. 各部椎骨棘突的特征。
4. 脊肋角的位置与临床意义。
5. 髂嵴、髂后上棘、肩胛骨下角的位置和意义。

（一）境界与分区

1. **境界**　脊柱区 vertebral region 又称背区,是指脊柱及其后方和两侧的软组织所共同配布的区域。其范围是:上界为自枕外隆凸和上项线,下至尾骨尖;两侧界为从斜方肌前缘、三角肌后缘上份、腋后襞与胸壁交界处、腋后线、髂嵴后份、髂后上棘至尾骨尖的连线。

2. **分区**　脊柱区又可分为项区、胸背区、腰区和骶尾区。项区上界即脊柱区的上界,下界为第 7 颈椎棘突至两侧肩峰的连线;胸背区上界即项区下界,下界为第 12 胸椎棘突、第 12 肋下缘至第 11 肋前份的连线;腰区上界即胸背区下界,下界为两髂嵴后份和髂后上棘的连线;骶尾区为两髂后上棘与尾骨尖三点间所围成的三角区。

（二）表面解剖

1. **棘突** spinous process　在后正中线上可摸到大部分椎骨的棘突。第 7 颈椎棘突较长,在头部前屈时,该棘突是项部后正中线的最隆起处,常作为辨认椎骨序数的标志;胸椎棘突斜向后下,呈叠瓦状排列;腰椎棘突呈水平位,第 4 腰椎棘突平两侧髂嵴的最高点;骶椎棘突融合成骶正中嵴。

2. **骶管裂孔** sacral hiatus 和**骶角** sacral cornu　沿骶正中嵴向下,由第 4、5 骶椎背面的切迹与尾骨围成的孔称骶管裂孔,为椎管的下口。裂孔两侧向下的突起称骶角,在体表易被触及,是进行骶管麻醉或骶管封闭的进针定位标志。

3. **尾骨** coccyx　由 4 块退化的尾椎融合而成,位于骶骨下方,肛门后方,有肛尾韧带附着。

4. **髂嵴** iliac crest 和**髂后上棘** posterior superior iliac spine　髂嵴为髂骨翼的上缘,两侧

髂嵴最高点的连线平对第4腰椎棘突,是计数椎骨的标志。髂后上棘是髂嵴后端的突起,两侧髂后上棘的连线平第2骶椎棘突。

左、右髂后上棘与第5腰椎棘突和尾骨尖的连线,构成一**菱形区**(图6-1)。当腰椎或骶、尾椎骨折或骨盆畸形时,菱形区会变形。菱形区上、下角连线的深面为骶正中嵴,其外侧的隆嵴为骶外侧嵴,骶外侧嵴是经骶后孔作骶神经阻滞麻醉的标志。

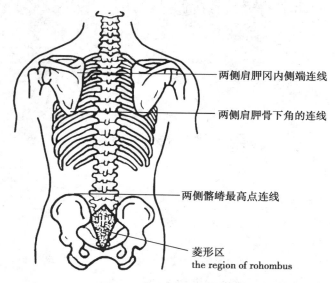

右侧标注:
两侧肩胛冈内侧端连线
两侧肩胛骨下角的连线
两侧髂嵴最高点连线
菱形区
the region of rohombus

图6-1   体表标志及菱形区

5. **肩胛冈** spine of scapula   为肩胛骨背面高耸的骨嵴。两侧肩胛冈内侧端的连线,平第3胸椎棘突。肩胛冈的外侧端为肩峰,是肩部的最高点。

6. **肩胛骨下角** inferior angle of scapula   当下肢下垂时,易于触及。两侧肩胛骨下角的连线,平对第7胸椎棘突,可作为计数椎骨的标志。

7. **第12肋**   在竖脊肌外侧可触及此肋,但应注意有时甚短,易将第11肋误认为第12肋,以致腰部的切口过高,有损伤胸膜的可能。

8. **竖脊肌** erector spinae   在棘突两侧可触及的纵行隆起。该肌外侧缘与第12肋的交角,称**脊肋角**。肾位于该角深部,是肾囊封闭常用的进针部位。

第二节 层 次 结 构

【学习要点】

1. 各区皮神经的来源和分布。

2. 胸腰筋膜的结构特征和形成的特殊结构。

3. 肌层形成的三角及其内的结构。

4. 椎动脉的行程、分段和临床意义。

5. 脊神经后支的分布特点。

6. 钩椎关节的构成、毗邻及其临床意义。

7. 椎管内脊髓各层被膜的结构特点及形成的间隙。

8. 脊神经根与椎间孔、椎间盘的关系。

9. 营养脊髓动脉的来源、分布。

脊柱区由浅入深有皮肤、浅筋膜、深筋膜、肌层、血管神经等软组织和脊柱、椎管及其内容物等结构。

一、浅 层 结 构

（一）皮肤

厚而致密,移动性小,有较丰富的毛囊和皮脂腺。

（二）浅筋膜

致密而厚实,含有较多的脂肪,并通过许多结缔组织纤维束与深筋膜相连。项区的浅筋膜致密,腰区的浅筋膜含脂肪较多。

（三）皮神经

均来自脊神经后支(图 6-2)。

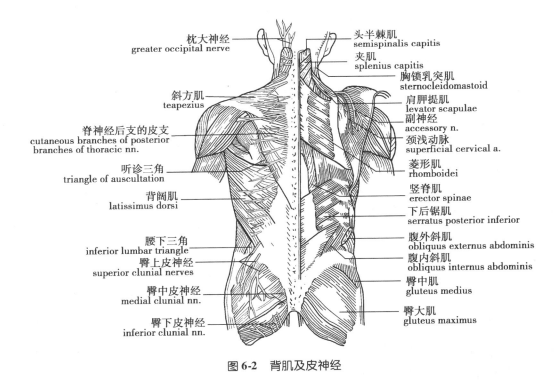

图 6-2　背肌及皮神经

1. **项区**　来自颈神经后支,其中较粗大的皮支有枕大神经和第 3 枕神经的后支。

（1）**枕大神经** greater occipital nerve:是第 2 颈神经后支的分支,在斜方肌的起点、上项线下方浅出深筋膜,伴枕动脉的分支上行,分布至枕部皮肤。

（2）**第 3 枕神经** third occipital nerve:是第 3 颈神经后支的内侧支,穿斜方肌浅出,分布至项区上部的皮肤。

2. **胸背区和腰区**　来自胸、腰神经后支的分支。各支在棘突两侧浅出后,上部分支几乎呈水平位向外侧走行;下部分支斜向外下,分布至胸背区和腰区的皮肤。第 12 胸神经后支的分支可分布至臀区。

第 1~3 腰神经后支的外侧支组成**臀上皮神经** superior clunial nerves，行经腰区，穿胸腰筋膜浅出，越过髂嵴分布至臀区上部。臀上皮神经在髂嵴上方浅出比较集中，此部位在竖脊肌外侧缘附近。当腰部急剧扭转时，该神经易被拉伤，是导致腰腿痛的常见原因之一。

3. **骶尾区**　来自骶、尾神经后支的分支。自髂后上棘至尾骨尖连线上的不同高度，分别穿臀大肌起始部浅出，分布至骶尾区的皮肤。其中第 1~3 骶神经后支的皮支组成**臀中皮神经** middle cluneal nerves。

（四）浅血管

项区的浅动脉主要来自枕动脉、颈浅动脉和肩胛背动脉等的分支；胸背区则来自肋间后动脉、肩胛背动脉和胸背动脉等的分支；腰区来自腰动脉的分支；骶尾区则来自臀上、下动脉等的分支。各动脉均有伴行静脉。

二、深 筋 膜

项区的深筋膜分为浅、深两层，包裹斜方肌，属颈封套筋膜之一部。浅层覆盖在斜方肌表面，深层在该肌的深面，称项筋膜。胸背区和腰区的深筋膜也分浅、深两层。浅层很薄，位于斜方肌和背阔肌的表面；深层较厚，称胸腰筋膜。骶尾区的深筋膜较薄弱，与骶骨背面的骨膜相愈着。

（一）项筋膜

项筋膜 nuchal fascia 位于斜方肌深面，包裹夹肌和半棘肌，上方附于上项线，内侧附于项韧带，向下移行为胸腰筋膜后层。

（二）胸腰筋膜

胸腰筋膜 thoracolumbar fascia 在胸背区较为薄弱，覆于竖脊肌表面，向上续项筋膜，内侧附于胸椎棘突和棘上韧带，外侧附于肋角。向下至腰区增厚，并分为浅、中、深三层（图6-3）。浅层覆于竖脊肌的后面，与背阔肌和下后锯肌的腱膜愈着，向下附于髂嵴和骶外侧嵴，内侧附于腰椎棘突和棘上韧带，外侧在竖脊肌外侧缘与中层愈合，形成竖脊肌鞘；中层位于竖脊肌与腰方肌之间，内侧附于腰椎横突尖和横突间韧带，外侧在腰方肌外侧缘与前层愈合，形成腰方肌鞘，并作为腹横肌起始部的腱膜，向上附于第 12 肋下缘，向下附着于髂嵴。中层上部张于第 12 肋与第 1 腰椎横突之间的部分，增厚形成**腰肋韧带** lumbocostal ligament。肾手术时，切断此韧带可加大第 12 肋的活动度，便于显露肾；深层位于腰方肌前面，又称腰方肌筋膜，内侧附于腰椎横突尖，向下附于髂腰韧带和髂嵴后份，向上增厚形成内、外侧弓状韧带（图6-3）。

由于项部和腰部活动度较大，在剧烈活动中，项筋膜和胸腰筋膜常易扭伤，尤其是腰部的胸腰筋膜损伤更为多见，是腰腿痛的原因之一。

三、肌 层

由背肌和部分腹肌组成（图6-2、图6-3）。由浅入深大致分为四层：第 1 层有斜方肌、背阔肌和腹外斜肌后部；第 2 层有夹肌、肩胛提肌、菱形肌、上后锯肌、下后锯肌和腹内斜肌后部；第 3 层有竖脊肌和腹横肌后部；第 4 层有枕下肌、横突间肌和横突棘肌等。

背阔肌 latissimus dorsi　是位于胸背区下部和腰区浅层较宽大的扁肌，该肌由胸背神经支配。血液供应主要来自胸背动脉、节段性的肋间后动脉和腰动脉的分支。以肩胛线为界，

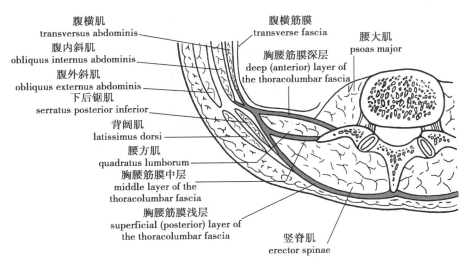

图6-3 胸腰筋膜(水平面)

线的外侧主要由胸背动脉的分支供应,线的内侧则由节段性的肋间后动脉和腰动脉供应。

斜方肌 trapezius 是位于项区和胸背区上部的扁肌,宽大且血供丰富,该肌由副神经支配。血液供应主要来自颈浅动脉和肩胛背动脉,其次来自枕动脉和肋间后动脉。此肌可供作肌瓣或肌皮瓣移植。

听诊三角 triangle of auscultation 又称肩胛旁三角,是位于斜方肌的外下方,肩胛骨下角内侧的一肌间隙。其内上界为斜方肌的外下缘,外侧界为肩胛骨脊柱缘,下界为背阔肌上缘(图6-2)。三角的底为薄层脂肪组织、深筋膜和第6肋间隙,表面覆以皮肤和浅筋膜,是背部听诊呼吸音最清楚的部位。当肩胛骨向前、外移位时,该三角的范围扩大。

夹肌 splenius 和**半棘肌** semispinalis 位于斜方肌深面。半棘肌在颈椎棘突的两侧。夹肌在半棘肌的后外方(图6-2)。两肌上部的深面为枕下三角。

枕下三角 suboccipital triangle 位于枕下、项区上部深层,是由枕下肌围成的三角(图6-4)。其内上界为头后大直肌,外上界为头上斜肌,外下界为头下斜肌。三角的底为寰枕后膜和寰椎后弓,浅面借致密结缔组织与夹肌和半棘肌相贴,枕大神经行于其间。三角内有枕下神经和椎动脉通过。椎动脉穿寰椎横突孔后转向内侧,行于寰椎后弓上面的椎动脉沟内,再穿寰枕后膜进入椎管,最后经枕骨大孔入颅。

枕下神经是第1颈神经的后支,在椎动脉与寰椎后弓间穿出,行经枕下三角,支配枕下肌(图6-4)。

竖脊肌 erector spinae 是背肌中最长的肌,纵列于脊柱全部棘突的两侧。下起自骶骨背面,向上至枕骨和颞骨,由脊神经后支支配。在腰区,该肌两侧有腰上三角和腰下三角(图6-5)。

腰上三角 superior lumbar triangle 位于背阔肌深面,第12肋的下方。三角的内侧界为竖脊肌外侧缘,外下界为腹内斜肌后缘,上界为第12肋。有时,由于下后锯肌在第12肋的附着处与腹内斜肌后缘相距较近,则下后锯肌也参与构成一个边,共同围成一个四边形的间隙。三角的底为腹横肌起始部的腱膜,腱膜深面有3条与第12肋平行排列的神经。自上而下为**肋下神经** subcostal nerve、**髂腹下神经** iliohypogastric nerve 和**髂腹股沟神经** ilioinguinal nerve(图6-5)。腱膜的前方有肾和腰方肌。腰上三角是腹后壁薄弱区之一,腹

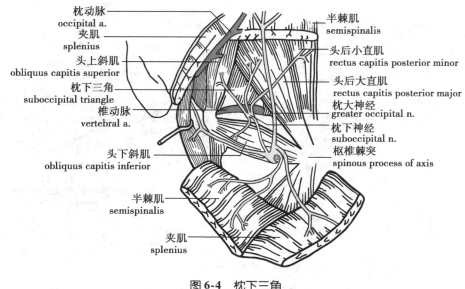

图 6-4　枕下三角

图中标注（自上而下、由左至右）：

枕动脉 occipital a.
夹肌 splenius
头上斜肌 obliquus capitis superior
枕下三角 suboccipital triangle
椎动脉 vertebral a.
头下斜肌 obliquus capitis inferior
半棘肌 semispinalis
夹肌 splenius
半棘肌 semispinalis
头后小直肌 rectus capitis posterior minor
头后大直肌 rectus capitis posterior major
枕大神经 greater occipital n.
枕下神经 suboccipital n.
枢椎棘突 spinous process of axis

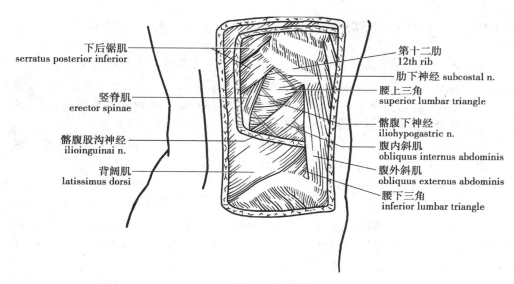

图 6-5　腰上三角和腰下三角

图中标注：

下后锯肌 serratus posterior inferior
竖脊肌 erector spinae
髂腹股沟神经 ilioinguinai n.
背阔肌 latissimus dorsi
第十二肋 12th rib
肋下神经 subcostal n.
腰上三角 superior lumbar triangle
髂腹下神经 iliohypogastric n.
腹内斜肌 obliquus internus abdominis
腹外斜肌 obliquus externus abdominis
腰下三角 inferior lumbar triangle

腔器官经此三角向后突出，形成腰疝。肾周围脓肿时，可在此处切开引流。肾脏手术腹膜外入路也必经此三角，当切开腱膜时，应注意保护上述 3 条神经。第 12 肋前方与胸膜腔相邻，为扩大手术视野，常需切断腰肋韧带，将第 12 肋上提。此时，应注意保护好胸膜，以免损伤造成气胸。

腰下三角 inferior lumbar triangle　位于腰区下部，腰上三角的外下方。由髂嵴、腹外斜肌后缘和背阔肌前下缘围成。三角的底为腹内斜肌，表面仅覆以皮肤和浅筋膜。此三角为腹后壁的又一薄弱区，也会发生腰疝。腰区深部脓肿也可经腰下三角出现于皮下。在右侧此三角前方与阑尾和盲肠相对应，故盲肠后位阑尾炎时，此三角区有明显压痛。

四、深部血管和神经

（一）动脉

项区主要由枕动脉、肩胛背动脉和椎动脉等供应；胸背区由肋间后动脉、胸背动脉和肩胛背动脉等供应；腰区由腰动脉和肋下动脉等供应；骶尾区由臀上、下动脉等供应。

1. **枕动脉** occipital artery　起自颈外动脉的后壁，向后上经颞骨乳突内面进入项区，在头夹肌深面、头半棘肌外侧缘穿出，越过枕下三角分出数支。本干继续向上，至上项线高度穿斜方肌与胸锁乳突肌止点之间浅出，与枕大神经伴行分布至枕部。分支中有一较大的降支，向下分布至项区诸肌，并与椎动脉和肩胛背动脉等分支相互吻合，形成动脉网。

2. **肩胛背动脉** dorsal scapular artery　起自锁骨下动脉或甲状颈干，向外侧穿过或越过臂丛，经中斜角肌前方至肩胛提肌深面，与同名神经伴行向内下，在菱形肌深面下行，分布至项、背肌和肩带肌，并参与形成肩胛动脉网。有时肩胛背动脉与颈浅动脉共干起自甲状颈干，称**颈横动脉** transverse cervical artery，穿臂丛，沿中、后斜角肌表面外进，达肩胛骨上角。

3. **椎动脉** vertebral artery　起自锁骨下动脉第 1 段，沿前斜角肌内侧上行，穿第 6～1 颈椎横突孔，继经枕下三角入颅。按其行程可分四段（图 6-7，图 6-8）：第一段自起始处至入第六颈椎横突孔；第二段穿经上 6 个颈椎横突孔；第三段经枕下三角和枕骨大孔入颅；第四段为颅内段。

椎动脉旁有丰富的交感神经丛，椎动脉周围有丰富的静脉丛，向下汇成椎静脉。当颈椎骨质增生、枕下三角内的枕下肌痉挛等因素，导致第二段椎动脉受压，引起脑供血不足而出现一系列临床症状，称椎动脉型颈椎病。

（二）静脉

脊柱区的深部静脉与动脉伴行。项区的静脉汇入椎静脉、颈内静脉或锁骨下静脉；胸背区的静脉经肋间后静脉汇入奇静脉，部分汇入锁骨下静脉或腋静脉；腰区的静脉经腰静脉汇入下腔静脉；骶尾区的静脉经臀区的静脉汇入髂内静脉。脊柱区的深静脉可通过椎静脉丛，广泛与椎管内外、颅内以及盆部等处的深静脉相交通。

（三）神经

脊柱区的神经主要来自 31 对脊神经后支、副神经、胸背神经和肩胛背神经。

1. **脊神经后支** posterior rami of spinal nerves　自椎间孔处由脊神经分出后，绕上关节突外侧向后行，至相邻横突间分为内侧支和外侧支。内侧支向内下至棘突附近，外侧支行向后外。颈神经后支分布至项部皮肤和深层肌肉；胸神经后支分布至胸背区皮肤和深层肌；腰神经后支分布至腰区、臀区的皮肤和深层肌；骶、尾神经后支主要分布至骶骨背面和臀区的皮肤。脊神经后支呈现明显的节段性分布，故手术中横断背深肌时，不会引起肌肉瘫痪。腰神经后支的损伤较为多见，是导致腰腿痛的常见原因之一。

腰神经后支分出后向后行，经骨纤维孔至横突间肌内侧缘分为内侧支（也称后内侧支）和外侧支（后外侧支）。后内侧支在下位椎骨上关节突根部的外侧斜向后下，经骨纤维管至椎弓板后面转向下行，分布至背深肌和脊柱的关节突关节等。第 5 腰神经后内侧支经腰椎下关节突的下方，向内下行。后外侧支在下位横突背面进入竖脊肌，然后在肌的不同部位穿胸腰筋膜浅出，斜向外下行。第 1～3 腰神经的后外侧支参与组成**臀上皮神经**，跨越髂嵴后部达臀区上部。有时由于外伤等因素，致使腰神经炎，可引起腰腿痛。腰部横突间韧带较发达，呈膜状，内下方有腰神经后支通过。该韧带增生肥厚时，可压迫该神经，是腰腿痛常见的椎管外病因之一。

骨纤维孔 osseofibrous foramen　又称脊神经后支骨纤维孔。该孔位于椎间孔的后外方，开口向后，与椎间孔的方向垂直。其上外侧界为横突间韧带的内侧缘，下界为下位椎骨横突的上缘，内侧界为下位椎骨上关节突的外侧缘。骨纤维孔的体表投影相当于同序数腰椎棘突外侧的下述两点的连线上：上位点在第 1 腰椎平面后正中线外侧 2.3cm，下位点在第 5 腰椎平面后正中线外侧 3.2cm。骨纤维孔内有腰神经后支通过。

骨纤维管 osseofibrous canal　又称腰神经后内侧支骨纤维管。该管位于腰椎乳突（上关节突后方的突起）与副突（横突根部后方的小突起）间的骨沟处，自外上斜向内下，由前、后、上、下四壁构成。前壁为乳突副突间沟，后壁为上关节突副突韧带，上壁为乳突，下壁为副突。管的前、上、下壁为骨质，后壁为韧带，故称为骨纤维管。但有时后壁韧带骨化，则形成完全的骨管。骨纤维管的体表投影在同序数腰椎棘突下方的两点连线上：上位点在第 1 腰椎平面后正中线外侧约 2.1cm，下位点在第 5 腰椎平面后正中线外侧约 2.5cm。骨纤维管内有腰神经后内侧支通过。

从上述可见，腰神经后支及其分出的后内侧支和后外侧支在各自的行程中，都分别经过骨纤维孔、骨纤维管或穿胸腰筋膜裂隙。在正常情况下，这些孔、管或裂隙有保护通过其内的血管、神经的作用，但由于孔道细小，周围结构坚韧而缺乏弹性，且腰部活动度大，故在病理情况下，这些孔道会变形、变窄，压迫通过的血管和神经，而导致腰腿痛。

2. **副神经** accessory nerve　自胸锁乳突肌后缘中、上 1/3 交点处斜向下外，经颈外侧三角至斜方肌前缘中、下 1/3 交点处（或斜方肌前缘附着锁骨处以上 2 横指）深面进入该肌，分支支配胸锁乳突肌和斜方肌（图 6-2）。

3. **胸背神经** thoracodorsal nerve　起自臂丛后束，与同名动脉伴行，沿肩胛骨外侧缘下行，支配背阔肌。

4. **肩胛背神经** dorsal scapular nerve　起自臂丛锁骨上部，穿中斜角肌向外下至肩胛提肌深面，继沿肩胛骨内侧缘下行，与肩胛背动脉伴行，支配肩胛提肌和菱形肌（图 6-2）。

五、椎管及其内容物

（一）椎管

椎管 vertebral canal　是由游离椎骨的椎孔和骶骨的骶管与椎骨之间的骨连结共同连成的骨纤维性管道，上通过枕骨大孔与颅腔相通，下达骶管裂孔而终。其内容物有脊髓、脊髓被膜、脊神经根、血管及结缔组织等。

1. **椎管壁的构成**　椎管前壁由椎体后面、椎间盘后缘和后纵韧带构成；后壁为椎弓板、黄韧带和关节突关节；两侧壁为椎弓根和椎间孔。而椎管骶段由融合的骶椎椎孔连成，所以是骨性管道。构成椎管壁的任何结构发生病变，如椎骨骨质增生、椎间盘突出以及黄韧带肥厚等因素，均可使椎管腔变形或变狭窄，压迫其内容物而引起一系列症状。

寰枢关节 atlantoaxial joint　寰枢关节包括寰枢外侧关节和寰枢正中关节。寰枢外侧关节由寰椎下关节面与枢椎上关节面构成，关节囊和周围韧带松弛，在一定限度内允许有较大范围的运动；寰枢正中关节位于齿突前、后，前方由齿突与前弓的关节面组成，后方由齿突与寰椎横韧带间的滑膜囊组成。**寰椎横韧带** transverse ligament of atlas 张于寰椎侧块的内侧面，将寰椎的椎孔分为前、后二部。前部容纳齿突，后部容纳脊髓及其被膜。寰椎横韧带中部向上、下各发出一纵行纤维束，分别附着于枕骨大孔前缘和枢椎椎体的后面，纵、横纤维共同构成**寰椎十字韧带** cruciform ligament of atlas(图6-6),有限制齿突后移的作用。一旦寰椎十字韧带损伤,齿突后移,压迫脊髓,便有生命危险。

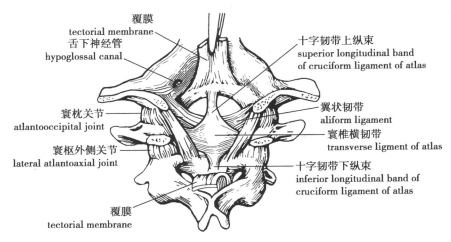

图6-6 寰椎十字韧带和翼状韧带

第3~7颈椎椎体上面的外侧缘有明显向上的嵴样突起,称**椎体钩** uncus of vertebral body 或钩突;椎体下面外侧缘的相应部位有呈斜坡样的**唇缘**,两者共同参与组成**钩椎关节**(图6-7),又称 **Luschka 关节**。椎体钩限制上一椎体向两侧移位,增加颈椎椎体间的稳定性,并防止椎间盘向外后方脱位。正常情况下,位于下颈段的第5~7颈椎的椎体钩受力最大。椎体钩外侧为椎动、静脉及其周围的交感神经丛,后方有颈段脊髓,后外侧部参与构成颈椎间孔的前壁(图6-7、图6-8)。故椎体钩发生不同方向的骨质增生会分别压迫上述结构,是导致颈椎病的重要因素。

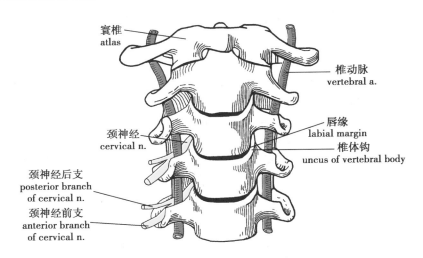

图6-7 颈部钩椎关节及其毗邻

相邻颈椎椎弓根上、下切迹围成**颈椎间孔** intervertebral foramen,也是骨纤维性管道。其前内侧壁为椎体钩、椎间盘和椎体的下部;后外侧壁为关节突关节。颈椎的椎体钩、横突和关节突构成骨性的复合体,颈脊神经和椎动脉等在此通过。复合体的任何组成结构的病变均可压迫颈脊神经和血管(图6-8)。

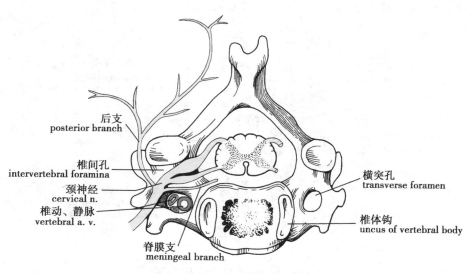

后支
posterior branch

椎间孔
intervertebral foramina

颈神经
cervical n.

椎动、静脉
vertebral a. v.

脊膜支
meningeal branch

横突孔
transverse foramen

椎体钩
uncus of vertebral body

图6-8　颈椎间孔及脊神经分支

　　颈椎横突根部有**横突孔** transverse foramen,孔内有椎动脉、椎静脉和交感神经丛。横突末端分为横突前、后结节,结节间有颈神经前支通过(图6-8)。第6颈椎横突前结节前方有颈总动脉。前结节在发生上是肋骨的遗迹,有时第7颈椎横突前结节特别长而肥大,形成颈肋,可伸达斜角肌间隙或第1肋上面,压迫臂丛、锁骨下动脉和锁骨下静脉,产生严重的临床症状。

　　后纵韧带 posterior longitudinal ligament　位于椎体和椎间盘后方正中线上,上自枢椎,下至骶骨,窄细而坚韧,与椎体上、下缘和椎间盘连结紧密,有防止椎间盘向后突出和限制脊柱过度前屈的作用。由于此韧带窄细,椎间盘纤维环的后外侧部又相对较为薄弱,故后外侧是椎间盘突出的好发部位。后纵韧带可能骨化或肥厚,向后压迫脊髓。

　　椎间盘 intervertebral discs　位于相邻两椎体间,共23个,自第2颈椎起向下至第1骶椎。当第2颈椎体与齿突骨化愈合后,偶有椎间盘的遗迹,X线片上呈透明线状。应与骨折线相鉴别。椎间盘由髓核、纤维环和上、下软骨板构成。上、下软骨板紧贴椎体上、下面;纤维环为围绕于髓核周围的纤维软骨,其前份较厚,后外侧份较薄;髓核呈胶状,位于纤维环的中央偏后。椎间盘富于弹性,可缓冲外力对脊柱和颅的震荡。

　　黄韧带 ligamenta flava　又称**弓间韧带**,是连于相邻两椎弓板之间的弹性纤维组织,参与围成椎管的后壁和神经根管的后外侧壁。其厚度和宽度在脊柱的不同部位有所差异:颈段薄而宽,胸段窄而稍厚,腰段最厚。腰穿或硬膜外麻醉,需穿经此韧带才可达椎管。两侧黄韧带间在中线处有一窄隙,有小静脉穿过。随年龄增长,黄韧带可出现退变,增生肥厚,以腰段为多见,可导致腰椎管狭窄,压迫马尾和腰脊神经根,引起腰腿痛。

　　2. **椎管腔的形态**　在横断面上,各段椎管腔的形态和大小不完全相同。颈段上部近枕骨大孔处近似圆形,往下逐渐演变为三角形,矢径短,横径长;胸段大致呈椭圆形;腰段上、中部由椭圆形逐渐演变为三角形;腰段下部椎管的外侧部逐渐出现侧隐窝(图6-14),使椎管呈三叶形,老年人更为明显;骶管呈扁三角形。由于下腰脊神经根行于腰椎管的侧隐窝和椎间盘与黄韧带间的盘黄间隙内,故腰椎间盘突出、黄韧带肥厚、关节突关节退变和椎体后缘骨质增生等引起侧隐窝或盘黄间隙狭窄的因素,均可压迫腰脊神经根,造成腰腿痛。椎管以第4～6胸椎段最为狭小,颈段以第7颈椎、腰段以第4腰椎水平较小。

(二) 椎管内容物

1. 脊髓被膜和脊膜腔

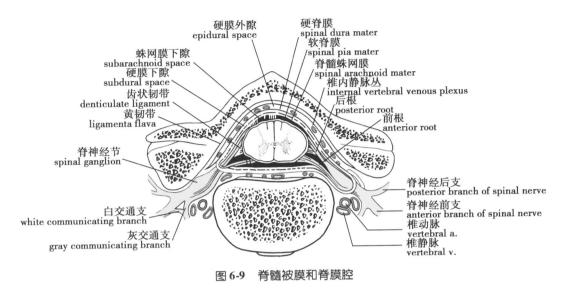

图 6-9　脊髓被膜和脊膜腔

(1) **脊髓被膜**:椎管内有脊髓及其被膜等结构(图 6-9)。脊髓上端平枕骨大孔与延髓相连,下端逐渐变细称**脊髓圆锥** conus medullaris,终于 1 腰椎下缘(小儿平第 3 腰椎),向下延为无神经组织的**终丝** filum terminale 附于尾骨背面。脊髓表面被覆三层被膜,由外向内为**硬脊膜** spinal dura mater、**脊髓蛛网膜** spinal arachnoid mater 和**软脊膜** spinal pia mater。硬脊膜由致密结缔组织构成,厚而坚韧,呈囊状包裹脊髓。上端附于枕骨大孔边缘,与硬脑膜相续。下部在平第 2 骶椎高度形成一盲端包裹终丝,末端附于尾骨。硬脊膜囊内有脊髓、脊神经根和马尾。每对脊神经根穿硬脊膜囊时被其紧密包被,并延续形成神经外膜,与椎间孔周围的结缔组织紧密相连,起固定作用。脊髓蛛网膜为半透明的薄膜,位于硬脊膜与软脊膜之间,向上与脑蛛网膜相续,向下平第 2 骶椎高度成一盲端。此膜发出许多结缔组织小梁与软脊膜相连。软脊膜柔软而富有血管,紧贴脊髓表面,并深入脊髓的沟裂中,至脊髓下端形成终丝,软脊膜在脊髓两侧脊神经前、后根之间增厚并向外突,形成齿状韧带。

齿状韧带 denticulate ligament　为软脊膜向两侧伸出的三角形的弹性膜,呈额

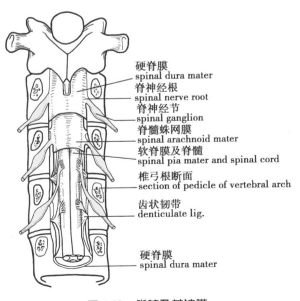

图 6-10　脊髓及其被膜

状位,介于脊神经前、后根之间(图6-10)。其外侧缘形成三角形齿尖,与硬脊膜相连。齿状韧带的附着部位不一,在颈段位于上、下两神经根穿硬脊膜之间,胸部以下则不很规则。齿状韧带具有维持脊髓正常位置的作用。

(2)脊髓被膜相关的腔隙:脊髓被膜的各层间及硬脊膜与椎管骨膜间均存在腔隙,由外向内依次有**硬膜外隙** epidural space、**硬膜下隙** subdural space 和**蛛网膜下隙** subarachnoid space(图6-9)。硬膜外隙位于椎管骨膜与硬脊膜之间的窄隙,其内填有脂肪、椎内静脉丛、窦椎神经和淋巴管等,并有脊神经根及其伴行血管通过(图6-11、图6-12),正常时呈负压。此隙上端起自枕骨大孔,下端终于骶管裂孔。由于硬脊膜紧密附着于枕骨大孔边缘,故此隙不通颅内。临床上进行硬膜外麻醉时,即将药物注入硬膜外隙内,以阻滞脊神经根的传导;硬膜下隙是位于硬脊膜与脊髓蛛网膜之间的潜在性间隙;蛛网膜下隙是脊髓蛛网膜与软脊膜之间的间隙,其内充满脑脊液,向上与脑蛛网膜下隙相通,向下在第1腰椎至第2骶椎高度扩大,称**终池** terminal cistern。终池内无脊髓,只有腰、骶神经根形成的**马尾** cauda equina

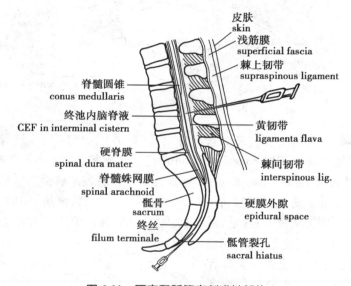

图6-11　腰穿和骶管穿刺进针部位

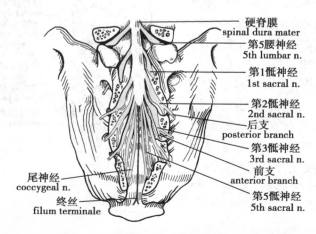

图6-12　骶神经根

和软脊膜向下延伸形成的**终丝** filum terminale。因此,临床上常在第3、4或第4、5腰椎棘突之间进行腰椎穿刺,以抽取脑脊液或进行麻醉而不会损伤脊髓。

2. **椎静脉丛** vertebral venous plexus 按部位可分为椎内静脉丛和椎外静脉丛(图6-13)。**椎内静脉丛** internal vertebral venous plexus,密布于硬膜外隙内,上自枕骨大孔,下达骶骨尖端,贯穿于椎管全长。**椎外静脉丛** external vertebral venous plexus 位于脊柱外面,在椎体前方和椎弓及其突起的后方较为丰富。在寰椎与枕骨之间十分发达,称**枕下静脉丛** suboccipital venous plexus。椎内、外静脉丛互相吻合沟通,无瓣膜,收集脊柱、脊髓及邻近诸肌的静脉血,分别汇入椎静脉、肋间后静脉、腰静脉和骶外侧静脉等,向上与颅内的枕窦和乙状窦等硬脑膜静脉窦相交通,向下与盆腔等部位的静脉广泛吻合。因此,椎静脉丛是沟通上、下腔静脉系和颅内、外静脉的重要通道。当盆、腹、胸腔等部位的器官发生感染、肿瘤或寄生虫病时,可经椎静脉丛侵入颅内或其他远位器官。

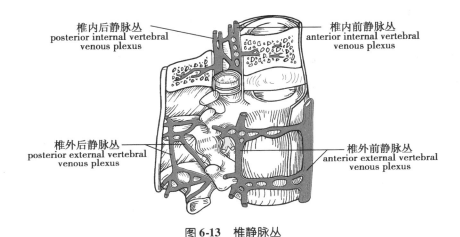

图6-13 椎静脉丛

3. **脊神经根**

(1) **行程和分段**:脊神经根丝离开脊髓后,即横行或斜行于蛛网膜下隙,汇成脊神经前根和后根,穿蛛网膜囊和硬脊膜囊,行于硬膜外隙中。脊神经根在硬脊膜囊以内的一段,为蛛网膜下隙段;穿出硬脊膜囊的一段,为硬膜外隙段。

(2) **与脊髓被膜的关系**:脊神经根离开脊髓时被覆以软脊膜,当穿脊髓蛛网膜和硬膜时,便带出此二膜,形成蛛网膜鞘和硬脊膜鞘。此三层被膜向外达椎间孔处,逐渐与脊神经外膜、神经束膜和神经内膜相延续。蛛网膜下隙可在神经根周围向外侧延伸,至神经节近端附近逐渐封闭消失。有时可继续沿神经根延伸,如果此时进行脊柱旁注射时,药液就可能由此进入蛛网膜下隙的脑脊液内。

(3) **与椎间孔和椎间盘的关系**:脊神经根的硬膜外段较短,借硬脊膜鞘紧密连于椎间孔周围,以固定硬脊膜囊和保护鞘内的神经根不受牵拉。此段在椎间孔处最易受压。椎间孔的上、下壁为椎弓根的椎骨上、下切迹,前壁为椎间盘和椎体,后壁为关节突关节和黄韧带。颈部的椎间孔呈水平位,长约1.2cm;下腰部的脊神经根先在椎管的侧隐窝内斜向下方走行一段距离后,才紧贴椎间孔的上半出孔(图6-14)。临床上有时将包括椎间孔在内的脊神经根通道称为**椎间管**或**神经根管**。椎间盘突出、椎体边缘或关节突骨质增生是造成椎间管狭窄,压迫脊神经根的最常见原因。

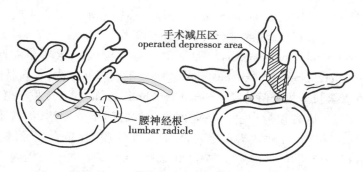

图 6-14　腰椎管侧隐窝狭窄使神经根受压

椎间盘突出时,为了减轻受压脊神经根的刺激,患者常常处于强迫的脊柱侧凸体位。此时,脊柱侧凸的方向,取决于椎间盘突出的部位与受压脊神经根的关系。当椎间盘突出从内侧压迫脊神经根时,脊柱将弯向患侧;如果椎间盘突出从外侧压迫脊神经根时,脊柱将弯向健侧。有时,椎间盘突出患者会出现左右交替性脊柱侧凸现象,其原因可能是突出椎间盘组织的顶点正巧压迫脊神经根。无论脊柱侧凸弯向何方,均可暂时缓解突出椎间盘对脊神经根的压迫(图 6-15)。

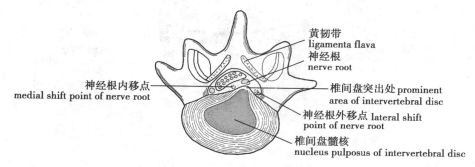

图 6-15　椎间盘突出与交替性脊柱侧突

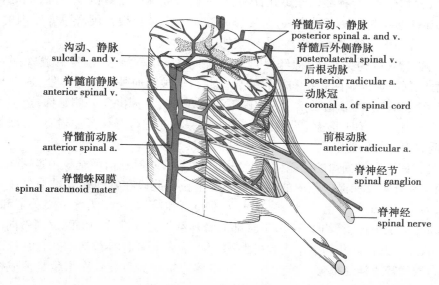

图 6-16　脊髓的血管

4. 脊髓的血管和窦椎神经

（1）**动脉**：有两个来源，即起自椎动脉的脊髓前、后动脉和起自节段性的动脉（如肋间后动脉等）的根动脉（图6-16、图6-17、图6-18）。

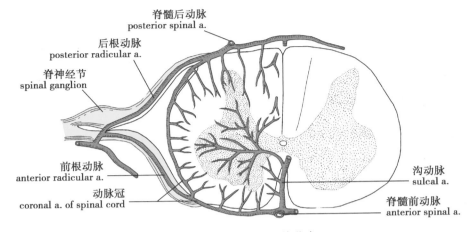

脊髓后动脉
posterior spinal a.

后根动脉
posterior radicular a.

脊神经节
spinal ganglion

前根动脉
anterior radicular a.

动脉冠
coronal a. of spinal cord

沟动脉
sulcal a.

脊髓前动脉
anterior spinal a.

图6-17 脊髓内部动脉的分布

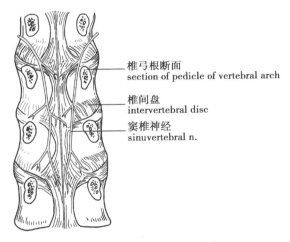

椎弓根断面
section of pedicle of vertebral arch

椎间盘
intervertebral disc

窦椎神经
sinuvertebral n.

图6-18 窦椎神经及其分布

1）**脊髓前动脉** anterior spinal artery：起自椎动脉颅内段，在延髓腹侧下降，并向中线靠拢，在枕骨大孔上方合为一干，沿脊髓前正中裂下行至脊髓末端，沿途发出分支营养脊髓灰质（后角后部除外）和外侧索、前索的深部。其供应范围主要是颈1~4节，颈5以下则由节段性动脉加强和营养。脊髓前动脉在脊髓下端变细，于脊髓圆锥高度向侧方发出圆锥吻合动脉，向后与脊髓后动脉吻合。圆锥吻合动脉在脊髓动脉造影时是确定脊髓圆锥平面的标志之一。

2）**脊髓后动脉** posterior spinal artery：起自椎动脉颅内段，斜向后内下，沿脊髓后外侧沟下行，有时在下行中两动脉合为一干走行一段，沿途发出分支，互相吻合成网，营养脊髓后角的后部和后索。

3）**根动脉** radicular artery 起自节段性动脉的脊髓支。颈段主要来自椎动脉和颈升动脉等;胸段来自肋间后动脉和肋下动脉;腰段来自腰动脉;骶、尾段来自骶外侧动脉。根动脉随脊神经穿椎间孔入椎管,分为前、后根动脉和脊膜支。

前根动脉沿脊神经前根至脊髓,发出分支与脊髓前动脉吻合,并分出升、降支与相邻的前根动脉相连。前根动脉主要供应下颈节以下的脊髓腹侧2/3区域,其数量不等,少于后根动脉,较多出现在下颈节、上胸节、下胸节和上腰节,其中有两支较粗大:一支出现在颈5～8和胸1～6节,称**颈膨大动脉**(即 Lazorthes 动脉),供应颈1～胸6节的脊髓;另一支出现在胸8～12和腰1节,以胸11节为多见,称**腰骶膨大动脉**或称**大前根动脉**(也称 Adamkiewicz 动脉),主要营养胸7节以下的脊髓。在暴露肾动脉以上的降主动脉或行肋间后动脉起始部的手术时,应注意保护这些血管,以免影响脊髓的血供。在行主动脉造影时,如造影剂进入腰骶膨大动脉,可能阻断该部脊髓的血液循环,有导致截瘫的可能。

后根动脉沿脊神经后根至脊髓,与脊髓后动脉吻合,分支营养脊髓侧索的后部。在脊髓表面有连接脊髓前、后动脉,前、后根动脉和两条脊髓后动脉的环状动脉血管,称动脉冠,可发出分支营养脊髓的周边部。脊髓动脉吻合在胸4和腰1节常较缺乏,故此2段脊髓为乏血区,易发生血液循环障碍。

(2) **静脉**:脊髓表面有6条纵行静脉,行于前正中裂、后正中沟和前、后外侧沟。纵行静脉之间有许多交通支互相吻合,并穿硬脊膜与椎内静脉丛相交通。

(3) **窦椎神经** sinuvertebral nerve 也称 **Luschka 神经**,即脊神经的脊膜支。窦椎神经自脊神经干发出后,与来自椎旁交感干的交感神经纤维一起,经椎间孔返回椎管内,分布至硬脊膜、脊神经根的外膜、后纵韧带、椎管内动、静脉血管表面和椎骨骨膜等结构。窦椎神经含有丰富的感觉纤维和交感神经纤维。

(董振岭 韦立顺 许忠新)

六、临床应用要点

(一) 颈椎结构与颈椎病

颈椎病是指由于颈椎间盘退行变及其椎间关节退行变所致脊髓、神经、血管损害而出现的各种症状和体征。颈椎病依据致病的因素不同,临床上一般分为局部型颈椎病、神经根型颈椎病、脊髓型颈椎病和椎动脉型颈椎病。

1. **局部型颈椎病** 主要是由于颈椎间盘退行变,导致椎间关节失稳,纤维环受到不正常的应力,刺激纤维环以及后纵韧带上的窦椎神经,引起颈部疼痛及肌肉痉挛等,当睡眠姿势不当或保持某种体位过久时可诱发本病。

2. **神经根型颈椎病** 病理改变主要为钩椎关节及椎间关节增生、退变,而刺激或压迫神经根引起与颈神经根相一致的感觉、运动及反射障碍。主要临床表现为与神经根分布一致的呈刀割样放射性疼痛,皮肤感觉减退或过敏,病程长的病人可出现手部肌肉萎缩。

3. **脊髓型颈椎病** 主要病因是由于椎体后缘增生、颈椎退变后关节不稳、韧带向椎管内突起、皱褶等因素,导致脊髓受压而出现一系列临床症状。根据脊髓受压的部位或结构不同,其临床表现有所不同,如压迫椎体束时可手足无力,下肢肌紧张,行走不稳,手部不能作精细动作,持物易脱落等。

4. **椎动脉型颈椎病** 椎动脉的第二段行走于由第6颈椎至第1颈椎横突孔所形成的骨性孔道内,血管周围组织的病理变化将会影响到椎动脉,使其管腔狭窄、扭曲,颈椎的椎体钩骨质增生、头部过分旋转或枕下肌痉挛都可压迫椎动脉,发生供血不足而产生一系列症状和体征,如眩晕、头痛、听力障碍、视力障碍,严重时可出现肢体瘫痪等,临床上称为椎动脉型颈椎病。

(二) 椎间盘与椎间盘突出症

椎间盘位于相邻两椎体间,由髓核、纤维环和上、下软骨板构成。如果因某种原因使纤维环破裂,髓核突出压迫脊神经根,引起一系列临床症状,称椎间盘突出症。

椎间盘突出最常见于腰椎。其病因为,腰椎间盘在脊柱负荷与运动中承受的压力和张力最大,而且血液供应较少,易发生退行性变,有资料证明腰椎间盘在 20 岁后就开始发生退行性改变,随着年龄的增长而加重。此时的椎间盘的纤维环因退变而易出现裂隙,成为髓核突出的途径,因此退行性变是腰椎间盘突出症的最主要原因。

根据腰椎间盘突出的位置不同,临床上可分为四种类型:即单侧型(突出的椎间盘只在某一椎体的一侧)、双侧型(突出的椎间盘发生在同一椎体间隙的两侧,患者的双下肢可交替出现症状)、中央型(突出的椎间盘在椎管的前壁中央,马尾神经受压,出现臀区皮肤麻木、大小便和性功能障碍、双足下垂等,称马尾综合征。)和极外侧型(突出物进入神经根管,引起神经根受压的症状)。

(三) 腰椎管狭窄症

凡是引起腰椎管、侧隐窝、神经根管的骨性或纤维性结构病变产生狭窄,压迫马尾神经或神经根而出现一系列临床症状,称腰椎管狭窄症。引起腰椎管狭窄的因素有黄韧带肥厚或松弛、椎间盘退行性变脱水而纤维环膨出、关节突或椎体后缘骨质增生和后纵韧带骨化等。腰椎管狭窄症的患者主要临床表现有,间歇性跛行、下腰部疼痛、受压神经根分布区域痛觉减弱,严重时还可出现马尾神经综合征。

(四) 硬膜外隙与神经根的关系及其临床意义

硬膜外隙被脊神经根划分为前、后两隙。前隙窄小,后隙较大,内有脂肪、静脉丛和脊神经根等结构。在中线上,前隙有疏松结缔组织连于硬脊膜与后纵韧带之间,后隙内有纤维隔连于椎弓板与硬脊膜后面。这些纤维结构在颈段和上胸段出现率较高,且有时较致密,可能是导致硬膜外麻醉时出现单侧麻醉或麻醉不全的解剖学因素。

(五) 骶管内硬膜外隙和骶神经鞘的解剖特点及其临床意义

骶段硬膜外隙上大下小,前宽后窄,硬脊膜紧靠骶管后壁,间距仅为 0.10~0.15cm,故骶管麻醉时应注意入针的角度。硬脊膜囊平第 2 骶椎高度变细,裹以终丝,其前、后有结缔组织纤维索把它连于骶管前、后壁,且结合较紧,有时较致密,似有中隔作用,而且隙内充满脂肪,这可能是骶管麻醉有时也会出现单侧麻醉的解剖学原因。在骶管内,骶神经根列于硬膜外隙内,包被由硬脊膜延伸而成的神经鞘。第 1~3 骶神经鞘较厚,周围脂肪较多,这可能是有时骶神经麻醉不全的解剖学因素。据报道,骶管裂孔至终池下端的距离平均为 5.7cm。

(六) 脊髓动脉的危险区

脊髓的动脉来源一是来自脊髓前、后动脉,二是来自颈深动脉、肋间后动脉、腰动脉和骶外侧动脉、骶正中动脉的脊髓支。这些脊髓支,各随相应的脊神经进入椎间孔,称为根动脉。根动脉分为前根动脉和后根动脉,沿脊神经前、后根至脊髓。在两个来源不同的血管分布区的移行带部分,称危险区。如颈髓主要由椎动脉的分支供应,只有一小部分由颈升动脉的脊髓支供应。而胸髓上段是靠肋间后动脉的根动脉供应。假若一条或数条肋间后动脉受损伤或被结扎后,脊髓前动脉就不能供给第 1~4 胸节以足够的血液。因此,第 1~4 胸节(特别是第 4 胸节）就是危险区。第 1 腰节的腹侧面也是危险区。当这些血管受损伤时,可引起全节段脊髓缺血坏死。

（董振岭）

第三节　解 剖 操 作

一、尸位与切口

（一）尸位

尸体取俯卧位,颈下垫高,使颈部呈前屈位。

（二）切口

在背部作 5 条皮肤切口。

1. **背部中线切口**　自枕外隆突沿后正中线向下切至骶骨后面中部。

2. **枕部横切口**　自枕外隆突沿上项线向外侧切至颞骨乳突。

3. **肩部横切口**　自第 7 颈椎棘突向外侧切至肩峰,再垂直向下切至肱骨中段三角肌止点,然后向内侧环切上臂后面皮肤。

4. **背部横切口**　平肩胛骨下角,自后正中线向外侧直到腋后线。

5. **髂嵴弓形切口**　自骶骨后面中部向外上方沿髂嵴作弓状切口至腋后线（此切口不可太深,以免损伤由竖脊肌外侧缘浅出,在浅筋膜中跨髂嵴行向臀部的臀上皮神经）。

这 5 条切口将背部两侧的皮肤分为上、中、下 3 片。

二、层 次 解 剖

（一）解剖浅层结构

将 3 片皮肤自正中线剥离翻向两侧。上片翻至显露斜方肌的外侧缘为止;中片和下片翻至腋后线为止。在清除浅筋膜的同时,并解剖、观察浅筋膜中的皮神经和浅血管（图 6-2）。

1. **解剖皮神经和浅血管**　在背部正中线两侧的浅筋膜中,寻找从深筋膜穿出的脊神经后支的皮支及其伴随的细小的肋间后血管的穿支。在背上部,胸神经后支靠棘突处穿出;在下部,胸神经后支在肋角处穿出。第 1～3 腰神经后支从竖脊肌外侧缘浅出,越髂嵴至臀部,形成臀上皮神经,有细小的腰动脉分支伴行,可于髂嵴稍上方寻找。第 2 胸神经后支的皮支最长,可平肩胛冈寻找辨认。在枕外隆突外侧 2～3cm 处,斜方肌的枕骨起始部解剖出枕大神经和其伴行的枕动脉。

2. **清除残余的浅筋膜,暴露深筋膜。**

（二）解剖深层结构

1. **解剖背部深筋膜浅层**　背部深筋膜浅层包裹背阔肌和斜方肌。在棘突、肩胛冈、肩峰和髂嵴等部位,深筋膜与骨面附着。清除背阔肌和斜方肌表面的深筋膜,修洁背阔肌和斜方肌,观察两肌的起止和纤维走行。在修洁肌肉时,要使肌纤维紧张,沿肌纤维方向清除深筋膜。在项部,清除斜方肌外侧缘时,要注意不能再向外剥离,以免损伤副神经和颈丛的分支。在胸背部修洁背阔肌时,注意保留作为背阔肌起始部的腱膜——胸腰筋膜。在腰部外侧,背阔肌的前方,修出腹外斜肌的后缘。

2. **观察背浅肌及浅部肌形成的三角**　观察斜方肌和背阔肌（图 6-2）。斜方肌为三角形阔肌,起自上项线、枕外隆凸、项韧带、第7颈椎棘突和全部胸椎棘突,止于肩胛冈、肩峰和锁骨。背阔肌起自下6个胸椎棘突、全部腰椎棘突、骶正中嵴和髂嵴后部,止于肱骨小结节嵴。在斜方肌的外下缘、背阔肌的上缘和肩胛冈的脊柱缘之间,找到听诊三角。在背阔肌的外下缘、髂嵴和腹外斜肌的后缘之间,找到腰下三角,其深面是腹内斜肌(图6-5)。

3. 解剖斜方肌和背阔肌

(1)解剖斜方肌:在斜方肌上端横行切断其在枕骨上的起点,注意保留枕大神经和枕动脉。再沿正中线外侧约2cm处轻轻纵行切断该肌起点并向外侧翻起,直至肩胛冈的止点。注意不要伤及其深面的菱形肌。翻开斜方肌后,在该肌外上缘深面、肩胛提肌浅面寻找副神经及与其伴行的颈横动脉深支肩胛背动脉,清除其周围的结缔组织,保留神经和小动脉。

(2)解剖背阔肌:在第12肋附近。从背阔肌的外下缘紧贴其深面插入刀柄,向内上方钝性分离该肌,再沿背阔肌的肌性部分与腱膜的移行线外侧1cm处,纵行切开背阔肌,将切断的上、下肌瓣分别向上、下翻开,观察并切断背阔肌在下位3~4肋和肩胛骨下角背面的起点。在分离、切断背阔肌时,注意其深面的下后锯肌,在接近腋区时可见胸背神经、胸背动脉和静脉,观察并清理。

4. 观察背浅肌深层和腰上三角

(1)解剖并观察背浅层肌深层:背浅层肌深层包括肩胛提肌、菱形肌、上后锯肌和下后锯肌(图6-2)。肩胛骨上方和内侧修洁肩胛提肌和菱形肌,肩胛提肌起自上4个颈椎横突,止于肩胛骨上角;菱形肌起自第6颈椎至第4胸椎棘突,止于肩胛骨脊柱缘。沿正中线外侧1cm处,纵行切断菱形肌,并将其翻向外侧,可见位于第7颈椎至第2或3胸椎棘突和第2~5肋之间的上后锯肌,观察并修洁位于肩胛提肌和菱形肌深面的肩胛背神经和血管。沿正中线外侧1cm处切断上后锯肌,翻向外侧,显露属于背深肌的夹肌。在胸背部和腰部移行处修洁很薄的下后锯肌,它起自第11~12胸椎及第1~2腰椎棘突,止于第9~12肋。沿背阔肌的切断线切开下后锯肌,翻向外侧,观察其肋骨的止点。

(2)观察腰上三角(图6-5):在下后锯肌下缘、竖脊肌外侧缘和腹内斜肌后缘观察腰上三角。当下后锯肌与腹内斜肌在第12肋的附着点未接触时,第12肋也参与构成一边,则成四边形区域。腰上三角的表面由背阔肌覆盖,深面是腹横肌腱膜,腹横肌深面有肋下神经、髂腹下神经和髂腹股沟神经斜向外下穿行。腹膜后脓肿常从此突出,也是腰区的肾手术入路。

5. 解剖背深筋膜深层

(1)切除项筋膜,并修洁夹肌。

(2)解剖并观察胸腰筋膜:胸腰筋膜在腰区特别发达,覆盖竖脊肌,并分为3层。沿竖脊肌的中线,纵行切开胸腰筋膜后层,翻向两侧,显露竖脊肌;将竖脊肌拉向内侧,观察深面分隔竖脊肌和腰方肌的胸腰筋膜中层,中层和后层在外侧会合,构成竖脊肌鞘(图6-3)。胸腰筋膜深层覆盖腰方肌的前面,可暂不解剖。

6. 解剖竖脊肌 竖脊肌纵列于脊柱的两侧,是背部深层的长肌,下方起自骶骨的背面和髂嵴的后部,向上分为3列:外侧列是髂肋肌,止于各肋;中间列为最长肌,止于椎骨的横突,上端止于乳突;内侧列为棘肌,止于椎骨的棘突。小心钝性分离竖脊肌的三列纤维。

7. 解剖枕下三角 在项部与胸背部的移行处沿中线外侧切断夹肌的起点,翻向外上方;再将其深面的半棘肌从枕骨附着部切断,翻向下方,显露枕下部,可看到枕下三角。该三角的内上界是头后大直肌,外上界是头上斜肌,外下界为头下斜肌。枕下三角内有由外侧向内侧横行的枕动脉,其下缘有枕下神经穿出,支配枕下肌(图6-4)。

8. 解剖椎管

(1) 打开椎管:使尸体的头部下垂,垫高腹部。清除各椎骨和骶骨背面所有附着的肌肉,暴露整个脊柱后面的棘突和椎弓板,保存一些脊神经的后支,留待以后观察其与脊髓和脊神经的联系。在各椎骨的关节突内侧和骶骨的骶中间嵴内侧纵行锯断椎弓板,再从上、下两端横行凿断椎管的后壁,掀起椎管后壁,观察其内面椎弓板之间的黄韧带。

(2) 观察椎管的内容物(图6-9,图6-10,图6-13):椎管壁与硬脊膜之间是硬膜外隙,小心清除隙内的脂肪和椎内静脉丛,注意观察有无纤维隔存在;沿中线纵行剪开硬脊膜,注意观察和体会硬脊膜与其深面菲薄透明的蛛网膜之间存在潜在的硬膜下隙。提起并小心剪开蛛网膜,打开蛛网膜下隙及其下端的终池,终池的下端止于第2骶椎水平,认真观察脊髓、脊髓圆锥、终丝和马尾等的结构特征。紧贴脊髓表面有软脊膜,含有丰富的血管。寻找并观察在脊髓两侧脊神经前、后根之间由软脊膜形成的齿状韧带,其尖端附着于硬脊膜。

(3) 观察脊髓的形态、位置以及与每对脊神经根相连的脊髓节段及其与椎骨的对应关系。观察终池内的终丝和马尾。最后用咬骨剪剪除几个椎间孔的后壁,认真观察椎间盘、后纵韧带、脊神经节的位置、由前、后根组成的脊神经以及脊神经分出的前支和后支等重要解剖结构。

(董振岭)

第 七 章

上 肢

第一节 概 述

【学习要点】

1. 上肢主要的体表标志及主要结构的体表投影。
2. 对比关系、提携角的解剖及临床意义。

为适应上肢灵活运动的需要,人类上肢与下肢相比,骨骼轻巧,关节囊薄而松弛,无坚韧的侧副韧带,肌肉数目多,肌形较小而细长,高度分化,运动灵巧而自如。

一、境界与分区

(一)境界

上肢通过肩部与颈部、胸部、背部相接。分别以三角肌前、后缘上份与腋前、后襞下缘中点的连线与胸、背部为界。以锁骨上缘外 1/3 和肩峰至第 7 颈椎棘突的连线与颈部分开。

(二)分区

上肢按部位可分为肩、臂、肘、前臂、腕和手部。各部又分为若干区。

二、表 面 解 剖

(一)体表标志

1. 肩部　肩峰为肩部最隆起的骨性标志,位于肩关节的上方。沿肩峰向后内,可触及肩胛冈,向前内可摸到锁骨全长。喙突位于锁骨中、外 1/3 交界处的锁骨下窝内,向后外可扪及。肱骨大结节突出于肩峰的下外。腋前、后襞为腋窝的前、后界。腋前襞主要由胸大肌下缘形成,腋后襞则由大圆肌和背阔肌下缘形成。

2. 臂部　前区可见肱二头肌形成的纵行隆起,两侧分别为肱二头肌内、外侧沟。三角肌粗隆位于臂中部的外侧。

3. 肘部　肱骨内、外上髁是肘部两侧最突出的骨性标志。外上髁的下方有桡骨头。后区最显著的隆起是尺骨鹰嘴。屈肘时,前部可触及紧张的肱二头肌肌腱。

4. 腕和手部

(1)骨性标志:桡、尺骨茎突为位于腕桡、尺侧向下的突起。尺骨茎突的近侧有尺骨头。

腕背中点外侧可触及桡骨背侧结节,又称 Lister 结节。

（2）腕横纹:腕前区有三条横纹。腕近侧纹约平尺骨头,腕中纹不恒定,腕远侧纹平对屈肌支持带近侧缘。其中点深面是掌长肌肌腱,也是正中神经入掌处。

（3）腱隆起:握拳屈腕时,腕前区有三条纵行的肌腱隆起:近中线者为掌长肌肌腱;其桡侧为桡侧腕屈肌肌腱,桡动脉位于该腱的外侧;最尺侧为尺侧腕屈肌肌腱。伸指肌肌腱在手背皮下清晰可见。

（4）手掌:有三条掌横纹:鱼际纹斜行于鱼际尺侧,近侧与腕远侧纹中点相交,深面有正中神经通过;掌中纹略斜行于掌中部,桡侧端与鱼际纹重叠;掌远纹横行,适对第 3～5 掌指关节的连线,其桡侧端稍弯向第 2 指蹼处。手掌两侧有呈鱼腹状的肌性隆起:内侧称小鱼际,外侧称鱼际,两隆起间的凹陷称掌心。

（5）解剖学"鼻烟窝":为位于手背近端外侧部的浅凹,在拇指充分外展和后伸时明显。其桡侧界为拇长展肌肌腱和拇短伸肌肌腱;尺侧界为拇长伸肌肌腱;近侧界为桡骨茎突。窝底为手舟骨和大多角骨。窝内有桡动脉通过。

（二）对比关系

在正常人体,肩峰、肱骨大结节和喙突之间形成一等腰三角形,肩关节脱位时该关系发生改变。伸肘时,尺骨鹰嘴尖端与肱骨内、外上髁处于同一水平线上;屈肘呈直角时,三者构成一等腰三角形;当肘关节脱位时,上述关系发生改变。

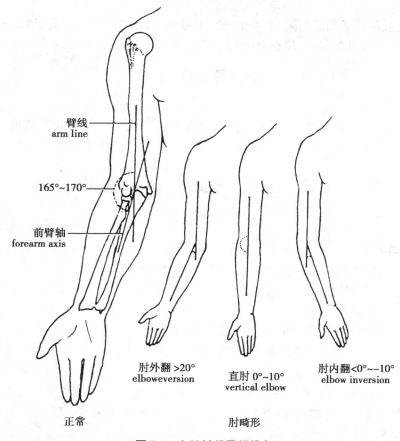

图 7-1　上肢轴线及提携角

（三）上肢的轴线及提携角

上肢轴线是经肱骨头-肱骨小头-尺骨头中心的连线。肱骨的纵轴称臂轴,尺骨的长轴称前臂轴。该二轴的延长线在肘部构成向外开放的夹角,正常时为 165°～170°。其补角为 10°～20°,称提携角(图 7-1)。

（四）体表投影

1. **上肢动脉干的投影**　上肢外展 90°,掌心向上,从锁骨中点至肘前横纹中点远侧 2cm 处的连线,为腋动脉和肱动脉的体表投影。两者以大圆肌下缘为界,大圆肌上缘以上为腋动脉,以下为肱动脉。从肘前横纹中点远侧 2cm 处,分别至桡骨茎突前方和豌豆骨桡侧的连线,为桡、尺动脉的投影(图 7-2)。

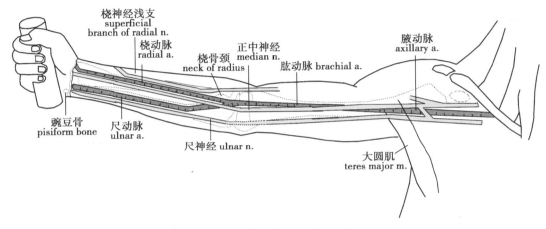

图 7-2　上肢动脉与神经干的投影

2. 上肢神经干的投影

（1）**正中神经** median n.：在臂部与肱动脉一致；在前臂为从肱骨内上髁与肱二头肌腱连线的中点至腕远侧纹中点稍外侧的连线。

（2）**尺神经** ulnar n.：自腋窝顶,经肱骨内上髁与尺骨鹰嘴间,至豌豆骨前外侧缘的连线。

（3）**桡神经** radial n.：从腋后襞下缘外端与臂交点处起,向下斜过肱骨后方,至肱骨外上髁的连线(图 7-2)。

第二节　三角肌区和肩胛区

【学习要点】

1. 三角肌区、肩胛区的层次结构特点。
2. 腋神经的行径、分支、分布。
3. 肌腱袖、肩胛动脉网的组成及临床意义。

一、三　角　肌　区

三角肌区 deltoid region 是指三角肌所在的区域。

（一）浅层结构

该区皮肤较厚,浅筋膜较致密,脂肪少,有腋神经的臂外侧上皮神经从三角肌后缘浅出,分布于该区表面的皮肤。

（二）深层结构

三角肌表面的深筋膜不发达。三角肌从前方、后方和外侧包绕肩关节。旋肱后动脉与腋神经伴行穿四边孔，绕肱骨外科颈与旋肱前动脉吻合，伴随腋神经分布至三角肌、肱骨和肩关节等。

（三）腋神经 axillary nerve

伴随旋肱后血管向后外穿四边孔。在三角肌后部的深面分为上、下二支，再分出肌支与皮支，肌支支配三角肌、小圆肌，皮支分布于三角肌表面的皮肤。

二、肩　胛　区

肩胛区 scapular region 是指肩胛骨后面的区域。

（一）浅层结构

此区皮肤较厚，浅筋膜致密，颈丛的锁骨上神经分布至该区。

（二）深层结构

肩胛冈下部深筋膜较发达，为腱质性。肌肉由上至下浅层为：斜方肌、背阔肌，深层为：冈上肌、冈下肌、小圆肌和大圆肌。肩胛骨上缘有肩胛切迹，切迹上方有肩胛上横韧带跨过，肩胛上血管和肩胛上神经分别经该韧带的浅、深面进入肩胛区至冈上、下肌（图 7-3，表 7-1）。

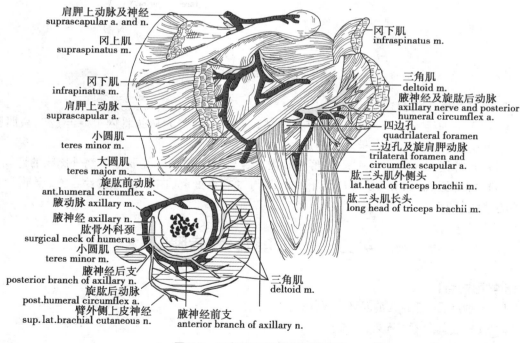

图 7-3　三角肌区及肩胛区的结构

三、肌　腱　袖

冈上肌、冈下肌、小圆肌和肩胛下肌的肌腱互相交织连结形成腱板，围绕在肩关节的前方、后方和上方，分别止于肱骨大、小结节，并与关节囊愈着，对肩关节起稳定和保护作用，称肌腱袖 myotendinous cuff,又称肩袖或旋转袖(图7-4,表7-1)。

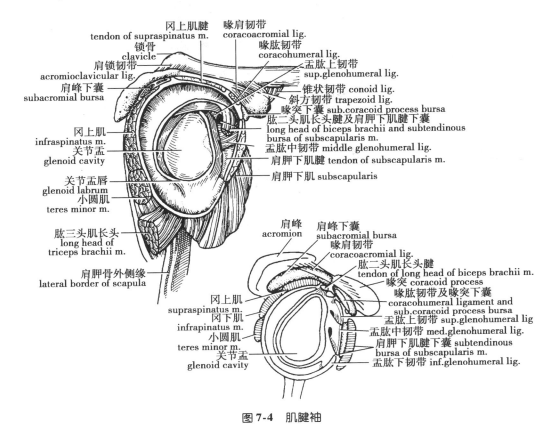

图7-4 肌腱袖

表7-1 肩部肌

名称	起点	止点	作用(肩关节运动)	神经支配
三角肌	锁骨外1/3、肩峰肩胛冈	三角肌粗隆	外展、前屈、后伸	腋神经($C_{5\sim6}$)
冈上肌	冈上窝	大结节上部	外展	肩胛上神经(C_5)
冈下肌	冈下窝	大结节中部	内收、外旋	肩胛上神经($C_{5\sim6}$)
小圆肌	冈下窝下部	大结节下部	内收、外旋	腋神经($C_{5\sim6}$)
大圆肌	肩胛骨下角背面	肱骨小结节嵴	内收、内旋、后伸	肩胛下神经($C_{5\sim6}$)
肩胛下肌	肩胛下窝	肱骨小结节	内收、内旋、后伸	肩胛下神经($C_{5\sim6}$)

四、肩胛动脉网

肩胛动脉网位于肩胛骨的周围,由三条动脉的分支相互吻合形成的动脉网:肩胛上动脉经肩胛上横韧带的浅面达冈上窝;旋肩胛动脉,为肩胛下动脉的分支,经三边孔至冈下窝;肩胛背动脉即颈横动脉的深支,沿肩胛骨内侧缘下行,分支至冈下窝。该网是肩部、上肢的重要侧支循环途径。腋动脉血流受阻时,该网可维持上肢的血供(图7-5)。

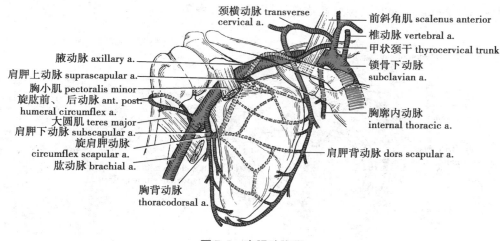

颈横动脉 transverse cervical a.

前斜角肌 scalenus anterior

椎动脉 vertebral a.

甲状颈干 thyrocervical trunk

锁骨下动脉 subclavian a.

腋动脉 axillary a.

肩胛上动脉 suprascapular a.

胸小肌 pectoralis minor

旋肱前、后动脉 ant. post. humeral circumflex a.

大圆肌 teres major

肩胛下动脉 subscapular a.

旋肩胛动脉 circumflex scapular a.

肱动脉 brachial a.

胸背动脉 thoracodorsal a.

胸廓内动脉 internal thoracic a.

肩胛背动脉 dors scapular a.

图 7-5 肩胛动脉网

五、临床应用要点

肱骨外科颈骨折或长期拄腋杖者,可损伤腋神经,致三角肌瘫痪,肩不能外展,可出现"方肩"畸形。

肩关节脱位或扭伤,常导致肌腱袖断裂或肱骨大结节骨折等。

第三节 腋   区

【学习要点】

1. 腋窝的构成、内容。

2. 三边孔、四边孔的构成、通过的结构。

3. 腋动脉的分段及各段毗邻;臂丛的分支分布、走行及临床意义。

4. 腋淋巴结的位置及临床意义。

5. 腋鞘的概念及临床意义。

腋区 axillary region 位于肩关节下方、臂上段与胸上部之间的区域。腋区也可认为是颈、胸部与上肢的过渡区。

当上肢外展时,肩关节下方出现一向上的穹隆状皮肤凹陷,其深面四棱锥体形的腔隙称为**腋窝** axillary fossa,由顶、底和四壁构成(图 7-6)。

一、腋窝的构成

(一)顶

即为腋腔的上口,向上内通颈根部,由锁骨中 1/3 段、第 1 肋和肩胛骨上缘围成。顶是颈与上肢及胸部间重要血管、神经的通道。

(二)底

由皮肤、浅筋膜和深筋膜即腋筋膜构成。皮肤较薄,成年人有腋毛,皮内含有大量皮脂腺和汗腺,少数人可有大汗腺,分泌臭味的汗液,临床称为腋臭。皮肤借纤维隔与腋筋膜相

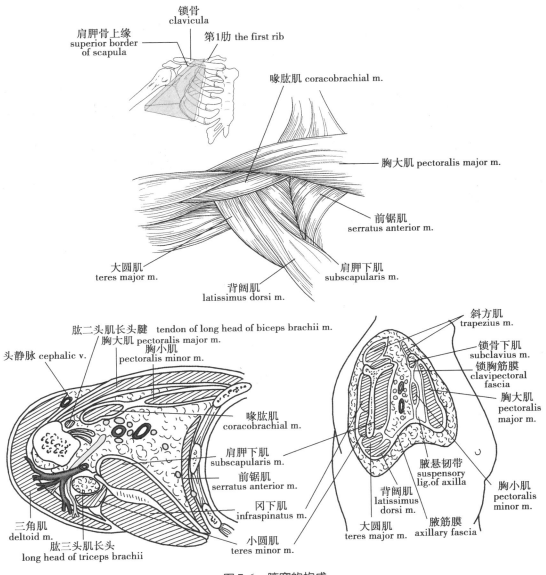

图 7-6 腋窝的构成

连,腋筋膜中央部因有皮神经、浅血管和浅淋巴管穿过而呈筛状,故又称筛状筋膜(图 7-6)。

(三) 四壁

有前、后、内侧、外侧壁。

1. 前壁 由胸大肌、胸小肌、锁骨下肌和锁胸筋膜构成。**锁胸筋膜** clavipectoral fascia 呈三角形,是张于喙突、锁骨下肌和胸小肌之间的深筋膜,有头静脉、胸肩峰血管和胸外侧神经等穿过。胸小肌下缘以下的深筋膜延续为腋筋膜,称为腋悬韧带(图 7-6)。

2. 后壁 由背阔肌、大圆肌、肩胛下肌和肩胛骨构成。后壁有肱三头肌长头和肩部肌围成的三边孔和四边孔。**三边孔** trilateral foramen 位于内侧,其上界为小圆肌和肩胛下肌,下界为大圆肌和背阔肌,外侧界为肱三头肌长头,孔内有旋肩胛血管通过。**四边孔** quadrilateral foramen 位于外侧,上界亦为小圆肌和肩胛下肌,下界为大圆肌和背阔肌,内侧界为肱三头肌

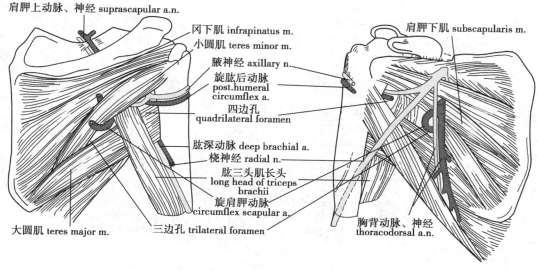

肩胛上动脉、神经 suprascapular a.n.

冈下肌 infrapinatus m.
小圆肌 teres minor m.
腋神经 axillary n.
旋肱后动脉 post.humeral circumflex a.
四边孔 quadrilateral foramen
肱深动脉 deep brachial a.
桡神经 radial n.
肱三头肌长头 long head of triceps brachii
旋肩胛动脉 circumflex scapular a.
三边孔 trilateral foramen

肩胛下肌 subscapularis m.

胸背动脉、神经 thoracodorsal a.n.

大圆肌 teres major m.

图 7-7   三边孔和四边孔

长头,外侧界为肱骨外科颈,四边孔内有腋神经和旋肱后血管通过(图 7-3,图 7-7)。

3. 内侧壁   由前锯肌、上 4 位肋骨、肋间肌及肋间隙软组织构成。

4. 外侧壁   由喙肱肌、肱二头肌长、短头和结节间沟构成。

二、腋窝的内容

腋窝的顶和颈根部相连,锁骨下动、静脉及臂丛由此进出腋窝。故腋窝内主要容纳臂丛及其分支、腋动脉及其分支、腋静脉及其属支、腋淋巴结和疏松结缔组织等(图 7-6)。

(一)腋动脉 axillary artery

以胸小肌为标志分为三段(图 7-8)。

1. 第一段   位于第 1 肋外缘与胸小肌上缘之间。前方有胸大肌及其筋膜、锁骨下肌、锁胸筋膜及穿过该筋膜的结构;后方有臂丛内侧束、胸长神经、前锯肌和第 1 肋间隙等;外侧为臂丛后束和外侧束;内侧有尖淋巴结、腋静脉、胸上动脉及其伴行静脉。其分支有胸上动脉和胸肩峰动脉。胸上动脉分布于第 1、2 肋间隙前部,**胸肩峰动脉** thoracoacromial artery 穿锁胸筋膜后,分支营养胸大、小肌,三角肌和肩峰等。

2. 第二段   位于胸小肌后方。前方有胸大肌、胸小肌及其筋膜;后方有臂丛后束和肩胛下肌;外侧为臂丛外侧束;内侧为臂丛内侧束和腋静脉。该段发出**胸外侧动脉** lateral thoracic artery,于腋中线前方沿前锯肌表面下行,分布于前锯肌、胸大肌、胸小肌和女性乳房。

3. 第三段   位于胸小肌下缘和大圆肌下缘之间。前方有胸大肌、正中神经内侧根和旋肱前血管。其远侧端位置表浅,无肌肉覆盖。后方有桡神经、腋神经、大圆肌肌腱、背阔肌和旋肱后血管等;外侧为正中神经外侧根、正中神经、肌皮神经、肱二头肌短头和喙肱肌;内侧为尺神经、前臂内侧皮神经、臂内侧皮神经和腋静脉等。

第三段的主要分支有肩胛下动脉和旋肱前、后动脉。肩胛下动脉沿肩胛下肌下缘向后下方走行,主干较短,分为两终支:旋肩胛动脉和胸背动脉。旋肩胛动脉穿三边孔至冈下窝,胸背动脉与胸背神经伴行入背阔肌。**旋肱后动脉** posterior humeral circumflex artery 伴腋神经穿四边孔,绕肱骨外科颈与旋肱前动脉吻合。旋肱前动脉较细,绕肱骨外科颈前方,与旋肱

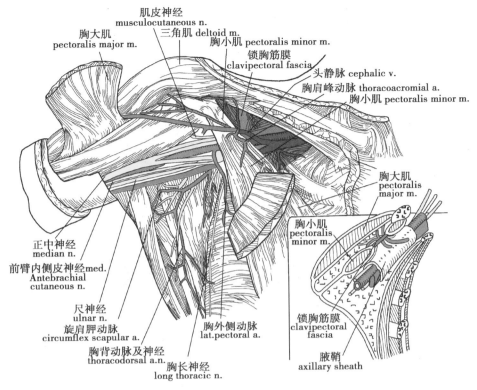

图 7-8 腋窝前壁的层次及内容

后动脉吻合。

（二）腋静脉 axillary vein

位于腋动脉的内侧,两者之间有臂丛内侧束、胸内侧神经、尺神经和前臂内侧皮神经;内侧有臂内侧皮神经。

（三）臂丛 brachial plexus

位于腋窝内的部分为臂丛的锁骨下部,由三个束构成;内侧束是下干前股的延续;外侧束由上、中干的前股合成;后束由三个干的后股合成。三束分别包绕在腋动脉第二段的外侧、内侧和后面,分别称为外侧束、内侧束和后束。在腋动脉第三段周围分出臂丛的五条主要分支(图 7-9)。

（四）腋淋巴结 axillary lymph nodes

位于腋血管及其分支或属支周围的疏松结缔组织中,可分 5 群(见图 3-4)。

1. 外侧淋巴结(外侧群) 沿腋静脉远侧端排列,收纳上肢的浅、深淋巴管。其输出管主要注入中央淋巴结和尖淋巴结,也可注入锁骨上淋巴结。

2. 胸肌淋巴结(前群) 位于胸大肌深面、胸小肌下缘,沿胸外侧血管和胸长神经排列,收纳胸前外侧壁、脐以上腹壁、乳房外侧部和中央部的淋巴管。其输出管注入中央淋巴结或尖淋巴结。

3. 肩胛下淋巴结(后群) 位于腋窝后壁,沿肩胛下血管和胸背血管、神经排列,收纳肩胛区、胸后壁和背部的淋巴管。其输出淋巴管注入中央淋巴结和尖淋巴结。

4. 中央淋巴结(中央群) 是最大一群淋巴结,位于腋窝底的脂肪组织中,收纳上述 3

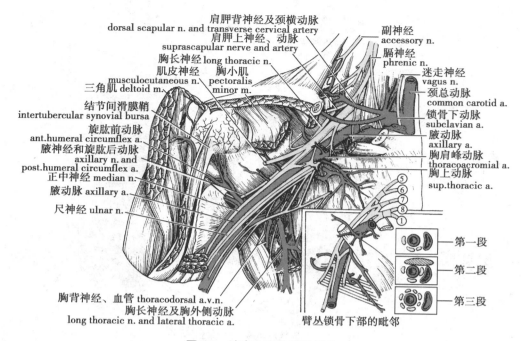

肩胛背神经及颈横动脉
dorsal scapular n. and transverse cervical artery
肩胛上神经、动脉
suprascapular nerve and artery
胸长神经 long thoracic n.
肌皮神经　胸小肌
musculocutaneous n.　pectoralis
三角肌 deltoid m.　　　minor m.
结节间滑膜鞘
intertubercular synovial bursa
旋肱前动脉
ant.humeral circumflex a.
腋神经和旋肱后动脉
axillary n. and
post.humeral circumflex a.
正中神经 median n.
腋动脉 axillary a.
尺神经 ulnar n.
副神经
accessory n.
膈神经
phrenic n.
迷走神经
vagus n.
颈总动脉
common carotid a.
锁骨下动脉
subclavian a.
腋动脉
axillary a.
胸肩峰动脉
thoracoacromial a.
胸上动脉
sup.thoracic a.
⑤
⑥
⑦
⑧
①
第一段
第二段
第三段
胸背神经、血管 thoracodorsal a.v.n.
胸长神经及胸外侧动脉
long thoracic n. and lateral thoracic a.
臂丛锁骨下部的毗邻

图 7-9　腋窝内容及臂丛组成

群淋巴结的输出管。其输出管注入尖淋巴结。

5. 尖淋巴结（尖群）　沿腋静脉近侧端排列,收纳中央淋巴结和其他各群淋巴结的输出管及乳房上部的淋巴管。其输出管大部分汇合成锁骨下干,小部分注入锁骨上淋巴结。

（五）腋鞘 axillary sheath

又称颈腋管。颈深筋膜深层向腋腔延续,包裹腋动、静脉和臂丛所形成的筋膜鞘即为腋鞘。临床上作臂丛锁骨下部麻醉时,可将药液注入腋鞘内以麻醉其内的神经,开展上肢的手术。

三、临床应用要点

腋静脉的管壁愈着于腋鞘和锁胸筋膜,损伤后,其管腔难以收缩而关闭,易呈开放状态。

乳腺癌手术清除淋巴结时,在清除胸肌淋巴结时要保护胸长神经,否则致前锯肌瘫痪,出现"翼状肩"。在清除肩胛下淋巴结时要保护胸背神经,以免导致背阔肌瘫痪。

腋窝蜂窝组织为腋鞘周围的疏松结缔组织,随腋鞘及其内的血管神经可达邻近各区。故腋窝内的感染向上可蔓延至颈根部,向下可到臂前、后区,经三边孔和四边孔可达肩胛区和三角肌区,向前可至胸大、小肌之间的胸肌间隙(图 7-8)。

第四节　臂前区、肘前区和前臂前区

【学习要点】

1. 臂前区、肘前区和前臂前区层次结构特点。

2. 头静脉、贵要静脉及肘正中静脉的分布特点及临床意义。

3. 臂前部骨筋膜鞘、前臂前部骨筋膜鞘的构成及内容。

4. 血管神经束的分支分布与行径。

5. 肘窝的构成、内容及临床意义。前臂屈肌后间隙的构成及临床意义。

一、浅 层 结 构

（一）皮肤

臂前区 anterior brachial region、**肘前区** anterior cubital region 和**前臂前区** anterior antebrachial region 的皮肤薄、弹性好，前臂前区皮肤移动度大。

（二）浅静脉

主要的浅静脉有头静脉和贵要静脉（图 7-10）。

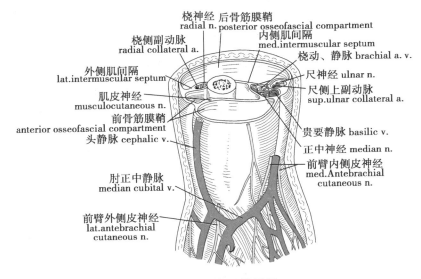

图 7-10　臂部骨筋膜鞘

1. **头静脉** cephalic vein　起自手背静脉网的桡侧，在前臂上半部外侧从背面转至前面。在臂前区，上行于肱二头肌外侧沟内，经三角肌胸大肌间沟，穿锁胸筋膜注入腋静脉或锁骨下静脉，末端也可有吻合支连于颈外静脉。

2. **贵要静脉** basilic vein　起自手背静脉网的尺侧，在前臂后区尺侧上行，在肘窝下方由背面转向前面，行于肱二头肌内侧半的下份，穿臂部深筋膜注入肱静脉或腋静脉。有时在贵要静脉的内侧出现副贵要静脉向上行，注入贵要静脉。

3. **肘正中静脉** median cubital vein　自头静脉分出，斜向上方注入贵要静脉。

4. **前臂正中静脉** median antebrachial vein　行于前臂前面的正中，其管径和支数都不甚恒定，可注入肘正中静脉或贵要静脉。

（三）浅淋巴管和淋巴结

肘区浅淋巴结位于肱骨内上髁上方，贵要静脉附近，又称滑车上淋巴结，收纳手和前臂尺侧半的浅淋巴管，其输出管伴肱静脉注入腋淋巴结。

（四）皮神经

该区的皮神经包括前臂外侧皮神经、前臂内侧皮神经、臂外侧上皮神经和臂外侧下皮神经。

前臂外侧皮神经沿前臂外侧下行,并分支分布于前臂外侧皮肤。

前臂内侧皮神经在前臂分成前、后两支。前支分布于前臂内侧皮肤,后支分布于前臂后内侧部皮肤。在肘前区与贵要静脉伴行。

臂外侧上皮神经 superior lateral brachial cutaneous nerve(腋神经的分支)和臂外侧下皮神经 inferior lateral brachial cutaneous nerve(桡神经的分支)分布于臂外侧上、下部皮肤。肋间臂神经和臂内侧皮神经分布于臂内侧上、下部的皮肤。

二、深 层 结 构

(一)深筋膜

臂部的深筋膜称臂筋膜,向上分别移行为三角肌筋膜、胸肌筋膜和腋筋膜,向下延续为肘前区深筋膜和前臂前区深筋膜。前臂前区深筋膜远侧在腕前部增厚,形成厚而坚韧的腕掌侧韧带及其远侧深面的屈肌支持带。

臂前区的深筋膜在肱骨的内、外侧附着于肱骨形成臂内、外侧肌间隔。由臂前区深筋膜、臂内、外侧肌间隔及肱骨围成臂前部骨筋膜鞘(图 7-10),其内有臂前群肌和行于臂前区的血管神经等。

肱二头肌腱膜 bicipital aponeurosis 是前臂筋膜在肘窝内向外上止于肱二头肌腱内侧的肘部深筋膜。该腱膜上缘与肱二头肌腱交接处内侧,是触摸肱动脉搏动和测量血压的听诊部位。

前臂前区的深筋膜伸入前臂前、后肌群之间形成**前臂内侧肌间隔** medial antebrachial intermuscular septum 和前臂外侧肌间隔 lateral antebrachial intermuscular septum,并形成前臂的**前骨筋膜鞘** anterior osseofascial compartment。鞘内有前臂前群肌、尺血管神经束、桡血管神经束、骨间前血管神经束和正中血管神经束等(图 7-10、图 7-13)。

(二)肌的配布(表 7-2)

1. 臂前、后群肌　前群肌有肱二头肌、喙肱肌和肱肌;后群只有肱三头肌。

表 7-2　臂部肌

名称	起点	止点	作用	神经支配
肱二头肌	肩胛骨盂上结节、喙突	桡骨粗隆	屈肘、前臂旋后	肌皮神经($C_{5\sim7}$)
喙肱肌	肩胛骨喙突	肱骨中份	肩关节内收、前屈	肌皮神经($C_{5\sim7}$)
肱肌	肱骨前面下半	尺骨粗隆	屈肘	肌皮神经($C_{5\sim7}$)
肱三头肌	肩胛骨盂下结节、肱骨后面	尺骨鹰嘴	伸肘	桡神经($C_{5\sim8}$)

2. 前臂前群肌　前群共 9 块,分 4 层排列:第一层,从桡侧向尺侧依次为肱桡肌、旋前圆肌、桡侧腕屈肌、掌长肌和尺侧腕屈肌;第二层为指浅屈肌;第三层为拇长屈肌和指深屈肌;第四层为旋前方肌(表 7-3)。

(三)血管和神经

1. 臂前区的血管和神经(图 7-11)

(1) **肱动脉** brachial artery:在大圆肌下缘接续腋动脉,沿肱二头肌内侧沟下行至肘窝,约在桡骨颈平面分为桡动脉和尺动脉。该动脉在臂上份位于肱骨内侧,中份居前内侧,下份

表7-3　前臂前群肌

名称	起点	止点	作用	神经支配
肱桡肌	肱骨外上髁上方	桡骨茎突	屈肘、前臂旋前	桡神经($C_{6~7}$)
旋前圆肌	肱骨内上髁、前臂筋膜	桡骨中部	前臂旋前、屈肘	正中神经($C_{6~7}$)
桡侧腕屈肌	肱骨内上髁、前臂筋膜	第2掌骨底前面	屈肘、屈腕、手外展	正中神经($C_{6~7}$)
掌长肌	肱骨内上髁、前臂筋膜	掌腱膜	屈腕、紧张掌腱膜	正中神经($C_{6~7}$)
尺侧腕屈肌	肱骨内上髁、前臂筋膜	豌豆骨	屈腕、手内收	尺神经($C_8~T_1$)
指浅屈肌	肱骨内上髁、前臂筋膜	第2~5指中节指骨底	屈近侧指关节、屈腕、屈掌指关节	正中神经($C_6~T_1$)
拇长屈肌	桡骨中1/3段、骨间膜前面	拇指远节指骨底	屈拇指	正中神经($C_6~T_1$)
指深屈肌	尺骨、骨间膜前面	第2~5指远节指骨底	屈腕、屈掌指关节、屈远侧指关节	正中神经($C_6~T_1$) 尺神经($C_8~T_1$)
旋前方肌	尺骨远侧1/4前面	桡骨远侧1/4前面	前臂旋前	正中神经($C_6~T_1$)

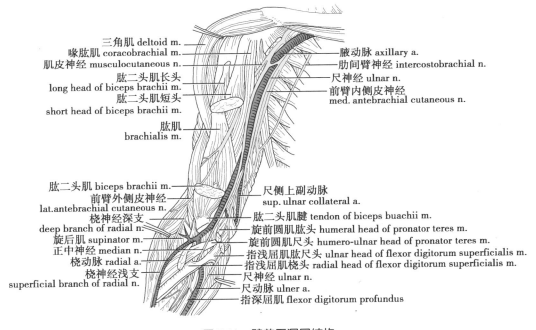

图7-11　臂前区深层结构

至其前方。肱动脉在臂部的主要分支有：

1）肱深动脉 deep brachial artery：肱深动脉起自肱动脉上端后外侧壁，与桡神经伴行，行向外下，入肱骨肌管，分支营养肱三头肌和肱肌。

2）尺侧上副动脉：平臂中份稍上方、肱肌起点处起于肱动脉，伴随尺神经穿臂内侧肌间隔，至臂后区（图7-12）。

3）尺侧下副动脉：在肱骨内上髁上方约5cm处起始，经肱肌前面行向内下方，至肘关节

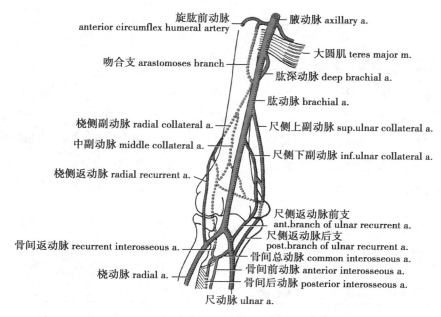

旋肱前动脉 anterior circumflex humeral artery — 腋动脉 axillary a.

— 大圆肌 teres major m.

吻合支 arastomoses branch —

— 肱深动脉 deep brachial a.

— 肱动脉 brachial a.

桡侧副动脉 radial collateral a. — — 尺侧上副动脉 sup.ulnar collateral a.

中副动脉 middle collateral a. — — 尺侧下副动脉 inf.ulnar collateral a.

桡侧返动脉 radial recurrent a. —

尺侧返动脉前支 ant.branch of ulnar recurrent a.

尺侧返动脉后支 post.branch of ulnar recurrent a.

骨间返动脉 recurrent interosseous a. — — 骨间总动脉 common interosseous a.

骨间前动脉 anterior interosseous a.

桡动脉 radial a. — — 骨间后动脉 posterior interosseous a.

尺动脉 ulnar a.

图 7-12　肘关节动脉网

附近分前、后两支。

（2）**肱静脉 brachial veins**：两条肱静脉伴行于肱动脉的两侧,贵要静脉在臂中点稍下方,穿经臂筋膜,注入内侧的肱静脉,或与肱动脉伴行,上行至大圆肌下缘,与肱静脉汇合成腋静脉。

（3）**正中神经 median nerve**：起自臂丛内、外侧束,伴肱动脉行于肱二头肌内侧沟。在臂上部,行于肱动脉外侧,在臂中部,斜过动脉前方至其内侧下行至肘窝。

（4）**尺神经 ulnar nerve**：起自臂丛内侧束,在肱二头肌内侧沟下行于肱动脉的内侧,在臂中部,尺神经与尺侧上副动脉伴行,穿臂内侧肌间隔至臂后区。

（5）**桡神经 radial nerve**：起自臂丛后束,在肱动脉的后方与肱深动脉伴行入肱骨肌管至臂后区。

（6）**肌皮神经 musculocutaneous nerve**：起自臂丛外侧束,向外下穿喙肱肌,行于肱二头肌与肱肌之间,终支在肘窝外上方、肱二头肌与肱肌之间穿出并浅出深筋膜,移行为前臂外侧皮神经,肌支支配臂部前群肌（图 7-11）。

2. 前臂前区血管神经束　前臂前区有 4 个血管神经束（图 7-13）。

（1）桡血管神经束：由桡动脉及其同名静脉和桡神经浅支组成。走行于肱桡肌内侧或深面。

1）**桡动脉 radial artery**：由肱动脉发出后越过肱二头肌腱表面斜向外下,至肱桡肌内侧。在前臂上部,桡动脉在肱桡肌与旋前圆肌之间下行;到前臂下部,位于肱桡肌腱和桡侧腕屈肌腱之间,该处位置表浅,能摸到桡动脉的搏动。

2）**桡静脉 radial vein**：有 2 条,始终与桡动脉伴行。

3）**桡神经浅支 superficial branch of radial nerve**：桡神经在肘窝外侧位于肱肌与肱桡肌之间,约在肱骨外上髁前方或稍下方,桡神经分浅、深两支。浅支为桡神经主干的延续,是皮支,沿肱桡肌的深面,下行于桡动脉的外侧。在前臂近侧段,桡动脉与桡神经浅支相距较远。

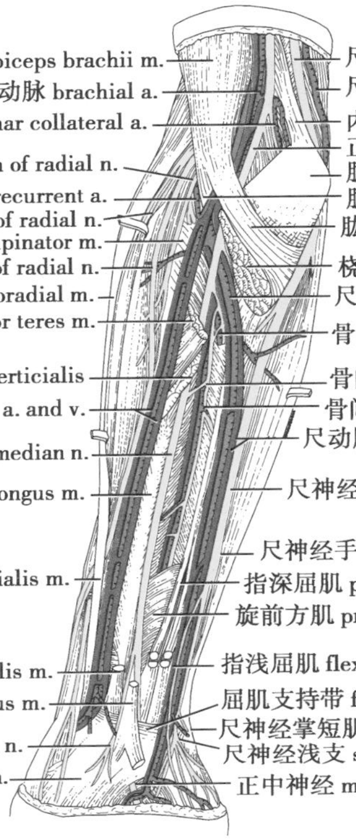

肱二头肌 biceps brachii m.
肱动脉 brachial a.
尺侧下副动脉 inferior ulnar collateral a.
桡神经深支 deep branch of radial n.
桡侧返动脉 radial recurrent a.
桡神经肌支 muscular branch of radial n.
旋后肌 supinator m.
桡神经浅支 superficial branch of radial n.
肱桡肌 brachioradial m.
旋前圆肌 pronator teres m.
指浅屈肌 fexor digitorum superticialis
桡动脉及伴行静脉 radial a. and v.
正中神经 median n.
拇长屈肌 flexor pollicis longus m.
肱桡肌 brachioradialis m.
桡侧腕屈肌 flexor carpi radialis m.
掌长肌 palmaris longus m.
正中神经掌支 palmar br.of median n.
拇短展肌 abductor pollicis brevis m.

尺神经 ulnar n.
尺侧上副动脉 sup.ulnar collateral a.
内侧肌间隔 med.intermuscular septum
正中神经 median n.
肱骨内上髁 medial epicondyle of humerus
肱二头肌腱 tendon of biceps brachii m.
肱二头肌腱膜 bicepital aponeurosis
桡侧腕屈肌 flexor carpi radialis m.
尺动脉 ulnar a.
骨间后动脉 posterior interosseous a.
骨间前神经 anterior interosseous n.
骨间前动脉 anterior interosseous a.
尺动脉及其伴行静脉 ulnar a. and v.
尺神经 ulnar n.
尺神经手背支 dorsal br.of ulnar n.
指深屈肌 profundus flexor digitorum
旋前方肌 pronator quadratus m.
指浅屈肌 flexor digitorum superficialis m.
屈肌支持带 flexor retinaculum
尺神经掌短肌支 palmar br.of ulnar n.
尺神经浅支 superficial branch of ulnar n.
正中神经 median .n

图 7-13　前臂前区深层结构

中 1/3 段,两者相伴于肱桡肌和桡侧腕屈肌之间。在中、下 1/3 交界处,两者分开,桡神经浅支经肱桡肌腱深面转至前臂后区,下行至手背。

（2）尺血管神经束:由尺动、静脉及尺神经组成。

1）**尺动脉** ulnar artery:由肱动脉发出后,经旋前圆肌深面,进入前臂前区。在前臂上 1/3 段,行于指浅屈肌深面,在下 2/3 段位于尺侧腕屈肌与指浅屈肌之间。尺动脉上端发出骨间总动脉 common interosseous artery,主干粗而短,又分为骨间前动脉和骨间后动脉,分别行于前臂骨间膜的前、后方。

2）**尺静脉** ulnar vein:有两条,与尺动脉伴行。

3）**尺神经** ulnar nerve:自肘后尺神经沟向下穿尺侧腕屈肌进入前臂前区,在前臂的上部,位于指深屈肌与尺侧腕屈肌之间,与尺动、静脉相距较远。在前臂的下部,与尺动、静脉伴行并行于尺动、静脉的尺侧。尺神经经腕尺侧管入手掌。其肌支支配尺侧腕屈肌和指深屈肌尺侧半,手背支自桡腕关节近侧 5cm 处分出,经尺侧腕屈肌腱与尺骨之间转向背侧,下行至手背。

（3）正中血管神经束:由正中神经及其伴行血管组成。

1）正中神经:在肘窝的下界入前臂前区。从旋前圆肌的两头之间穿出,进入指浅屈肌深面;在前臂中 1/3 段,正中神经位于指浅、深屈肌之间;至前臂下 1/3 段位于桡侧腕屈肌与掌长肌之间下行。下段位置表浅,表面仅被以皮肤、浅筋膜和深筋膜。正中神经在前臂发出肌支支配前臂前群除尺侧腕屈肌和指深屈肌尺侧半以外的大部分肌肉。

2）正中动脉 median artery:自骨间前动脉发出。多数为一细小的分支,伴随正中神经下降,行程中有同名静脉伴行。

（4）骨间前血管神经束：由骨间前血管和骨间前神经组成。

1）骨间前神经 anterior interosseous nerve：在正中神经穿旋前圆肌两头即肱头（浅）和尺头（深）之间处，从神经干的背侧发出，沿前臂骨间膜的前方、拇长屈肌和指深屈肌之间下行，至旋前方肌深面，进入并支配该肌，还发出分支支配拇长屈肌和指深屈肌桡侧半。

2）骨间前动脉 anterior interosseous artery：自骨间总动脉分出后，在拇长屈肌和指深屈肌之间，沿骨间膜前面与同名静脉相伴而下行。

（四）肘窝

肘窝 cubital fossa 是肘前区略呈倒置的三角形凹陷，其尖指向远侧，底位于近侧。

1. 境界   上界为肱骨内、外上髁的连线，下外侧界为肱桡肌，下内侧界为旋前圆肌，顶或浅面由浅入深依次为皮肤、浅筋膜、深筋膜（或肘筋膜）和肱二头肌腱膜，底或深面是肱肌、旋后肌和肘关节囊。

2. 内容   肱二头肌腱是肘窝内的标志性结构。其内侧为肱动脉和两条伴行静脉及桡、尺血管，最尺侧为正中神经；外侧有桡神经及其分支前臂外侧皮神经。肘深淋巴结 deep cubital lymph nodes 位于肱动脉分叉处（图 7-14）。

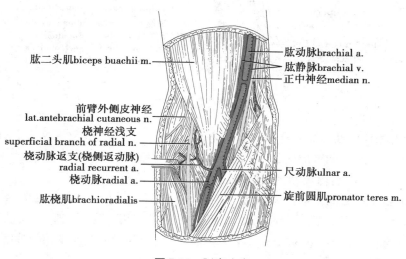

图 7-14   肘窝内容

（五）前臂屈肌后间隙 posterior space of antebrachial flexor

是位于前臂远侧 1/4 段，指深屈肌和拇长屈肌腱的深面，旋前方肌浅面的潜在性间隙，其内侧界为尺侧腕屈肌和前臂筋膜，外侧界为桡侧腕屈肌和前臂筋膜。

三、临床应用要点

正中神经在前臂的分支均由尺侧发出，故在其桡侧进行手术操作较安全。

前臂屈肌后间隙向远侧经腕管与掌中间隙相通，近侧端为盲端。当前臂远端或手掌间隙感染时，炎症可与此间隙相互蔓延。

旋前圆肌有浅、深头，浅头为肱头，起自肱骨内上髁；深头为尺头，起自尺骨冠突。两头之间有正中神经穿过。尺头深面有尺动脉通过。其肌纤维抵止处的近、远端分别有旋后肌和旋前方肌附着。桡骨骨折时，骨折线在此肌止点上方或下方，由于肌的牵拉，骨折端移位方向不同。

掌长肌肌腹短小,肌腱细长,对屈腕的功能仅起辅助作用。临床可取该肌腱作移植。此肌有时缺如。

第五节 腕前区、手掌和指的掌侧面

【学习要点】

1. 腕前区和手掌及手指的层次结构特点。

2. 腕部深筋膜的配布;腕管的构成、内容及临床意义;腕桡侧管、腕尺侧管的构成和内容。

3. 掌部深筋膜的配布;掌部主要骨筋膜鞘的构成及内容。

4. 掌浅弓与掌深弓的构成、位置、分支、分布及尺神经、正中神经的分支分布。

5. 手掌的筋膜间隙的构成及连通。

6. 指髓间隙的概念及临床意义及指腱鞘的形态及临床意义。

一、腕前区和手掌

(一) 浅层结构

1. **皮肤与浅筋膜** 腕前区皮肤及浅筋膜薄而松弛,手掌皮肤厚而坚韧,缺乏弹性,无毛囊、皮脂腺,但有丰富的汗腺。手掌浅筋膜在鱼际处较疏松,在掌心部比较致密,有许多与掌面垂直的纤维束穿行,将皮肤与掌腱膜紧密连接起来,并将浅筋膜分隔成许多小格。浅血管、淋巴管及皮神经行于其间。

2. **浅血管、淋巴结及神经** 腕前区浅筋膜内,有数量较多的浅静脉和浅淋巴结,并有前臂内、外侧皮神经的分支分布。

尺神经的掌支沿尺神经前方下行至手掌,穿深筋膜浅出,分布于小鱼际皮肤。

正中神经掌支在屈肌支持带上缘处自正中神经分出,经屈肌支持带的表面穿出深筋膜,分布于手掌中部及鱼际的皮肤。

桡神经浅支跨过伸肌支持带后分为 4～5 条指背神经,其中第 1 指背神经管理鱼际外侧部的皮肤。

3. **掌短肌** 掌短肌属于退化的皮肌,位于小鱼际肌近侧部的浅筋膜内,受尺神经支配,有固定浅筋膜和保护其深面尺神经的作用。

(二) 深层结构

1. 筋膜与肌肉

(1) 腕部深筋膜与腕管

腕部深筋膜为前臂深筋膜在腕前区的延续,在腕前区增厚形成韧带和支持带。

腕掌侧韧带 palmar carpal ligament 前臂深筋膜向下延续,在腕前区增厚形成腕掌侧韧带,对前臂屈肌腱有固定、保护和支持作用。

屈肌支持带 flexor retinaculum 位于腕掌侧韧带的远侧深面,又名**腕横韧带** transverse carpal ligament,是厚而坚韧的结缔组织扁带,其尺侧附于豌豆骨和钩骨,桡侧附于手舟骨和大多角骨,远侧连于掌腱膜。

腕管 carpal canal 由屈肌支持带与腕骨沟共同围成。管内有 9 条肌腱及包绕其表面的腱鞘和一条神经通过:即指浅、深屈肌腱及其腱鞘、拇长屈肌腱及其腱鞘和正中神经。各指浅、深屈肌腱被**屈肌总腱鞘(尺侧囊)**common flexor sheath 包裹;拇长屈肌腱被**拇长屈肌腱鞘(桡侧囊)**tendious sheath of flexor pollicis longus 包绕。两腱鞘均超过屈肌支持带近侧和远侧各2.5cm。屈肌总腱鞘远端与小指指滑膜鞘相通。由于拇长屈肌腱鞘一直延续到拇指的末节,故拇长屈肌腱鞘与拇指的指滑膜鞘相通。正中神经在腕管紧贴屈肌支持带桡侧端的深面,腕骨骨折时可压迫正中神经,出现腕管综合征(图7-15)。

　　腕尺侧管ulnar carpal canal 为腕掌侧韧带的远侧部分与屈肌支持带之间的间隙,内有尺神经和尺动、静脉通过。尺神经在该部表浅,易受损伤。

　　腕桡侧管radial carpal canal:屈肌支持带桡侧端分两层附着于手舟骨和大多角骨,其间的间隙称为腕桡侧管,内有桡侧腕屈肌腱及其腱鞘通过(图7-15)。

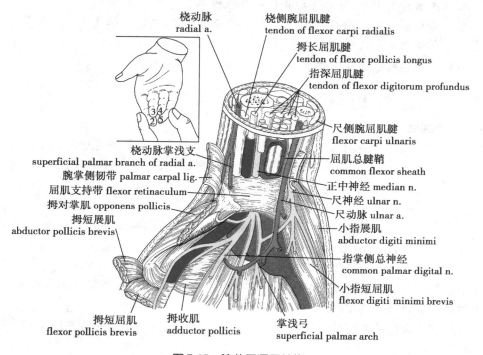

图7-15　腕前区深层结构

　　(2)掌部深筋膜:分为浅、深两层。

　　浅层为覆盖于鱼际肌、小鱼际肌和指浅屈肌腱浅面的致密结缔组织膜。根据其覆盖的位置分别称为鱼际筋膜、小鱼际筋膜和掌腱膜。

　　1)**掌腱膜**palmar aponeurosis:掌长肌腱越过屈肌支持带浅面后,腱纤维分散并紧密连接于手掌深筋膜浅层的中部,致该部深筋膜特别发达,甚为坚韧,形成有光泽的腱膜性纤维组织膜,称为掌腱膜。掌腱膜呈一尖向近侧的三角形。其远侧部分成4束纵行纤维,分别行向第2~5指的屈肌腱纤维鞘。掌腱膜由纵行和横行纤维组成,纵行纤维在浅面,横行纤维在深面(图7-16)。在掌骨头处,掌腱膜深层的横行纤维与其浅层向远端发出的4束纵行纤维之间,围成3个纤维间隙,称指蹼间隙。内含大量脂肪、指血管、神经和蚓状肌腱,是手掌、手背和手指的掌、背侧之间的通道。

　　2)**鱼际筋膜**thenar fascia:被覆于鱼际肌表面的深筋膜浅层。

　　3)**小鱼际筋膜**hypothenar fascia:被覆于小鱼际肌表面的深筋膜浅层。

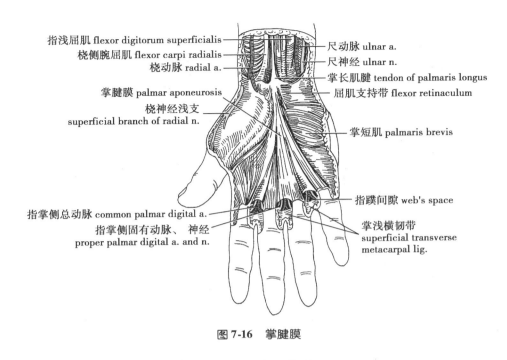

指浅屈肌 flexor digitorum superficialis
桡侧腕屈肌 flexor carpi radialis
桡动脉 radial a.
掌腱膜 palmar aponeurosis
桡神经浅支
superficial branch of radial n.
尺动脉 ulnar a.
尺神经 ulnar n.
掌长肌腱 tendon of palmaris longus
屈肌支持带 flexor retinaculum
掌短肌 palmaris brevis
指蹼间隙 web's space
掌浅横韧带
superficial transverse
metacarpal lig.
指掌侧总动脉 common palmar digital a.
指掌侧固有动脉、 神经
proper palmar digital a. and n.

图 7-16　掌腱膜

深层包括骨间掌侧筋膜和拇收肌筋膜,较浅层薄弱。

1）**骨间掌侧筋膜** palmar interosseous fascia:覆盖于骨间掌侧肌和掌骨的表面,位于指深屈肌肌腱的深面。

2）**拇收肌筋膜**:覆盖在拇收肌表面,称拇收肌筋膜。

（3）**手掌骨筋膜鞘**:从掌腱膜的内侧缘发出掌内侧肌间隔,经小鱼际和小指屈肌腱之间附于第 5 掌骨;从其外侧缘发出掌外侧肌间隔,经鱼际肌和示指屈肌腱之间附于第 1 掌骨。为此,在手掌形成了 3 个骨筋膜鞘,即外侧鞘、中间鞘和内侧鞘。

1）**外侧鞘**:又名鱼际鞘,由鱼际筋膜、掌外侧肌间隔和第 1 掌骨围成。内含鱼际肌(拇收肌除外)、拇长屈肌腱及其腱鞘以及至拇指的血管、神经等。

2）**中间鞘**:由掌腱膜、掌内侧肌间隔、掌外侧肌间隔、骨间掌侧筋膜及拇收肌筋膜共同围成。其内有指浅、深屈肌腱、屈肌总腱鞘、蚓状肌、掌浅弓、指血管和神经等。

3）**内侧鞘**:又名小鱼际鞘,由小鱼际筋膜、掌内侧肌间隔和第 5 掌骨围成。其内有小鱼际肌和至小指的血管、神经等(图 7-17)。

此外,在中间鞘的后方外侧半还有拇收肌鞘 compartment of adductor pollicis,由拇收肌筋膜、骨间掌侧筋膜、第 1 掌骨和第 3 掌骨共同围成,该鞘包绕拇收肌。拇收肌与骨间掌侧筋膜之间的腔隙,称拇收肌后隙 posterior space of adductor pollicis。

2. **手掌的血管**　手的血液供应来自桡、尺动脉的分支,彼此吻合成掌浅弓和掌深弓。

（1）**掌浅弓** superficial palmar arch:由尺动脉终支和桡动脉的掌浅支吻合而成。该弓位于掌腱膜深方,指屈肌腱及屈肌总腱鞘、蚓状肌的浅面。掌浅弓凸向远端,并发出数条分支至手指。

1）**指掌侧总动脉** common palmar digital arteries:共有 3 条,由掌浅弓凸侧缘发出,分别沿第 2～4 蚓状肌浅面行向指蹼间隙,再分为 2 支指掌侧固有动脉 proper palmar digital arter-

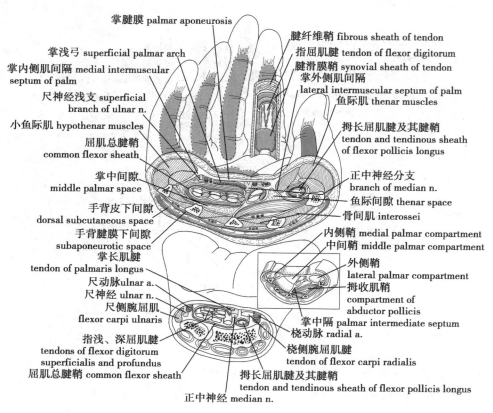

掌腱膜 palmar aponeurosis
腱纤维鞘 fibrous sheath of tendon
掌浅弓 superficial palmar arch
指屈肌腱 tendon of flexor digitorum
掌内侧肌间隔 medial intermuscular septum of palm
腱滑膜鞘 synovial sheath of tendon
掌外侧肌间隔 lateral intermuscular septum of palm
尺神经浅支 superficial branch of ulnar n.
鱼际肌 thenar muscles
小鱼际肌 hypothenar muscles
拇长屈肌腱及其腱鞘 tendon and tendinous sheath of flexor pollicis longus
屈肌总腱鞘 common flexor sheath
正中神经分支 branch of median n.
掌中间隙 middle palmar space
鱼际间隙 thenar space
手背皮下间隙 dorsal subcutaneous space
骨间肌 interossei
手背腱膜下间隙 subaponeurotic space
内侧鞘 medial palmar compartment
掌长肌腱 tendon of palmaris longus
中间鞘 middle palmar compartment
外侧鞘 lateral palmar compartment
尺动脉 ulnar a.
拇收肌鞘 compartment of abductor pollicis
尺神经 ulnar n.
尺侧腕屈肌 flexor carpi ulnaris
掌中隔 palmar intermediate septum
指浅、深屈肌腱 tendons of flexor digitorum superficialis and profundus
桡动脉 radial a.
桡侧腕屈肌腱 tendon of flexor carpi radialis
屈肌总腱鞘 common flexor sheath
拇长屈肌腱及其腱鞘 tendon and tendinous sheath of flexor pollicis longus
正中神经 median n.

图 7-17　手掌深筋膜及骨筋膜鞘

ies,下行于相邻两指的相对缘。指掌侧总动脉在掌指关节附近还接受来自掌深弓的掌心动脉和来自掌背动脉的穿支(图 7-18、图 7-19)。

2) 小指尺掌侧动脉 ulnar palmar artery of quinary finger:发自掌浅弓凸缘的尺侧缘,沿小鱼际肌表面下行于小指尺侧缘(图 7-18)。

(2) **掌深弓** deep palmar arch:由桡动脉终支和尺动脉的掌深支吻合而成(占 96.2%)。该弓位于骨间掌侧肌与骨间掌侧筋膜之间。掌深弓的位置高于掌浅弓 1～2cm,由弓的凸侧发出 3 条掌心动脉 palmar metacarpal arteries,沿骨间掌侧肌下行,至掌指关节处分别与相应的指掌侧总动脉吻合。桡动脉从手背穿第一掌骨间隙先发出拇主要动脉,拇主要动脉分 3 支,分布于拇指两侧缘和示指桡侧缘(图 7-18)。

手是劳动器官,由于抓握功能,手掌极易受到压迫。但指掌侧总动脉不仅接受掌浅弓的分支,同时还接受掌深弓的分支,因此保证了手掌和手指的血液供应。

3. 手掌的神经　手掌面有尺神经、正中神经及其分支分布。

(1) 尺神经:主干经屈肌支持带的浅面,尺动脉的尺侧下行入手掌,在豌豆骨的外下方分为浅、深 2 支。

1) 尺神经浅支 superficial branch of ulnar nerve:行于尺动脉尺侧,发出分支至掌短肌,并在该肌深面分为小指掌侧固有神经和指掌侧总神经 common palmar digital nerve。前者分布于小指掌面尺侧缘;指掌侧总神经至指蹼间隙处,分为两条指掌侧固有神经,分布于小指、环指相对缘的皮肤。

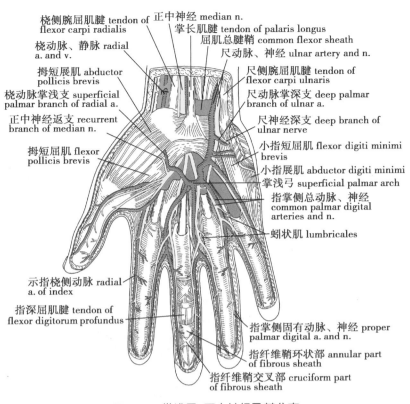

图 7-18 掌浅弓、正中神经及其分支

桡侧腕屈肌腱 tendon of flexor carpi radialis
正中神经 median n.
掌长肌腱 tendon of palaris longus
屈肌总腱鞘 common flexor sheath
桡动脉、静脉 radial a. and v.
尺动脉、神经 ulnar artery and n.
拇短展肌 abductor pollicis brevis
尺侧腕屈肌腱 tendon of flexor carpi ulnaris
桡动脉掌浅支 superficial palmar branch of radial a.
尺动脉掌深支 deep palmar branch of ulnar a.
正中神经返支 recurrent branch of median n.
尺神经深支 deep branch of ulnar nerve
拇短屈肌 flexor pollicis brevis
小指短屈肌 flexor digiti minimi brevis
小指展肌 abductor digiti minimi
掌浅弓 superficial palmar arch
指掌侧总动脉、神经 common palmar digital arteries and n.
蚓状肌 lumbricales
示指桡侧动脉 radial a. of index
指深屈肌腱 tendon of flexor digitorum profundus
指掌侧固有动脉、神经 proper palmar digital a. and n.
指纤维鞘环状部 annular part of fibrous sheath
指纤维鞘交叉部 cruciform part of fibrous sheath

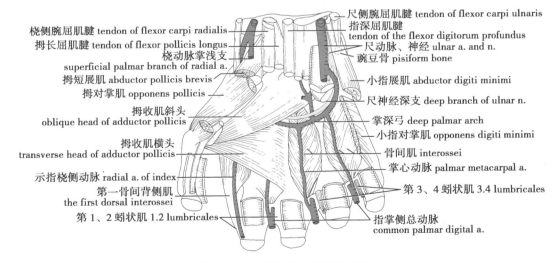

图 7-19 掌深弓、尺神经及其分支

桡侧腕屈肌腱 tendon of flexor carpi radialis
拇长屈肌腱 tendon of flexor pollicis longus
桡动脉掌浅支 superficial palmar branch of radial a.
拇短展肌 abductor pollicis brevis
拇对掌肌 opponens pollicis
拇收肌斜头 oblique head of adductor pollicis
拇收肌横头 transverse head of adductor pollicis
示指桡侧动脉 radial a. of index
第一骨间背侧肌 the first dorsal interossei
第 1、2 蚓状肌 1.2 lumbricales
尺侧腕屈肌腱 tendon of flexor carpi ulnaris
指深屈肌腱 tendon of the flexor digitorum profundus
尺动脉、神经 ulnar a. and n.
豌豆骨 pisiform bone
小指展肌 abductor digiti minimi
尺神经深支 deep branch of ulnar n.
掌深弓 deep palmar arch
小指对掌肌 opponens digiti minimi
骨间肌 interossei
掌心动脉 palmar metacarpal a.
第 3、4 蚓状肌 3.4 lumbricales
指掌侧总动脉 common palmar digital a.

2）尺神经深支 deep branch of ulnar nerve：主要为肌支，与尺动脉掌深支伴行，穿经小鱼际肌起始处后，伴行于掌深弓，发出分支至小鱼际诸肌、所有骨间肌、第 3、4 蚓状肌和拇收肌（图 7-19）。

（2）正中神经：经腕管进入手掌，出腕管后与掌浅弓同位于掌腱膜的深面，屈肌腱浅面。正中神经首发一返支，勾绕拇短屈肌内侧缘向近侧走行，分支支配拇短屈肌、拇短展肌和拇对掌肌。返支在手部位置表浅,易受损伤,损伤时拇指功能部分丧失。传统的概念认为鱼际肌除拇收肌外全部由正中神经(返支)支配,但有研究认为也可能由尺神经支配或由两神经双重支配。因此,正中神经损伤时,鱼际肌不一定完全瘫痪,对临床诊断有重要意义。

正中神经再发出 3 条指掌侧总神经,与同名血管伴行,至指蹼间隙处,在同名动脉分支的近侧分为两支指掌侧固有神经,分布于桡侧三个半指掌侧面及其中、远节指背侧面的皮肤。

正中神经还发出肌支支配第 1、2 蚓状肌(图 7-18)。

4. **手掌的筋膜间隙**　手掌的筋膜间隙位于掌中间鞘深部,内有疏松结缔组织,包括外侧的鱼际间隙和内侧的掌中间隙。两间隙被掌中隔分开。**掌中隔** palmar intermediate septum 是连结于掌腱膜桡侧与骨间掌侧筋膜之间的纤维组织隔,包绕示指浅、深屈肌腱和第一蚓状肌后,附着于第 3 掌骨,将手掌筋膜间隙分隔为掌中间隙和鱼际间隙(图 7-17、图 7-20)。

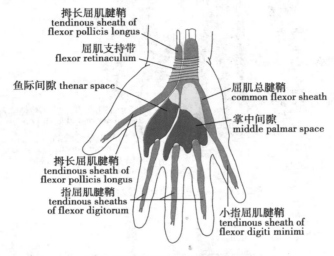

图 7-20　手部的腱鞘与筋膜间隙

(1) **掌中间隙** midpalmar space:位于掌中间鞘尺侧部。前界为 3~5 指屈肌腱及其腱鞘、第 2~4 蚓状肌;后界为掌中隔后部、第 3~5 掌骨、骨间肌及其前面的骨间掌侧筋膜;内侧界为掌内侧肌间隔;外侧界为掌中隔。掌中间隙向远侧沿第 2~4 蚓状肌鞘经指蹼间隙与第 3~5 指背相交通;向近侧经腕管与前臂屈肌后间隙相交通。此间隙感染时,可经上述途径蔓延。

(2) **鱼际间隙** thenar space:位于掌中间鞘桡侧部。前界为掌中隔前部、示指屈肌腱、第 1 蚓状肌;后界为拇收肌筋膜;外侧界为掌外侧肌间隔;内侧界为掌中隔后部。鱼际间隙向远端经第 1 蚓状肌鞘通向示指背侧,其近端为盲端。

二、手指的掌侧面

(一)浅层结构

1. **皮肤**　掌侧的皮肤厚于背侧,富有汗腺和指纹。

2. **浅筋膜**　在指掌侧横纹处,因缺乏皮下组织,皮肤直接与指屈肌腱鞘相连,刺伤感染时,常导致腱鞘炎。

3. **指髓间隙** pulp space　又称指髓 pulp of finger,位于各指远节指骨远侧 4/5 段掌侧的皮肤与骨膜之间。有纤维隔连于指远纹的皮下和指深屈肌腱的末端,将指端封闭成一个密闭的间隙。纤维隔将指腹的脂肪分成许多小叶,内有血管和神经末梢。当指端感染、肿胀时,局部压力升高,压迫神经末梢,引起剧烈疼痛;也可使远节指骨滋养动脉受压,导致远节指骨坏死。此时,应及时行指端侧方切开引流术,必须切断纤维隔,才能引流通畅(图 7-21)。

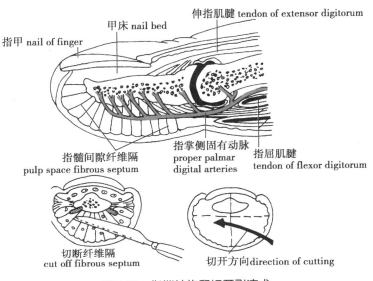

图 7-21 指端结构和切开引流术

4. 手指的血管和神经 各手指均有 2 条指掌侧固有动脉和两条指掌侧固有神经,行于指掌侧面与背侧面交界线上的前方。浅淋巴管与指腱鞘、指骨骨膜的淋巴管交通,一旦发生感染可相互蔓延。

(二)深层结构

1. 手指屈肌腱 包括拇长屈肌腱、指浅、深屈肌腱,行于各指的指腱鞘内。在近节指骨处,指浅屈肌腱覆盖并包绕于指深屈肌腱的掌侧,继而向远侧分成两股附于中节指骨中部的两侧缘,其分叉处形成腱裂孔,容指深屈肌腱通过。指深屈肌腱出腱裂孔后,止于远节指骨底。指浅屈肌屈近侧指间关节,指深屈肌则主要屈远侧指间关节(图 7-22)。两腱各有独立的活动范围,又互相协同,以增强各指间关节的屈指力量。

2. **指腱鞘** tendinous sheaths of fingers 包绕指浅、深屈肌的鞘管,由腱纤维鞘和腱滑膜鞘两部分构成(图 7-17、图 7-22)。

(1) **腱纤维鞘** fibrous sheath of tendon:手指深筋膜增厚形成的骨纤维性管道,附着于指骨及其关节囊的两侧,对肌腱起约束、支持和滑车作用。

(2) **腱滑膜鞘** synovial sheath of tendon:为包绕各指屈肌腱的双层滑膜套管状结构,位于腱纤维鞘内,分脏、壁两层。脏层包绕肌腱表面,壁层贴附于腱纤维鞘的内面和骨面。脏、壁两层在鞘的两端相互移行。腱滑膜鞘的两端封闭,从骨面移行到肌腱的双层滑膜部分称为**腱系膜** mesotendon,内有出入肌腱的血管和神经。由于肌腱经常活动,腱系膜大部分消失,仅在血管出入处保留下来,称为**腱纽** vincula tendinum。

拇指与小指的滑膜鞘分别与桡侧囊和尺侧囊相通,第 2 ~ 4 指的滑膜鞘从远节指骨底向近侧延伸,直达掌指关节处(图 7-20、图 7-23)。

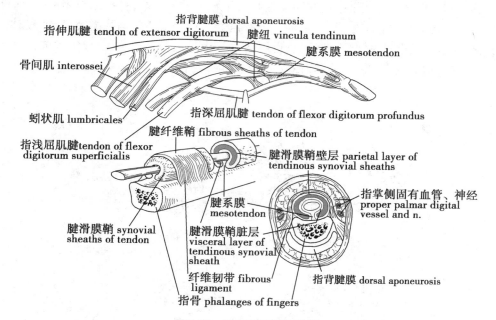

图 7-22　手指屈肌腱及腱鞘

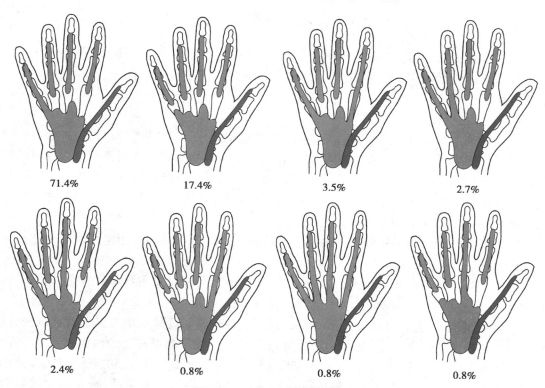

图 7-23　手部的腱滑膜鞘类型

三、临床应用要点

尺神经经豌豆骨与钩骨间的一段位置表浅,易受损伤。损伤后,因拇收肌、骨间肌和小鱼际肌瘫痪,使各手指不能内收和外展,表现为"爪形手"。

第六节 臂后区、肘后区、前臂后区、腕背区和手背

【学习要点】
1. 臂后区、肘后区、前臂后区腕背区、手背的层次结构特点。
2. 臂后骨筋膜鞘、前臂后骨筋膜鞘的构成及内容。
3. 肱骨肌管的构成、内容。
4. 骨间后血管神经束的行径、分支、分布。
5. 腕背区骨纤维管的构成、通过的结构。
6. 解剖学"鼻烟窝"的境界、内容。

一、臂后区、肘后区、前臂后区

(一)浅层结构

1. 皮肤 **臂后区** posterior brachial region、**肘后区** posterior cubital region 和前臂后区的皮肤均较前区的皮肤厚,前臂后区皮肤移动度小。

2. 浅筋膜 除肘后区浅筋膜不甚发达外,其余浅筋膜较致密。内有浅静脉、浅淋巴管、淋巴结和皮神经。

臂后区的皮神经主要有臂外侧上皮神经、臂外侧下皮神经和臂后皮神经 posterior brachial cutaneous nerve。臂后皮神经为桡神经的分支,分布于臂后区中部的皮肤。

前臂后区的皮神经主要有前臂后皮神经、前臂外侧皮神经和前臂内侧皮神经。前臂后皮神经是桡神经的分支,分布于前臂后区中间部皮肤;前臂内、外侧皮神经分布于前臂后区内、外侧面。

(二)深层结构

1. 深筋膜 臂后区、肘后区和前臂后区深筋膜互相延续,且较厚。深筋膜形成的肌间隔在臂后部形成骨筋膜鞘:臂后骨筋膜鞘由臂后区深筋膜、内、外侧肌间隔和肱骨围成,内有肱三头肌、桡神经、肱深血管和尺神经等。肘后区的深筋膜与肱骨下端和尺骨上端的骨膜紧密结合。前臂后区的深筋膜厚而坚韧,近侧部因有肱三头肌腱膜参与而增强,远侧至腕背侧增厚形成韧带。前臂后骨筋膜鞘内有前臂肌后群诸肌和骨间后血管神经束等(图7-24)。

2. 肌的配布 臂肌后群有肱三头肌。前臂肌后群分两层,每层各有5块。

(1)浅层:自桡侧向尺侧依次为桡侧腕长伸肌、桡侧腕短伸肌、指伸肌、小指伸肌和尺侧腕伸肌。

(2)深层:旋后肌位于上外侧,其余4肌从桡侧向尺侧为拇长展肌、拇短伸肌、拇长伸肌和示指伸肌。

由于伸和展拇指的3块肌肉从深层浅出,从而将浅层肌又分为两组:外侧组包括桡侧腕长、短伸肌及肱桡肌,由桡神经支配;后组包括指伸肌、小指伸肌和尺侧腕伸肌,由骨间后神

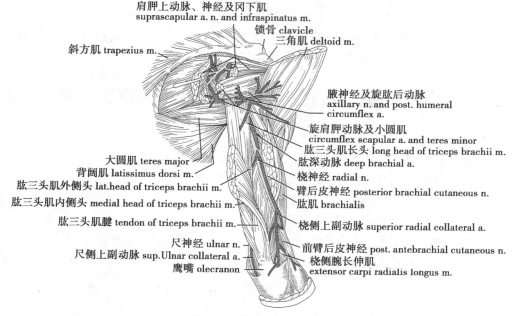

肩胛上动脉、神经及冈下肌
suprascapular a. n. and infraspinatus m.
锁骨 clavicle
三角肌 deltoid m.
斜方肌 trapezius m.
腋神经及旋肱后动脉
axillary n. and post. humeral circumflex a.
旋肩胛动脉及小圆肌
circumflex scapular a. and teres minor
肱三头肌长头 long head of triceps brachii m.
肱深动脉 deep brachial a.
桡神经 radial n.
大圆肌 teres major
背阔肌 latissimus dorsi m.
臂后皮神经 posterior brachial cutaneous n.
肱三头肌外侧头 lat.head of triceps brachii m.
肱肌 brachialis
肱三头肌内侧头 medial head of triceps brachii m.
桡侧上副动脉 superior radial collateral a.
肱三头肌腱 tendon of triceps brachii m.
尺神经 ulnar n.
前臂后皮神经 post. antebrachial cutaneous n.
尺侧上副动脉 sup.Ulnar collateral a.
桡侧腕长伸肌
鹰嘴 olecranon
extensor carpi radialis longus m.

图 7-24　臂后区深层结构

经支配。两组肌间的缝隙,因无神经走行,是前臂后区手术的安全入路。

　　肱骨肌管 humeromuscular tunnel 又称桡神经管,位于肱骨中段的后面,由肱三头肌的内、外侧头和长头与肱骨桡神经沟形成的由内上斜向外下的管道,管内有桡神经和肱深血管通过。

　　3. 血管和神经

　　(1)**桡神经**:由臂丛后束发出,在大圆肌下缘,伴肱深血管斜向下外,进入肱骨肌管,紧贴桡神经沟骨面走行,穿臂外侧肌间隔,至肘窝外侧肱肌和肱桡肌之间下行。在行程中,发肌支支配肱三头肌和肱桡肌(图 7-24)。

　　(2)**肱深动脉**:在肱骨肌管内分为前、后两支:前支称桡侧副动脉,与桡神经伴行穿外侧肌间隔;后支称中副动脉,在臂后区下行(图 7-12、图 7-24)。

　　(3)**肱深静脉**:有两条,伴行于肱深动脉的两侧。

　　(4)**尺神经**:在臂中份以下,与尺侧上副动脉伴行,沿臂内侧肌间隔后方,肱三头肌内侧头前面下行入尺神经沟内,其外侧紧邻鹰嘴。

　　(5)**桡神经深支和骨间后神经**:桡神经在肘窝外侧,肱骨外上髁前方,桡神经分为浅、深二支。**桡神经深支** deep branch of radial nerve 先发肌支至桡侧腕长、短伸肌和旋后肌,然后穿入旋后肌,并在桡骨头下方 5 ~ 7cm 处穿出该肌,改称为**骨间后神经**,下行于前臂肌后群浅、深两层之间,分支至前臂肌后群其余诸肌。

　　(6)**骨间后动脉**:是骨间总动脉的分支,与同名静脉相伴行,穿前臂骨间膜上缘上方,进入前臂后区。在前臂后区,骨间后动脉首先位于旋后肌深面,后从该肌下缘与拇长展肌起始部上缘间穿出,进入前臂肌后群浅、深层之间,与同名神经伴行(图 7-25)。

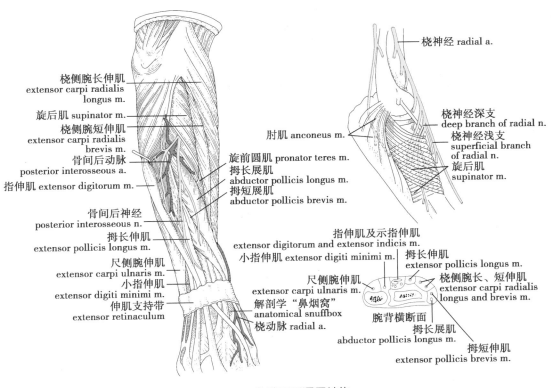

桡侧腕长伸肌
extensor carpi radialis longus m.
旋后肌 supinator m.
桡侧腕短伸肌
extensor carpi radialis brevis m.
骨间后动脉
posterior interosseous a.
指伸肌 extensor digitorum m.
骨间后神经
posterior interosseous n.
拇长伸肌
extensor pollicis longus m.
尺侧腕伸肌
extensor carpi ulnaris m.
小指伸肌
extensor digiti minimi m.
伸肌支持带
extensor retinaculum

肘肌 anconeus m.
旋前圆肌 pronator teres m.
拇长展肌
abductor pollicis longus m.
拇短展肌
abductor pollicis brevis m.

指伸肌及示指伸肌
extensor digitorum and extensor indicis m.
小指伸肌 extensor digiti minimi m.
尺侧腕伸肌
extensor carpi ulnaris m.
解剖学"鼻烟窝"
anatomical snuffbox
桡动脉 radial a.

桡神经 radial a.
桡神经深支
deep branch of radial n.
桡神经浅支
superficial branch of radial n.
旋后肌
supinator m.

拇长伸肌 extensor pollicis longus m.
桡侧腕长、短肌
extensor carpi radialis longus and brevis m.
腕背横断面
拇长展肌
abductor pollicis longus m.
拇短伸肌
extensor pollicis brevis m.

图 7-25 前臂后区深层结构

二、腕背区和手背

(一)浅层结构

腕背区皮肤比腕前区厚,浅筋膜薄,内有浅静脉及皮神经。手背皮肤薄而柔软,富有弹性。手背的浅筋膜不但薄弱,而且疏松,因而皮肤的移动性较大,其内布满静脉、浅淋巴管和皮神经。指背皮肤较掌侧薄,皮下组织较少,活动度较大,末端的指甲 unguis 为皮肤的衍生物,由真皮增厚形成。甲下的真皮称甲床。甲根部的皮肤生发层是指甲的生长点,手术时应加以保护。围绕甲根及其两侧的皮肤皱褶为甲廓,常因刺伤感染形成甲沟炎,如蔓延至甲下,可形成甲下脓肿,需及时治疗。

头静脉和贵要静脉分别起始于腕后区桡侧和尺侧的浅筋膜内。桡神经浅支与头静脉伴行,越过腕背侧韧带的浅面下行,在"鼻烟窝"附近分为 4~5 支指背神经。

1. **手背静脉网** dorsal venous rete of hand 浅筋膜内丰富的浅静脉互相吻合,形成手背静脉网。手背静脉网的桡侧半与拇指的静脉汇集形成头静脉,尺侧半与小指的静脉会合形成贵要静脉。手的静脉回流一般由掌侧流向背侧,从深层流向浅层(图 7-26)。

2. **浅淋巴管** 手背的淋巴回流与静脉相似,也参与形成丰富的淋巴管网。手掌远端的浅淋巴管网在指蹼间隙处流向手背淋巴管网,因此,当手部有感染时,手背较手掌肿胀明显。

3. **桡神经浅支** 分布于手背桡侧半皮肤,并发出 5 条指背神经 dorsal digital nerves 分布于拇指、示指和中指近节相对缘的皮肤。

4. **尺神经手背支** dorsal branch of ulnar nerve 在腕关节上方由尺神经分出,经尺侧腕屈

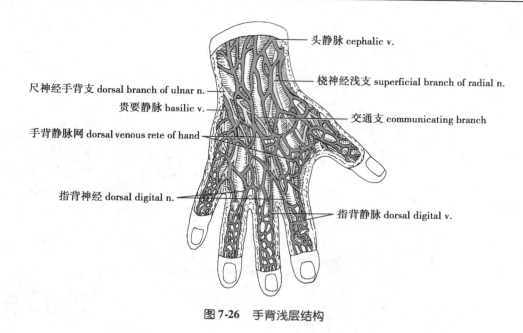

头静脉 cephalic v.

桡神经浅支 superficial branch of radial n.

尺神经手背支 dorsal branch of ulnar n.

贵要静脉 basilic v.

交通支 communicating branch

手背静脉网 dorsal venous rete of hand

指背神经 dorsal digital n.

指背静脉 dorsal digital v.

图 7-26　手背浅层结构

肌腱和尺骨之间转入腕背部,分支至手背尺侧半皮肤,并发出 5 条指背神经。在腕后区正中部有前臂后皮神经的终末支分布(图 7-26)。

5. 手指的血管和神经　各手指均有 2 条指背动脉和两条指背神经,行于指掌侧面与背侧面交界线的后方。手指的浅静脉主要位于指背。

（二）深层结构

1. 伸肌支持带　伸肌支持带 extensor retinaculum 由腕背部深筋膜增厚形成,又名腕背侧韧带,其内侧附于尺骨茎突和三角骨,外侧附于桡骨远端外侧缘。伸肌支持带向深方发出 5 个纤维隔,附于尺、桡骨的背面,使之形成 6 个骨纤维性管道,9 块前臂后群肌的肌腱及其腱鞘在管内通过(图 7-27)。

2. 腕伸肌腱　腕伸肌腱从桡侧向尺侧排列,依次通过各骨纤维管的肌腱为:①拇长展肌和拇短伸肌腱及其腱鞘;②桡侧腕长、短伸肌腱及其腱鞘;③拇长伸肌腱及其腱鞘;④指伸肌腱与示指伸肌腱及其腱鞘;⑤小指伸肌腱及其腱鞘;⑥尺侧腕伸肌腱及其腱鞘(图 7-27)。

3. 解剖学"鼻烟窝"　"鼻烟窝"的境界与内容:"鼻烟窝"的桡侧界为拇长展肌腱和拇短伸肌腱,尺侧界为拇长伸肌腱,近侧界为桡骨茎突,窝底为手舟骨和大多角骨。在窝内有桡动脉通过。舟骨骨折时,"鼻烟窝"可因肿胀而消失,且可有压痛。此处也是切开拇伸肌腱鞘和结扎桡动脉的合理位置。

4. 手背深筋膜　可分为浅、深两层:浅层较厚,为伸肌支持带的直接延续,并有伸指肌腱参与,共同形成手背腱膜;深层覆盖于第 2~5 掌骨及第 2~4 骨间背侧肌的背面。伸指肌腱之间在手背部由斜行腱束相连,该腱束称为腱间结合。伸指时,腱间结合可协同伸指动作,尤其以中、环、小指最为明显,因而某伸指肌腱在腱间结合近端断裂时,并无伸指功能障碍。

5. 手背筋膜间隙　筋膜间隙:由于手背的筋膜在掌骨的近、远端彼此结合,因此在浅筋膜、手背腱膜和骨间背侧筋膜之间形成 2 个筋膜间隙。

（1）手背皮下间隙 dorsal subcutaneous space:为手背的浅筋膜与手背腱膜之间的间隙。

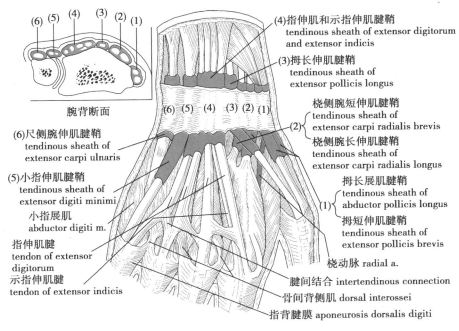

图 7-27　腕背、手背深层结构

（2）腱膜下间隙 subaponeurotic space：为手背腱膜与骨间背侧筋膜之间的间隙。

两个间隙之间相互交通，手背感染时，整个手背肿胀明显。

6. 手指伸肌腱　越过掌骨头后向两侧扩展，包绕掌骨头和近节指骨背面，形成指背腱膜 aponeurosis dorsalis digiti，又称腱帽。指背腱膜向远侧分成 3 束，中间束止于中节指骨底，两条侧束在中节指骨背面合并后，止于远节指骨底。各束都有肌腱加强。若指伸肌腱断裂，各关节则呈屈曲状态；中间束断裂近侧指关节不能伸直；两条侧束断裂，远侧指关节不能伸直。

三、临床应用要点

桡神经和肱深动脉在桡神经沟处紧贴肱骨干，在肱骨中段骨折时，容易损伤桡神经。此外，在该处不适当的使用止血带，或止血带压迫过久，也可损伤桡神经，引起腕下垂及其相应区域皮肤感觉丧失。

尺神经在肘后区与皮肤之间仅隔以薄层结缔组织，故尺神经在此处极易受损。

手背皮肤只有横行的张力线而没有螺纹，故握拳时皮肤紧张，伸指时也不太松弛。皮肤切口应按张力线方向切开。

第七节　上肢的解剖操作和观察

一、胸前区与腋窝

（一）切口

尸体仰位，为避免损伤深层结构，切皮时应浅些，具体切口如下（见图 0-3）：

1. 胸前正中切口自胸骨柄上缘沿前正中线向下切至剑胸结合。

2. 胸上界切口自胸骨柄上缘向外沿锁骨切至肩峰。

3. 胸下界切口自剑胸结合向外沿肋弓切至腋后线。

4. 胸部斜切口自剑胸结合向外上方切至乳晕,环绕乳晕(如为女尸则环绕乳房),继续向外上方切至腋前襞上部,在此折转沿臂内侧面向下切至臂上、中 1/3 交界处,然后折转向外侧,环切臂部皮肤至臂外侧缘。

将上内、下外两块皮瓣均翻向外侧。其中上内侧皮片翻至臂外侧,下外侧皮片翻至腋后襞。

(二)层次解剖

1. 解剖浅层结构

(1)解剖女性乳房的外上象限:自乳头根部向上作垂直切口,自乳头根部外侧缘向外侧作水平切口。剥除皮肤,清除乳腺表面的脂肪组织,修理出乳腺叶的轮廓。在已剥除了乳晕皮肤的部位,以乳头为中心,用刀尖呈放射方向轻划,仔细剖出输乳管,近侧追踪至乳腺叶。远侧则追踪至乳头处的输乳管窦。

(2)解剖肋间神经前皮支:沿胸骨外侧缘外侧 1~2cm 切开浅筋膜,提起浅筋膜向外侧剥离翻开。可见第 2~7 肋间神经的前皮支和胸廓内动脉的穿支于肋间隙前部穿出,寻认 1~2 支。

(3)解剖肋间神经外侧皮支:沿腋中线附近,胸大肌下缘稍后方,切开浅筋膜,并翻向前,可见肋间神经外侧皮支穿出肋间隙外侧部,解剖并观察发自第 2 肋间神经外侧皮支的肋间臂神经,其走向外侧,经腋窝皮下至臂内侧部上份的皮肤。

2. 解剖深层结构

(1)观察胸前外侧区的深筋膜及腋筋膜:除去所有的浅筋膜,逐层解剖并显露胸前外侧壁的深筋膜。其深筋膜分浅、深两层。浅层覆盖胸大肌和前锯肌,深层包被胸小肌后并在该肌下缘处向下与浅层融合为一层,至腋窝底续于腋筋膜。

(2)找出头静脉:沿三角肌胸大肌间沟切开深筋膜,找到头静脉末端,向近侧和内侧修洁至锁骨下窝处。细心剥离,常见 2~3 个锁骨下淋巴结沿头静脉末端排列。在锁骨下窝处不宜深剥,以免损伤此处锁胸筋膜及其深面的结构。

(3)解剖并观察胸大肌及相关血管和神经:清除胸大肌表面的浅、深筋膜,显露胸大肌的境界,观察其形态、起止点和肌纤维方向。沿胸大肌锁骨起点下方,胸肋部外侧与腹部起点外上,距起点 2cm 处弧形切断胸大肌的起始部,由下内向外上掀起该肌,显露胸小肌和锁胸筋膜。翻开时可见胸肩峰血管和胸外侧神经,在胸小肌上缘穿过锁胸筋膜进入胸大肌深面。将胸大肌再向外翻,还可见到穿出胸小肌表面进入胸大肌的胸内侧神经,清理和观察进入胸大肌的这些血管和神经。在将胸大肌充分游离并掀向其止点处。

(4)观察锁胸筋膜及其穿经结构:掀开胸大肌后,可见位于锁骨下肌、胸小肌和喙突之间的深筋膜,即为锁胸筋膜。细心剥离此筋膜,仔细解剖并观察穿经锁胸筋膜的胸肩峰血管、胸外侧神经和头静脉。保留上述各结构,除去该筋膜;显露和切开腋鞘,分离出其包被的腋血管和臂丛各束。

(5)解剖锁胸筋膜及其穿行结构。

1）解剖胸外侧神经：小心剥离和追踪胸外侧神经，可见其起自臂丛外侧束，经腋动脉前方穿胸小肌上缘（锁胸筋膜）处。观察其分支分布。

2）解剖胸肩峰动脉：解剖胸肩峰动脉，观察其起始、分支分布。

3）解剖头静脉和锁骨下淋巴结：在锁骨下方，头静脉末端附近，可见数个锁骨下淋巴结，观察后清除之，修洁头静脉末端直至注入腋静脉处。

（6）解剖胸小肌、胸内侧神经、胸外侧血管、胸长神经及胸肌淋巴结：清理胸小肌表面的筋膜，观察其形态、起止。观察穿经胸小肌的胸内侧神经（前述）。沿胸小肌下缘寻找位于腋腔内侧壁上的胸外侧血管、胸长神经及胸肌淋巴结。

1）剖查胸外侧动脉：在胸小肌下缘以下、前锯肌表面，解剖胸外侧动脉，观察其起始、行径、分支分布，并观察与之伴行的胸外侧静脉。

2）剖查胸长神经：在胸外侧血管稍后方找到支配前锯肌的胸长神经，解剖并观察其起始、行径、分支分布。

3）观察胸肌淋巴结：沿胸外侧血管和胸长神经排列，观察后予以修洁。

在胸小肌起点稍外上方切断该肌并翻向上方，游离至其抵止的喙突处，打开腋窝前壁。翻开时，将进入该肌的胸内侧神经及伴行血管充分游离，尽量保留。

（7）解剖并观察腋腔的内容：在已打开腋腔前壁的标本上，清除腋腔内的蜂窝结缔组织，保留其内的血管神经，寻找腋腔淋巴结，并辨认其群属。观察腋鞘及内容。以腋动脉为标志，观察腋腔内容的位置排列关系。

1）腋动脉的第1段：将胸小肌复原，位于胸小肌上缘的为腋动脉的第1段，解剖并观察其发出的胸上动脉，将与胸上动脉伴行的静脉切断并清除。位于其内侧的为腋静脉，观察臂丛3个束与腋动脉第1段的关系。

2）腋动脉的第2段：将胸小肌复原，位于胸小肌深面的为腋动脉的第2段，解剖并观察其发出的胸肩峰动脉和胸外侧动脉（前述）。并将其伴行静脉切断、清除。观察臂丛3个束与动脉的关系、腋静脉与腋动脉和臂丛内侧束三者之间的关系。

3）腋动脉的第3段：将胸小肌复原，位于胸小肌下缘以下，大圆肌下缘以上的为腋动脉的第3段，解剖并观察肩胛下动脉、旋肱前动脉和旋肱后动脉，将与之伴行的静脉切断并清除。观察正中神经外侧根、正中神经内侧根、正中神经、肌皮神经、前臂内侧皮神经、尺神经、臂内侧皮神经、肱静脉、桡神经、腋神经等与腋动脉第2、3段的关系。

（8）解剖并观察腋腔的构成

1）外侧壁：拉开腋腔血管神经尽量拉向内侧，观察其外侧壁，可见其由以肱二头肌短头、喙肱肌和结节间沟组成。

2）内侧壁：将肩关节外展，可见其内侧壁上有前锯肌，切开前锯肌，可见其深面的肋间隙和肋。

3）后壁：拉开腋腔血管神经，可见其后壁上的肩胛下肌、大圆肌、背阔肌和肱三头肌长头。解剖腋窝后壁穿三边孔、四边孔的结构。①剖查穿三边孔的结构：在肩胛下肌和大圆肌表面分离出肩胛下动脉及其分支胸背动脉和旋肩胛动脉，追踪旋肩胛动脉向后穿三边孔；②剖查穿四边孔的结构：于腋动脉后方清理出腋神经和旋肱后动脉，向后追踪以上结构穿四边孔。解剖胸背神经：剖出与胸背动脉伴行的胸背神经，追踪至背阔肌。解剖肩胛下神经上支和下支:在腋窝后壁上部找出肩胛下神经上支,该支常分两支,分布于肩胛下肌和小圆肌;在肩胛下动脉后方剖出肩胛下神经下支,追踪至大圆肌(图7-3)。

4)前壁:将胸大肌和胸小肌复原,可见其前壁由胸大肌、胸小肌及已切除的锁胸筋膜覆盖。

5)尖:为颈部与上肢之间的血管神经通道。可见腋动脉、静脉和臂丛通过。

6)底:解剖的过程中观察腋窝处的皮肤、浅筋膜和腋筋膜构成。

二、臂前区、肘前区与前臂前区

(一)切口

上肢平展,手掌向上。皮肤切口尽量浅些,具体切口如下(见图0-3):

1. 在臂前区、肘前区和前臂前区作一纵切口,自臂上部横切口中点开始,沿上肢前面中线向远侧纵行切开皮肤直至腕前区;

2. 在腕远纹作一横切口,与纵切口相交,并向两侧切至肱骨内、外侧缘;

3. 在肘前区作一横切口,与纵切口相交,并向两侧切至肱骨内、外上髁稍后方。将剥离的皮肤翻向两侧。

(二)层次解剖

1. 解剖浅层结构

(1)寻认头静脉及前臂外侧皮神经:沿三角肌胸大肌间沟向下追踪已经解剖出的头静脉,修洁至腕前区。保留头静脉,除去臂前区的浅筋膜。在肘部前面、肱二头肌外侧,寻找从深筋膜穿出的前臂外侧皮神经,向下追踪至腕前区,观察其与头静脉的伴行关系。

(2)寻认贵要静脉及前臂内侧皮神经:在肱二头肌内侧沟中部寻找贵要静脉,向上追踪至臂中点穿入深筋膜处;向下追踪至腕前区。在臂上部内侧找出已剖出的前臂内侧皮神经,向下追踪,可见其在臂内侧中、下1/3交界处穿出深筋膜,向下与贵要静脉伴行至腕前区。

(3)观察臂内侧皮神经:沿已剖出的臂内侧皮神经向下追踪,可见其在臂内侧上部穿出深筋膜,分布于臂内侧皮肤。

(4)观察肘正中静脉:在肘前区的浅筋膜内寻找连接头静脉和贵要静脉之间的肘正中静脉,观察其连接类型后予以切除。

(5)观察肘淋巴结:在肱骨内侧髁上方、贵要静脉附近寻找肘浅淋巴结,观察后可切除。

2. 解剖臂部深筋膜　清除臂前区残余的浅筋膜,保留已剖出的浅静脉和皮神经,显露深筋膜。从臂上部起,沿前面正中线纵行切开深筋膜,在肘前区作一横切口,将臂部深筋膜翻向两侧,观察臂部深筋膜发出的臂内、外侧肌间隔,探查其位置和附着部位。修洁、分离和观察臂前群的三块肌。

3. 观察肱二头肌内、外侧沟及有关血管神经

(1)解剖正中神经:自腋窝向下沿肱二头肌内侧沟追踪正中神经,观察其与肱动脉的位置关系。

(2)修洁肱动脉:在大圆肌下缘向下修洁肱动脉及其两侧伴行的肱静脉直至肘窝。观察和保留贵要静脉,切除肱静脉及其属支,保留肱静脉主干。

解剖肱动脉的分支：①在臂上部，大圆肌腱稍下方，找出由肱动脉后内侧壁发出的肱深动脉，向外下方追踪其和桡神经伴行穿入肱骨肌管处为止；②在臂中部稍上方，喙肱肌止点平面，找出肱动脉后内侧壁发出细长的尺侧上副动脉，修洁与观察其与尺神经穿臂内侧肌间隔入臂后区；③在肱骨内侧髁上方约5cm处找出尺侧下副动脉，观察其走行；④仔细寻认肱动脉的肌支，观察分布情况。

（3）修洁尺神经：从臂丛内侧束向下追踪尺神经至臂中部并修洁之，观察其与肱动脉的位置关系，并观察尺神经与臂内侧肌间隔的关系。

（4）修洁肱二头肌外侧沟的结构：①已剖出的头静脉沿外侧沟上行，进入胸大肌三角肌间沟；②在三角肌止点下方2.5cm处，分离肱桡肌和肱肌，游离出桡神经，并寻认其肌支，在肱骨外上髁前方剖出桡神经分出的浅、深二支。继续剥离浅支至肱桡肌深面，向下剥离深支至其穿旋后肌处。

4. 观察前臂深筋膜、肱二头肌腱膜及腕掌侧韧带　清除肘窝、前臂前区及腕前区的浅筋膜，保留已分离出的浅静脉和皮神经，显露和观察前臂深筋膜，纵行切开并将其翻向两侧。探查前臂内、外侧肌间隔，观察其位置与附着部位。修洁和保留肱二头肌腱膜，观察腕前区深筋膜，可见有横行纤维增厚的部分，即腕掌侧韧带。切除位于桡侧的腕掌侧韧带，显露位于其远侧深面的屈肌支持带。

5. 解剖肘窝

（1）清理肘窝的境界：找到肱二头肌腱后，在其内侧切断肱二头肌腱膜和肘窝内的深筋膜，修洁旋前圆肌和肱桡肌，观察肘窝的境界，显露肘窝的内容。

（2）解剖肘窝内的结构：以肱二头肌腱及旋前圆肌为标志，观察其与血管神经的相互关系。修洁肱二头肌腱，在其内侧剖出和修洁肱动脉的末端至其分为桡、尺动脉处。切除伴行静脉，于肱动脉内侧修洁正中神经，向下追踪至其穿入旋前圆肌两头之间。沿正中神经主干插入止血钳，将旋前圆肌肱头切断并翻向外下方，显露正中神经和该肌的尺头。在正中神经的背侧寻找骨间前神经。拉开旋前圆肌尺头，寻找其深方通过的尺动脉及其发出的骨间总动脉。

6. 解剖前臂前群肌、血管和神经（图7-13）

（1）观察前臂肌前群浅层：清理起自肱骨外上髁上方的肱桡肌；清理起自肱骨内上髁的浅层肌；观察和辨认各肌的名称、排列顺序、走行和终止部位。将指浅屈肌和浅层肌分离，观察其延续的4条肌腱。

（2）剖查桡血管神经束：将肱桡肌拉向外侧，修洁桡动脉和桡神经浅支，观察二者之间的位置关系。追踪桡神经浅支至前臂中、下1/3交界处，经肱桡肌腱深面转向背侧；桡动脉在桡骨茎突下方转向手背，寻认桡动脉的分支。

（3）剖查尺血管神经束：将尺侧腕屈肌拉向内侧，找出尺动脉和尺神经，向上追踪尺神经至尺神经沟处，向下追踪至腕前区，寻找尺神经的分支。观察尺神经和尺动脉间的位置关系。

（4）剖查正中神经：在旋前圆肌两头之间找出已剖出的正中神经，追踪至指浅屈肌和指深屈肌之间。修洁正中神经至腕前区，观察其分支分布。

（5）剖查前臂肌前群深层：将指浅屈肌拉向内侧，观察深面的拇长屈肌和指深屈肌的位置与形态。在腕上方分开此二肌,观察旋前方有的位置和形态。

7. 观察骨间总动脉、骨间前动脉和骨间后动脉　在旋前圆肌尺头深面,查找已剖出的骨间总动脉,向外下剥离此动脉至前臂骨间膜上缘处,查看分出的骨间前、后动脉。在拇长屈肌与指深屈肌之间寻找骨间前动脉和骨间前神经,追踪至旋前圆肌上缘。观察骨间后动脉穿经前臂骨间膜上缘至前臂骨间膜后方。

8. 观察前臂屈肌后间隙　在腕上方,观察拇长屈肌、指深屈肌与旋前方肌之间的前臂屈肌后间隙。插入刀柄伸向腕管,理解其交通关系。

三、肩胛区、臂后区、肘后区及前臂后区

(一)切口

尸体俯卧,上肢外展,作下列皮肤切口(见图0-3):

1. 自枕外隆凸向下,沿后正中线垂直切至第5腰椎棘突处。

2. 自第7颈椎棘突尖向两侧肩峰作一水平切口。

3. 从肩峰向下沿臂上部外侧切至臂上、中1/3交界处,与臂前区的横切口相接。

4. 约在肩胛骨下角高度,从正中线向两侧切至腋前线。

5. 在肘后区作一横切口与肘前区横切口相接。

6. 沿臂后中线作纵切口至腕后横切口。

7. 在腕背作横切口与腕前区横切口相接。剥离皮肤,翻开皮瓣,显露浅筋膜。

(二)层次解剖

1. 解剖浅筋膜及浅筋膜内结构　在三角肌后缘中点下方找出臂外侧皮神经,在臂后区中部找出臂后皮神经。在臂后中、下1/3交界处外侧部找出前臂后皮神经。在前臂后区下部的内外侧部寻找贵要静脉、头静脉和前臂内、外侧皮神经,在中间部剖出前臂后皮神经。保留皮神经和浅静脉,除去所有浅筋膜,显露深筋膜。

2. 解剖肩胛区的肌、血管和神经

(1)解剖腋神经和旋肱后动脉

1)修洁小圆肌、大圆肌和肱三头肌长头,从后方观察三边孔和四边孔的境界。

2)清除三角肌表面的深筋膜,将手指自三角肌后缘插入,把肌肉与其深部的结构分开,沿肩胛冈和肩峰下方1~2cm处切断三角肌,翻向外侧。观察腋神经和旋肱后动、静脉从四边孔穿出后进入三角肌和小圆肌。

(2)解剖肩胛上动脉和肩胛上神经:①清除斜方肌表面的浅、深筋膜,沿肩胛冈切断斜方肌的附着点。将该肌翻起,清理辨认肩胛骨后面的上肢带肌;②将冈上、下肌在中份切断翻起,剖查肩胛上动脉和肩胛上神经,寻找位于两肌深面的肩胛上动脉和肩胛上神经。

(3)解剖旋肩胛动脉:在三边孔内清理旋肩胛动脉和静脉,继续修洁穿出三边孔后的旋肩胛动脉直至冈下窝。

3. 解剖桡神经和肱深动脉　沿臂后正中纵行切开深筋膜,翻向两侧,修洁肱三头肌。在肱三头肌长头和外侧头之间钝性分离,寻找桡神经和肱深动脉进入肱骨肌管处,将镊子沿桡神经走行方向插入肱骨肌管,切断该肌外侧头,切开肱骨肌管,显露管内的桡神经和肱深

血管。向上、下修洁神经和动脉,寻认其分支的分布与走行。

4. 解剖尺神经 在尺神经沟内找出尺神经,向上、下略加追踪。

5. 解剖前臂背侧深筋膜及伸肌支持带 显露深筋膜和伸肌支持带后,纵行切开深筋膜(保留伸肌支持带),翻向两侧,显露前臂肌后群。

6. 解剖前臂背侧深层结构

(1) 解剖前臂肌后群:剥离和辨认浅层诸肌,观察形态、位置和起止。分离和向两侧拉开桡侧腕伸肌和指伸肌,清理和辨认深层的 5 块肌,观察其位置、走行和终止部位。

(2) 解剖骨间后血管神经束:找出桡神经深支穿旋后肌处,向下追踪深支,可见其自旋后肌中部穿出,穿出后的神经即骨间后神经,向下修洁至旋后肌下缘,剖出骨间后血管,观察它们的位置与走行。

四、腕前区、手掌与手指掌侧面

(一) 切口

1. 自腕前区横切口中点至中指指端作一纵切口;

2. 由腕前区横切口中点至拇指指端作一斜切口;

3. 沿第 2 ~ 5 指根部作一横切口。将手掌、拇指和中指掌侧面皮肤翻开。

(二) 层次解剖

1. 解剖浅筋膜 在鱼际处浅筋膜内寻找前臂外侧皮神经终支、桡神经浅支和正中神经掌支的分支;在小鱼际处寻认尺神经掌支并观察掌短肌。保留皮神经,除去浅筋膜,显露手掌深筋膜浅层。

2. 解剖掌腱膜和骨筋膜鞘

(1) 解剖掌腱膜:从屈肌支持带上切断掌长肌腱,向远侧剥离掌腱膜,切断掌内、外侧肌间隔,直至指蹼间隙处。将掌腱膜翻向远侧,切勿损伤其深方的结构。

(2) 观察三个骨筋膜鞘:掌腱膜深方为掌中间鞘;小鱼际筋膜深方为内侧鞘;鱼际筋膜深方为外侧鞘。探察内、外侧鞘,清除小鱼际筋膜和鱼际筋膜,显露手部肌肉。

3. 解剖尺神经、尺动脉及其分支

(1) 剖查尺动脉及其分支:在豌豆骨桡侧,切除腕掌侧韧带。打开腕尺侧管,修洁管内走行的尺神经和尺静脉后,向远侧追踪尺动脉,可见其在管内发出掌深支,继续剖查尺动脉末端与桡动脉掌浅支吻合成的掌浅弓,修洁由弓发出的指掌侧总动脉。

(2) 解剖尺神经及其分支:在腕尺侧管内,修洁尺神经,可见其在豌豆骨与钩骨之间分为浅、深支,再向下剥离尺神经浅支,追踪观察其分支走行与分布。

4. 解剖正中神经及其分支

(1) 解剖腕管:修洁屈肌支持带后,将其纵行切开。分离腕管内的屈肌腱、屈肌腱鞘和正中神经。

(2) 于腕管内向远侧剥离正中神经,在屈肌支持带下缘找出正中神经的返支,追踪至鱼际肌。再向下追踪正中神经的 3 条指掌侧总神经,直至指蹼间隙处。观察其与同名动、静脉的伴行情况。

5. 观察屈肌腱鞘 在腕管内纵行切开屈肌总腱鞘,向远侧探查它与指滑膜鞘的关系,观察指浅、深屈肌腱之间的位置关系。切开拇长屈肌腱鞘,观察其与拇指腱滑膜鞘的交通。

6. 解剖掌深层结构

(1)解剖鱼际肌:在鱼际肌内侧缘找出桡动脉的掌浅支,保留掌浅支和正中神经返支。观察鱼际浅层的两块肌,切断二肌,辨认深面的两块鱼际肌和拇长屈肌腱。

(2)解剖小鱼际肌:辨认浅层的两块肌。寻找尺神经深支和尺动脉的掌深支。横断小指展肌,观察小指对掌肌。

(3)解剖蚓状肌:分离指浅、深屈肌腱,查看蚓状肌的起始与走行。

(4)解剖指蹼间隙:除去各指蹼间隙处的脂肪。修洁各指掌侧总动脉和总神经的末端,观察它们的分支和分布;修洁蚓状肌腱,探查该间隙的交通。

(5)探查手掌的筋膜间隙:用止血钳挑起示指屈肌腱和第1蚓状肌,观察其深面的鱼际间隙,挑起第3、4、5指屈肌腱及第2、3、4蚓状肌,观察它们深方的掌中间隙,并向近侧探查其交通。

(6)剖查掌深弓和尺神经深支:向桡侧拉开各指屈肌腱及蚓状肌(或在腕管近侧切断各腱),除去其深方的疏松结缔组织和骨间掌侧筋膜。循已剖出的尺神经掌支和尺动脉的掌深支,向远侧继续追踪,观察尺动脉的掌深支和桡动脉末端吻合成的掌深弓。修洁掌深弓及其凸侧发出的3条掌心动脉。修洁与掌深弓伴行的尺神经深支及其分支。

7. 解剖手指掌侧面 从指蹼间隙处向下修洁指掌侧固有神经和血管,观察其位置。除去浅筋膜,显露手指掌侧面的腱纤维鞘。纵行切开腱纤维鞘,观察指浅、深屈肌腱的位置关系及其终止部位。观察腱滑膜鞘的结构。

五、腕后区、手背与手指背面

(一)切口

1. 自腕背横切口正中至拇指甲根作一斜切口。

2. 从腕背横切口中点至中指甲根作一纵切口。

3. 沿掌指关节背侧作一横切口。

4. 沿示、中、环指背面中线各作纵切口。翻开或切除手背和手指背面的皮肤。

(二)层次解剖

1. 观察手背浅层结构

(1)解剖手背浅筋膜:因浅筋膜薄,翻剥皮肤时勿损伤浅静脉和皮神经。

(2)解剖手背静脉网:先修洁手背浅筋膜内的手背静脉网,并向桡、尺侧追踪观察其汇合成头静脉和贵要静脉。

(3)剖查桡神经浅支和尺神经手背支:在手背近侧端剖出桡神经浅支,在尺侧剖出尺神经手背支,观察两者在手背的吻合及其发出的5条指背神经的走行与分布。

(4)解剖伸肌支持带形成的6个骨纤维格和通过的肌腱:清除腕背侧的浅筋膜,显露伸肌支持带,观察其形态及附着部位,纵行切开伸肌支持带,观察其发出的5个纤维隔及附着部位。修洁6个骨纤维管内的肌腱及其腱鞘,辨认各伸指肌腱及其腱鞘的排列情况。

(5)观察手背动脉的行径:在桡侧修洁至拇指的3个长肌腱,观察解剖学"鼻烟窝"各边界。除去窝内的疏松结缔组织,修洁在窝内走行的桡动、静脉。略向上追踪至前臂前区,向下追踪至其穿第 1 骨间背侧肌入手掌。

2. 解剖手背筋膜间隙 保留浅筋膜和皮神经。逐渐清除浅筋膜,显露手背腱膜,观察二者之间的手背皮下间隙。清除手背腱膜,显露骨间背侧筋膜,观察两者之间的手背腱膜下间隙。观察伸指肌腱的腱间结合。

3. 解剖手指背面 追踪伸指肌腱至手指背面,观察指背腱膜。

(范松青 谭建国)

第 八 章

下 肢

第一节 概 述

【学习要点】
下肢的体表标志及主要结构的体表投影。

下肢由臀部、股部、膝部、小腿部及足部共同组成,借下肢带与躯干相连。其结构有以下特点:皮下组织疏松,深筋膜厚而坚韧;骨骼肌发达而数目较上肢少,肌间腔隙较大,有利于肌的收缩活动;骨较上肢粗、壮,关节面宽大;关节的辅助结构强而坚韧,使关节的稳定性大于灵活性。这些特点有利于实现下肢的支持体重和负重运动功能。

一、境界与分区

下肢前以腹股沟韧带与腹部分界;外侧和后方以髂嵴和骶、尾骨侧缘与脊柱区分界;内侧与会阴相连。

下肢各部除臀部外又可分为若干区,如股部可分为股前区、股内侧区和股后区;小腿部可分为小腿前区、外侧区及后区;足部可分为足背和足底。此外,股部和小腿部之间为膝部,小腿部与足部之间为踝部。

二、表 面 解 剖

(一)体表标志

1. 臀部与股部

(1) **髂嵴** iliac crest:为髂骨翼的上缘,是臀部与腰部的分界,全长在皮下均可触及,其前端为髂前上棘,后端为髂后上棘,髂前上棘后上方 5～7cm 处髂嵴外唇向外突起为髂结节。

(2) **坐骨结节** ischial tuberosity:在臀部的下方,坐位时位于皮下,为支持体重的承重点,易于触摸。

(3) **大转子** greater trochanter:为髋部股骨上端向外侧最突出的骨性凸起,在髂结节下方约 10cm 处可摸到。

(4) **Nelaton 线** Nelaton line:为坐骨结节至髂前上棘的连线,当侧卧髋关节半屈位时,正常此线恰好通过股骨大转子尖。若大转子尖向此线上方或下方移位时,即为异常,多见于髋

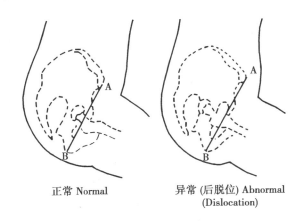

正常 Normal   异常 (后脱位) Abnormal
                    (Dislocation)

图 8-1　Nelaton 线

关节脱位或股骨颈骨折(图 8-1)。

（5）**Kaplan 点** Kaplan point：当仰卧两腿伸直并拢时，两髂前上棘在同一平面上。自左、右大转子尖经同侧髂前上棘向腹前壁连线，正常时，左、右连线的相交之点在脐或脐以上腹前正中线上，相交点称为 Kaplan 点，当髋关节脱位或股骨颈骨折时，该点向脐以下移位，且偏向健侧(图 8-2)。

2. **膝部**

（1）**髌骨** patella 和**髌韧带** patellar ligament：髌骨在膝关节前面，居于皮下，其下端为髌尖，连接髌韧带，该韧带长约 5cm，宽约 2.5cm，半屈膝时最为明显。

（2）**胫骨粗隆** tibial tuberosity：为胫骨上端向前的隆起，髌韧带下端抵止于此。在膝关节前下方可触及，表面也可见其轮廓。

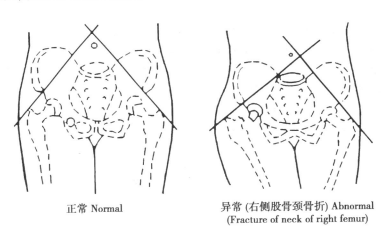

正常 Normal   异常 (右侧股骨颈骨折) Abnormal
                    (Fracture of neck of right femur)

图 8-2　Kaplan 点

（3）**股骨内、外侧髁和胫骨内、外侧髁**：为股骨下端及胫骨上端向两侧的隆起，股骨内、外侧髁最突出部为内、外上髁，在股骨内上髁上方，还可扪及收肌结节。

3. **小腿与足**

（1）**腓骨头** fibular head：为腓骨上端稍膨大部，位于胫骨外侧髁的后外下方，约与胫骨粗隆平齐。

（2）**胫骨前缘** anterior border of tibia：位于胫骨体前面，从胫骨粗隆向下触摸，可触及其全长。

（3）**内踝** medial malleolus：为胫骨下端内侧伸向下方的扁突，明显隆起于踝部的内侧。

（4）**外踝** lateral malleolus：为腓骨下端的膨大，是略呈三角形的骨突，明显隆起于踝部的外侧，其位置低于内踝。

（5）**跟腱** tendo calcaneus：位于小腿后区下部的皮下，由比目鱼肌腱和腓肠肌腱汇合而成，向下附于跟骨结节。

（6）**舟骨粗隆** tuberosity of navicular bone：位于足内侧缘中点稍后方，为足舟骨之隆起。

（7）**第5跖骨粗隆** tuberosity of fifth metatarsal bone：位于足外侧缘中份，是第5跖骨底向后外的突起。

（二）体表投影

1. **臀上血管与神经** superior gluteal artery，vein and nerve　髂后上棘至股骨大转子尖连线上、中1/3交点处，即为臀上动、静脉及神经出入骨盆处的体表投影。

2. **臀下血管与神经** inferior gluteal artery，vein and nerve　髂后上棘至坐骨结节连线中点处，即为臀下动、静脉及神经出入骨盆处的体表投影。

3. **坐骨神经** sciatic nerve　髂后上棘与尾骨尖连线中点至股骨大转子尖与坐骨结节连线的中点处为第一点；坐骨结节与股骨大转子尖连线的中点处为第二点；股骨下端两髁之间为第三点；此三点的连线大致为坐骨神经在臀部与股后区行径的体表投影。

4. **股动脉** femoral artery　在下肢稍外展、外旋并略屈髋时，髂前上棘与耻骨联合连线中点至收肌结节连线的上2/3段为股动脉的体表投影。

5. **腘动脉** popliteal artery　股后区正中线中、下1/3交点处内侧约2.5cm处为起点，该点至腘窝中点的连线，即为腘动脉斜行段的投影。经腘窝中点向下的垂线，为腘动脉垂直段的体表投影。

6. **胫前动脉** anterior tibial artery　自胫骨粗隆与腓骨头连线的中点处至内、外踝经足背连线的中点，此两点间的连线即为胫前动脉的体表投影。

7. **胫后动脉** posterior tibial artery　腘窝中点下方约7～8cm处为起点，该点至内踝后缘与跟腱内缘之间连线的中点处的连线，即为胫后动脉的体表投影。

8. **足背动脉** dorsal artery of foot　内、外踝经足背连线的中点至第1、2跖骨底之间的连线，即为足背动脉的体表投影。

第二节　臀　　部

【学习要点】

1. 境界及浅层结构。

2. 深筋膜及肌肉的层次。

3. 梨状肌上、下孔及坐骨小孔的构成，以及出入这些孔道的血管和神经。坐骨神经与梨状肌的关系和类型。

4. 髋关节周围的动脉吻合网。

一、境　　界

上界为髂嵴，下界为臀沟，内侧界为骶、尾骨外侧缘，外侧界为髂前上棘到大转子间的连线。

二、浅　层　结　构

臀部皮肤较厚，有丰富的汗腺和皮脂腺。浅筋膜发达，女子尤为明显，富含脂肪和纤维。臀部皮神经可分为三组：①**臀上皮神经** superior clunial nerves 约2～3支，由第1～3腰神经后支的外侧支组成，经竖脊肌外缘自胸腰筋膜的骨纤维管穿出，越过髂嵴至臀部上半部分布于此区。当腰部急性扭伤时,臀上皮神经易受牵拉而引起腰腿痛;②**臀内侧皮神经** medial clunial nerves 由第 1～3 骶神经后支组成,于髂后上棘与尾骨尖连线的中 1/3 段穿出深筋膜,分布于臀部内侧和骶骨后面皮肤;③**臀下皮神经** inferior clunial nerves 是股后皮神经的分支,绕臀大肌下缘返折上行,穿出深筋膜分布于臀下部的皮肤。此外还有肋下神经和髂腹下神经的外侧皮支,分布于臀部上外侧;股外侧皮神经的后支,分布于臀部下外侧皮肤(图 8-3)。

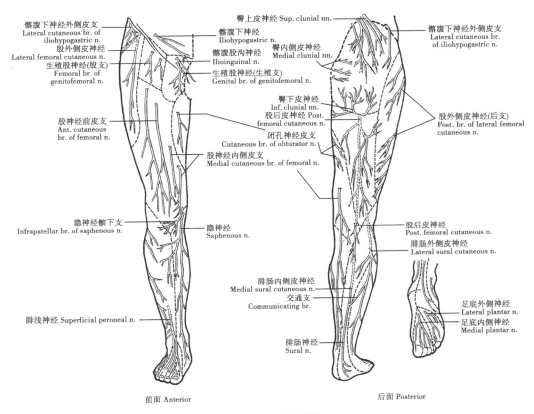

图 8-3 下肢皮神经

三、深 层 结 构

(一)臀筋膜

臀筋膜 gluteal fascia 是臀部的深筋膜,上方附着于髂嵴,下方与大腿的阔筋膜相续,厚而致密,在臀大肌上缘分为两层包绕臀大肌,由筋膜的深面向臀大肌的肌束间发出许多小的纤维隔,分隔各个肌束,因此筋膜与肌结合较紧密,不易分离,在臀大肌下缘两层再合为一层,向内与骶骨背面愈着,向外移行于阔筋膜,且参与髂胫束的构成,向下续股后区深筋膜。臀筋膜损伤时,可引起腰腿痛,称**臀筋膜综合征**,是腰腿痛的病因之一。

(二)臀肌

臀肌分为三层。浅层为**臀大肌** gluteus maximus,此肌肥厚略呈四边形,是维持直立姿势和伸髋关节的重要肌。在臀大肌深面与坐骨结节及大转子间常有较大的滑膜囊,即**臀大肌坐骨囊** sciatic bursa of gluteus maximus 和**臀大肌转子囊** trochanteric bursa of gluteus maximus。中层由上向下依次为**臀中肌** gluteus medius、**梨状肌** piriformis、**上孖肌** superior gemellus、**闭孔**

内肌 obturator internus、**下孖肌** inferior gemellus 和**股方肌** quadratus femoris。臀大肌与中层肌之间为臀大肌下间隙,其内有血管、神经、脂肪和结缔组织。深层有**臀小肌** gluteus minimus 和**闭孔外肌** obturator externus(表 8-1)。

表 8-1　髋肌

分群		名　称	起　点	止　点	作　用	神经支配
后群	浅层	臀大肌	髂骨翼外面、骶骨背面	臀肌粗隆及髂胫束	伸、外旋髋关节	臀下神经
	中层	臀中肌	髂骨翼外面	股骨大转子	外展、内旋、外旋髋关节	臀上神经
		梨状肌	骶骨前面	大转子尖	外展、外旋髋关节	骶丛分支(梨状肌神经)
		上孖肌	坐骨小切迹邻近骨面	转子窝	外旋髋关节	骶丛分支
		闭孔内肌	闭孔膜内面及其周围骨面			骶丛分支
		下孖肌	坐骨小切迹邻近骨面			骶丛分支
		股方肌	坐骨结节	转子间嵴		骶丛分支
	深层	臀小肌	髂骨翼外面	大转子前缘	同臀中肌	臀上神经
		闭孔外肌	闭孔膜外面及其周围骨面	转子窝	外旋髋关节	骶丛分支
前群	髂腰肌	腰大肌	椎体侧面及横突	小转子	前屈、外旋髋关节	腰丛分支
		髂肌	髂窝			
	阔筋膜张肌		髂前上棘、髂嵴前部	髂胫束、胫骨外侧髁	紧张阔筋膜并屈髋关节	臀上神经

(三)梨状肌上、下孔及其穿行结构

梨状肌于盆内起于第 2~4 骶椎前面的骶前孔外侧部,向外经坐骨大孔穿出至臀部,止于股骨大转子尖。自髂后上棘与尾骨尖连线中点至股骨大转子的连线,为梨状肌下缘的体表投影。梨状肌将坐骨大孔分为**梨状肌上孔**和**梨状肌下孔**,孔内分别有神经、血管等结构穿行(图 8-4)。

1. 臀上血管、神经束　是出入梨状肌上孔的神经和血管,由外侧向内侧依次有臀上神经、臀上动脉和臀上静脉。

(1)**臀上神经** superior gluteal nerve:发自骶丛,出梨状肌上孔后支配臀中、小肌和阔筋膜张肌。

(2)**臀上动脉** superior gluteal artery:是髂内动脉的分支,出梨状肌上孔至臀部分为浅、深二支,浅支至臀大肌;深支伴臀上神经位于臀中、小肌之间,分支至此二肌后,继向外至阔筋膜张肌深面,与旋股外侧动脉分支吻合。

(3)**臀上静脉** superior gluteal vein:经梨状肌上孔入盆腔汇入髂内静脉。

2. 臀下血管、神经束　是出入梨状肌下孔的神经和血管。由外侧至内侧依次有坐骨神

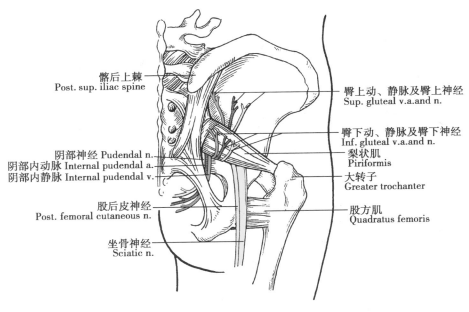

髂后上棘
Post. sup. iliac spine

臀上动、静脉及臀上神经
Sup. gluteal v.a.and n.

臀下动、静脉及臀下神经
Inf. gluteal v.a.and n.

阴部神经 Pudendal n.
阴部内动脉 Internal pudendal a.
阴部内静脉 Internal pudendal v.

梨状肌
Piriformis

大转子
Greater trochanter

股后皮神经
Post. femoral cutaneous n.

股方肌
Quadratus femoris

坐骨神经
Sciatic n.

图 8-4　臀部的血管神经

经、股后皮神经、臀下神经、臀下动脉、臀下静脉、阴部内动脉、阴部内静脉和阴部神经。

（1）**臀下神经** inferior gluteal nerve：发自骶丛，出梨状肌下孔后支配臀大肌。

（2）**臀下动脉** inferior gluteal artery：起自髂内动脉，出梨状肌下孔后，主要分布于臀大肌，其分支向上与臀上动脉吻合，向下与股深动脉的分支（第1穿动脉、旋股内、外侧动脉）吻合，且有分支至髋关节。

（3）**臀下静脉** inferior gluteal veins：伴臀下动脉经梨状肌下孔入盆腔，汇入髂内静脉。

3. 坐骨神经与梨状肌的关系　坐骨神经是全身最大的神经，起自骶丛，至臀部，在臀大肌深面，股方肌浅面，经坐骨结节与股骨大转子之间（稍内侧）入股后区。坐骨神经与梨状肌的关系密切，但它们的位置关系有个体差异，以一总干经梨状肌下孔出盆者为常见型，占66.3%，亦有变异型以坐骨神经在盆内已分为胫神经和腓总神经两支，胫神经出梨状肌下孔、腓总神经穿梨状肌者多见，约占27.3%；其他有坐骨神经主干穿梨状肌肌腹，胫神经、腓总神经夹持梨状肌，或主干穿经梨状肌上孔等类型。由于坐骨神经与梨状肌关系密切且类型较多，当梨状肌损伤、出血、肿胀时，容易压迫坐骨神经，引起腰腿痛，临床称为"梨状肌损伤综合征"（图8-5）。

（四）穿经坐骨小孔的血管神经束

是由梨状肌下孔出盆腔，再经坐骨小孔至坐骨直肠窝的血管和神经。由外侧向内侧依次为：**阴部内动脉、静脉** internal pudendal artery and vein 和**阴部神经** pudendal nerve（图8-4），分布于坐骨肛门窝内结构及肛管下部、会阴及外生殖器。

（五）髋关节周围的动脉网

髋关节周围有髂内、外动脉及股动脉的分支分布，即所谓"臀部十字吻合"，位于臀大肌深面、股方肌与大转子周围。在近髋关节的盆侧壁处，还有旋髂深动脉、髂腰动脉、骶外侧动脉、骶正中动脉等以及它们之间的吻合支。盆内脏器两侧之间的动脉吻合也较丰富，因此结扎一侧髂内动脉时，可借髋关节周围动脉网建立侧支循环，以代偿结扎侧髂内动脉分布区的血供（图8-6）。

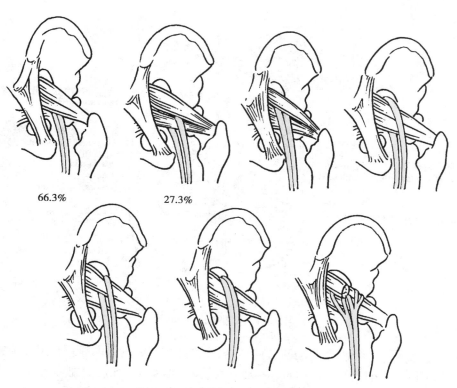

66.3%   27.3%

图 8-5 坐骨神经与梨状肌的关系

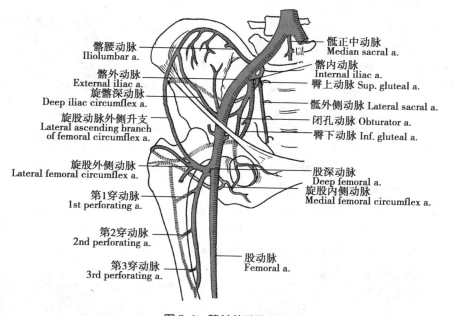

髂腰动脉
Iliolumbar a.

骶正中动脉
Median sacral a.

髂外动脉
External iliac a.

髂内动脉
Internal iliac a.

旋髂深动脉
Deep iliac circumflex a.

臀上动脉 Sup. gluteal a.

骶外侧动脉 Lateral sacral a.

旋股动脉外侧升支
Lateral ascending branch
of femoral circumflex a.

闭孔动脉 Obturator a.

臀下动脉 Inf. gluteal a.

旋股外侧动脉
Lateral femoral circumflex a.

股深动脉
Deep femoral a.

旋股内侧动脉
Medial femoral circumflex a.

第1穿动脉
1st perforating a.

第2穿动脉
2nd perforating a.

第3穿动脉
3rd perforating a.

股动脉
Femoral a.

图 8-6 髋关节动脉网

四、临床应用要点

1. 臀部脓肿的扩散 臀部的血管、神经周围有丰富的疏松结缔组织,且臀筋膜厚而致密,故臀部深部脓肿不易向浅层扩散,多为局限性或向深部蔓延,其播散途径如下:①经梨状肌上、下孔进入盆腔;②经坐骨小孔达坐骨肛门(直肠)窝;③沿坐骨神经周围的疏松结缔组织到达腘窝。

2. 臀部注射与臀部的血管和神经 臀部的血管和神经多经梨状肌上、下孔出入盆腔,并在臀大肌深面的内侧和下方通过。因此臀部肌肉注射时,一般选择在外上象限内进针较为安全。若在内上象限注射,有可能伤及臀上神经和血管,导致臀中、小肌麻痹,从而产生臀肌麻痹性跛行,影响步态及髋关节运动。婴幼儿的臀部注射,以选择髂前上棘外下方为宜。

第三节 股 部

【学习要点】
1. 股部境界、浅层结构及浅血管和皮神经的分布。
2. 浅淋巴的分群、位置及流注关系。
3. 股前及股内侧筋膜鞘的构成及其内的结构。
4. 阔筋膜及其所构成髂胫束和卵圆窝的形态结构特点。
5. 股三角的境界、位置、构成及其内容的毗邻和股三角的交通关系。
6. 肌腔隙与血管腔隙、股鞘与股管、收肌管的构成及内容。
7. 闭孔血管和神经的行程与分布,股动脉分支类型。
8. 坐骨神经的行程、分支和分布。

前上方以腹股沟和腹部分界,后方以臀沟和臀部分界,上端内侧邻会阴,下端以髌骨上方两横指处的水平线和膝分界。经股骨内外侧髁的垂线,将股部分为前内侧区和股后区。

一、股前内侧区

(一)浅层结构

股内侧区皮肤薄而富有皮脂腺,股前区外侧部较厚。股前部近腹股沟处的浅筋膜可分为脂肪层及膜样层,分别与腹前壁的 Camper 筋膜和 Scarpa 筋膜相延续,膜样层在腹股沟韧带下方一横指处附着于阔筋膜。浅筋膜内含脂肪、浅静脉、浅淋巴管及皮神经等。

1. 浅动脉 股动脉进入股三角处发出 3 条小的浅动脉,分别为:腹壁浅动脉、旋髂浅动脉和阴部外动脉。

(1) **腹壁浅动脉** superficial epigastric artery:穿筛筋膜至皮下,伴同名静脉上行,分布于腹前壁下部的皮肤和浅筋膜。

(2) **旋髂浅动脉** superficial iliac circumflex artery:穿筛筋膜后,沿腹股沟韧带下方向外上方斜行至髂前上棘附近,分支分布于腹前壁外下侧部的皮肤和浅筋膜。

(3) **阴部外动脉** external pudendal arteries:有 2 ~ 3 支,穿筛筋膜后行向内侧,分布于阴阜、大阴唇或阴囊。腹壁浅动脉和旋髂浅动脉可单独起自股动脉,也可共干起自股动脉。

临床上,常将这三条动脉及其分布区作为带血管游离皮瓣移植的供区。

2. **大隐静脉** great saphenous vein 为全身最长的浅静脉,长约 76cm。起自足背静脉弓内侧端,经内踝前方沿小腿内侧上行,继续沿股骨内侧髁后方至大腿内侧并逐渐行向前上,在耻骨结节外下方穿隐静脉裂孔汇入股静脉,汇入处又称隐股点。大隐静脉在汇入股静脉前接纳五条属支,即**旋髂浅静脉** superficial iliac circumflex vein、**腹壁浅静脉** superficial epigastric vein、**阴部外静脉** external pudendal vein、**股内侧浅静脉** superficial medial femoral vein和**股外侧浅静脉** superficial lateral femoral vein。五条浅静脉汇入大隐静脉的形式有多种(图8-7),各属支之间以及与小隐静脉的属支之间,均有丰富的吻合。大隐静脉与深静脉之间也有许多交通支,以小腿上段和大腿下段为多。大隐静脉及其属支易发生静脉曲张,行高位结扎手术时,必须分别结扎切断各属支,以防复发。大隐静脉管腔内有9~10对静脉瓣,小腿部较多,最后两对静脉瓣分别位于穿隐静脉裂孔的筛筋膜之前的静脉壁内和即将汇入股静脉处,这两对瓣膜对防止血液逆流具有重要作用。大隐静脉行至内踝前方时位置表浅且较恒定,临床常选此处行静脉穿刺或切开。

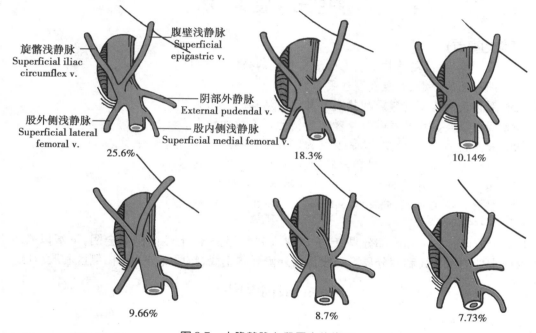

图 8-7　大隐静脉上段属支的类型

3. **浅淋巴结**　集中在股前内侧区上部,称为**腹股沟浅淋巴结** superficial inguinal lymph nodes,依其所在部位可分为上、下两群,每群又可分为内侧组和外侧组。上群沿腹股沟韧带下方平行排列,以隐股点作一垂线为界,分为上内侧群和上外侧群。来自脐以下腹前外侧壁、臀内侧1/3、会阴、外生殖器、肛门以及子宫底的部分淋巴管多注入上内侧群;腹后壁、臀外侧1/3以及肛管的部分淋巴管注入上外侧群。下群沿大隐静脉末端两侧纵行排列,以大隐静脉为界,也可分为下内侧群和下外侧群。来自下肢的浅淋巴管主要注入下外侧群,一部分注入下内侧群。下内侧群还收纳会阴和外生殖器的部分淋巴,下群的输出管注入腹股沟深淋巴结和髂外淋巴结(图8-8)。

4. **皮神经**　股前内侧区的皮神经主要有:髂腹股沟神经、生殖股神经的股支、股外侧皮神经、闭孔神经的皮支、股神经前皮支。①**髂腹股沟神经** ilioinguinal nerve(L1)　自皮下环浅出,分布于股前、内侧区上份及阴囊或大阴唇的皮肤;②**生殖股神经的股支** femoral branch of genitofemoral nerve(L1~2)　经腹股沟韧带深面至股部,在隐静脉裂孔外侧,穿出深筋膜,

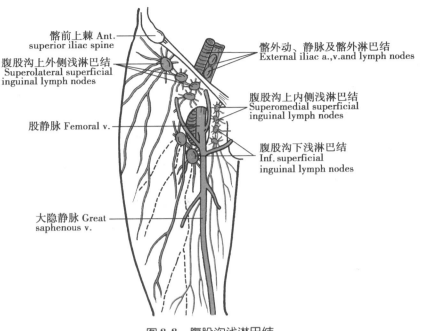

髂前上棘 Ant. superior iliac spine

腹股沟上外侧浅淋巴结 Superolateral superficial inguinal lymph nodes

股静脉 Femoral v.

大隐静脉 Great saphenous v.

髂外动、静脉及髂外淋巴结 External iliac a.,v.and lymph nodes

腹股沟上内侧浅淋巴结 Superomedial superficial inguinal lymph nodes

腹股沟下浅淋巴结 Inf. superficial inguinal lymph nodes

图 8-8　腹股沟浅淋巴结

分布于腹股沟韧带下方一小区域皮肤;③**股外侧皮神经** lateral femoral cutaneous nerve($L_{2\sim3}$)在髂前上棘的稍内侧,经腹股沟韧带深面进入股部,越过缝匠肌始部的表面,在髂前上棘下方约 5cm 处分为前、后两支,分布于股外侧皮肤;④**闭孔神经的皮支** cutaneous branches of obturator nerve(L_2)　由闭孔神经前支分出,分布于股内侧区上部皮肤;⑤**股神经前皮支** anterior cutaneous branches of femoral nerve($L_{2\sim3}$)　数支,穿缝匠肌和深筋膜或直接穿深筋膜浅出,分布于股前、内侧区和膝关节前面皮肤;⑥**隐神经** saphenous nerve($L_{3,4}$)　为股神经的终末支,自股神经发出后,伴股动脉入收肌管下行,在收肌管下部穿收肌腱板至膝关节内侧发出髌下支后,经缝匠肌和股薄肌之间穿出深筋膜,伴大隐静脉沿小腿内侧面下行,直至足内侧缘,分布于髌骨下方、小腿内侧面和足内侧缘的皮肤(图 8-3)。

（二）深层结构

1. 深筋膜　大腿的深筋膜又称**阔筋膜** fascia lata,为全身最强厚的深筋膜。其范围宽阔、厚而致密,前外上附着于髂嵴和腹股沟韧带,后、内分别与臀筋膜和会阴筋膜相续,下方续为腘筋膜和小腿筋膜。股部内侧的深筋膜较薄,但外侧部的深筋膜则厚实而发达。

（1）**髂胫束** iliotibial tract:为髂嵴前份连至胫骨外侧髁、腓骨头和膝关节囊之间的部分,特别强厚、坚韧,呈扁带状。束的上部分为两层,包裹阔筋膜张肌,束的后份有臀大肌附着。临床常用髂胫束作为膝关节交叉韧带、体壁薄弱处或缺损处修补重建的材料。

（2）**隐静脉裂孔** saphenous hiatus:又名卵圆窝。为阔筋膜在耻骨结节外下方约 3~4cm处,或腹股沟韧带中、内 1/3 交界处下方约一横指处形成的一卵圆形凹陷。孔的外侧缘锐利呈镰状,称镰缘,其上、下部呈弓状弯向内侧,形成上、下角。上角向内延伸附着于耻骨结节,并与腹股沟韧带及腔隙韧带相续;下角向内延伸与耻骨肌筋膜相续。隐静脉裂孔表面覆盖一层多孔的疏松结缔组织膜,称**筛筋膜** cribriform fascia。经此筋膜出入隐静脉裂孔的结构有:大隐静脉、股动脉发出的浅动脉和腹股沟浅淋巴结的输出管等。

2. 前、内侧股筋膜鞘 阔筋膜向深面发出股内侧、股外侧和股后肌间隔，伸入肌群间并附着于股骨粗线，其中股外侧肌间隔最为坚韧。这三个肌间隔在股部形成了前、后和内侧三个骨筋膜鞘（图 8-9），分别容纳相应的肌群（表 8-2）、血管和神经等。前骨筋膜鞘内有股前

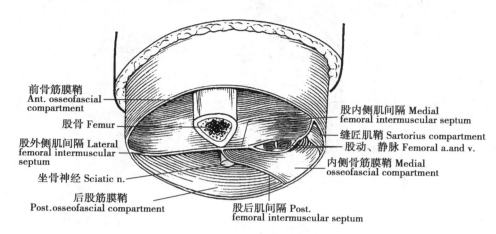

图 8-9 股部中段骨筋膜鞘（右侧）

表 8-2 大腿肌

肌群	名 称		起 点	止 点	作 用	神经支配
前群	缝匠肌		髂前上棘	胫骨上端内侧面	屈髋关节,屈、内旋膝关节	股神经
	股四头肌	股直肌	髂前下棘及髋臼上缘	胫骨粗隆	伸膝关节,股直肌可屈髋关节	股神经
		股中间肌	股骨体前面			
		股外侧肌	股骨粗线外侧唇			
		股内侧肌	股骨粗线内侧唇			
内侧群	耻骨肌		耻骨梳附近	股骨耻骨肌线	内收、外旋微屈髋关节	股神经、闭孔神经
	长收肌		耻骨支前面、耻骨结节下方	股骨粗线内侧唇上 1/3 部		闭孔神经
	短收肌		耻骨支、耻骨体	股骨粗线内侧唇中 1/3 部		
	大收肌		耻骨支、坐骨支、坐骨结节	股骨粗线内侧唇上 2/3 部、收肌结节		
	股薄肌		耻骨支、耻骨体	胫骨上端内侧面		
后群	股二头肌		长头:坐骨结节 短头:股骨粗线	腓骨头	屈膝关节、伸髋关节并使小腿微外旋	坐骨神经
	半腱肌		坐骨结节	胫骨粗隆内侧	屈膝关节、伸髋关节、并使小腿微内旋	
	半膜肌		坐骨结节	胫骨内侧髁下缘		

肌群、股动脉、股静脉、股神经及腹股沟深淋巴结等。内侧骨筋鞘内有股内侧肌群、闭孔动脉、闭孔静脉和闭孔神经等。股骨粗线中段的骨膜与三个肌间隔的纤维相互交织成坚韧的条索。股骨中段骨折时,条索有限制骨折移位的作用。

3. 肌腔隙与血管腔隙　为腹股沟韧带与髋骨之间的间隙,是腹、盆腔与股前区间的重要通道。髂筋膜增厚形成**髂耻弓** iliopectineal arch,起自腹股沟韧带中份向后内连至髂耻隆起。该弓将此间隙分成外侧的肌腔隙及内侧的血管腔隙(图 8-10)。

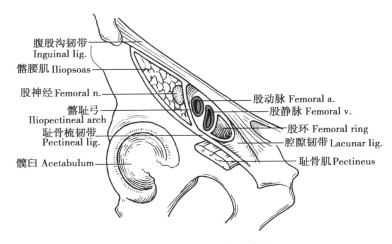

图 8-10　肌腔隙和血管腔隙

(1) **肌腔隙** lacuna musculorum:前界为腹股沟韧带,后界为髂骨,内侧界为髂耻弓。肌腔隙内有髂腰肌、股外侧皮神经及股神经通过。髂腰肌与髂耻隆起之间有一滑液囊,此囊多与髋关节相通。当腰椎结核形成脓肿时,脓液可沿腰大肌及其筋膜通过肌腔隙蔓延到大腿根部,并可刺激股神经产生疼痛等症状。

(2) **血管腔隙** lacuna vasorum:前界为腹股沟韧带,后界为耻骨梳韧带,外侧界为髂耻弓,内侧界为腔隙韧带(陷窝韧带)。腔隙内有股鞘、股动脉、股静脉、股管、生殖股神经的股支及淋巴管通过。

4. **股三角** femoral triangle

(1) **构成**　位于股前内侧区上 1/3 部,为底边向上、尖向下的三角形区域,由股前肌围成,向上经肌腔隙和血管腔隙与腹、盆腔相通;向下通入收肌管。

股三角上界为腹股沟韧带,外侧界为缝匠肌的内侧缘,内侧界为长收肌的内侧缘。股三角尖位于缝匠肌与长收肌相交处,向下与收肌管上口相连接。股三角前壁为阔筋膜,后壁凹陷,自内向外分别为长收肌、耻骨肌和髂腰肌及其筋膜(图 8-11)。

(2) **内容**　股三角内有股鞘、股管、股神经、股动脉、股静脉、淋巴管、淋巴结以及脂肪组织等(图 8-11)。股动脉位于股三角中份,其外侧为股神经,内侧为股静脉。借此排列关系,在体表通过触摸股动脉的搏动来判定其位置,临床上常用于股动脉压迫止血、插管造影、股静脉穿刺和股神经阻滞等。

1) **股鞘** femoral sheath:为腹横筋膜和髂筋膜向下延伸包绕股动、静脉上段所形成的筋膜鞘,位于腹股沟韧带内侧半和阔筋膜的深方。股鞘呈漏斗状,长约 3 ~ 4cm,至隐静脉裂孔下缘处即与血管外膜融合延续为股血管鞘。股鞘内腔被两个纵行的纤维隔分为三部分:外

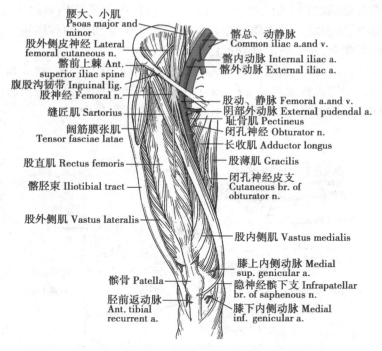

腰大、小肌 Psoas major and minor
股外侧皮神经 Lateral femoral cutaneous n.
髂前上棘 Ant. superior iliac spine
腹股沟韧带 Inguinal lig.
股神经 Femoral n.
缝匠肌 Sartorius
阔筋膜张肌 Tensor fasciae latae
股直肌 Rectus femoris
髂胫束 Iliotibial tract
股外侧肌 Vastus lateralis
髌骨 Patella
胫前返动脉 Ant. tibial recurrent a.

髂总、动静脉 Common iliac a.and v.
髂内动脉 Internal iliac a.
髂外动脉 External iliac a.
股动、静脉 Femoral a.and v.
阴部外动脉 External pudendal a.
耻骨肌 Pectineus
闭孔神经 Obturator n.
长收肌 Adductor longus
股薄肌 Gracilis
闭孔神经皮支 Cutaneous br. of obturator n.
股内侧肌 Vastus medialis
膝上内侧动脉 Medial sup. genicular a.
隐神经髌下支 Infrapatellar br. of saphenous n.
膝下内侧动脉 Medial inf. genicular a.

图 8-11　股前区浅层结构

侧部容纳股动脉,中间部容纳股静脉,内侧部称为股管,内有脂肪和腹股沟深淋巴结(图 8-12)。

2) **股管** femoral canal:是底向上的短锥形筋膜管,位于股鞘内侧份(图 8-12),长约 1 ~ 1.5cm。管的前壁为腹股沟韧带、腹横筋膜、隐静脉裂孔镰状缘的上端和筛筋膜;后壁为髂腰筋膜、耻骨梳韧带、耻骨肌及其筋膜;内侧壁为腔隙韧带和股鞘内侧壁;外侧壁为股静脉内侧的纤维隔。股管下端为盲端,为股管下角。股管上口为**股环** femoral ring,呈卵圆形。其内侧界为腔隙韧带;外侧界为股静脉内侧的纤维隔;前界为腹股沟韧带;后界为耻骨梳韧带。股环口开向腹腔,被薄层结缔组织覆盖,称为**股环隔** femoral septum,其上面还衬有壁腹膜。从腹腔面观察为一小凹,称为**股凹** femoral fossa,其位置略高于股环。当腹压增高时,腹腔内容

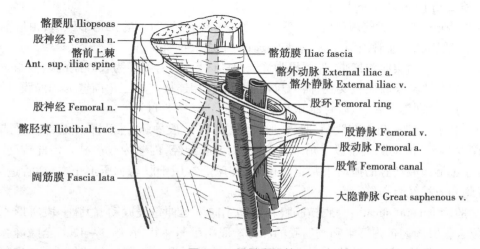

髂腰肌 Iliopsoas
股神经 Femoral n.
髂前上棘 Ant. sup. iliac spine
股神经 Femoral n.
髂胫束 Iliotibial tract
阔筋膜 Fascia lata

髂筋膜 Iliac fascia
髂外动脉 External iliac a.
髂外静脉 External iliac v.
股环 Femoral ring
股静脉 Femoral v.
股动脉 Femoral a.
股管 Femoral canal
大隐静脉 Great saphenous v.

图 8-12　股鞘和股管

物可被推向股凹,经股环沿股管至隐静脉裂孔处突出,形成股疝(图8-13)。由于股环的前、后、内侧三面均为韧带,且延展性差,故发生股疝时易形成嵌顿。女性骨盆较宽,股环较大,所以女性较男性易发生股疝。来自腹壁下动脉的闭孔支或异常的闭孔动脉走行在腔隙韧带的上方或后方,施行股疝修补术时易伤及此动脉,应加以注意。

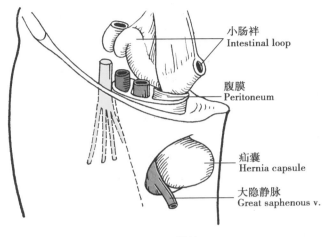

小肠袢
Intestinal loop

腹膜
Peritoneum

疝囊
Hernia capsule

大隐静脉
Great saphenous v.

图8-13　股疝

3) **股动脉** femoral artery:是下肢动脉主干,由髂外动脉在腹股沟韧带中点深面延续而来,沿髂耻沟(髂腰肌和耻骨肌之间的沟)下行至股三角尖处进入收肌管,穿经收肌管、收肌腱裂孔至腘窝移行为腘动脉。

股动脉在起始部附近(股三角内)发出三支浅动脉,即腹壁浅动脉、旋髂浅动脉和阴部外动脉,它们均有同名静脉伴行,前两支是腹下部带蒂游离皮瓣移植常用的血管。除以上三支动脉外,股动脉还发出一支粗大的**股深动脉** deep femoral artery,该动脉在腹股沟韧带下方约3~5cm处起自股动脉外侧壁,是分布于股部的主要动脉(图8-14)。

股深动脉:有同名静脉伴行,在股血管后方自后外行向内下,经长收肌与大收肌之间离开股三角。沿途发出:①**旋股内侧动脉** medial femoral circumflex artery:起始部不恒定,变异较多,可在股深动脉的起始部发出,也可与旋股外侧动脉共干起自股深动脉。起始后经耻骨肌和髂腰肌之间向内后方穿行,分支布于股后部诸肌,并与旋股外侧动脉、臀下动脉和第1穿动脉的分支吻合;②**旋股外侧动脉** lateral femoral circumflex artery:为股深动脉的最大分支,起始部位变异较多,与旋股内侧动脉相似。该动脉起始后向外侧行至股直肌深面,分为升、降和横三支,分布于股前部和臀部诸肌,并参与构成膝关节动脉网;③**穿动脉** perforating arteries:通常有3~4支,贴近股骨处穿大收肌至股后区,分布于大腿后肌群。

4) **股静脉** femoral vein:为腘静脉向上的延续,始于收肌腱裂孔处,全程伴股动脉上行,在股三角尖处位于股动脉后外侧,至股三角底部转至股动脉内侧,至腹股沟韧带深面移行为髂外静脉。股静脉除收集与股动脉分支伴行的同名静脉外,在隐静脉裂孔处还接纳大隐静脉。

5) **腹股沟深淋巴结** deep inguinal lymph nodes:在股静脉近侧段和股管附近有3~4个淋巴结,收纳下肢的深淋巴管和腹股沟浅淋巴结下群的输出管,会阴部和女性子宫角部的淋巴可直接或间接(经腹股沟浅淋巴结)注入腹股沟深淋巴结。深淋巴结的输出管注入髂外淋

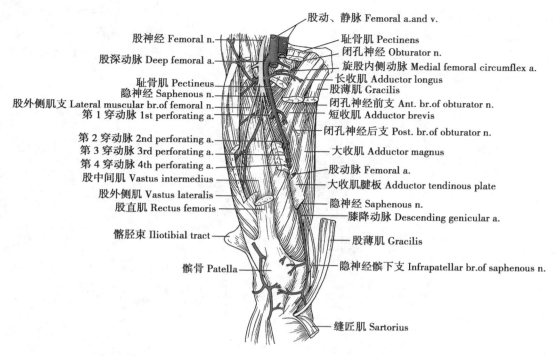

股神经 Femoral n.
股动、静脉 Femoral a.and v.
股深动脉 Deep femoral a.
耻骨肌 Pectinens
闭孔神经 Obturator n.
旋股内侧动脉 Medial femoral circumflex a.
耻骨肌 Pectineus
长收肌 Adductor longus
隐神经 Saphenous n.
股薄肌 Gracilis
股外侧肌支 Lateral muscular br.of femoral n.
闭孔神经前支 Ant. br.of obturator n.
第 1 穿动脉 1st perforating a.
短收肌 Adductor brevis
第 2 穿动脉 2nd perforating a.
闭孔神经后支 Post. br.of obturator n.
第 3 穿动脉 3rd perforating a.
大收肌 Adductor magnus
第 4 穿动脉 4th perforating a.
股动脉 Femoral a.
股中间肌 Vastus intermedius
大收肌腱板 Adductor tendinous plate
股外侧肌 Vastus lateralis
隐神经 Saphenous n.
股直肌 Rectus femoris
膝降动脉 Descending genicular a.
髂胫束 Iliotibial tract
股薄肌 Gracilis
髌骨 Patella
隐神经髌下支 Infrapatellar br.of saphenous n.
缝匠肌 Sartorius

图 8-14　股前区深层结构

巴结。

6）**股神经** femoral nerve：起自腰丛，沿髂筋膜的深面经肌腔隙进入股三角内，位于股动脉的外侧。在腹股沟韧带稍下方，分为数支。肌支支配股四头肌、耻骨肌和缝匠肌；关节支分布于髋关节和膝关节；皮支有股中间皮神经和股内侧皮神经，分布于股前内侧区皮肤；其终末支为隐神经，此神经的走行分布已在浅层结构中叙述（图 8-11）。

5. **收肌管** adductor canal（图 8-14）

（1）**构成**：收肌管又称 Hunter 管：为位于股前区中 1/3 段前内侧、缝匠肌深面的一个间隙，长约 15cm，呈三棱锥形。其前壁是张于股内侧肌与长收肌、大收肌间的收肌腱板，腱板的前方为缝匠肌所覆盖；管的外侧壁为股内侧肌；后壁为长收肌及大收肌。管的上口接股三角尖。下口为**收肌腱裂孔** adductor tendinous opening。

（2）**内容**：收肌管内为股前部通向腘窝及小腿内侧的结构，由前向后为隐神经、股动脉、股静脉以及周围的淋巴管等。在收肌管下段，股动脉发出的分支与隐神经伴行。隐神经为股神经进入收肌管的末支，在股薄肌与缝匠肌之间穿收肌管前壁，分布于膝关节、小腿及足内侧缘的皮肤。收肌管与股三角和腘窝内的疏松结缔组织上下联系，故发生炎症或脓肿时可上下蔓延。股动脉在收肌管下端分出**膝降动脉** descending genicular artery，参与组成膝动脉网。

6. 股内侧区的血管和神经　有闭孔血管神经束。

（1）**闭孔动脉** obturator artery：有同名静脉、神经与之伴行。在盆腔内起自髂内动脉，穿闭膜管至股部，分为前、后两支。前支分布于股内侧肌群，并与旋股内侧动脉的分支吻合；后支分布于髋关节和股方肌。闭孔动脉在穿闭膜管前尚发出一耻骨支，在股环附近与腹壁下动脉的分支（耻骨支）吻合，并可形成异常闭孔动脉（出现率 17% ~18%）。

（2）**闭孔神经** obturator nerve：起自腰丛，穿闭膜管出盆后骑跨短收肌分为前、后两支。前支行于短收肌的浅面，除支配长、短收肌和股薄肌外，尚有分支布于髋关节和膝关节；后支行于短收肌的深面，支配闭孔外肌和大收肌。临床上做股薄肌代替肛门外括约肌的手术时，应保留此肌的闭孔神经分支。

二、股　后　区

（一）浅层结构

皮肤较薄，浅筋膜较厚。在股后区的浅筋膜内有股后皮神经（S_{1-3}），位于阔筋膜和股二头肌之间，于臀大肌下缘中点处浅出后，沿股后正中线下行至腘窝上角。沿途发出分支分布于臀下部、股后区、腘窝和小腿后区上部皮肤。

（二）深层结构

1. **股后骨筋膜鞘**　由阔筋膜后份、股外侧肌间隔、股后肌间隔与股骨粗线处的骨膜共同围成，鞘内容纳股后肌群、坐骨神经、深淋巴结和淋巴管，此鞘上通臀大肌间隙，下连腘窝。

2. **坐骨神经** sciatic nerve　是全身最粗大的神经，起于骶丛，由臀部下行进入股后区，沿中线先经股二头肌长头和大收肌之间下降，继进入股二头肌长头深面，至腘窝上角处分为胫神经和腓总神经两终支，但分成此二神经的位置高低不一，有个体差异（图8-5）。坐骨神经行至股后区，主要由其内侧发出肌支至股后区大部分肌肉及大收肌起自坐骨结节的部分，向外侧发出至股二头肌短头的肌支（图8-15）。故手术分离坐骨神经时，沿其外侧分离较为安全，不易损伤其分支。偶有一较粗的变异动脉与坐骨神经伴行，称为坐骨神经的伴行动脉。行股部截肢术时需先结扎此动脉。

坐骨神经的体表投影：①出骨盆腔处位于髂后上棘至坐骨结节连线的上、中1/3交界处；②臀部行经股骨大转子与坐骨结节连线的中点稍内侧；③股后区则相当于上述两点连线

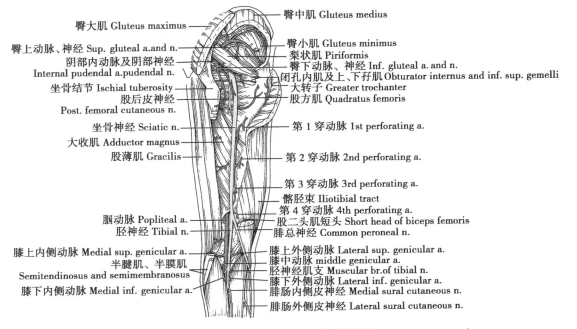

图 8-15　臀部和股后区的血管神经

中点到腘窝上角的连线。以上两点一线大致为坐骨神经在臀部和股后区的体表投影。坐骨神经痛时,常沿此投影线传导,并在该线上出现压痛。

三、临床应用要点

1. **股骨骨折**　由于受暴力作用和肌肉不同方向的牵引,骨折后常发生严重移位:①股骨上 1/3 骨折后,近折段受髂腰肌、臀中肌、臀小肌和髋关节旋外诸肌的强力牵拉,可发生屈曲、旋外和外展,而远折段则受内收肌群的牵拉向上、后、内移位,导致向外成角和短缩畸形;②股骨中 1/3 骨折后,其畸形主要是按暴力的撞击方向而成角,骨折段不完全分离,断端多呈凸向外侧的角状畸形;③股骨下 1/3 骨折后,远折段受腓肠肌的牵拉而向后倾斜,突入腘窝内,常可压迫或刺破腘血管。

2. **大隐静脉曲张**　大隐静脉因先天性管壁薄弱,而且是全身最长、最粗的浅静脉,因其位于皮下浅筋膜内缺乏肌、筋膜组织的支持,如果长期直立工作或慢性腹压增高时,易导致管壁扩张,瓣膜关闭不全,浅、深静脉血倒流,继而管壁松弛、迂曲、膨胀,形成静脉曲张。在行大隐静脉高位结扎和切除术时,必须分别结扎和切断 5 条属支以及与深静脉的交通支(穿支),以防复发。

3. **股疝**　是由腹腔脏器经股环突向股管,直达隐静脉裂孔的上部形成。由于隐静脉裂孔是阔筋膜上的一个薄弱部分,仅覆有一菲薄的筛筋膜,因此当疝进一步发展时,可由此裂孔突出至皮下,在耻骨结节外下方形成一肿物。这样,股疝疝囊的被覆组织自内向外依次为:腹膜外筋膜形成的股环隔、股鞘前壁、筛筋膜、股部浅筋膜和皮肤。股疝在股管内与股血管伴行,疝至隐静脉裂孔处向前转折形成一锐角;而且股环本身狭小(直径约 1.25cm),周围又有许多坚韧的韧带限制不易扩展,因此,股疝容易嵌顿。股疝疝囊外侧有股静脉,在进行嵌顿性股疝松解手术中切开腔隙韧带时,要特别注意避免损伤该静脉。

4. **股动、静脉**　在股三角上部位置表浅,可摸到动脉的搏动,因而股动脉常为临床作动脉输血、采血、造影及介入疗法的穿刺部位。

5. **坐骨神经**　坐骨神经在出盆腔处约 1/3 呈变异类型,此神经或其一部分穿经梨状肌,有时受梨状肌收缩时的压迫,产生梨状肌综合征。坐骨神经在臀大肌下缘和股二头肌长头外侧缘之间有一段位置十分表浅,无肌肉遮盖,是检查、封闭和显露坐骨神经的适宜部位。

第四节　膝　　部

【学习要点】
1. 浅层结构。
2. 腘窝的境界、位置、构成及其内容的毗邻和腘窝的交通关系。
3. 膝关节动脉网的构成及其临床意义。

膝部是从髌骨上缘上方 2 横指到胫骨粗隆高度的范围,为膝前区和膝后区。

一、膝　前　区

膝前区的主要结构包括皮肤、筋膜、滑膜囊和肌腱等。伸膝时,明显可见并能扪及股四头肌腱、髌骨及髌韧带的轮廓。髌韧带两侧隆起的深面填以**髌下脂垫** infrapatellar fat pad。屈膝时该处呈浅凹,是关节腔穿刺的常用部位。

(一)浅层结构

皮肤薄而松弛,皮下脂肪少,移动性大。皮肤与髌韧带之间是**髌前皮下囊** subcutaneous prepatellar bursa,慢性劳损易发生炎症。在膝内侧,有隐神经穿出深筋膜,并发髌下支,外上和内上方有股外侧皮神经、股神经前皮支和内侧皮支的终末分布,外下方有腓肠外侧皮神经分布。

(二)深层结构

膝前部的深筋膜为阔筋膜的延续,且与肌腱融合,外侧部有髂胫束止于胫骨外侧髁前面,内侧部有缝匠肌腱、股薄肌腱和半腱肌肌腱共同形成的"鹅足囊"。其深部中间为股四头肌腱,附着于髌骨底及两侧缘,继而延续为**髌韧带** patellar ligament,止于胫骨粗隆。在髌骨两侧,股四头肌腱与阔筋膜一起形成**髌支持带** patellar retinaculum,附着于髌骨、髌韧带及胫骨内、外侧髁。股四头肌腱和股骨之间,有一大的**髌上囊** suprapatellar bursa。此囊有时与关节囊相通,当膝关节积液时,可出现浮髌感。此时可在髌骨两侧缘中点行关节腔穿刺抽液检查。髌韧带两侧的凹陷处,向后可扪及膝关节间隙,此处相当于半月板的前端(图8-16)。

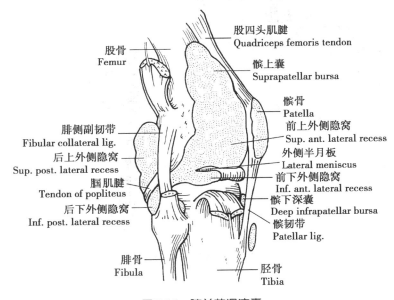

图8-16　膝关节滑液囊

二、膝后区

腘后区主要为**腘窝** popliteal fossa。伸膝时,此部深筋膜紧张,屈膝时松弛。

(一)浅层结构

皮肤松弛且较薄,移动性较大。浅筋膜中,小隐静脉末端穿入深筋膜,其周围有腘浅淋巴结。此区皮神经为股后皮神经末端、隐神经和腓肠外侧皮神经的分支。**小隐静脉** small saphenous vein 在腘窝下角处可见其近侧段,它沿小腿后面中线上行,经腓肠肌内、外侧头之间至腘窝中部穿深筋膜,汇入腘静脉。在穿深筋膜以前,还接受来自股后区的浅静脉。

（二）深层结构

1. **深筋膜**　腘窝的深筋膜又称腘筋膜，厚而坚韧。当患腘窝囊肿或动脉瘤时，因其空间受限、压迫神经而产生胀痛。

2. **腘窝的境界**　腘窝为膝关节后方的菱形间隙，有顶、底及四壁。顶为皮肤深层的腘筋膜；底为股骨的腘面、膝关节囊的后壁和腘肌及其筋膜；上内侧壁为半腱肌和半膜肌；上外侧壁为股二头肌；下内侧壁为腓肠肌内侧头；下外侧壁为腓肠肌外侧头和不恒定的跖肌（图8-17）。

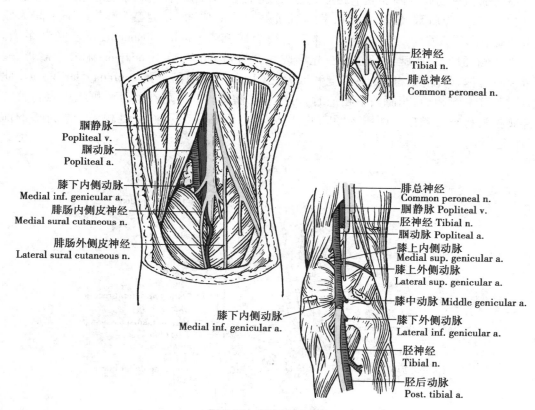

图 8-17　腘窝及其内容

3. **腘窝的内容**　腘窝内的结构由浅入深为胫神经、腘静脉、腘动脉及邻近腘窝上外缘的腓总神经和血管周围的腘深淋巴结。腘窝内除上述血管、神经以外，还有脂肪组织或滑液囊等填充（图8-17）。

（1）**胫神经** tibial nerve（$L_{4~5}$、$S_{1~3}$）：是坐骨神经本干的直接延续，由腘窝上角垂直下行，经腓肠肌内、外侧头之间向下进入小腿后区深部。在腘窝内胫神经大部分行于腘血管浅面，但在腘窝的上份则位于腘血管外侧，至腘窝下份则逐渐转到腘血管的稍内侧。胫神经在腘窝上份发出关节支，与同名关节动脉伴行至膝关节。在腘窝下份发出肌支和皮支。肌支至腓肠肌、跖肌、比目鱼肌和腘肌；皮支为**腓肠内侧皮神经** medial sural cutaneous nerve，下行至小腿后部。

（2）**腓总神经** common peroneal nerve（$L_{4~5}$、$S_{1~3}$）：腓总神经与胫神经分离后，沿股二头

肌内侧缘行向外下,经腓骨头后下方绕至腓骨颈外侧并进入腓骨长肌的深面,于此分为腓浅
神经和腓深神经两终支。在腘窝内腓总神经发出**腓肠外侧皮神经** lateral sural cutaneous
nerve 和关节支,前者分布至小腿后外面的皮肤,并发交通支与腓肠内侧皮神经吻合成**腓肠
神经** sural nerve,后者分布于膝关节。

（3）**腘静脉** popliteal vein:与腘动脉伴行,共同包于腘血管鞘内。腘静脉在收肌腱裂孔
处位于动脉的外侧,在腘窝内位于动脉的浅面,在腘窝下角附近转至动脉内侧。腘静脉收纳
与腘动脉各分支伴行的静脉及小隐静脉。

（4）**腘动脉** popliteal artery:在收肌腱裂孔处续于股动脉,初居半膜肌深面,贴腘窝底向
外下斜行,至股骨两髁中间时即垂直下行,至腘肌下缘处分为胫前、后动脉二终支,分布于小
腿。腘动脉在腘窝内发出肌支和关节支,分布于邻近诸肌和膝关节,并围绕该关节吻合成动
脉网。

（5）**腘深淋巴结** deep popliteal lymph nodes:位于腘血管鞘附近的腘窝脂肪内,常有4~5
个,收纳由足外侧缘及小腿后外侧部的浅淋巴管以及足和小腿的深淋巴管,其输出管与股血
管伴行,向上注入腹股沟深淋巴结。

三、膝关节动脉网

膝关节的血液供应非常丰富,在膝关节周围形成动脉网(图 8-18)。动脉网主要由股动
脉发出的旋股外侧动脉降支、膝降动脉,腘动脉发出的膝上内、外侧动脉,膝中动脉和膝下
内、外侧动脉,胫前返动脉以及股深动脉发出的第 3 穿支等彼此吻合而成。该动脉网既是膝
关节的营养来源,又是重要的侧支循环途径。当腘动脉主干发生血运障碍时,侧支循环成为
主要的血运途径,具有一定代偿功能。

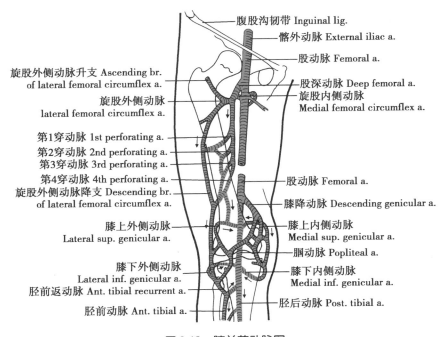

图 8-18　膝关节动脉网

四、临床应用要点

1. **腓总神经损伤** 腓总神经紧贴腓骨颈走行,位置表浅易损伤。损伤后可引起小腿前群肌和外侧群肌瘫痪,导致踝关节背屈、足外翻和伸趾运动障碍,表现足下垂和内翻畸形,病人在行走时足尖下垂,呈"跨阈步态"。同时出现小腿外侧面和足背的皮肤感觉障碍。

2. **膝关节半月板损伤** 膝关节做屈、伸运动时,半月板在股骨与胫骨间滑动。在某些情况下可发生半月板损伤,特别是在负重膝关节处于屈曲或半屈的姿势时,强力伸直并伴有旋转,易造成半月板撕裂。半月板损伤后不能自行修复。如将半月板切除,可从滑膜生长出新的半月板,但其结构成分改变了,不再能完全担负半月板原有的功能,导致关节软骨的接触压力增高,弹性垫作用丧失,将造成关节的退行性改变而出现相应症状。因此治疗半月板损伤时,应尽可能在关节镜下行半月板修复,保持其功能,以维持膝关节的正常活动。也有人认为:小儿和青少年半月板受损时,只需缝合而不宜行半月板切除。

第五节 小 腿 部

【学习要点】
1. 浅层结构。
2. 前、外侧骨筋膜鞘及后骨筋膜鞘的构成及其相关结构。
3. 胫前血管、神经及腓浅神经的起止、行程、分布及其临床意义。
4. 胫后血管和胫神经的起止、行程及分支分布。

小腿上界为平胫骨粗隆的环形线,下界为内、外踝基部的环形连线。经内、外踝的垂线,将小腿分为小腿前外侧区和小腿后区。

一、小腿前外侧区

(一)浅层结构

小腿前外侧区的皮肤活动性较小,厚而紧张,其前下份的皮肤血液供应差,感染或形成溃疡时不易愈合。浅筋膜疏松,脂肪少。轻度水肿时在内踝上方按压就可出现压痕。

1. **浅静脉** 为大隐静脉及其属支。大隐静脉起于足背静脉弓内侧端,经内踝前方约1cm处至小腿内侧上行。大隐静脉在行程中与小隐静脉和深静脉有广泛的交通支。

2. **皮神经** ①**隐神经** saphenous nerve:在小腿上段,隐神经位于大隐静脉后方,近小腿中、下段越过静脉至其前方,经内踝前方下行至足内侧缘。隐神经分布于小腿内侧及足内侧缘皮肤;②**腓浅神经皮支**:起于腓总神经,于小腿前外侧面的中、下 1/3 交界处经腓骨长肌前缘穿深筋膜浅出,分为足背内侧皮神经和足背中间皮神经两终支。前者分布于足背内侧、踇趾内侧缘及第 2、3 趾相对缘的皮肤;后者分布于足背中间部、第 3~5 趾的相对缘皮肤。

(二)深层结构

小腿前外侧区深筋膜较致密,前部在胫侧与胫骨内侧面的骨膜紧密融合;在腓侧,深筋膜向深部发出前、后两个肌间隔,附着于腓骨前后缘的骨膜。前、后肌间隔、胫、腓骨及其间的小腿骨间膜与小腿前外侧区的深筋膜,共同围成外侧骨筋膜鞘和前骨筋膜鞘;后肌间隔、胫、腓骨及其间的小腿骨间膜与小腿后部深筋膜,共同围成后骨筋膜鞘(图 8-19)。外侧骨筋膜鞘有小腿外侧肌群和腓浅神经等;前骨筋膜鞘有小腿前肌群、胫前动、静脉及腓深神经等。

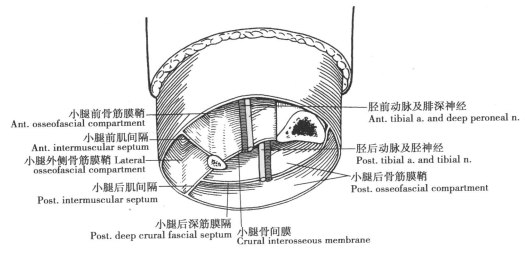

图 8-19 小腿中部骨筋膜鞘

1. 前骨筋膜鞘

(1) 小腿前肌群:位于小腿前骨筋膜鞘内(表 8-3),由胫侧向腓侧依次为胫骨前肌、拇长伸肌和趾长伸肌(趾长伸肌远侧分出第三腓骨肌,附着于第五跖骨底),起于胫、腓骨及小腿骨间膜,分别止于跗骨和相应的趾骨(表 8-3)。主要功能是使踝关节背屈、伸趾、足内翻,第三腓骨肌可协助足外翻。

表 8-3 小腿肌群

肌群	名称	起点	止点	作用	神经支配
前群	胫骨前肌	胫骨上半外侧面	内侧楔骨和第 1 跖骨的足底面	伸踝关节、足内翻	腓深神经
	趾长伸肌	胫骨前面及骨间膜	第 2~5 趾的中、远节趾骨底	踝关节背屈,伸第 2~5 趾	
	拇长伸肌	腓骨下 1/3 前面及骨间膜	拇趾远节趾骨底	伸踝关节、伸拇趾	
	第三腓骨肌	腓骨内侧面中份及骨间膜	第 4、5 跖骨底背面	踝关节背屈、足外翻	
外侧群	腓骨长肌	腓骨外侧面上 2/3 部	内侧楔骨及第 1 跖骨底	踝关节背屈及足外翻	腓浅神经
	腓骨短肌	腓骨外侧面下 1/3 部	第 5 跖骨粗隆		

续表

肌群	名称		起点	止点	作用	神经支配
后群	浅层	小腿三头肌 腓肠肌	股骨内、外侧髁后面	跟结节	屈踝、膝关节（比目鱼肌除外）	胫神经
		小腿三头肌 比目鱼肌	腓骨上部后面、胫骨比目鱼肌线及比目鱼肌腱弓			
		跖肌	腘平面外下部			
	深层	腘肌	股骨外侧髁外侧面上缘	胫骨比目鱼肌线以上骨面	屈、内旋膝关节	胫神经
		趾长屈肌	胫骨后面中 1/3 部	第 2~5 趾远节趾骨底	屈踝关节、屈 2~5 趾，足内翻	
		姆长屈肌	腓骨后面下 2/3 部	姆趾远节趾骨底	屈踝关节、屈姆趾	
		胫骨后肌	胫、腓骨及骨间膜后面	舟骨粗隆及第 1~3 楔骨跖面	屈踝关节、足内翻	

（2）**胫前动脉** anterior tibial artery：在胫骨粗隆平面，腘肌下缘处起自腘动脉，向前经胫骨后肌及小腿骨间膜上方的孔进入前骨筋膜鞘内，沿骨间膜前面下行。开始在胫骨前肌与趾长伸肌之间下行，至小腿中部行于胫骨前肌与姆长伸肌之间，到踝关节上方，伸肌支持带下缘处，续为**足背动脉** dorsal artery of foot。胫前动脉在起始处附近发出胫前返动脉，穿胫骨前肌向上加入膝关节动脉网。胫前动脉主干沿途发出肌支分布于小腿前肌群，在踝关节附近发出内、外踝前动脉，参与踝关节动脉网的构成（图 8-20）。

（3）**胫前静脉** anterior tibial veins：有 2 条，伴行于胫前动脉两侧，其属支与同名动脉伴行。

（4）**腓深神经** deep peroneal nerve：在腓骨颈的外侧，由腓总神经发出，向前下于腓骨颈外侧穿腓骨长肌起始部及前肌间隔，进入前骨筋膜鞘内，伴胫前血管下行，先位于胫前动脉外侧，继而跨过该动脉前面，在小腿下部则位于该动脉内侧，至踝关节前方、姆长伸肌腱和伸肌上支持带的深面至足背，伴足背动脉前行。腓深神经的肌支支配小腿前肌群和足背肌，皮支分布于第 1~2 趾背侧相对缘的皮肤。腓深神经损伤时，表现为足不能背屈及伸趾障碍（图 8-20）。

2. 外侧骨筋膜鞘

（1）**小腿外侧肌群**：位于腓骨外侧的骨筋膜鞘内，有腓骨长肌和腓骨短肌。均起自腓骨，分别止于跗骨和跖骨（见表 8-3）。主要功能是使踝关节跖屈，足外翻。腓骨长肌腱和胫骨前肌腱在足底形成一"腱环"，起维持足弓的作用。

（2）**腓浅神经** superficial peroneal nerve：起自腓总神经，下行于腓骨长、短肌之间，沿途发肌支支配腓骨长、短肌，其终支至小腿中、下 1/3 交界处，经腓骨长肌前缘穿筋膜浅出至皮下，分布于小腿外侧及足背的皮肤（第 1 趾蹼及第 1、2 趾相对缘的皮肤除外）。当腓浅神经损伤时，表现为足不能外翻，所分布区域的皮肤感觉消失。

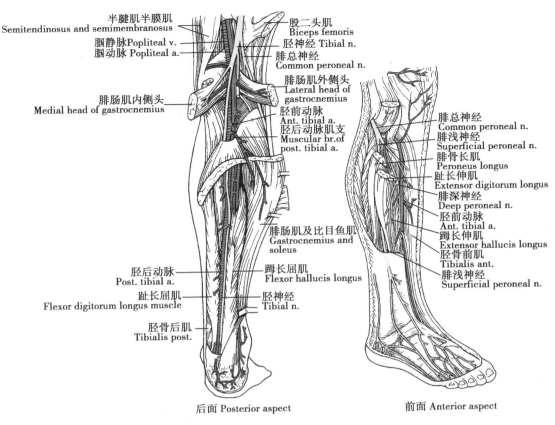

图 8-20　小腿的血管和神经

二、小腿后区

（一）浅层结构

小腿后区皮肤柔软,血运较丰富,为良好的带血管蒂皮瓣供皮区。浅筋膜较薄,内有小隐静脉及其属支、腓肠内、外侧皮神经和腓肠神经(图 8-3)。

1. **小隐静脉** small saphenous vein　起自足背静脉弓的外侧,经足外侧缘绕外踝后方上行至小腿后区,在小腿下部中线上与腓肠神经伴行,至腘窝下角处穿腘筋膜入腘窝,沿腓肠肌内、外侧头之间上行并汇入腘静脉。小隐静脉内有 7~8 对静脉瓣,它除与大隐静脉之间有较多交通支外,还与垂直行走的穿静脉、深静脉相通。穿静脉也有静脉瓣,其闭锁不全时,血液逆流淤积可引起小隐静脉曲张,手术切除时应避免伤及伴行的腓肠神经。

2. **腓肠内侧皮神经**　在腘窝由胫神经发出,在腓肠肌内、外侧头之间与小隐静脉伴行,多数在小腿中部穿深筋膜浅出,浅出后与腓肠外侧皮神经发出的分支腓神经交通支吻合成腓肠神经。

3. **腓肠外侧皮神经**　由腓总神经发出,于腘窝外侧角处穿出深筋膜,向下分布于小腿后外上部皮肤,并发出腓神经交通支与腓肠内侧皮神经吻合成腓肠神经。

4. **腓肠神经** sural nerve　由腓肠内侧皮神经与腓肠外侧皮神经的交通支合并而成。腓肠神经分布于小腿后面下部皮肤,主干在跟腱外侧伴小隐静脉下行,绕经外踝后方至足背外侧,改名为足背外侧皮神经,分布于足背外侧缘和小趾外侧缘的皮肤。

（二）深层结构

此区深筋膜较致密,与小腿后肌间隔、骨间膜、胫骨与腓骨的后面围成后骨筋膜鞘,内有小腿后肌群、胫后动、静脉及胫神经等。

1. **小腿后肌群** 位于小腿骨间膜后面的后骨筋膜鞘内。此肌群被小腿后筋膜隔分成浅、深两层(表8-3)。浅层为腓肠肌、跖肌(约1/10人缺如)和比目鱼肌。其中腓肠肌起自股骨内、外侧踝的后面,比目鱼肌起自胫骨后面上部和比目鱼肌腱弓,两肌向下形成粗大的跟腱,止于跟骨结节,其主要功能是使足跖屈和屈膝。深层有腘肌、趾长屈肌、胫骨后肌和蹈长屈肌。除腘肌外,均起自胫、腓骨和小腿骨间膜后面,止于跗骨和趾骨。在内踝后上方,趾长屈肌腱越过胫骨后肌腱的浅面,斜向外下,经屈肌支持带深面进入足底,与蹈长屈肌腱形成"腱交叉"。胫骨后肌可使足内翻;蹈长屈肌、趾长屈肌可分别屈蹈趾和2~5趾。腘肌能屈膝并使已屈的膝关节旋内。

2. **胫后动脉** posterior tibial artery　是腘动脉的直接延续,始于腘肌下缘,向下穿经比目鱼肌腱弓深面,于小腿后肌群浅、深层之间下行至内踝后方,于屈肌支持带深面分为足底内、外侧动脉,进入足底。胫后动脉除沿途发出肌支分布到邻近诸肌外,在起始部的稍下方尚发出一支较粗的腓动脉,此动脉先经胫骨后肌的浅面斜向下外方,后沿腓骨内侧缘下行,进入蹈长屈肌深面,在肌与腓骨之间下行至外踝后方浅出,终于外踝支,分支参与构成踝关节动脉网。腓动脉在其行程中,沿途分支到小腿后群肌和外侧群肌及胫、腓骨。临床上腓骨移植时常将腓动脉及腓骨滋养动脉作为血管蒂。胫后动脉在内踝后方的一段位置表浅,可触知其搏动(图8-20)。

3. **胫后静脉** posterior tibial veins　有2条,伴行于胫后动脉两侧,其属支与同名动脉的分支伴行。

4. **胫神经** tibial nerve　为坐骨神经本干的延续,自腘窝向下与胫后血管伴行,沿小腿后肌群浅、深二层之间下降,先行于胫后动脉的内侧,渐与动脉交叉,至其外侧相伴而下行,经内踝后方屈肌支持带深面进入足底,分为足底内、外侧神经两终支。该神经发出肌支分布于小腿后肌群;皮支为腓肠内侧皮神经,与小隐静脉上段伴行,接受腓神经交通支后易名为腓肠神经分布于小腿后面的皮肤;关节支还分布于膝、踝关节。胫神经损伤时,表现为足不能跖屈及所分布区域皮肤感觉消失。

三、临床应用要点

1. **小隐静脉曲张**　小隐静脉有丰富的静脉瓣,以保证血液的正常回流。一般情况下,小隐静脉有7~8对瓣膜。大、小隐静脉不仅有属支间的交通,还与深静脉有交通支吻合。当瓣膜功能不全或深静脉血流受阻时,可引起下肢静脉曲张,小腿静脉曲张的几率高于大隐静脉,尤其多发生于小腿上部、小隐静脉各属支间的吻合支,以及大、小隐静脉间的交通支。由于曲张的静脉长期淤血,使患侧小腿,特别是小腿下1/3及踝部皮肤和皮下组织多发生营养不良,导致慢性溃疡的形成。此外,也可能因静脉壁损伤、破裂出血,致血栓性静脉炎。在处理曲张的静脉和溃疡病变时,切勿伤及与之伴行的腓肠神经。

2. **小腿"骨筋膜室综合征"**　小腿骨筋膜鞘几乎闭合而少弹性,当小腿严重挤压伤,液体聚积于小腿骨筋膜鞘内,使鞘内压力急剧增高,阻碍肌肉的血液循环,发生缺血和水肿,从而导致小腿肌肉坏死或坏疽,临床上称之为"骨筋膜室综合征"。宜及早切开深筋膜,开放骨筋膜鞘,以减压恢复血液循环和神经传导功能。

3. **胫骨骨折**　因胫前、后血管贴近胫骨干下行,胫骨骨折时容易伤及上述的血管。胫骨上 1/3 段骨折时,远侧段可向上移位,压迫腘动脉,导致小腿缺血。由于胫骨的血供主要来自胫骨上 1/3 的滋养血管,此部骨折也可使胫骨中、下段营养障碍,致使骨折延迟愈合。

第六节　踝　与　足　部

【学习要点】

1. 皮肤与浅筋膜特点。

2. 浅静脉与皮神经的分布。

3. 足背动脉的位置、分支分布。

4. 踝管的构成及其内结构的排列关系。

5. 足底深筋膜的特点及筋膜鞘,足底肌分群、足底内外侧血管神经的位置、足底动脉弓的构成。

踝部是小腿下部与足部的过渡区域,踝部上部的界线为平内、外踝基底的环线,下界为通过内、外踝尖的环线,其最远侧为足底后下缘至内、外踝基部下缘的连线,即踝部区域前窄后宽。踝部以内、外踝分为踝前区和踝后区。足部又分为足背和足底。

一、踝前区和足背

(一) 浅层结构

足背皮肤薄,移动性大。浅筋膜疏松,缺少脂肪,内有浅静脉和皮神经。

1. **浅静脉**　在足背浅筋膜中有足背静脉弓,横行于跖骨背面远侧端皮下,它由趾背静脉汇合而成。足背静脉弓的内侧端有大隐静脉起始;外侧端延续为小隐静脉,后者经外踝后方至小腿后面上行。

2. **皮神经**　①腓浅神经发出足背内侧皮神经和足背中间皮神经。前者分布于足背内侧、踇趾内侧缘及第 2、3 趾的相对缘皮肤,后者分布于足背中间部、第 3～5 趾的相对缘皮肤;②腓深神经的终支,在足背第 1、2 趾间的趾蹼处穿深筋膜至皮下,分布于踇趾与第 2 趾的相对缘的皮肤;③足背外侧皮神经分布于足背外侧缘及小趾趾背外侧的皮肤。

(二) 深层结构

小腿深筋膜于踝部前面增厚形成伸肌上、下支持带。它们各自向深部的骨面发出纤维隔,形成骨纤维性管,可以约束肌腱,有利于各肌的运动。

1. **伸肌上支持带** superior extensor retinaculum(或小腿横韧带)　位于踝关节稍上方,横向附着于胫、腓骨前缘。伸肌上支持带向深部发出一个纤维隔,将其隔成两个间隙,内侧者有胫骨前肌腱、胫前血管和腓深神经通过;外侧者有踇长伸肌腱和第 3 腓骨肌通过。

2. **伸肌下支持带** inferior extensor retinaculum(或小腿十字韧带)　位于伸肌上支持带远侧的足背区,呈横置"Y"形。外侧束附着于跟骨外侧面前部,内侧分为远、近两束,远侧束向下方与足底腱膜相续,近侧束附着于内踝。伸肌下支持带向深部发出两个纤维隔,形成三个骨纤维管:内侧管容纳胫骨前肌腱;中间管容纳踇长伸肌腱、足背血管及腓深神经;外侧管容纳趾长伸肌腱及第 3 腓骨肌腱。诸肌腱均有腱鞘包裹(图 8-21)。

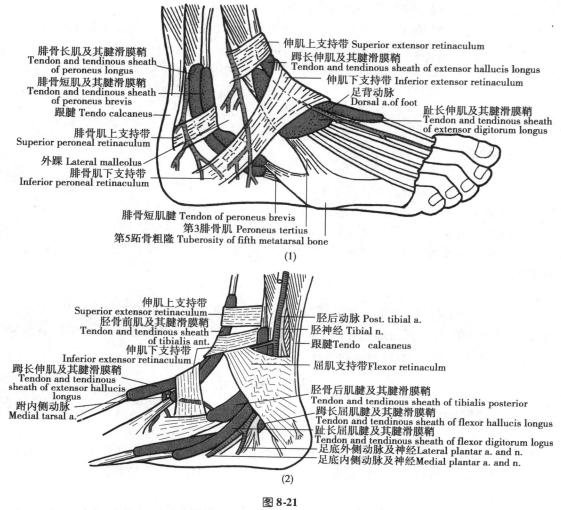

图 8-21
（1）下肢肌支持带及腱鞘（外侧面观）；（2）下肢肌支持带及腱鞘（内侧面观）

3. **足背动脉** dorsal artery of foot　于伸肌上支持带下缘处续于胫前动脉,沿𧿹长伸肌腱外侧下行,经𧿹短伸肌深面达第 1 跖骨间隙。足背动脉沿途发出以下分支:①**跗外侧动脉** lateral tarsal artery 行向足背外侧;②**跗内侧动脉** medial tarsal arteries,1～3 支,行向足背内侧;③**弓状动脉** arcuate artery,弯向足背外侧行,呈弓状,与跗外侧动脉的分支吻合,并发出 3 支跖背动脉 dorsal metatarsal arteries;④**足底深支** deep plantar artery,为足背动脉的终支之一,穿第 1 跖骨间隙至足底与足底外侧动脉吻合;⑤**第 1 跖背动脉**,为足背动脉的另一终支,分布于𧿹趾背面两侧缘和第 2 趾背面的内侧缘。足背动脉在踝关节前方的一段位置表浅,位于皮下,于𧿹长伸肌腱外侧可触及其搏动(图 8-22)。

4. **足背静脉** dorsal veins of foot　有二条,与足背动脉伴行。此静脉尤其是趾背静脉在断肢(趾)再植中,应认真吻接,对重建血液循环和消除患肢(趾)水肿有重要作用。

5. **腓深神经** deep peroneal nerve　在内踝前方,位于足背动脉内侧,经伸肌下支持带深面,于𧿹长伸肌腱与𧿹短伸肌之间前行,分为内、外两终支。外侧于至第 1 骨间背侧肌表面前行,分支分布于第 1、2 趾相对缘的背侧皮肤;内侧支行于𧿹长伸肌腱深面,分布于足背肌、

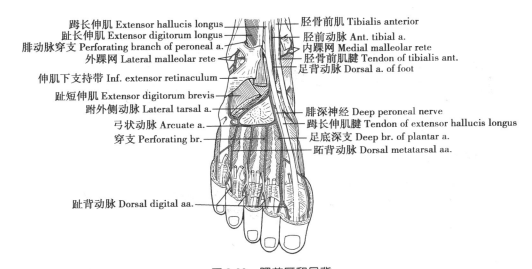

蹋长伸肌 Extensor hallucis longus
趾长伸肌 Extensor digitorum longus
腓动脉穿支 Perforating branch of peroneal a.
外踝网 Lateral malleolar rete
伸肌下支持带 Inf. extensor retinaculum
趾短伸肌 Extensor digitorum brevis
跗外侧动脉 Lateral tarsal a.
弓状动脉 Arcuate a.
穿支 Perforating br.

趾背动脉 Dorsal digital aa.

胫骨前肌 Tibialis anterior
胫前动脉 Ant. tibial a.
内踝网 Medial malleolar rete
胫骨前肌腱 Tendon of tibialis ant.
足背动脉 Dorsal a. of foot
腓深神经 Deep peroneal nerve
蹋长伸肌腱 Tendon of extensor hallucis longus
足底深支 Deep br. of plantar a.
跖背动脉 Dorsal metatarsal aa.

图 8-22 踝前区和足背

跗跖关节及蹋趾背侧和第 2 趾胫侧缘的皮肤。

6. **足背筋膜间隙** 足背筋膜分为浅、深两层。浅层为伸肌下支持带的延续,附着于足两侧缘的骨膜上。深层又名骨间背筋膜,覆盖于骨间背侧肌背面,并与跖骨骨膜融合。浅深两层围成足背筋膜间隙,内有肌腱、神经和血管等结构通过。

二、踝 后 区

上界为内、外踝基部后面的连线,下界为足跟后缘,中部深面有跟腱附于跟结节。跟腱与内、外踝之间各有一浅沟,内侧浅沟容纳小腿屈肌腱和由小腿后区进入足底的血管、神经,外侧浅沟有小隐静脉、腓肠神经和腓骨长、短肌腱穿行。

(一)浅层结构

上部皮肤移动性大,足跟皮肤较厚。浅筋膜疏松,跟腱两侧有脂肪充填。

(二)深层结构

1. **屈肌支持带** flexor retinaculum(或分裂韧带) 由内踝后下方与跟骨内侧面之间的深筋膜增厚形成,它与跟骨内侧面的凹陷部和距骨内侧面构成**踝管** malleolar canal。此支持带向深部发出三个纤维隔,将踝管分为四个骨纤维管。通过骨纤维性管的结构由前向后依次为:①胫骨后肌腱及其腱鞘;②趾长屈肌腱及其腱鞘;③胫后血管和胫神经;④蹋长屈肌腱及其腱鞘。踝管是小腿后区通向足底的交通要道,小腿后区或足底感染时,可经此管相互蔓延。外伤出血,管内结构受压,可导致"踝管综合征"(图 8-23)。

2. **腓骨肌上、下支持带** superior and inferior peroneal retinaculum 位于外踝的外下方。上支持带位于踝关节的外侧面,附着于外踝后缘与跟骨外侧面之间,有固定腓骨长、短肌腱的作用;下支持带位于跟骨外侧面,前上方续伸肌下支持带,后下方附着于跟骨外侧面的前部(图 8-21,图 8-24)。

3. **内侧韧带** medial ligament(或三角韧带) 位于踝关节内侧,起自内踝下缘,扇形向下止于足舟骨、距骨和跟骨的前内侧面(图 8-25)。

4. **外侧韧带** lateral ligament 位于踝关节外侧,由**距腓前韧带** anterior talofibular ligament,**距腓后韧带** posterior talofibular ligament 和**跟腓韧带** calcaneofibular ligament 组成,此韧带较内侧韧带薄,损伤机会亦较多(图 8-26)。

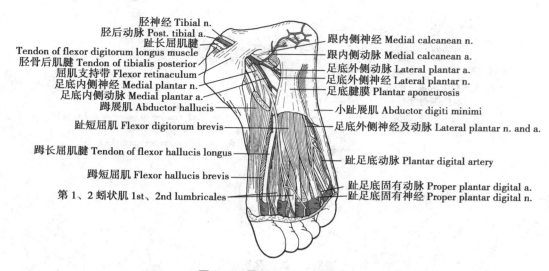

胫神经 Tibial n.
胫后动脉 Post. tibial a.
趾长屈肌腱 Tendon of flexor digitorum longus muscle
胫骨后肌腱 Tendon of tibialis posterior
屈肌支持带 Flexor retinaculum
足底内侧神经 Medial plantar n.
足底内侧动脉 Medial plantar a.
踇展肌 Abductor hallucis
趾短屈肌 Flexor digitorum brevis
踇长屈肌腱 Tendon of flexor hallucis longus
踇短屈肌 Flexor hallucis brevis
第1、2蚓状肌 1st、2nd lumbricales

跟内侧神经 Medial calcanean n.
跟内侧动脉 Medial calcanean a.
足底外侧动脉 Lateral plantar a.
足底外侧神经 Lateral plantar n.
足底腱膜 Plantar aponeurosis
小趾展肌 Abductor digiti minimi
足底外侧神经及动脉 Lateral plantar n. and a.
趾足底动脉 Plantar digital artery
趾足底固有动脉 Proper plantar digital a.
趾足底固有神经 Proper plantar digital n.

图 8-23　踝后区内侧面和足底

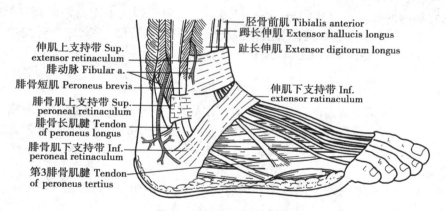

伸肌上支持带 Sup. extensor retinaculum
腓动脉 Fibular a.
腓骨短肌 Peroneus brevis
腓骨肌上支持带 Sup. peroneal retinaculum
腓骨长肌腱 Tendon of peroneus longus
腓骨肌下支持带 Inf. peroneal retinaculum
第3腓骨肌腱 Tendon of peroneus tertius

胫骨前肌 Tibialis anterior
踇长伸肌 Extensor hallucis longus
趾长伸肌 Extensor digitorum longus
伸肌下支持带 Inf. extensor ratinaculum

图 8-24　踝与足背外侧面

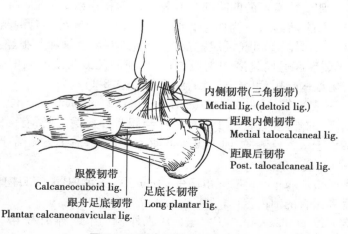

内侧韧带(三角韧带) Medial lig. (deltoid lig.)
距跟内侧韧带 Medial talocalcaneal lig.
距跟后韧带 Post. talocalcaneal lig.
跟骰韧带 Calcaneocuboid lig.
跟舟足底韧带 Plantar calcaneonavicular lig.
足底长韧带 Long plantar lig.

图 8-25　足的韧带(内侧面观)

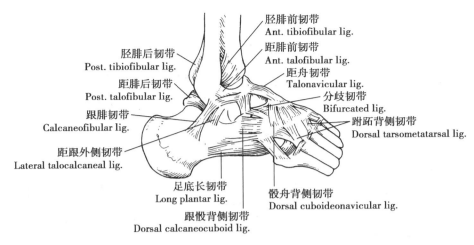

胫腓前韧带
Ant. tibiofibular lig.

胫腓后韧带
Post. tibiofibular lig.

距腓前韧带
Ant. talofibular lig.

距腓后韧带
Post. talofibular lig.

距舟韧带
Talonavicular lig.

跟腓韧带
Calcaneofibular lig.

分歧韧带
Bifurcated lig.

距跟外侧韧带
Lateral talocalcaneal lig.

跗跖背侧韧带
Dorsal tarsometatarsal lig.

足底长韧带
Long plantar lig.

骰舟背侧韧带
Dorsal cuboideonavicular lig.

跟骰背侧韧带
Dorsal calcaneocuboid lig.

图 8-26　足的韧带(外侧面观)

三、足　　底

(一)浅层结构

足底皮肤和浅筋膜均致密、坚厚,移动性差,尤以足跟、足外侧缘、第 1 跖骨头和第 5 跖骨头处更为明显,这些部位是支持体重着力的三个支撑点。浅筋膜中结缔组织致密成束,纵横交错,连接皮肤和深筋膜,束间夹有大量脂肪,形成纤维脂肪垫,有利于耐受压力。足底皮肤分别由足底内、外侧神经的皮支管理(图 8-3)。

(二)深层结构

1. 足底深筋膜　分两层:浅层为足底腱膜,呈三角形,覆盖在足底肌表面,尖端向后附着于跟骨结节,有保护足底血管、神经的作用,并加强足纵弓。腱膜两侧缘向深部发出两个肌间隔,形成三个骨筋膜鞘,分别容纳相应肌腱、血管和神经等结构。

2. 足底肌　是运动足各关节和维护足弓的小肌。与手掌肌相似,也分为内、中、外侧三群。其中,内侧群有三块:姆展肌,姆短屈肌和姆收肌;外侧群有二块:小趾展肌和小趾短屈肌;中间群由浅入深为:趾短屈肌、蚓状肌、足底方肌及骨间足底肌和骨间背侧肌(表 8-4)。

3. 足底的血管、神经(图 8-14)

(1) **足底内、外侧动脉** medial and lateral plantar arteries:胫后动脉于屈肌支持带深面分为足底内、外侧动脉,二动脉经姆展肌深面进入足底。足底内侧动脉较细小,与同名静脉、神经并行于姆展肌与趾短屈肌之间的沟内,分支到足趾,营养足底肌内侧群肌和足底内侧皮肤。足底外侧动脉较粗大,与同名静脉、神经并行于趾短屈肌与小趾展肌之间的足底外侧沟内,发分支营养邻近组织。其终支行向内侧至第 1 跖骨间隙近端与足背动脉的足底深支吻合成足底弓,从弓上发出 4 支跖足底动脉,前行至跖趾关节附近,每支又分成 2 支趾足底固有动脉分布于各趾(图 8-23)。

(2) **足底内、外侧神经** medial and lateral plantar nerves:与足底内、外侧动脉行程相同。足底内侧神经的肌支支配姆展肌,姆短屈肌、趾短屈肌和第 1、2 蚓状肌,并分出趾足底总神经,然后再分为二支趾足底固有神经,分布于足底内侧半的皮肤和内侧三个半趾底面皮肤。足底外侧神经的肌支支配小趾展肌、足底方肌、姆收肌、第 3、4 蚓状肌和骨间肌,皮支分布于足底外侧半皮肤和外侧一个半趾底面的皮肤(图 8-23)。

表8-4 足肌

肌群		名 称	起点	止点		作用	神经支配
足背肌		踇短伸肌	跟骨前面的上面和外侧面	踇趾近节趾骨底		伸踇趾	腓深神经
		趾短伸肌		第2～4趾近节趾骨底		伸第2～4趾	
足底肌	内侧群	踇展肌	跟骨结节、舟骨粗隆	踇趾近节趾骨底		外展踇趾	足底内侧神经
		踇短屈肌	内侧楔骨跖面			屈踇趾	
		踇收肌	第2～4跖骨底			内收和屈踇趾	
	中间群	趾短屈肌	跟骨	第2～5趾的中节趾骨底		屈第2～5趾	足底内、外侧神经
		足底方肌		趾长屈肌腱			
		蚓状肌	趾长屈肌腱	趾背腱膜		屈跖趾关节、伸趾关节	
		骨间足底肌	第3～5跖骨内侧	第3～5趾近节趾骨底和趾背腱膜		内收第3～5趾	足底外侧神经深支
		骨间背侧肌	跖骨的相对面	第2～4趾近节趾骨底和趾背腱膜		外展第2～4趾	
	外侧群	小趾展肌	跟骨	小趾近节趾骨底		屈和外展小趾	足底外侧神经
		小趾短屈肌	第5跖骨底			屈小趾	

（三）足弓

足弓 arch of foot 由跗骨与跖骨借韧带、关节连结而成，分为内、外侧纵弓和横弓（图8-27）。

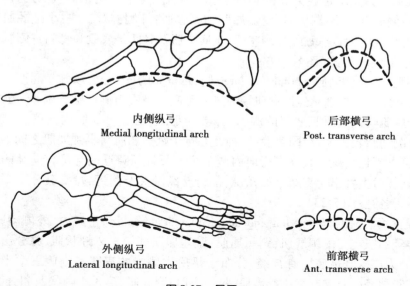

内侧纵弓
Medial longitudinal arch

后部横弓
Post. transverse arch

外侧纵弓
Lateral longitudinal arch

前部横弓
Ant. transverse arch

图8-27 足弓

1. **内侧纵弓** 由跟骨、距骨、足舟骨、第1~3楔骨和第1~3跖骨及其间的连结结构共同构成,较高。该弓主要由胫骨后肌腱、趾长屈肌腱、蹰长屈肌腱、足底方肌、足底腱膜等结构共同维持,除缓冲震荡外,对足底的血管神经起保护作用。

2. **外侧纵弓** 由跟骨、骰骨、第4、5跖骨及其间连结组织共同构成,较内侧纵弓为低,主要由腓骨长肌腱和足底长韧带等共同维持。

3. **横弓** 由骰骨、第1~3楔骨和全部跖骨的底部及其连结组织共同构成。主要依靠腓骨长肌腱、胫骨前肌腱及蹰收肌横头等共同维持。如长期直立或负重,可致足弓塌陷。当维持足弓的结构发育不良时,可致足底畸形,临床称为扁平足。

四、临床应用要点

1. **大隐静脉切开** 大隐静脉在内踝前方的一段位置浅表,且较恒定,临床上常在此部行静脉切开。手术时应注意分离位于其前方与之伴行的隐神经,若误扎此神经,术后病人常诉说足内侧缘疼痛。

2. **足背血管** 由于足背动脉位于皮下,位置表浅。临床检查时,在此部蹰长伸肌腱的外侧可触知其搏动。在以第2趾游离移植再造拇指的手术中,足背动脉的行程及其分支具有重要的临床意义。

3. 足弓是由跗骨、跖骨及它们之间的关节以及足底的韧带共同构成的横、纵两个凸向上方的弓,具有支持、缓冲震荡和保护足底血管、神经免受压迫的作用。足弓的维持主要依靠足底的韧带、筋膜和肌肉。足底固有的短肌如趾短屈肌、足底方肌、小趾短屈肌和小趾展肌以及蹰长屈肌和趾长屈肌等的收缩,可使足前后部靠近,提高足纵弓。腓骨长肌腱和胫骨前肌腱共同形成"腱环",有维持足横弓的重要作用。足底的跟舟足底韧带、足底长韧带、跟骰足底韧带和骨间韧带以及腱膜等,均对足弓的维持起重要作用。足底腱膜还对足弓起弓弦的作用。如支持组织劳损、先天性软组织发育不良或骨折损伤等,均能导致足弓塌陷,呈现扁平足。

第七节 下肢的解剖操作

一、股前内侧区解剖操作

(一) 体位和皮肤切口

尸体取仰卧位。皮肤切口有以下3条:

1. **斜切口** 自髂前上棘沿腹股沟至耻骨结节做一斜切口。

2. **水平切口** 由胫骨粗隆平面做一水平切口。

3. **纵切口** 自1切口中点向下沿大腿前面作纵切口至2切口。

(二) 层次解剖

1. **切剥皮肤** 皮肤沿纵切口向两侧翻起,注意切剥皮肤时要浅切薄剥,以免伤及其深面的皮神经和浅血管。

2. **解剖浅筋膜内结构**

（1）沿腹股沟切开浅筋膜，辨认浅筋膜的浅层（脂肪层）和深层（膜样层），然后用手指伸入膜样层深面，探查此层筋膜与股前区深筋膜在腹股沟韧带下方约1cm处相融合的部位。

（2）修洁大隐静脉及其属支、浅动脉和腹股沟浅淋巴结：在股内侧区的中份纵切浅筋膜，寻找大隐静脉并向远侧修洁至膝内侧、髌骨后方约10cm处；向上追至耻骨结节外下方穿筛筋膜处。在筛筋膜附近，查找腹股沟浅淋巴结，其中4～5个沿腹股沟韧带下方排列成上组（腹股沟上浅淋巴结），其余的沿大隐静脉近侧段排列成下组（腹股沟下浅淋巴结），并仔细观察寻找淋巴管。寻找和修洁大隐静脉近侧段的5条属支：腹壁浅静脉、旋髂浅静脉、阴部外静脉、股内侧浅静脉和股外侧浅静脉。其中前3支浅静脉均有同名浅动脉伴行，需一并修洁。同时观察5条属支的类型、大隐静脉与深静脉的交通，最后纵切大隐静脉近侧段，去除凝血块，观察静脉瓣的形状及方向（为保持大隐静脉的完整性，供复习时观察，可暂不切除）（图8-7）。

（3）检查皮神经：从股前区上部前外侧钝性向内下方分离并清除浅筋膜，显露深筋膜（保留大隐静脉近侧段处的浅筋膜）。在髂前上棘下方5～10cm处的浅筋膜中，寻找穿出深筋膜的股外侧皮神经，然后在膝关节内下方、大隐静脉附近寻找隐神经。同时注意寻找股神经前皮支和闭孔神经的皮支。

3. 解剖深筋膜

（1）观察阔筋膜和隐静脉裂孔：清除浅筋膜，观察其深面的大腿深筋膜，即阔筋膜。可见其外侧份与内侧份的厚度相差显著，注意其附于髂嵴前份与胫骨外侧髁之间的部分特别强厚，称为髂胫束。在耻骨结节外下方、大隐静脉穿入深筋膜的部位，观察由阔筋膜形成的隐静脉裂孔（又称卵圆窝）。此孔表面覆盖有薄层疏松结缔组织，称为筛筋膜。细心修洁并观察大隐静脉、浅动脉和淋巴管穿行筛筋膜的情况，然后剥去筛筋膜。将大隐静脉近侧段提起，修洁隐静脉裂孔的外侧缘（镰状缘）及其上、下角，观察隐静脉裂孔的形状、大小、位置和大隐静脉进入深部的情况。

（2）解剖阔筋膜：自髂前上棘稍下方向下沿髂胫束前缘做一纵行切口，直至髌骨外侧缘切开阔筋膜，将手指伸入股外侧肌的后方，验证大腿前群肌和后群肌之间的股外侧肌间隔。然后沿腹股沟韧带下方切断阔筋膜并向内下方翻开，暴露深层结构。在翻开隐静脉裂孔附近的阔筋膜时，要注意保护其深面的股鞘。

4. 解剖股三角

（1）修洁股三角边界：外侧界缝匠肌内侧缘、内侧界长收肌内侧缘及上界腹股沟韧带。

（2）探查股鞘的内容：观察位于股三角内侧部的股鞘，它由腹横筋膜与髂腰筋膜向下延伸包绕股血管近侧段构成，呈漏斗状。自大隐静脉汇入股静脉处纵行切开股鞘的前壁，并翻向两侧。可见股鞘被两个筋膜隔分成三个腔隙，股动脉居外侧，股静脉居中间，内侧的腔隙为股管。清除存在于股管的疏松结缔组织，并用小指伸入股管，探查其上口（股环），即前界为腹股沟韧带，后界为耻骨梳韧带，内侧界为腔隙韧带，外侧界为一纤维隔分隔股静脉与此环。

（3）修洁和检查股动脉分支：修洁股动脉并将其向内侧提起，在腹股沟韧带下方2～5cm处，可见由股动脉后外侧壁发出股深动脉，该动脉向下进入长收肌的深面。股深动脉在股三角内发出旋股内侧动脉和旋股外侧动脉，有时此二动脉可直接起自股动脉。追踪旋股内侧动脉,可见其走向后内侧,穿髂腰肌和耻骨肌之间至股后区。将缝匠肌拉向外侧,可见旋股外侧动脉向外侧行至股直肌深面,分为升支、降支和横支(图 8-14)。

（4）修洁股静脉:应保留大隐静脉及股深静脉主干,沿股静脉上段内侧排列有 3 ~ 4 个腹股沟深淋巴结。

（5）显露和检查股神经及其分布:在股鞘外侧,切开髂筋膜,显露股神经,可见其分成许多细支。修洁其支配耻骨肌、缝匠肌、股四头肌的肌支与分布于股前内侧区皮肤的皮支。其中隐神经为股神经最长的分支,在股三角内于股动脉的外侧下行,追踪至其穿入收肌管内。

（6）显露股三角底:将股神经和股血管轻轻提起,由外侧向内侧可见髂腰肌、耻骨肌和长收肌构成股三角的底。

5. 解剖收肌管　在大腿中 1/3 处,将缝匠肌游离后,向外侧牵拉,可见其深面有较厚的腱膜,称为收肌腱板,构成收肌管的前壁。此时可见隐神经与膝降动脉一起,穿收肌腱裂孔下行至膝关节内侧。切开收肌管前壁,观察管内的股动脉、股静脉、隐神经三者的位置关系。

6. 观察股四头肌　提起股直肌中部,可见其深面有股中间肌,其内、外侧分别有股内侧肌和股外侧肌,三肌紧密相连。股四头肌的 4 个头向下汇合,移行为扁腱,包裹髌骨后向下形成髌韧带止于胫骨粗隆。

7. 检查股内侧区的肌肉、血管和神经

（1）修洁并观察浅层的耻骨肌、长收肌和股薄肌:在近起点处切断长收肌,并翻向外下,暴露其深面的短收肌和闭孔神经前支,可见该支分布于长收肌、短收肌、股薄肌及股内侧区上部皮肤。

（2）向前提起短收肌,可见其深面的闭孔神经后支,分布于大收肌和闭孔外肌。

（3）修洁大收肌,可见其止于收肌结节的大收肌腱板及其与股骨间形成的收肌腱裂孔。收肌管内的股血管经此裂孔进入腘窝。

（4）在长收肌深面追寻股深动脉,可见其发出的肌支和穿动脉。在大收肌的股骨粗线止点处,寻找由股深动脉发出的三条穿动脉,它们紧贴股骨内侧缘,穿大收肌至股后区,分布于股后群肌及股后区的皮肤。

二、小腿前外侧区和足背

（一）体位和皮肤切口

尸体取仰卧位,皮肤切口如下:

1. 小腿前区纵切口　自胫骨粗隆向下,沿胫骨的前缘做一纵切口直至内、外踝连线的中点处。

2. 踝部横切口　在纵切口下端做一横切口与后区的斜切口相接。

3. 趾蹼横切口　沿足背趾蹼作一横切口。

4. 足背正中线纵切口　在足背正中线做一纵切口连接上述两横切口。

5. 趾背正中线纵切口　沿第 2 趾背侧正中线做一纵切口。

（二）层次解剖

1. 剥离皮肤　分别将小腿前区和外侧区、足背、第 3 趾背侧的皮肤剥离翻向两侧,同时注意保护浅静脉和皮神经。

2. 解剖浅筋膜　在跖骨远侧端背面，寻找足背静脉弓，并修洁之。足背静脉弓内侧续大隐静脉，此静脉经内踝前方向上至小腿内侧面，隐神经与之伴行；足背静脉弓外侧续小隐静脉，追踪其至外踝后方。寻找并修洁与大隐静脉伴行的隐神经及与小隐静脉伴行的腓肠神经。约在小腿中、下1/3交界处的前外侧面，腓浅神经终支由深筋膜浅出，追踪其至足背和趾背。在第1跖骨间隙处找出腓深神经的终支。

3. 观察深筋膜　剥去浅筋膜，可见深筋膜在胫侧与胫骨内侧面的骨膜相融合，在腓侧向深面发出小腿前、后两个肌间隔，附着于腓骨。前、后肌间隔将小腿肌的前群、外侧群和后群分隔开来。在踝部的前面和外侧面深筋膜增厚，在胫、腓骨前缘之间形成伸肌上支持带，在跟骨外侧面与内踝和足内侧缘之间形成伸肌下支持带（十字韧带），在外踝与跟骨外侧面之间形成腓骨肌上支持带，在跟骨外侧面（前上部、后下部）形成腓骨肌下支持带。

沿胫骨前缘的外侧和足背正中线切开深筋膜，保留伸肌上、下支持带，将小腿前区和足背的深筋膜翻向两侧，观察小腿上部的深筋膜。

4. 解剖小腿外侧区　在小腿前、后肌间隔之间辨认浅层的腓骨长肌和深层的腓骨短肌，向下修洁它们至腓骨肌上支持带处。在腓骨头后方寻找已显露的腓总神经，并沿其走向切开腓骨长肌起点，查看腓总神经绕腓骨颈外侧，分为腓浅、深神经。向下追踪腓浅神经至小腿中、下1/3交界处的前外侧面，穿出深筋膜。腓深神经则向前下穿趾长伸肌的起始部，达此肌与胫骨前肌之间。

5. 解剖小腿前区与足背

（1）沿中线切开伸肌上支持带，由内向外辨认胫骨前肌腱、蹓长伸肌腱和趾长伸肌腱及其腱鞘。趾长伸肌下份分出一肌束止于第5跖骨底背面，称为第三腓骨肌。

（2）修洁足背处的趾长伸肌腱，并在其深面寻找趾短伸肌和蹓短伸肌。

（3）追踪并修洁胫前动脉和足背动脉：在小腿上份，将胫骨前肌和趾长伸肌分开，找出沿骨间膜前面下行的胫前动脉及其伴行静脉。该动脉至足背处，行于蹓长伸肌腱外侧，移行为足背动脉。足背动脉在内侧楔骨背面发出弓状动脉后，前行至第1跖骨间隙近侧端处分为足底深支和第1跖背动脉两终支。弓状动脉发出第2、3、4跖背动脉，向前至趾蹼处分为2支趾背动脉至足趾。

（4）查看腓深神经：此神经穿趾长伸肌起端，行向前下，伴胫前血管向下行于趾长伸肌、蹓长伸肌与胫骨前肌之间。分支至小腿肌前群诸肌，终支在蹓趾和第2趾间的趾蹼处前行，分布于两趾相对缘皮肤。

三、臀部、股后区和腘窝

（一）体位和皮肤切口（图0-3）

尸体取俯卧位。皮肤切口有以下4条：

1. 后正中纵切口　从两侧髂后上棘连线的中点向下做一纵切口，至尾骨尖。

2. 髂嵴弧形切口　自纵切口上端沿髂嵴向前外做一弧形切口至髂前上棘。

3. 臀沟下斜切口　从尾骨尖沿臀沟下方斜向下外切至股外侧中、上1/3交点处。

4. 小腿后上水平切口　从股前区已做的胫骨粗隆平面横切口的内侧端，经小腿后面向外侧水平切开。

（二）层次解剖

1. 剥离皮肤　沿皮肤切口分别将臀部、股后区和腘窝的皮片由内侧翻向外侧。

2. 清除浅筋膜　臀部的皮下脂肪较厚，可见皮神经从上、下、内、外各方进入臀部。修洁臀大肌下缘、在近股后区中线附近的浅筋膜处，要注意股后皮神经发出的臀下皮神经及其本干。将腘窝处的浅筋膜暂时保留，尽量去除其余的浅筋膜。在腘窝下角正中线附近的浅筋膜内寻找小隐静脉的近侧段，并向上追踪至穿深筋膜处。在腘窝外下方、腓骨头的后内侧，寻找腓总神经发出的腓肠外侧皮神经。

3. 检查和翻开臀大肌　修洁臀大肌的上缘，并分离臀中肌，可见臀中肌前部肌束未被臀大肌所覆盖，但浅面有较厚的深筋膜覆盖。修洁臀大肌下缘，并在臀大肌下缘（大转子与坐骨结节之间）的中点处切开深筋膜，找出股后皮神经，将神经与臀大肌分离。观察臀大肌起止部位。

将大腿置于旋外位，使臀大肌松弛。在大转子内侧，用手指分别从该肌上、下缘伸入其深面，逐步使此肌与其深面的结构分离，然后在靠近臀大肌起端处将它离断，此时须注意臀大肌有部分纤维起自骶结节韧带，将肌纤维由韧带上剥离。将臀大肌翻向外下，观察臀上、下血管和臀下神经出入该肌深面的部位。修洁血管、神经后将其切断。在大转子处探查臀大肌深面的滑膜囊，切开此囊即可将该肌止端充分翻向外下，确认臀大肌止于股骨臀肌粗隆和髂胫束的纤维。

4. 检查并修洁臀部中层诸肌　自上向下修洁并确认臀中肌、梨状肌、上孖肌、闭孔内肌腱、下孖肌和股方肌。观察梨状肌出坐骨大孔后止于大转子尖，并将该孔分为梨状肌上、下孔。

5. 解剖出、入梨状肌上孔的血管和神经　修洁梨状肌上缘，在该肌和臀中肌之间可找到臀上血管的浅支，并将臀中肌与其深面的臀小肌作钝性分离。自臀上血管浅支穿出处，向前作一凸向上方的弧形切口达髂前上棘，将臀中肌切断，并翻向下。修洁其深面的臀小肌，可见臀上血管的深支和臀上神经的分支进入臀中、小肌和阔筋膜张肌。

6. 解剖出、入梨状肌下孔的血管和神经　在坐骨结节和大转子之间、梨状肌下缘的结缔组织中分离出坐骨神经、股后皮神经、臀下血管和神经，注意观察坐骨神经的穿出部位及其与梨状肌的位置关系。将骶结节韧带部分切断，显露坐骨小孔，可见阴部神经、阴部内血管从梨状肌下孔穿出后，经坐骨小孔进入坐骨直肠（肛门）窝。

7. 解剖股后区　由臀部向下追踪坐骨神经，可见此神经由臀大肌深面下行，经股二头肌长头的深面，至腘窝上角处分为胫神经和腓总神经。但坐骨神经分为胫神经、腓总神经的水平存在个体差异。坐骨神经在臀大肌下缘与股二头肌长头外侧缘的夹角处位置较表浅，浅面仅有皮肤及浅、深筋膜覆盖。坐骨神经在臀部无分支，在股后区发出分支支配大腿后群肌，除至股二头肌短头的分支自其外侧发出外，其余均自其内侧发出。

自上而下修洁大腿肌后群，同时查看半腱肌、半膜肌和股二头肌长头的起点，辨认单独起自股骨粗线的股二头肌短头。将股二头肌提起，查看股深动脉的穿动脉穿大收肌到股后区分支至大腿后群肌的情况。

8. 解剖腘窝处深筋膜　保留小隐静脉及皮神经，除去所有浅筋膜，暴露深筋膜。可见腘窝处的深筋膜纤维纵横交错,两侧附着于腘窝边界的肌腱上。沿股后区正中线,纵行切开深筋膜,直到腘窝下角处,并在该处横切深筋膜,将其翻向两侧。沿股后皮神经主干向下追踪,可见其行于深筋膜深面,至腘窝处浅出。从股后面探查大腿肌前、后群之间的股外侧肌间隔,及位于后群与内收肌群之间的股后内肌间隔。

9. 修洁腘窝的境界　腘窝内上侧界为半腱肌和半膜肌,上外侧界为股二头肌,以及下内、下外侧界的腓肠肌内、外侧头。在腓肠肌外侧头的内侧,可分离出跖肌,其下端续有细长的肌腱。

10. 探查腘窝内容　清理腘窝内的脂肪,于腘窝外上界找出腓总神经及其发出的腓肠外侧皮神经,沿腘窝正中线找出胫神经及其发出的腓肠内侧皮神经。胫神经在腘窝内发出的肌支支配腓肠肌内、外侧头及跖肌、比目鱼肌。腓肠内侧皮神经常随小隐静脉行于腓肠肌内、外侧头之间的沟内,并常被肌覆盖。将胫神经拉向外侧,可见其深面包裹腘动、静脉的血管鞘及沿血管排列的腘深淋巴结。切开血管鞘,修洁腘静脉,观察小隐静脉的注入部位。在腘静脉的深面找出腘动脉。循腘动、静脉向上,查看经收肌腱裂孔接续股动、静脉的情况。观察腘动脉的分支,确认它们各自的名称(参看主要内容腘动脉分支)。检查腘窝底的构成,由上向下依次为股骨腘面、膝关节囊后壁、腘斜韧带和腘肌。

四、小 腿 后 区

（一）体位和皮肤切口（图 0-3）

尸体取俯卧位。皮肤切口有以下 2 条:

1. 小腿后区正中线纵切口　自腘窝下方的横切口中点,向下沿小腿后区正中线做一纵切口。

2. 踝部斜切口　分别从外踝和内踝稍下方向足跟各做一斜切口,与上述纵切口下端相接。

（二）层次解剖

1. 剥离皮肤　将内侧皮瓣剥离并翻至胫骨内侧缘和内踝前方,外侧皮瓣剥离并翻至小腿外侧缘处。

2. 解剖浅筋膜　在浅筋膜内寻找浅静脉和皮神经。于外踝后下方寻找小隐静脉及其伴行的腓肠神经。追踪小隐静脉至腘窝处,同时观察它与大隐静脉的吻合情况。向上追踪腓肠神经至腓肠外侧皮神经交通支与腓肠内侧皮神经吻合处,在继续向上修洁腓肠内、外侧皮神经,查看它们在腘窝的起始情况。

3. 查看深筋膜　去除小腿后区的浅筋膜,观察小腿部的深筋膜在胫骨内踝的后下方增厚形成屈肌支持带,附着于内踝和跟骨结节,形成屈肌支持带。然后自腘窝下端沿小腿后正中线向下至足跟稍上方,纵行切开深筋膜,并在踝部将其横行切断。将深筋膜翻向两侧,可见其在小腿内侧附着于胫骨内侧面,在外侧伸入小腿外侧群肌和后群肌之间形成小腿后肌间隔。

4. 解剖小腿三头肌

（1）在腘窝处沿已修洁的腓肠肌内、外侧头向下修洁腓肠肌,直至跟腱。

（2）在腘窝处辨认腘动脉和胫神经至腓肠肌内、外侧头的分支,在血管神经进入肌的下方切断内、外侧头,并翻向下方,可见细长的跖肌腱,行经腓肠肌和比目鱼肌之间。

(3) 剥离比目鱼肌,将该肌与其深面的血管神经束分离开。沿该肌附着于胫骨的起端切开,并翻向外侧。比目鱼肌腱与腓肠肌腱共同形成跟腱,止于跟骨结节。

5. 修洁小腿肌后群深层 清除深层肌表面的深筋膜(小腿后筋膜隔),观察起自股骨外侧髁,行向内下方,止于胫骨后面比目鱼肌线以上骨面的腘肌。然后在腘肌下方,修洁趾长屈肌、胫骨后肌及蹞长屈肌,观察它们在胫、腓骨和骨间膜的起点,并向下追踪到屈肌支持带处。注意胫骨后肌先居蹞长屈肌和趾长屈肌之间,斜向内下,经趾长屈肌腱深面至其内侧,向下行于内踝的后面。

6. 追踪胫神经和胫后动脉 修洁腘动脉,可见其在腘肌下缘处分为胫前动脉和胫后动脉。胫前动脉分出后,立即向前穿经小腿骨间膜上方的孔进入小腿前区。在距胫后动脉起点不远处,寻找其向外侧发出的腓动脉。此动脉较粗,向下进入蹞长屈肌深面,在骨与肌之间下降。胫后动脉及其两条伴行静脉伴随胫神经下行,追踪它们至屈肌支持上缘处。

7. 检查踝管 纵行切开屈肌支持带,并将其翻向内下方,暴露踝管内的4个骨纤维管及各自的内容。4管内由前向后分别容纳胫骨后肌腱及其腱鞘、趾长屈肌腱及其腱鞘、胫后血管和胫神经、蹞长屈肌腱及其腱鞘。

五、足 底

(一) 体位和皮肤切口(图 0-3)

尸体取俯卧位。皮肤切口有以下2条:

1. 足底正中纵切口 从足跟中部至第3趾根部做纵行切口。
2. 趾蹼近侧横弧形切口 沿趾蹼近侧做一横弧形切口。

(二) 层次解剖

1. 剥开皮肤 足底皮肤坚厚而致密,将皮片剥离并翻向两侧。
2. 除去浅筋膜 足底浅筋膜中有纤维束纵横交织,不易剥除。宜从足跟后缘向前剥除。注意保护蹞趾内侧缘和小趾外侧缘处的神经和血管。
3. 解剖深筋膜 足底深筋膜中间部分最厚,形成足底腱膜。足底腱膜后方附着在跟骨结节,向前分为五束至 1~5 趾。在跟骨结节稍前方,横断足底腱膜,并向前翻起。
4. 检查足底第1层肌与肌腱 翻起足底腱膜后,观察第1层肌,从内侧向外侧依次为蹞展肌、趾短屈肌与小趾展肌。修洁足底中央的趾短屈肌,可见其4条肌腱至外侧4趾。切除第3趾跖侧的皮肤,将其腱鞘切开,查看腱鞘结构及趾长、短屈肌腱终止的情况。
5. 检查足底第2层肌和肌腱 在近跟骨处切断趾短屈肌,并翻向前方,可见趾长屈肌腱和蹞长屈肌腱。观察二肌腱交叉的情况,分离止于趾长屈肌腱的足底方肌和起自趾长屈肌腱的4块蚓状肌。同时在已切开的中趾腱鞘内,观察趾长屈肌腱穿趾短屈肌腱止于远节趾骨底的情况。
6. 检查足底的血管和神经 沿蹞趾内侧缘和小趾外侧缘可见神经和血管,向近侧分别追踪它们到趾短屈肌的内、外侧,即可找到它们的主干。在蹞展肌与趾短屈肌之间寻找足底内侧血管和神经,在趾短屈肌与小趾展肌之间寻找足底外侧血管和神经,并向近侧追踪。切开蹞展肌,可见足底内、外侧神经和血管分别来自屈肌支持带深面的胫神经和胫后血管。

　　从足底内、外侧神经始部向前追踪,可找出内侧神经支配踇展肌、趾短屈肌、踇短屈肌和第1、2蚓状肌的肌支,以及其至足底内侧半及内侧三个半趾足底面的皮支;外侧神经与同名血管伴行,经趾短屈肌与足底方肌之间斜向外侧,分为浅、深两支。浅支分布于足底外侧半及外侧一个半趾足底面的皮肤;深支经趾短屈肌外侧缘,分布于足底方肌、小趾展肌、小趾短屈肌、踇收肌和第3、4蚓状肌及全部骨间肌。足底外侧动脉的终支与足底深动脉构成足底弓,在由弓向前发出四支跖足底动脉,至跖趾关节附近分为二支趾足底固有动脉。

　　7. 观察足底第3层肌　足底第3层肌有3块:踇短屈肌、踇收肌、小趾短屈肌。

　　8. 观察足底第4层肌　足底第4层肌有骨间肌以及胫骨后肌腱和腓骨长肌腱。

（武志兵　刘学敏）

参考文献

1. 彭裕文.局部解剖学.第7版.北京:人民卫生出版社,2009
2. 全国自然科学名词审定委员会.人体解剖学名词.北京:科学出版社,1991
3. 孔祥玉.人体局部解剖学.第2版.北京:人民卫生出版社,2011
4. 王根本.医用局部解剖学.第5版.北京:人民卫生出版社,2004
5. 崔慧先.系统解剖学.第6版.北京:人民卫生出版社,2008
6. 文乐军.人体解剖学.第2版.北京:北京大学医学出版社,2007
7. 王怀经.局部解剖学.北京:人民卫生出版社,2010
8. 郭光文.人体解剖彩色图谱.第2版.北京.人民卫生出版社,2010
9. Standring S. Gray' Anatomy. 41th ed. New York:Churchill Livingstone,2008
10. Netter FH. Atlas of Human Anatomy. 3rd ed. Teterboro:Icon Learning System,2003
11. Grant's Dissector. Williams & Wilkins. 13th ed. Bltimore:Lippincott,2005

索 引

A

凹间韧带　interfoveolar ligament　112

B

白膜　albuginea　199
白线　linea alba　110
半奇静脉　hemiazygos vein　96
半月线　linea semilunaris　104
闭孔动脉　obturator artery　179,276
闭孔筋膜　obturator fascia　178
闭孔内肌　obturator internus　176,265
闭孔神经　obturator nerve　181,277
闭膜管　obturator canal　176
壁腹膜　parietal peritoneum　118
壁胸膜　parietal pleura　82
臂丛　brachial plexus　41,62,233
臂后区　posterior brachial region　249
臂前区　anterior brachial region　235
髌骨　patella　263
髌韧带　patella ligament　263,279

C

肠系膜　mesentery　122
肠系膜根　radix of mesentery　122
肠系膜上动脉　superior mesenteric artery　148,
　162
肠系膜下动脉　inferior mesenteric artery　163
尺动脉　ulnar artery　239
尺静脉　ulnar vein　239
尺神经　ulnar nerve　238,239

耻骨后间隙　retropubic space　178
耻骨结节　pubic tubercle　104
耻骨联合　pubic symphysis　104
耻骨梳韧带　pectineal ligament　111
耻骨子宫韧带　pubouterine ligament　189
穿动脉　perforating arteries　275

D

大网膜　greater omentum　121
大阴唇　greater lip of pudendum　201
大转子　greater trochanter　262
胆囊　gallbladder　139
胆囊管　cystic duct　139
胆总管　common bile duct　140
骶丛　sacral plexus　181
骶管裂孔　sacral hiatus　205
骶交感干　sacral sympathetic trunk　181
骶角　sacral cornu　205
骶神经节　sacral ganglia　181
骶正中动脉　median sacral artery　163
骶子宫韧带　sacrouterine ligament　189
第5跖骨粗隆　tuberosity of fifth metatarsal bone
　264
动脉导管三角　ductus arteriosus triangle　91
动脉韧带　arterial ligament　91
窦椎神经　sinuvertebral nerve　220

F

反转韧带　reflected ligament　111
房间沟　interatrial groove　93
腓骨头　fibular head　263

302

腓浅神经　superficial peroneal nerve　284

腓深神经　deep peroneal nerve　284,288

肺　lung　84

肺动脉　pulmonary artery　86

肺根　root of lung　85

肺静脉　pulmonary veins　86

肺门　hilum of lung　85

肺韧带　pulmonary ligament　82

副半奇静脉　accessory hemiazygos vein　96

副脾　accessory spleen　145

副胰管　accessory pancreatic duct　142

腹壁浅动脉　superficial epigastric artery　106,269

腹壁上动脉　superior epigastric artery　115

腹壁下动脉　inferior epigastric artery　115

腹股沟管浅环　superficial inguinal ring　111

腹股沟管深环　deep inguinal ring　112

腹股沟镰　inguinal falx　112

腹股沟区　inguinal region　103

腹股沟韧带　inguinal ligament　111

腹横肌　transversus abdominis　110

腹横筋膜　transverse fascia　110

腹膜　peritoneum　118

腹膜后隙　retroperitoneal space　155

腹膜腔　peritoneal cavity　119

腹内斜肌　obliquus internus abdominis　110

腹腔　abdominal cavity　103

腹腔干　celiac trunk　162

腹上区　epigastric region　103

腹外斜肌　obliquus externus abdominis　110

腹下区　hypogastric region　103

腹直肌　rectus abdominis　108

腹直肌鞘　sheath of rectus abdominis　109

腹主动脉　abdominal aorta　162

G

肝　liver　134

肝蒂　hepatic pedicle　136

肝短静脉　short hepatic vein　136

肝管　hepatic duct　140

肝裸区　bare area of liver　120

肝门　porta hepatic　135

肝门静脉　hepatic portal vein　145

肝肾隐窝　hepatorenal recess　124

肝十二指肠韧带　hepatoduodenal ligament　122

肝胃韧带　hepatogastric ligament　121

肝胰壶腹　hepatopancreatic ampulla　141

肝总管　common hepatic duct　140

肛管　anal canal　186,193

肛门内括约肌　sphincter ani internus　193

肛门外括约肌　sphincter ani externus　193

肛直肠环　anorectal ring　194

睾丸(卵巢)动脉　testicular(ovarian)artery　163

膈　diaphragm　80

膈结肠韧带　phrenicocolic ligament　121

膈脾韧带　phrenicosplenic ligament　144

膈上淋巴结　superior phrenic lymph nodes　82

膈神经　phrenic nerve　60,82

膈下动脉　inferior phrenic artery　163

膈下淋巴结　inferior phrenic lymph nodes　82

膈胸膜　diaphragmatic pleura　82

跟腱　tendo calcaneus　263

肱动脉　brachial artery　236

肱骨肌管　humeromuscular tunnel　250

肱静脉　brachial veins　238

股动脉　femoral artery　264,275

骨间掌侧筋膜　palmar interosseous fascia　243

骨盆　bony pelvis　175

骨纤维管　osseofibrous canal　212

骨纤维孔　osseofibrous foramen　212

冠状沟　coronary sulcus　93

冠状韧带　coronary ligament　120

贵要静脉　basilic vein　235

腘动脉　popliteal artery　264,281

H

横结肠　transverse colon　151

横结肠系膜　transverse mesocolon　123

后室间沟　posterior interventricular groove　93

回盲瓣　ileocecal valve　149

回结肠动脉　ileocolic artery　152

回盲上、下隐窝　superior and inferior ileocecal reces-ses　124

会阴　perineum　174,193
会阴动脉　perineal artery　197
会阴横韧带　transverse perineal ligament　196
会阴浅筋膜　superficial fascia of perineum　196
会阴浅隙　Superficial perineal Space　196
会阴深隙　deep perineal space　197
会阴神经　perineal nerve　197

J

肌腱袖　myotendinous cuff　229
肌皮神经　musculocutaneous nerve　238
棘突　spinous process　205
季肋区　hypochondriac region　103
肩胛区　scapular region　228
剑突　xiphoid process　72
腱滑膜鞘　synovial sheath of tendon　247
腱划　tendinous intersection　108
腱纽　vincula tendinum　247
腱纤维鞘　fibrous sheath of tendon　247
降结肠　descending colon　151
界线　terminal line　175
精囊　seminal vesicle　185
精索　spermatic cord　197
颈静脉切迹　jugular notch　71
胫骨粗隆　tibial tuberosity　263
胫骨前缘　anterior border of tibia　263
胫后动脉　posterior tibial artery　264,286
胫前动脉　anterior tibial artery　264,284
胫前静脉　anterior tibial veins　284

K

Kaplan 点　Kaplan point　263

L

阑尾　vermiform appendix　149
阑尾动脉　appendicular artery　150
阑尾系膜　mesoappendix　122
肋膈隐窝　costodiaphragmatic recess　83
肋间后动脉　posterior intercostal arteries　77
肋间淋巴结　intercostal lymph nodes　80
肋间神经　intercostal nerves　115

肋间隙　intercostal space　77
肋下神经　subcostal nerve　115
肋胸膜　costal pleura　82
肋纵隔隐窝　costomediastinal recess　83
梨状肌　piriformis　176,265
梨状肌筋膜　piriform fascia　178
联合腱　conjoined tendon　112
镰状韧带　falciform ligament　120
卵巢　ovary　187
卵巢动脉　ovarian artery　179

M

盲肠　cecum　149
盲肠后隐窝　retrocecal recess　124
迷走神经　vagus nerve　49,60,95

N

Nelaton 线　Nelaton line　262
男性尿道　male urethra　200
内踝　medial malleolus　263
尿道球腺　bulbourethral gland　197
尿道阴道膈　urethrovaginal septum　178
尿生殖膈上筋膜　Superior fascia of urogenital dia-
　　phragm　196
尿生殖膈下筋膜　inferior fascia of urogenital dia-
　　phragm　196
女性尿道　female urethra　200
女阴　female pudendum　201

P

膀胱　urinary bladder　183
膀胱下动脉　inferior vesical artery　179
膀胱阴道膈　vesicovaginal septum　178
膀胱子宫陷凹　vesicouterine pouch　124,183
盆部　pelvis　174
盆丛　pelvic plexus　181
盆膈　pelvic diaphragm　177
盆膈上筋膜　superior fascia of the pelvic diaphragm
　　177
盆膈下筋膜　inferior fascia of the pelvic diaphragm
　　177

盆内脏神经　pelvic splanchnic nerve　181

盆脏筋膜　visceral pelvic fascia　178

脾动脉　splenic artery　144

脾膈韧带　splenophrenic ligament　120

脾结肠韧带　lienocolic ligament　144

脾静脉　splenic vein　144

脾肾韧带　splenorenal ligament　120,144

Q

奇静脉　azygos vein　96

奇神经节　ganglion impar　181

脐　umbilicus　104

脐动脉　umbilical artery　179

脐区　umbilical region　103

气管杈　bifurcation of trachea　91

气管旁淋巴结　paratracheal lymph nodes　92

气管支气管淋巴结　tracheobronchial lymph nodes 92

髂后上棘　posterior superior iliac spine　104

髂嵴　iliac crest　104,262

髂内动脉　internal iliac artery　179

髂前上棘　anterior superior iliac spine　104

髂外动脉　external iliac artery　179

髂外静脉　external iliac vein　180

髂腰动脉　iliolumbar artery　179

髂总动脉　common iliac artery　179

髂总静脉　common iliac vein　180

前臂内侧肌间隔　medial antebrachial intermuscular septum　236

前臂前区　anterior antebrachial region　235

前臂屈肌后间隙　posterior space of antebrachial flexor　240

前臂外侧肌间隔　lateral antebrachial intermuscular septum　236

前锯肌　serratus anterior　77

前列腺　prostate　185

前列腺鞘　sheath of prostate　178

前室间沟　anterior interventricular groove　93

腔静脉孔　vena caval foramen　81

腔隙韧带　lacunar ligament　111

屈肌腱鞘(桡侧囊)　tendious sheath of flexor polli-cis longus　242

屈肌支持带　flexor retinaculum　241,289

屈肌总腱鞘(尺侧囊)　common flexor sheath　242

R

桡动脉　radial artery　238

桡静脉　radial vein　238

桡神经　radial nerve　238

肉膜　dartos coat　197

乳糜池　cisterna chyli　166

乳腺　mammary gland　74

S

三边孔　trilateral foramen　231

三角肌区　deltoid region　227

上腹下丛　superior hypogastric plexus　181

上腔静脉　superior vena cava　89

射精管　ejaculatory duct　185

肾　kidney　155

肾蒂　renal pedicle　157

肾动脉　renal artery　163

肾窦　renal sinus　157

肾筋膜　renal fascia　158

肾门　renal hilum　156

肾上腺　suprarenal gland　161

肾上腺中动脉　middle suprarenal artery　163

升结肠　ascending colon　151

十二指肠　duodenum　131

十二指肠上隐窝　superior duodenal recess　124

十二指肠下隐窝　inferior duodenal recess　124

十二指肠悬韧带　suspensory ligament of duodenum 121

食管腹部　abdominal part of esophagus　127

食管裂孔　esophageal hiatus　81

手背静脉网　dorsal venous rete of hand　251

输精管壶腹　ampulla of ductus deferens　185

输卵管　uterine tube　187

输尿管　ureter　160

输乳管　lactiferous ducts　75

四边孔　quadrilateral foramen　231

锁骨上神经　supraclavicular nerves　43,73

锁骨下静脉　subclavian vein　59,62
锁骨下窝　infraclavicular fossa　72
锁胸筋膜　clavipectoral fascia　76,231

T

提睾肌　cremaster　112
听诊三角　triangle of auscultation　209
头臂干　brachiocephalic trunk　90
头臂静脉　brachiocephalic vein　89
头静脉　cephalic vein　235
臀上动脉　superior gluteal artery　179,266
臀上血管与神经　superior gluteal artery, vein and nerve　264
臀下动脉　inferior gluteal artery　179,267
臀下血管与神经　inferior gluteal artery, vein and nerve　264

W

外踝　lateral malleolus　263
腕尺侧管　ulnar carpal canal　242
腕横韧带　transverse carpal ligament　241
腕桡侧管　radial carpal canal　242
腕掌侧韧带　palmar carpal ligament　241
网膜孔　omental foramen　122
网膜囊　omental bursa　122
胃　stomach　127
胃膈韧带　gastrophrenic ligament　120
胃结肠韧带　gastrocolic ligament　120,121
胃脾韧带　gastrosplenic ligament　120

X

下腹下丛　inferior hypogastric plexus　181
下腔静脉　inferior vena cava　163
纤维囊　fibrous capsule　160
小网膜　lesser omentum　121
小阴唇　lesser lip of pudendum　201
小鱼际筋膜　hypothenar fascia　242
心　heart　93
心包　pericardium　92
心包窦　pericardial sinus　92
心包横窦　transverse sinus of pericardium　92

心包前下窦　anteroinferior sinus of pericardium　92
心包斜窦　oblique sinus of pericardium　92
心底　cardiac base　93
心尖　cardiac apex　93
胸大肌　pectoralis major　77
胸导管　thoracic duct　96
胸导管颈段　cervical part of thoracic duct　59
胸腹壁静脉　thoracoepigastric veins　74,107
胸骨角　sternal angle　71
胸骨旁淋巴结　parasternal lymph nodes　79
胸骨下角　infrasternal angle　72
胸肩峰动脉　thoracoacromial artery　232
胸交感干　thoracic sympathetic trunk　97
胸廓内动脉　internal thoracic artery　59,78
胸廓内静脉　internal thoracic veins　79
胸肋三角　sternocostal triangle　81
胸膜顶　cupula of pleura　42,59,82
胸内筋膜　endothoracic fascia　80
胸腔　thoracic cavity　82
胸外侧动脉　lateral thoracic artery　232
胸腺　thymus　89
胸腰筋膜　thoracolumbar fascia　208
胸主动脉　thoracic aorta　96
旋肱后动脉　posterior humeral circumflex artery　232
旋股内侧动脉　medial femoral circumflex artery　275
旋股外侧动脉　lateral femoral circumflex artery　275
旋髂浅动脉　superficial iliac circumflex artery　106,269
旋髂深动脉　deep circumflex iliac artery　115

Y

腰动脉　lumbar arteries　163
腰交感干　lumbar sympathetic trunk　165
腰交感神经节　lumbar sympathetic ganglion　166
腰肋三角　lumbocostal triangle　81
腰区　lumbar region　103
腰上三角　superior lumbar triangle　209
腰升静脉　ascending lumbar vein　164

腰下三角　inferior lumbar triangle　210

腋动脉　axillary artery　232

腋静脉　axillary vein　233

腋淋巴结　axillary lymph nodes　233

腋窝　axillary fossa　230

腋鞘　axillary sheath　234

腋区　axillary region　230

腋神经　axillary nerve　228

胰　pancreas　141

胰管　pancreatic duct　142

胰颈　neck of pancreas　141

胰十二指肠上前、后动脉　anterior/posterior superior pancreaticoduodenal artery　133

胰十二指肠下动脉　inferior pancreaticoduodenal artery　133

胰体　body of pancreas　141

胰头　head of pancreas　141

胰尾　tail of pancreas　141

乙状结肠　sigmoid colon　151

乙状结肠动脉　sigmoid arteries　153

乙状结肠间隐窝　intersigmoid recess　124

乙状结肠系膜　sigmoid mesocolon　124

阴部内动脉　internal pudendal artery　179,194

阴部内静脉　internal pudendal vein　195

阴部神经　pudendal nerve　195,267

阴道　vagina　190

阴道前庭　Vaginal vestibule　201

阴道穹　fornix of vagina　190

阴蒂　clitoris　201

阴阜　mons pubis　201

阴茎　penis　198

阴茎浅筋膜　superficial fascia of penis　199

阴茎深筋膜　deep fascia of penis　199

阴囊　scrotum　197

阴囊中隔　scrotal septum　197

硬膜外隙　epidural space　216

硬膜下隙　subdural space　216

右结肠动脉　right colic artery　152

右结肠旁沟　right paracolic sulcus　125

右淋巴导管　right lymphatic duct　59

右主支气管　right principal bronchus　91

鱼际间隙　thenar space　246

鱼际筋膜　thenar fascia　242

Z

脏腹膜　visceral peritoneum　119

脏胸膜(又称肺胸膜)　visceral pleura　82

掌腱膜　palmar aponeurosis　242

掌浅弓　superficial palmar arch　243

掌深弓　deep palmar arch　244

掌中隔　palmar intermediate septum　246

掌中间隙　midpalmar space　246

枕下三角　suboccipital triangle　209

正中神经　median nerve　238

支气管动脉　bronchial artery　86

支气管肺段　bronchopulmonary segments　86

脂肪囊　adipose capsule　159

直肠　rectum　186

直肠膀胱膈　rectovesical septum　178

直肠膀胱陷凹　rectovesical pouch　124,183

直肠后间隙　retrorectal space　178

直肠上动脉　superior rectal artery　179

直肠下动脉　inferior rectal artery　179

直肠阴道膈　rectovaginal septum　178

直肠子宫陷凹　rectouterine pouch　124,183

指腱鞘　tendinous sheaths of fingers　247

指髓间隙　pulp space　246

中结肠动脉　middle colic artery　152

舟骨粗隆　tuberosity of navicular bone　264

肘后区　posterior cubital region　249

肘前区　anterior cubital region　235

肘窝　cubital fossa　240

肘正中静脉　median cubital vein　235

蛛网膜下隙　subarachnoid space　216

主动脉弓　aortic arch　90

主动脉裂孔　aortic hiatus　81

椎动脉　vertebral artery　59,211

椎间盘　intervertebral discs　214

锥状肌　pyramidalis　109

子宫　uterus　187

子宫动脉　uterine artery　179,189

子宫阔韧带　broad ligament of uterus　188

子宫圆韧带　round ligament of uterus　189

子宫主韧带　cardinal ligament of uterus　189

纵隔　mediastinum　87

纵隔后淋巴结　posterior mediastinal lymph nodes　98

纵隔胸膜　mediastinal pleura　82

足背动脉　dorsal artery of foot　264,284,288

左、右三角韧带　left and right triangular ligament　120

左结肠动脉　left colic artery　153

左结肠旁沟　left paracolic sulcus　125

左颈总动脉　left common carotid artery　90

左锁骨下动脉　left subclavian artery　90

左主支气管　left principal bronchus　91

坐骨结节　ischial tuberosity　262

坐骨神经　sciatic nerve　264,277

坐骨直肠窝　ischiorectal fossa　194